CHAIR YOGA

The Extended Chair for Yoga

椅子瑜伽 精进习练指南

IENGAR YOGAHALA 艾杨格瑜伽学院

艾杨格瑜伽学院教材系列

[以] 埃亚勒 · 希弗罗尼（Eyal Shifroni）著

刘新彦 译

鲁马媚 审

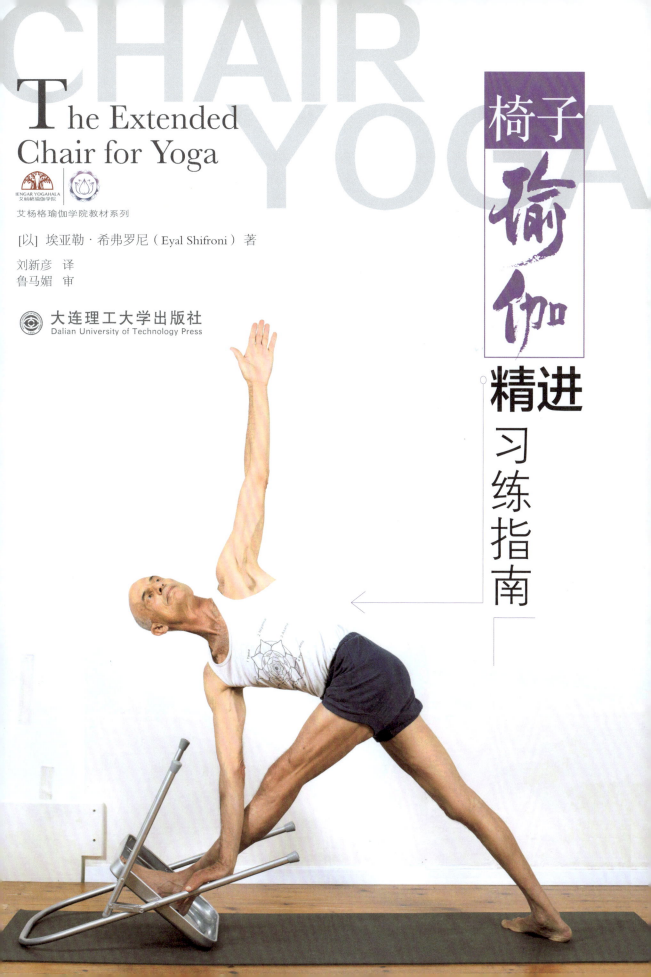

大连理工大学出版社
Dalian University of Technology Press

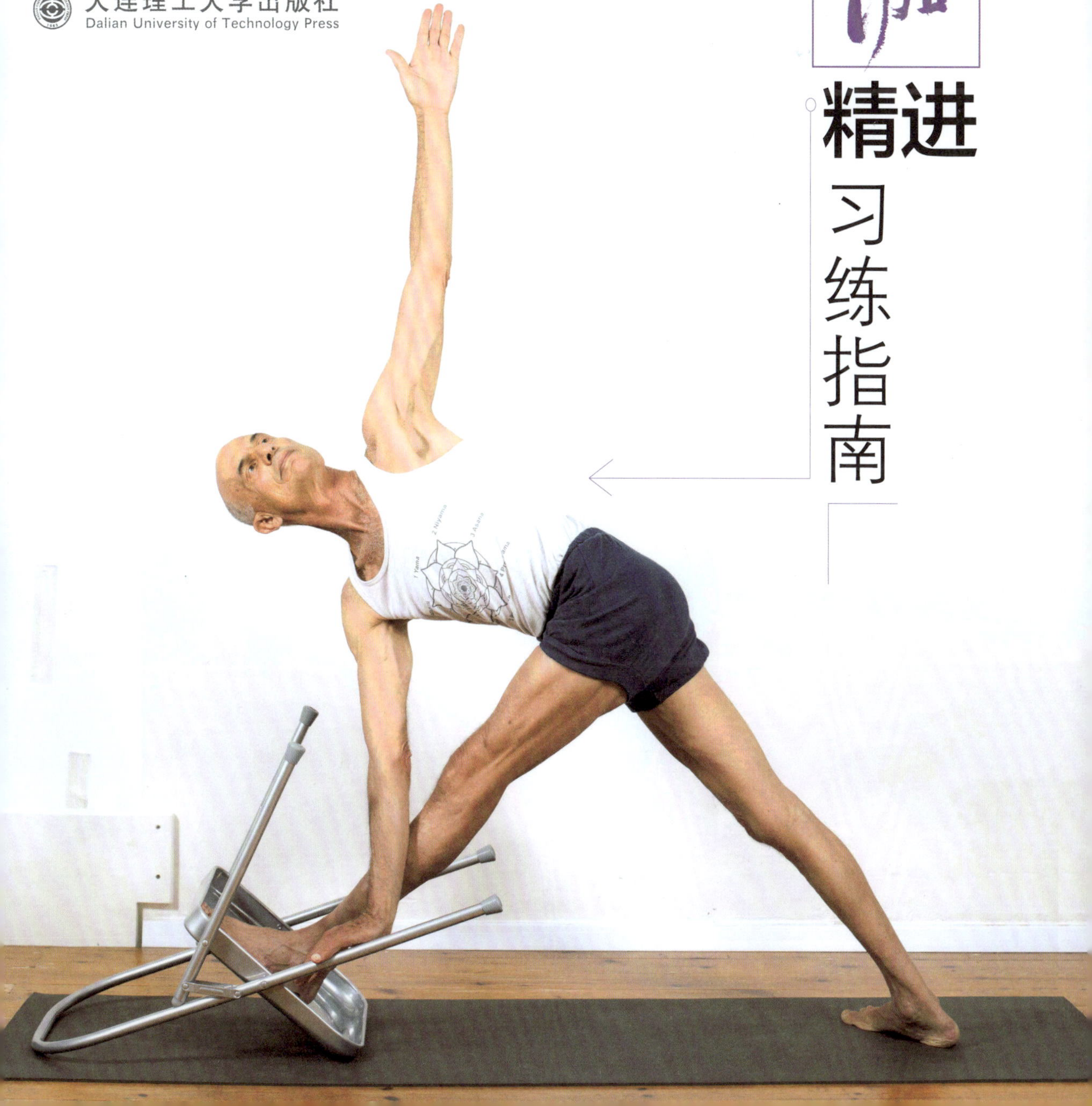

First published in English under the title
The Extended Chair for Yoga
by Eyal Shifroni

著作权合同登记 06-2020 年第 251 号

图书在版编目（CIP）数据

椅子瑜伽精进习练指南 /（以）埃亚勒 · 希弗罗尼 (Eyal Shifroni) 著；刘新彦译. -- 大连：大连理工大学出版社，2022.3

书名原文：The Extended Chair for Yoga

ISBN 978-7-5685-3593-9

Ⅰ. ①椅… Ⅱ. ①埃… ②刘… Ⅲ. ①瑜伽—基本知识 Ⅳ. ① R161.1

中国版本图书馆 CIP 数据核字 (2022) 第 020059 号

特约专业指导：广州艾扬格文化传播有限公司

椅子瑜伽精进习练指南
YIZI YUJIA JINGJIN XILIAN ZHINAN

大连理工大学出版社出版
地址：大连市软件园路 80 号　邮政编码：116023
发行：0411-84708842　邮购：0411-84708943　传真：0411-84701466
E-mail:dutp@dutp.cn　URL:http://dutp.dlut.edu.cn

辽宁星海彩色印刷有限公司印刷　大连理工大学出版社发行

幅面尺寸：185mm × 260mm　印张：23.75　字数：564 千字
2022 年 3 月第 1 版　2022 年 3 月第 1 次印刷

项目统筹：刘新彦　责任编辑：邵　婉　朱诗宇
责任校对：石　雨　封面设计：冀贵收　张秋雯

ISBN 978-7-5685-3593-9　定　价：268.00 元

本书如有印装质量问题，请与我社发行部联系更换。

Foreword

序言

《椅子瑜伽精进习练指南》（中文版）即将出版，我非常高兴！

瑜伽是全人类的财富，它不应局限于某一国家，也不应受到瑜伽的限制。传播我们尊敬的 B.K.S.艾扬格大师的教学理念是一项重要的任务，需要许多瑜伽教师一起努力！

我撰写的《椅子瑜伽习练指南》《辅具瑜伽习练指南Ⅰ》《辅具瑜伽习练指南Ⅱ》《辅具瑜伽习练指南Ⅲ》中文版出版后受到大家的普遍喜爱。本书是一个重要的补充，对推广艾扬格瑜伽非常有益，具有相当的建设性，

Forword

它将为瑜伽习练[1]者打开一扇非常宽阔的大门，让更多的人可借此领略瑜伽的美丽风景，理解瑜伽的丰富内涵。

我想向刘新彦女士表达深深的谢意。她以及她的团队对翻译和图书呈现形式方面所做的工作充满激情，富有创意。我必须承认，中文版比英文原版漂亮多了。

我真诚地希望本书能有助于您的瑜伽习练，加深您对瑜伽智慧的理解，使您的生活更积极，更幸福！

Eyal Shifroni

2022 年 1 月

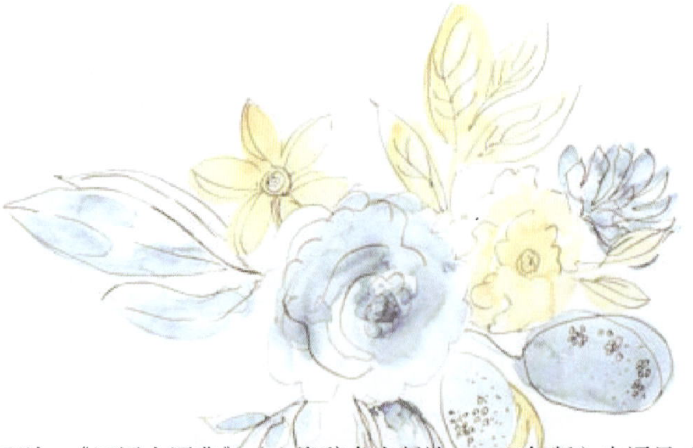

① 习练和练习的区别：《汉语大词典》（上海辞书出版社，2011年版）中词目“练习”给出的解释为：（1）操练；训练。（2）反复学习，以求熟练。（3）熟悉谙习。词目“习练”给出的解释为：（1）练习；训练。（2）熟悉。并没有本质的区别。因此，为避免引起混乱，书中统一使用“练习”一词。在书名以及个别处使用“习练”，特指一种规律的、带有探究目的的练习。——译者注

Thanks

致谢

本书的灵感来自我的上师，已故的 B.K.S.艾扬格大师（1918—2014），艾扬格瑜伽的创始人。是他将椅子引入瑜伽练习。多年来，他还发明、改造了许多瑜伽辅助工具。精彩的创新结合对瑜伽的深刻理解构建了一个美妙、高效的瑜伽练习方法！在此，我向他致以最诚挚的敬意和感谢。他不仅是我的老师，也让普通大众都能接近瑜伽，从中受惠。感谢我的上师花费宝贵时间，审阅了我的第一本书 *A Chair for Yoga*〔《椅子瑜伽习练指南》（中文版）〕的手稿，并提出了宝贵的修改建议。

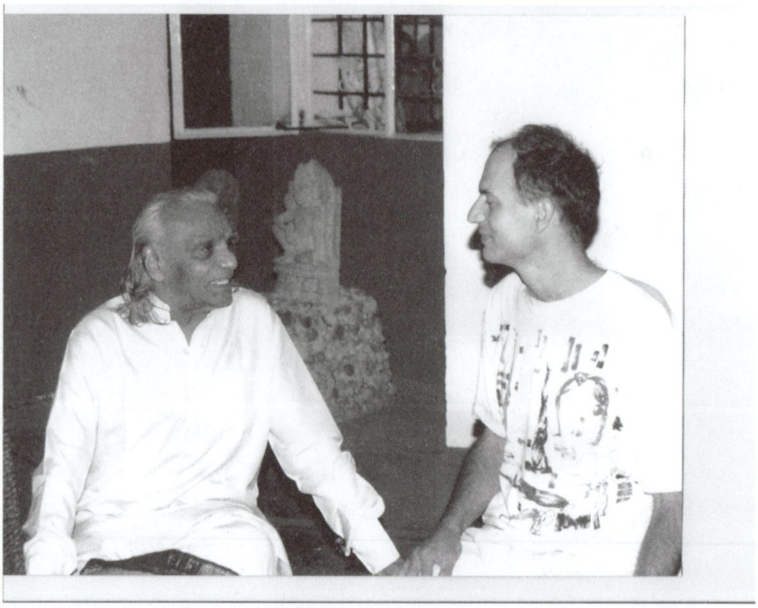

在密集工作坊期间作者与艾扬格大师在一起（20世纪90年代初）

编写 *A Chair for Yoga* 一书最初的想法是在参观普纳时出现的。那时我在印度普纳 RIMYI（Ramamani艾扬格瑜伽学院）师从普尚·艾扬格（Prashant Iyengar）学习利用椅子练习瑜伽。吉塔·艾扬格（Geeta Iyengar）在她的 DVD中提到的"瑜伽练习者生活中椅子的作用"，使我获得了写作此书的很多灵感。

感谢这三位伟大的老师，将我带进艾扬格瑜伽的世界，为我带来源源不断的知识和灵感。

还要感谢许多其他老师，特别是 Faeq Biria，Birjoo Mehta和 Jawahar Bangera，他们使我的瑜伽练习得以深入和丰富——无论是否使用椅子。

此外，还要感谢我的学生们，在课堂上和工作坊中，他们帮助我检验、开发椅子的使用方法。我希望他们同我一样享受这个过程！

感谢我的朋友和同事 Michael Sela，他非常仔细地阅读文本，并进行了编辑，使得语言更加流畅，结构更加合理。感谢我的朋友 Ohad Nachtomy教授，他对“介绍”一节给出了深刻的、有益的意见，还敦促我增加了利用椅子在家中和办公室中练习瑜伽的序列，并自告奋勇担当此序列的模特。

感谢所有出任本书模特的瑜伽学员和老师。特别感谢 Liat Bagon，Inbar Grinberg，Ravit Moar 和 Rachel Gross，他们奉献出宝贵的时间、精力、耐心，还有关于体式的知识。另外，尤其要感谢 Anat Scher愿意出任关于老年人的两个练习序列的模特。

本书是以色列 Zichron-Ya'akov中心与我一起工作的所有老师通力合作的成果。我们一起试验了众多的变体和椅子的用法，每一名参与者都贡献了自己的想法。感谢你们，亲爱的瑜伽老师们、瑜伽的同行者们！当然，我也非常感谢中心所有的、优秀的学员，他们对所有新方法都给予了积极响应，并愿意进行尝试。

特别的感谢，给予 Sivan Goldhirsh 和 Tally Eldor。Sivan Goldhirsh 耐心地一遍遍审查、校阅书稿，并做出卓有成效的改进。Tally Eldor 亲自检验了书中所有变体，给出了诸多好的建议和意见。Tally Eldor 也对书稿进行了校阅，用他犀利的眼睛发现了文本中的诸多错误。感谢 Cecilia Harrison 和 Barnaby Hutchins，编辑了本书“介绍”一节；感谢 Rachel S. Aqua，承担了繁重的、专业性极强的图文设计工作。最后，感谢出色的摄影师，Yul Shifroni 和 Nimrod Landsman，倾注热情和精力，拍摄、编辑了书中的所有照片，堪称惊艳！感谢我亲爱的妻子，Hagit，感谢她一直以来的爱和支持！

Preface........

前言

瑜伽是一条通往内在的精神旅程。瑜伽体位法的练习是此旅程的重要组成。B.K.S.艾扬格大师说过：“如果我们的身体是弓，体式就如同箭，击中目标——灵魂。”在抵达内在的旅程中，体式扮演着最重要的角色。艾扬格大师曾说过，通过练习瑜伽八支中的第三支（*āsanas*，体式）和第四支（*prāṇāyāma*，调息）就可最终练习到第八支。我可以毫不夸张地说，在我自己的瑜伽修炼之路上，体式的确起到了最重要的作用。

辅具是体式练习的重要组成部分，它们是“自我研习的指南”（艾扬格大师语）。有了辅具，我们可以没有任何压力地在体式中停留更长时间，呼吸缓慢、深沉，思绪平静，内心臣服，体验到与无限的交融（*ānantya-samāpattibhyām*，帕坦贾利语）。瑜伽是止息意识中的波动。（《瑜伽经》，2.47）如果“规律的、持久的、警醒的练习是稳定意识的基础”，那么，它对我们的练习的任何帮助无疑都会是巨大的恩惠。

本书是一个认真的、初步的尝试，介绍如何使用椅子来加深、提高瑜伽体位法的练习。我们借助一把普通的椅子就能将体式变化出这么多种变体，长时间地沉浸其中，进行愉快的试验和探索。

你们的好奇心和想象力是否由此得到激发，创造出更多的方法呢？

我的第一本书，*A Chair for Yoga*，主题就是介绍椅子作为瑜伽辅具的使用方法。当我把手稿送给 B.K.S.艾扬格大师时，大师阅读了手稿，并提出了宝贵的意见和建议。得到他的首肯，此书于 2013年正式出版。正如大师预计的那样（参见附录中他亲笔签名的信），此书受到了全世界瑜伽老师和习练者的一致好评。

我被来自世界各地的积极反馈深深地打动了。此书在欧洲、美洲、亚洲、大洋洲，还有非洲的一些国家和地区中广泛流传。到目前为止，已经被翻译成八种文字，包括西班牙文、俄文、韩文和中文等。

这么多人读过此书，我心中充满欢喜！我成了一名“椅子专家”；很自然的，我继续试验和探索更多的使用椅子进行瑜伽练习的方法，也发现了许多新的、有用的变体。这些变体已经在我的教学中进行了实际测试，包括我的瑜伽中心和我开设的若干工作坊。朋友们和同事们也贡献了许多新的想法。我觉得，这些新材料已经形成一本新书，对之前的书进行全面的扩充，这就是本书，*The Extended Chair for Yoga*（中译本，《椅子瑜伽精进习练指南》）。

虽然本书是基于 *A Chair for Yoga* 书写而成，实际上这完全是一本新书。增加了很多变体和练习序列，对文本进行了修订，更换了所有插图，并对全书结构进行了整理，使得此书更易读。我还对老年人和残疾人使用椅子进行瑜伽练习给予了特别关注。

对每一个变体都列出了所需辅具和功效。最后，我将练习序列增加到 9个，涵盖各个水平的练习者，从活动受限、平衡能力较弱的老年人，一直到高级瑜伽老师。

我希望此书的全面更新、扩充能更好地深化你的练习，使得练习充满愉悦。愿本书成为你进行体式探索的动力！ 愿瑜伽的智慧更好地传播！愿大家获得和谐和安宁！

埃亚勒·希弗罗尼

2020年 2月

Introduction

介绍

椅子的作用

B.K.S.艾扬格大师已经开发出一系列设备和辅具，借助它们，每个人都能改善体式的练习，并从中受益。使用这些辅具的主要目的是帮助练习者：

· 较容易地完成难以完成的体式；

· 在练习中达到并保持准确的正位；

· 在具有挑战性的体式中保持更长时间，且放松身体，以获得体式的全部益处；

· 更深入地研究和探索体式。

本书重点介绍一种辅具——椅子。椅子作为瑜伽的辅具，虽然普通，但十分有用，可用于所有类型的瑜伽体式的辅助练习。正如你在本书中将会看到的，椅子的使用方法可以说丰富多变，常常可以替代昂贵的专门的辅具。例如，许多艾扬格瑜

Introduction

伽中心都有一种叫木马的辅具，它体积庞大而笨重。在课堂上为每一名学生配备如此昂贵的专业辅具并不可行。椅子可以作为一个很好的替代物，每个瑜伽中心通常都有足够数量的椅子，为每一名学生提供一把是没有问题的。

如图 1 所示为一个用椅子替代木马练习三角伸展式（*Utthita Trikoṇāsana*）的示例。

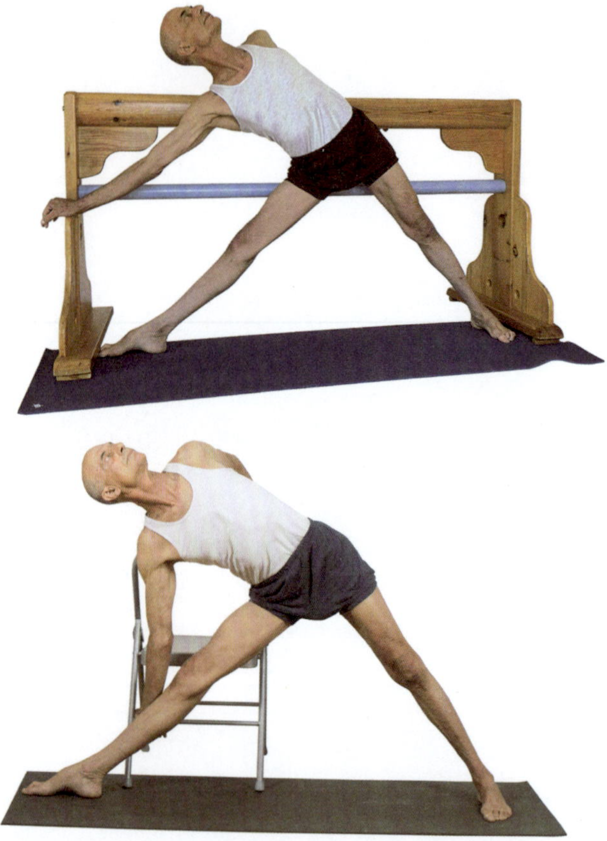

图1 用椅子替代木马练习三角伸展式（*Utthita Trikoṇāsana*）

一把瑜伽椅，费用不高，任何练习者都负担得起，有了它，在家中就可练习。更重要的是，椅子原本就不只是用于瑜伽，它们无处不在。在家中，在办公室中，甚至在飞机和火车上，只要拥有一把椅子，就可随时做几个简单的瑜伽动作。

本书适用于多层次的瑜伽练习者。高级练习者可以借助椅子更深入地探索体式。每一个体式的完成都涉及一系列复杂的动作，需要练习者理解并付诸实践。通常，开始时练习者可以使用椅子帮助理解体式中的各个动作，仔细感受每一动作的效果。一旦找到感觉，就可以尝试离开椅子，再次进入此体式，重复先前的动作，重新获得已经体会到的效果。

许多体式极具挑战性，特别是对于初学者，没有辅具的帮助难以完成。这时，借助椅子，练习者可以逐步获得完成体式所需的力量和灵活性。例如，初学者经常被要求做下犬式（*Adho Mukha Śavāsana*）。然而，许多人根本没有力量或者灵活性完成它，甚至大体上做到也很难。借助椅子抬高双手，可以减轻双臂的负荷，激活双腿，初学者也能完成此体式，甚至完全无法独立完成此体式的练习者也有可能进行尝试。

辅具，尤其是椅子，对两类人来说非常重要，甚至可以说是必不可少的，这就是残疾人和老年人。移动身体，学会有意识地呼吸，对他们的作用更大。在艾扬格理疗班上，各种受伤、患病和失能者都可借助辅具进行瑜伽的练习。椅子是他们不可或缺的辅具。例如，艾扬格大师曾经帮助一位截肢的妇女用椅子练习站立体式。

椅子对老年人来说极具价值。无论是否愿意，我们都在一天天衰老，我们的身体迟早会退化，会越来越虚弱。有了椅子的帮助，老年人可以继续进行瑜伽练习，还可以做很多种体式，诸如扭转、后弯，即便行走不便，站立不稳，有了椅子的支撑，也可以完成某些站立体式的变体。本书最后一章提供了两个专门针对老年人的练习序列。

对于所有练习者来说，有了椅子的帮助，可以在高级和困难的体式中停留更长时间。没有椅子，在体式中的停留时间会缩短，要停留更长时间则需要付出很大的努力。借助椅子，练习者可以轻松地、较长时间地保持体式，从而得到深层次的放松。例如，倒手杖式（*Viparīta Daṇḍāsana*）是一个很具挑战的后弯体式（参见《瑜伽之光》，图 516），需要很大的力量和灵活性；有了椅子的帮助，几乎每个人都可完成。

此外，所有人都可以在工作间隙借助椅子（不一定是瑜伽椅）休息片刻、放松一下——简单地扭转和伸展，在普通的椅子上就可完成。本书中的一些变体可以在许多种类的椅子上完成，便于大家在漫长的工作日中随时做个简短的练习，解除疲劳，重获能量，以更专注的精力、更清晰的思维重新投入工作。最后一章的练习序列 3就是针对办公室一族设计的，可以借助普通的椅子完成。

请记住，辅具的使用的确是艾扬格瑜伽的一个重要特征，但勿将辅具与艾扬格瑜伽的本质相混淆。辅具是为达到目的而采取的一种手段，例如体式的正位、稳定、精准和更长的保持时间。虽然我写书介绍辅具的使用方法，但并没有说要依赖辅具。实际上，我经常在海滩上进行瑜伽练习，只是随身携带一条毛巾和一根瑜伽带，将海滩上的沙子作为辅具。辅具的使用应十分慎重，以寻求更成熟的、更专注的体式练习。假以时日，你就会对使用哪种辅具、如何使用辅具产生一种“感觉”。

Introduction

椅子的种类

虽然任何一把椅子，只要足够稳定、坚固，有一个适当高度的水平座位，就可满足本书中的大多数变体的要求。但是，还是强烈建议你用一个“瑜伽椅”——可以折叠的、金属制的椅子，在印度普纳的 RIMYI 和世界各地的艾扬格瑜伽中心使用的那种。这些瑜伽椅通常（不是全部）都有两个金属的、水平的、有支撑力的横档，一个焊接在前椅腿之间，一个焊接在后椅腿之间。此外，瑜伽椅的靠背是中空的，只有一个金属框架，以便练习者抓握，或者将身体从中穿过。

不同的制造商提供的瑜伽椅的外观和尺寸会略有不同。以下给出几种示例。从左到右依次为：

· 软座椅。没有前横档。椅座高度为 45 厘米；靠背高度为 78 厘米。

· 高靠背椅。椅座高度为 43 厘米；靠背高度为 86 厘米。

· 高椅。椅座高度为 45 厘米；靠背高度为 84 厘米。

· 标准椅。椅座高度为 42 厘米；靠背高度为 77 厘米。

本书插图中用到了如图 2 所示所有种类的瑜伽椅。根据模特的身高及要完成的体式进行选择。当然，你可以只用一种瑜伽椅完成所有体式，不过，可能需要根据情况做出一些调整，如将瑜伽椅放到瑜伽砖上，或者在椅座上铺上折叠的瑜伽毯，以抬高椅座。需要时，我会给出提示。

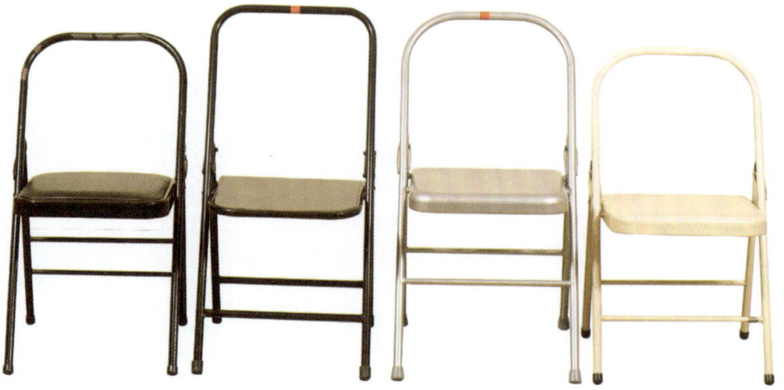

图2 本书插图用瑜伽椅的种类

椅子的用法

椅子虽然简单，但用法多种多样，对此我总是兴奋不已。与它“相处”时间越长，发现选择和变化越多，而且这种发现似乎永远没有尽头。

这里，我只能给出几种最典型的用法。

1.椅子正置。

椅子正置就是常见的样子。练习者坐在上面，或者将一侧臀部放在上面。此时，椅座的高度必须与你的膝盖同高，保证膝盖弯曲90°。

如果膝盖高于椅座，可在椅座上铺上2~3条折叠的瑜伽毯，或放上一块泡沫瑜伽砖，以加高椅座（图3）。

如果膝盖低于椅座，脚下放上支撑物（图4）。

如果腿较短，大腿则可能小于椅座的宽度，此时可以将一侧臀部坐在椅座的一角（图5）。

为了防止正置的椅子折叠，可用一根瑜伽带将椅背和后横档捆绑起来（图6）。

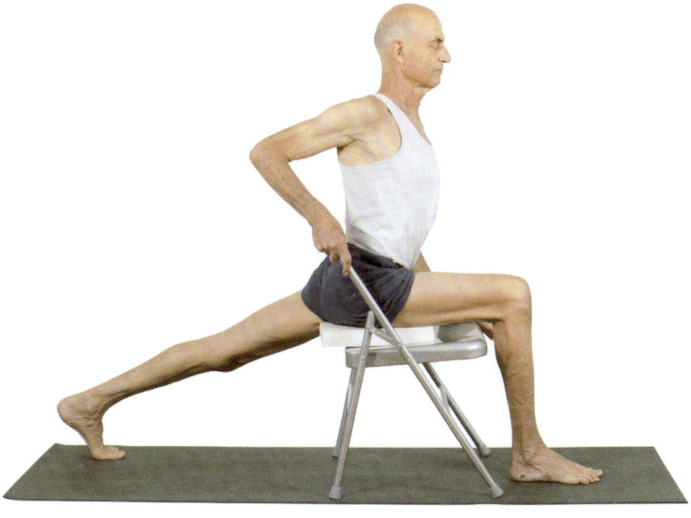

图3 膝盖高于椅座的调整

Introduction

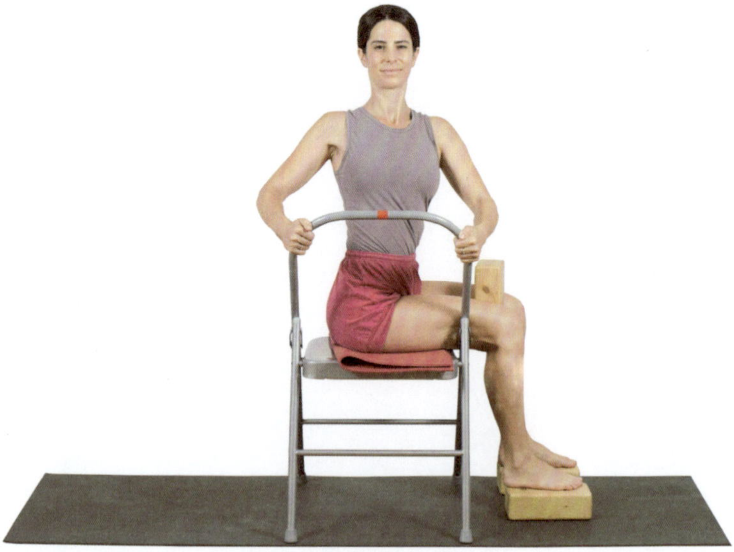

图4　膝盖低于椅座的调整

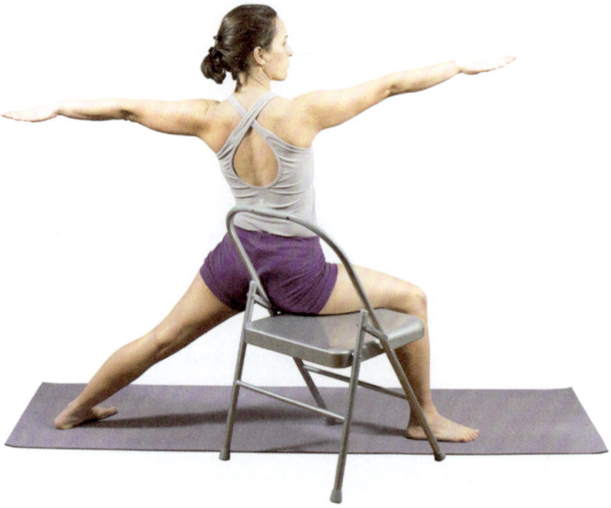

图5　坐在椅座的一角

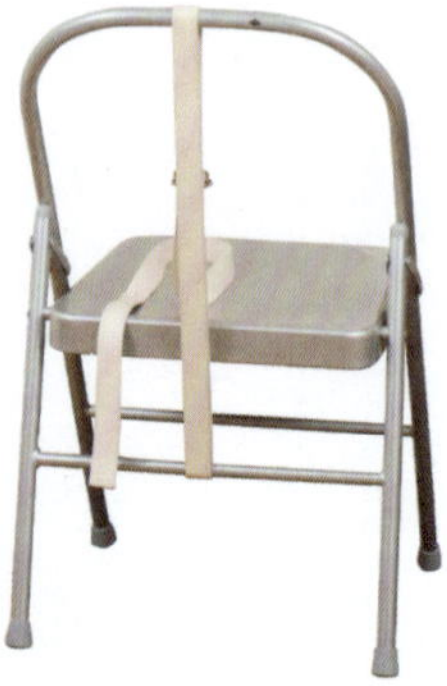

图6　在椅背和后横档上捆绑一根瑜伽带，以防止椅子折叠

2.椅子倒置，椅座朝向地面。

我们可以利用倒置的椅子的椅腿一侧（图 7），或者椅背一侧（图 8）。

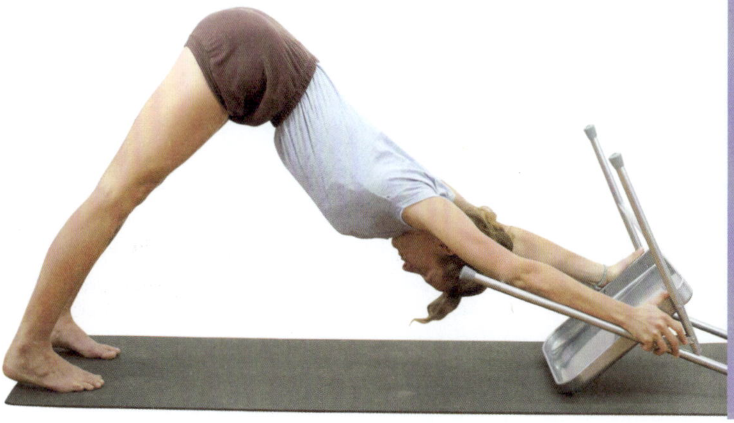

图7 倒置的椅子，利用椅腿一侧

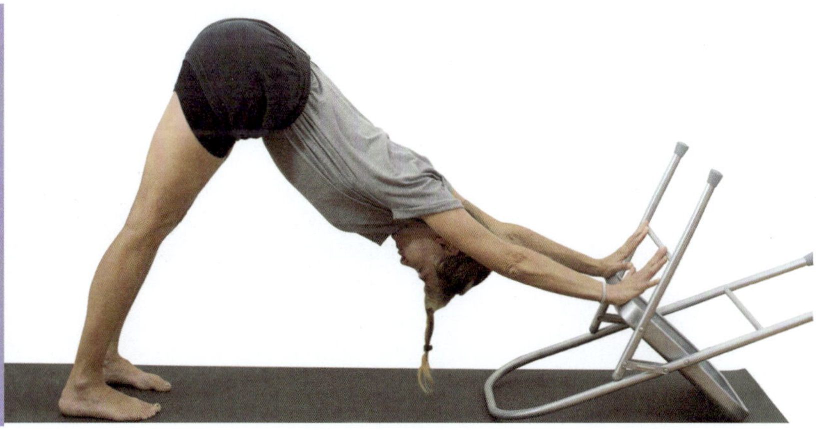

图8 倒置的椅子，利用椅背一侧

Introduction

3.椅子部分折叠，椅座正面朝向地面（图9）。

4.椅子完全折叠，变成一块宽的平板，提供抓握处，或者作为支撑物（图10）。

有些椅子没有前横档。需要时，可以在前椅腿上捆绑一根瑜伽带，替代前横档（图 11）。

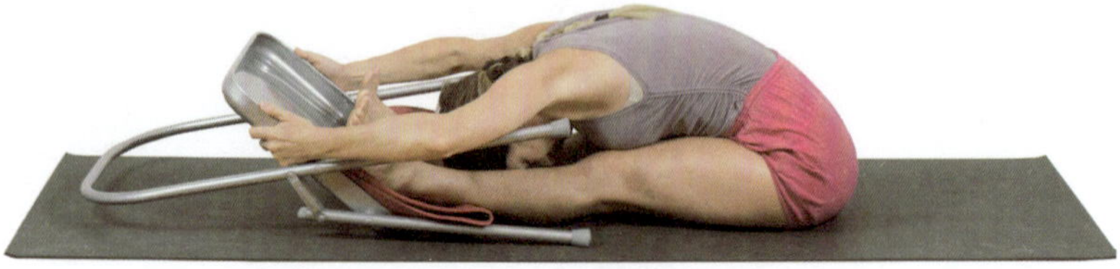

图9　椅子部分折叠，椅座正面朝向地面

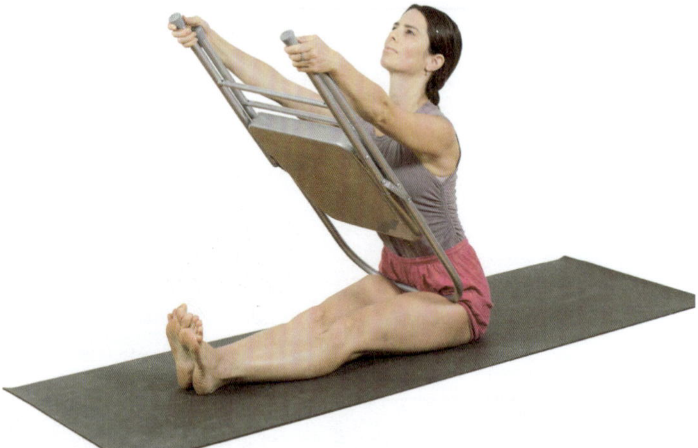

图10　利用完全折叠的椅子进入脸朝上手杖式（*Ūrdhva Mukha Daṇḍāsana*）

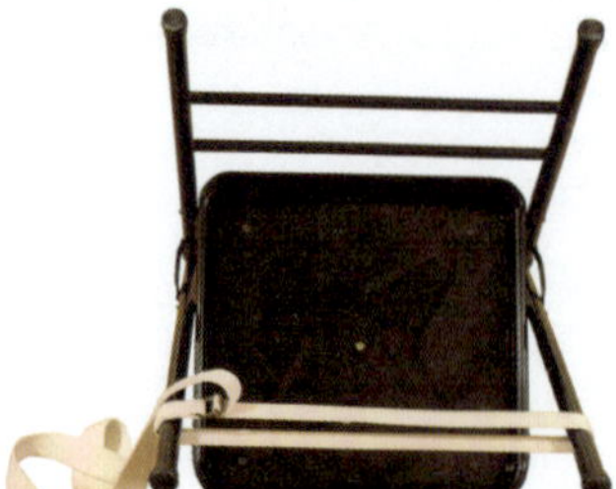

图11　用瑜伽带替代前横档

模特的选择

为了使体式的演示更清晰，我请了一些朋友和学生（其中有多名瑜伽老师）出任本书模特。他们的身高不同，演示了如何根据不同的身高对变体进行适当调整。为了演示平日练习较少者如何使用椅子，我特别邀请了中级水平的学生，甚至摄影师（初学者）参与少量图片的拍摄。

图 12、图 13中所示就是本书的模特们。

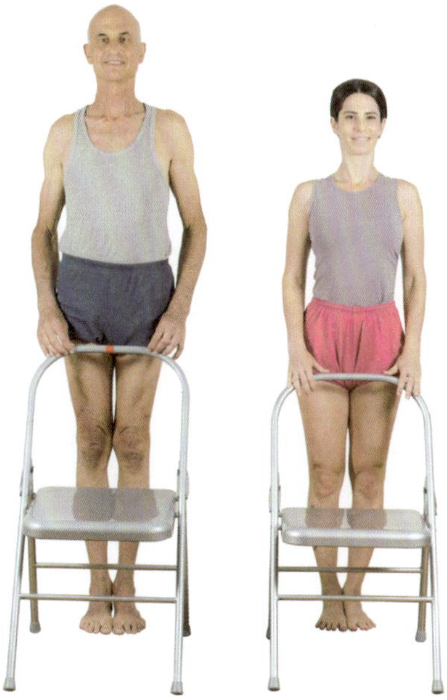

图12 Eyal Shifroni（左），高椅；Liat Bagon（右），标准椅

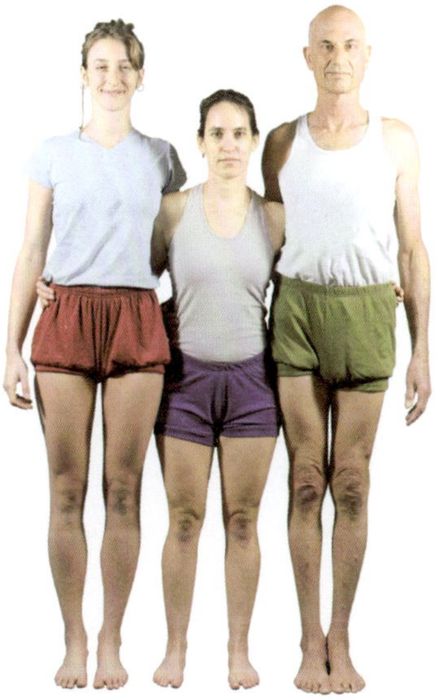

图13 Inbar Grinberg，Rachel Gross，Eyal Shifroni（从左到右）

Introduction

本书的结构

本书中的变体涵盖各个水平，适合拥有不同经验和能力的练习者，从刚开始练习瑜伽的初级练习者，直到具有相当水平的高级练习者。根据瑜伽的练习水平，我将这些变体分为 4 类：

·疗愈性的。在这些变体中，利用椅子进行康复性练习，任何人，特别是老年人、运动受限的人，都可以做。许多变体并不需要特别的瑜伽椅，也不需要其他辅具，可以在工作场所，甚至是在飞机上练习。大多数疗愈性变体在第十一章介绍。不过，根据具体情况，其他章节也包括少量此类变体。

· 初级。简单的变体，任何身体健康的练习者都可以做。

· 中级。这些变体针对有几年瑜伽练习经验的练习者。

·高级。这些变体针对高级练习者，他们至少有 10 年不间断的、严格的瑜伽练习经验（例如，在艾扬格瑜伽中心进行练习）。

某些高级变体太具挑战性，不要擅自尝试！这些变体只有瑜伽老师们可以尝试。因为他们有长期不间断的瑜伽练习的经验，身体处于很好的状态。

在目录中，分别标注 ☼（疗愈性的）、①（初级）、②（中级）、③（高级）（或者它们的组合）。

你可以根据这些标注选择适合你的练习水平的变体。

书中针对每一变体，给出了相应的水平级别，以及用到的辅具清单。其中，我们设定一个防滑瑜伽垫和一把椅子是每个变体都需要的，也都应该准备好的，在辅具清单中没有特别列出，若再有列出的，则为应额外准备的。

第二章到第五章，根据椅子的用法将变体分为几组，而不是根据体式进行分类。例如，在第二章，站立体式，“前方腿抬高”一节，包括几个需要抬高前方腿的站立体式。这样编排，使内容更加流畅和简洁。

每节中，根据变体的难度从易到难进行介绍。如果你是新手，或者有某些健康问题，可以练习每节开头的变体。高级练习者可以直接跳到针对中级或者高级练习者的变体。

通过目录和书末的“体式索引”，可以快速浏览书中介绍的所有体式。

重要事项

· 本书不适用于有严重健康问题的人士。如果你有严重的健康问题，请咨询专业的医疗人员，并寻求通过认证的理疗瑜伽教师的指导。

· 经期女性应对练习做出相应调整。例如，不要做倒立体式，也不要做收缩或挤压腹部器官的变体。书中也给出了相应的提醒。

· 书中介绍的许多使用椅子的方法并不是为零基础的学员准备的，所针对的读者应已经掌握了一定的瑜伽基础知识，熟悉所介绍体式的基本技术。有关体式的完整指南，请参阅 B.K.S 艾扬格大师所著 *Light on Yoga*（中译本，《瑜伽之光》），或其他书籍，如艾扬格大师所著的 *Yoga*：*the Path to Holistic Health*（中译本，《艾扬格瑜伽》），或者吉塔·艾扬格所著的 *Yoga in Action Preliminary Coures*（中译本，《艾扬格瑜伽入门教程》）和 *Yoga in Action Intermediate Coures*（中译本，《艾扬格瑜伽进阶教程》）。

本书介绍的方法是基于艾扬格瑜伽体系对瑜伽的卓见和原理。只使用辅具而不理解其中的原理，练习则毫无意义。我的初衷是促进和加深练习者对这些原理的理解。因此，使用本书的练习者应该首先具备坚实的艾扬格瑜伽的基础。

对于一些高级的、不太为人熟知的体式，我们给出了 *Light on Yoga*（《瑜伽之光》）中相应体式的图号。例如单腿站立伸展式（*Utthita Hasta Pādānguṣṭhāsana*）对应的图号为“图 23”，书中以“《瑜伽之光》，图 23”形式给出。

本书给出了众多方法和思想，根据需求、条件、目标和愿望，将它们应用到你的瑜伽练习中，这是你的责任！如果你感到某些变体没有用，略过它就行。也请记住，任何书都不能涵盖椅子在瑜伽练习中的全部使用方法。请大胆地以活泼、有趣的心态去练习，探索、发明、发现椅子的更多使用方法，提升瑜伽的练习效果！

如有任何意见和建议，请写邮件给我，邮箱地址：eyal@theiyengaryoga.com。

尽情练习吧！

警 告

本书读者必须具有扎实的瑜伽练习基础，最好曾经有规律地参加过艾扬格瑜伽认证教师所授课程。

本书的某些变体属于高级体式，一定要在有资格的教师的指导和监督下才能尝试。

由于使用本书不当造成的任何伤害或损失，作者概不负责。

Contents

目　录

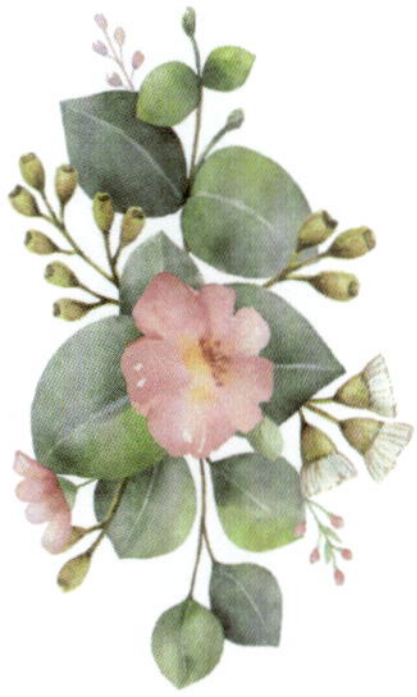

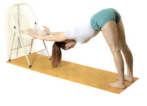

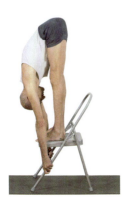

第二章　站立体式
（Utthiṣṭha Sthiti）

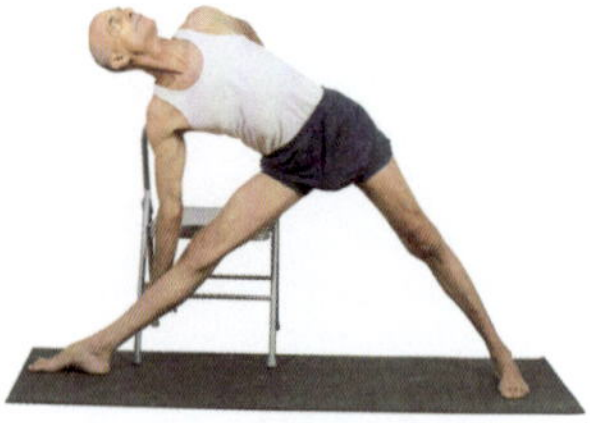
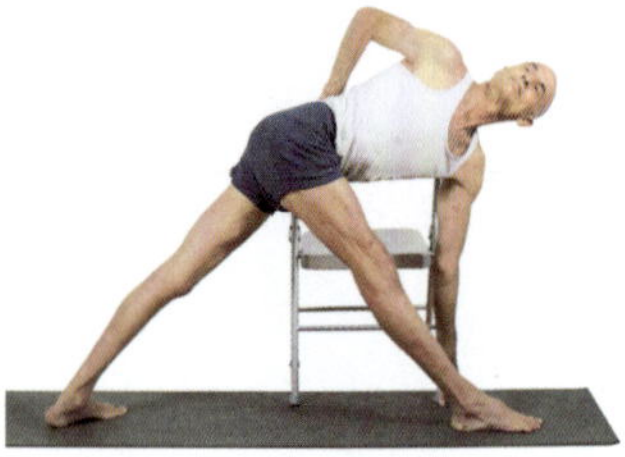
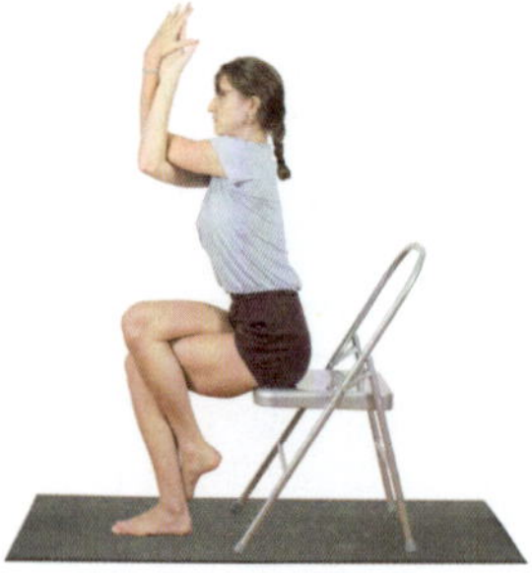
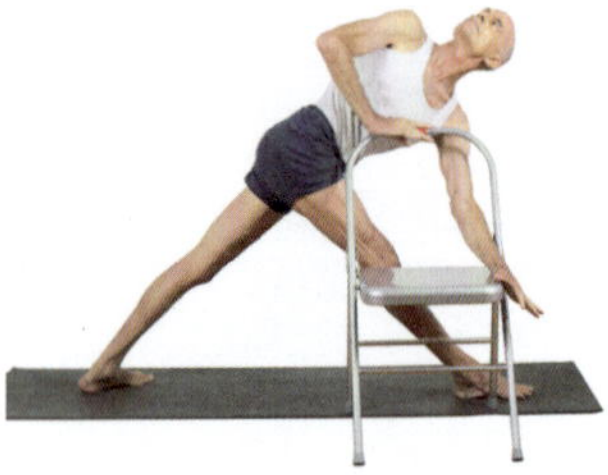

Contents

第三章 坐立体式
(*Upaviṣṭa Sthiti*)

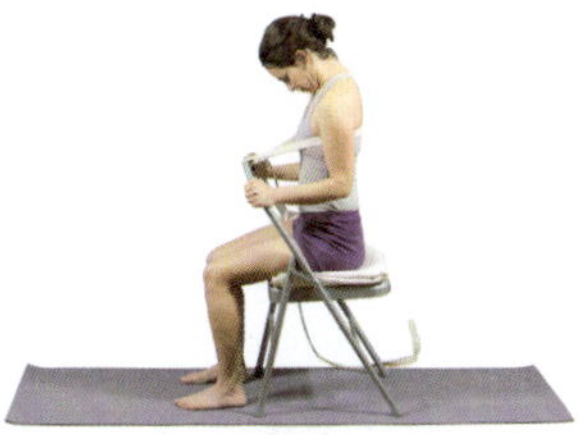

第四章 前伸展体式
（*Paścima Pratana Sthiti*）

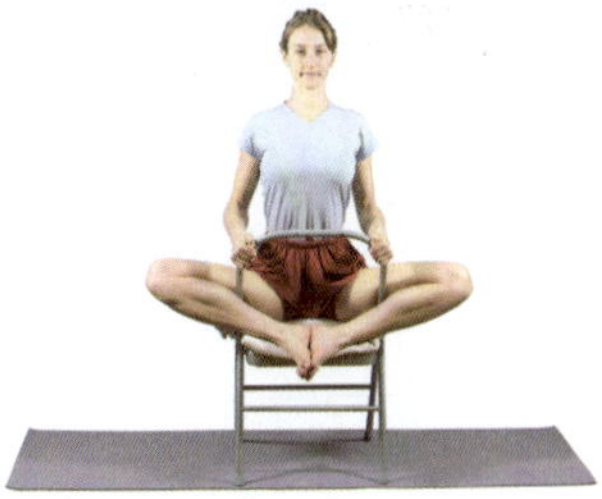

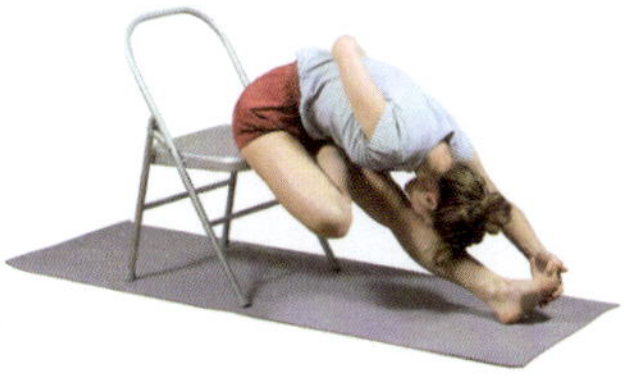

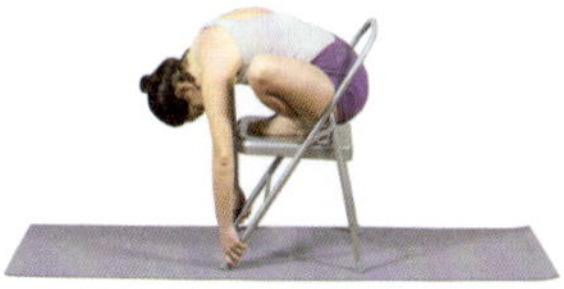

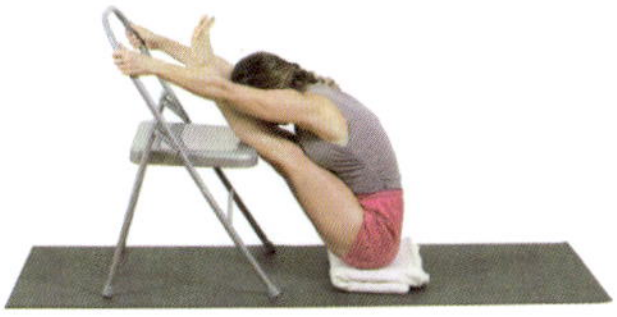

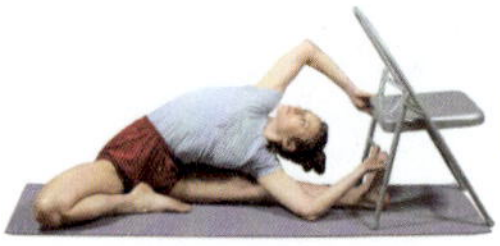

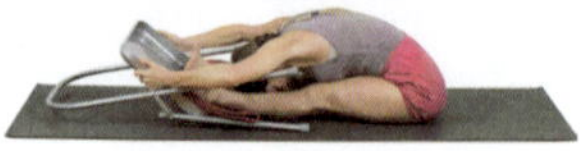

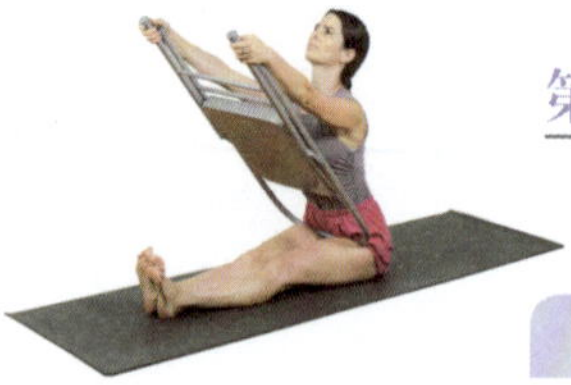

第五章　扭转体式
(*Parivṛtta Sthiti*)

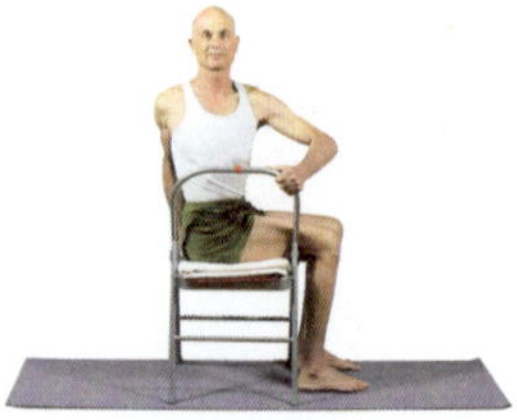

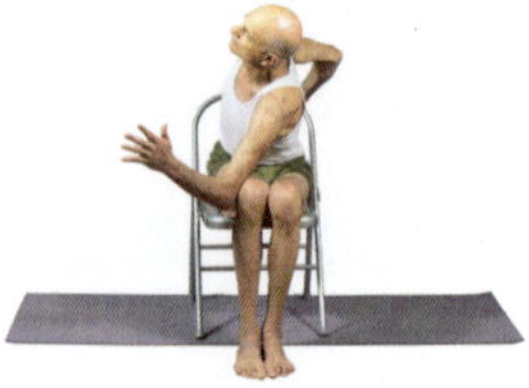

Contents

Contents

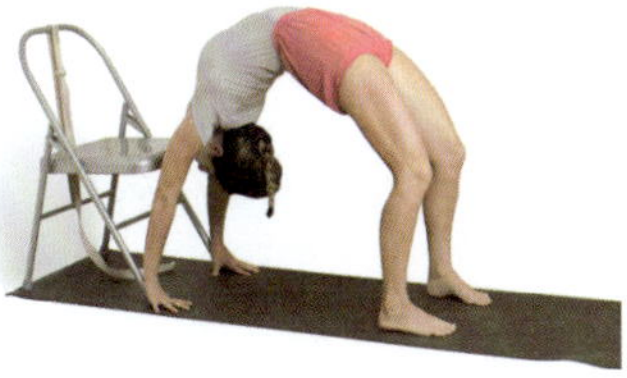

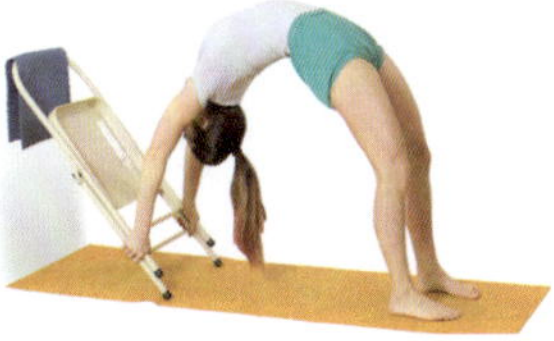

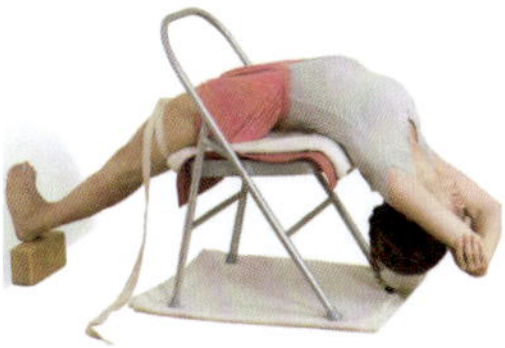

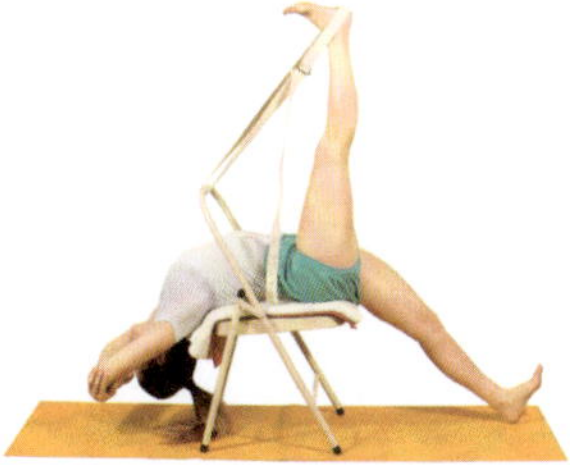

第八章 腹部收缩体式（*Udara Ākunchana Sthiti*）

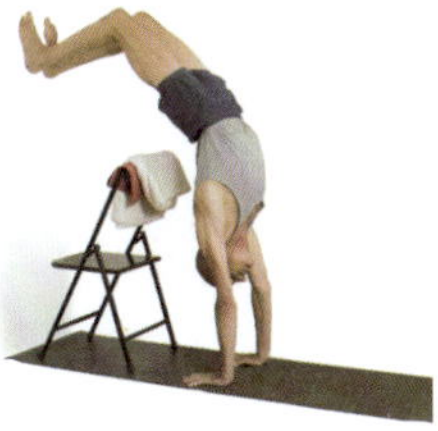

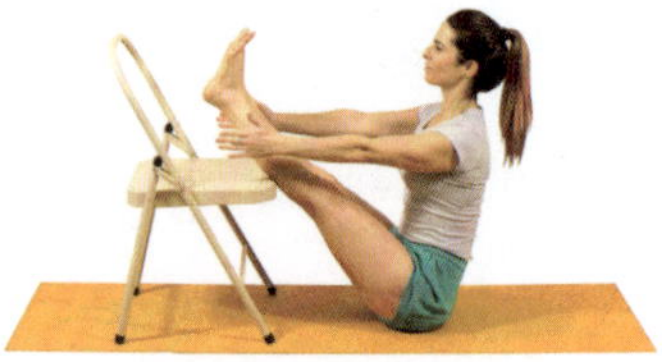
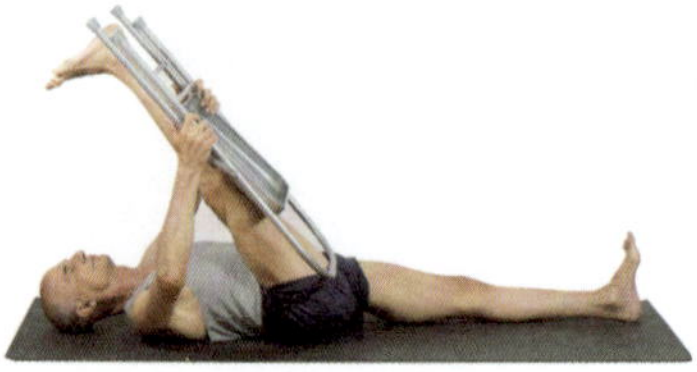
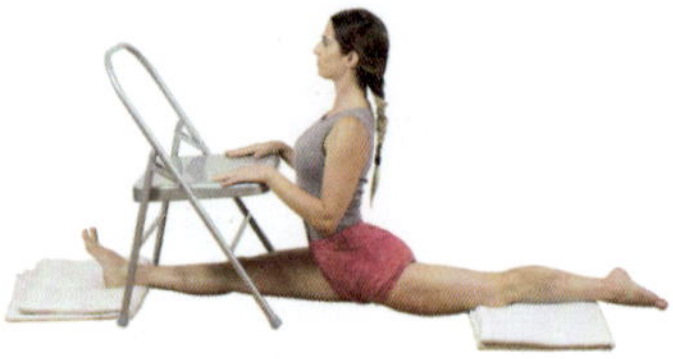
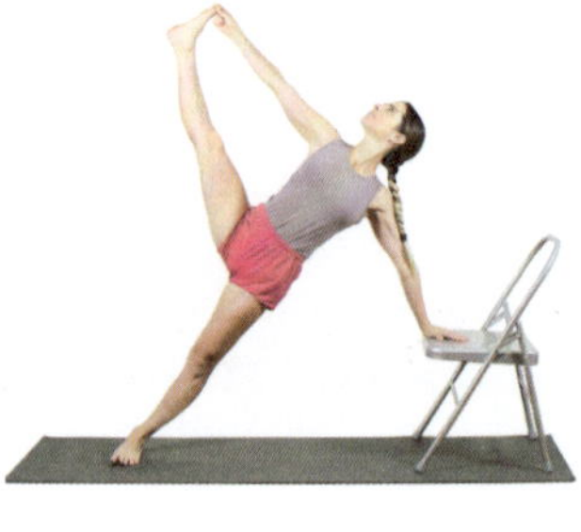
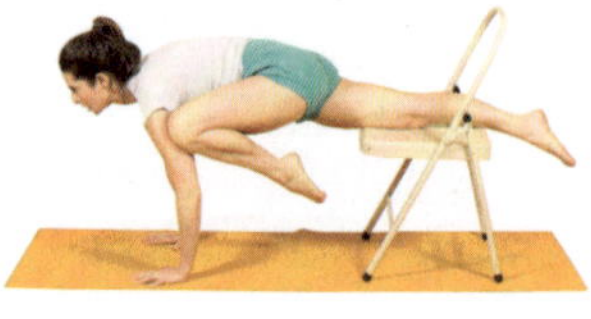

第九章 腿伸展体式 （Leg Stretches）

第十章 手臂平衡体式 （Hasta Tolana Sthiti）

第十一章 疗愈体式/调息 （Viśrānta Kāraka Sthiti/Prāṇāyāma）

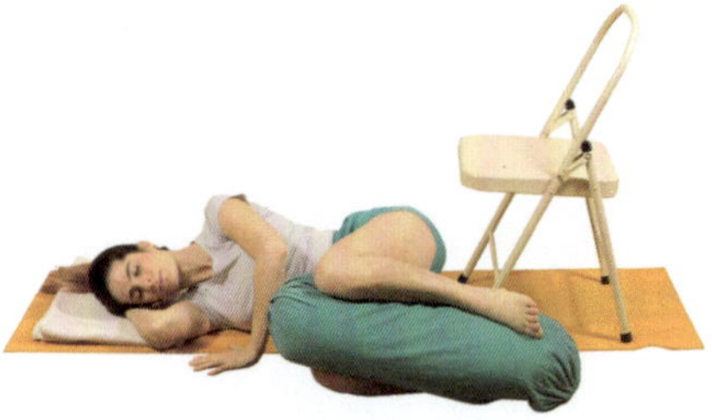

第十二章 练习序列
（Sequences）

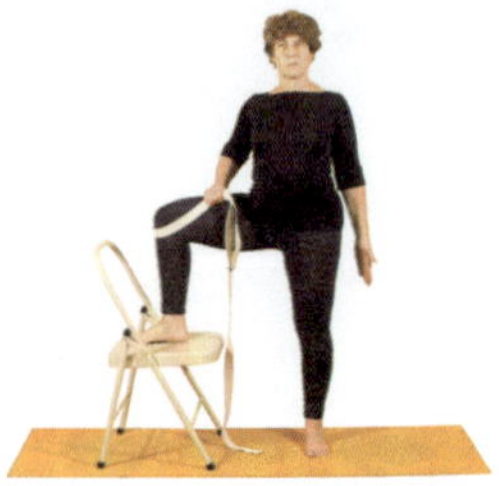

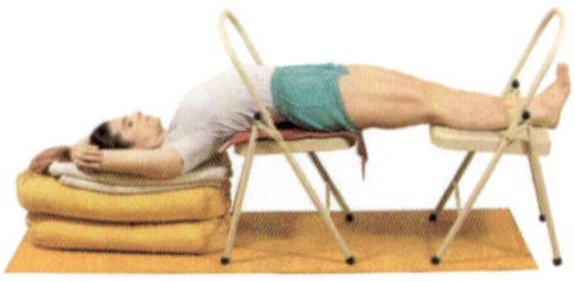

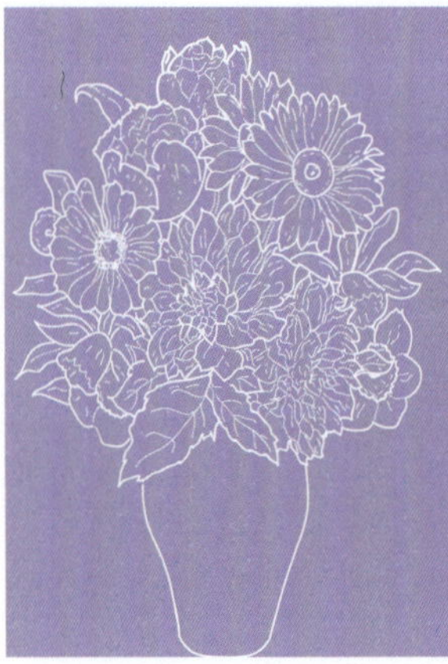

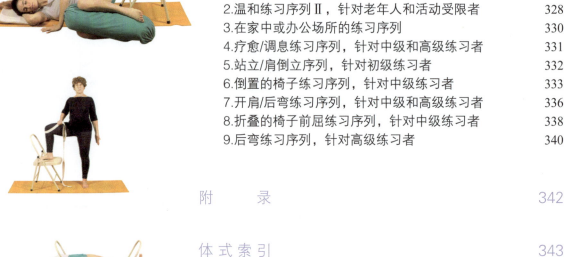

第一章

下犬式 / 站立前屈式

Adho Mukha Śavāsana/Uttānāsana

一些瑜伽的T恤衫上写着:“又一天,又一个下犬式。”我很喜欢这句话,而且,我的确每天都会练习这个体式。它将前伸展动作和背部凹陷动作完美地结合起来。它能使整个身体充满能量;同时激活双臂和双腿,并能很好地融入不同类型的练习序列中。

下犬式,梵文为*Adho Mukha Śavāsana*,意思是“脸朝下的狗的体式”,要真正做到并不容易。不过,借助瑜伽椅,初学者可以练习它的各个预备阶段的变体,获得此体式的许多益处。

站立前屈式(*Uttānāsana*)让我想起瀑布。在此体式中,双腿好比山崖,躯干如瀑布般向下流淌。双腿强壮、高耸,躯干一泄千丈!

关于此体式的功效,艾扬格大师在《瑜伽之光》中写道:

“此体式可以缓解胃部疼痛,强健肝、肾、脾……,脊椎神经恢复活力。在此体式中停留2分钟以上,就可消除任何抑郁情绪。此体式可以安抚大脑细胞,对于平复易激动者的情绪非常有用。”

下犬式和站立前屈式经常安排在一堂练习课的开始。用前者进行热身,用后者将意识内收。

本章主要介绍利用瑜伽椅辅助练习这两个体式的各种方法。

下犬式
（Adho Mukha Śavāsana）

此体式有疗愈性变体。

变体1：正置的椅子支撑双手

难度：初级

必备辅具：墙面

可选辅具：瑜伽带

○ 在此体式中提高双手的位置，对于身体僵紧或手臂力量较弱者非常有用。它有助于将身体的重量从双臂转移到双腿，从而也有助于脚跟下压地面。

○ 此变体几乎每人都可完成，并可使练习者在体式中停留更长时间，以此体会双腿的激活、躯干的延伸、胸腔的展开等。

此变体分三个阶段进入最终体式。可以作为一个小序列进行练习。

第一阶段：双手放在椅座上

→将瑜伽椅的椅背靠墙放好。如果椅子容易折叠，可用一根瑜伽带捆绑后横档和靠背。

→双手放到椅座前缘，双脚后移，进入体式（图1）。

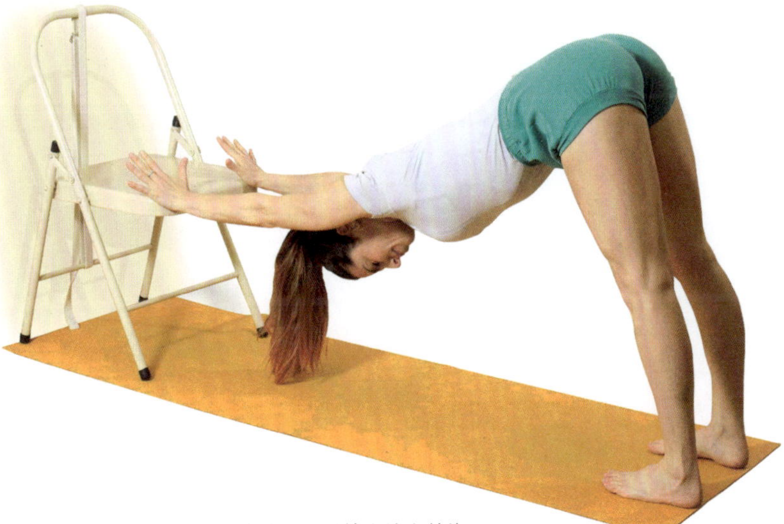

图1　下犬式，双手放在椅座前缘

第二阶段：双手放到前横档上

→双手手掌根抵住前横档。

→十指分开，展宽手掌（图2）。

◎如果你用的瑜伽椅没有前横档，可以将椅子转180°，将椅座靠墙，双手手掌根抵住后横档（图中未示出）。

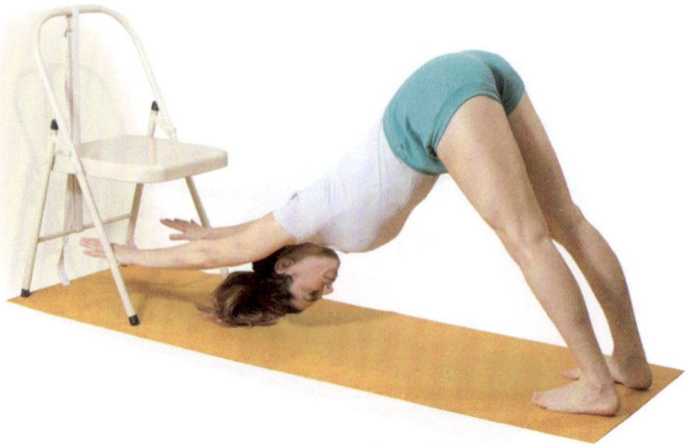

图2　下犬式，双手放到前横档上

第三阶段：双手放到地面上

→如果可能，双手进一步向下移动，放到地面上。双腿不要弯曲。

→双手虎口分别抵住椅腿。

→双手手指最大限度分开，虎口推顶椅腿（图3）。

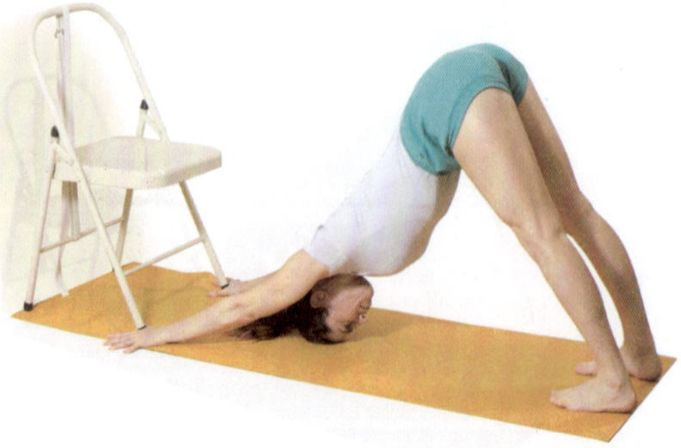

图3　下犬式，双手放到地面上、虎口推顶椅腿

变体2：倒置的椅子支撑双手

难度：初级
可选辅具：墙面

○ 双手推斜面，双臂和双手的角度更小（接近90°），有助于双臂用力。

○ 可以减少手腕的负荷，从而帮助手腕疼痛或受伤的练习者。

○ 椅腿可以支撑前臂和双肘，使手臂非常放松。对手肘超伸的练习者尤其有帮助。

倒置的椅子为双手提供了一个绝好的斜面。

→将椅子倒置，放在防滑瑜伽垫的一端。如果椅子滑动，则将椅背抵靠墙面。

→面对椅子站立。前屈，双手手掌放到椅座背面。

→双脚后移，进入体式（图1）。

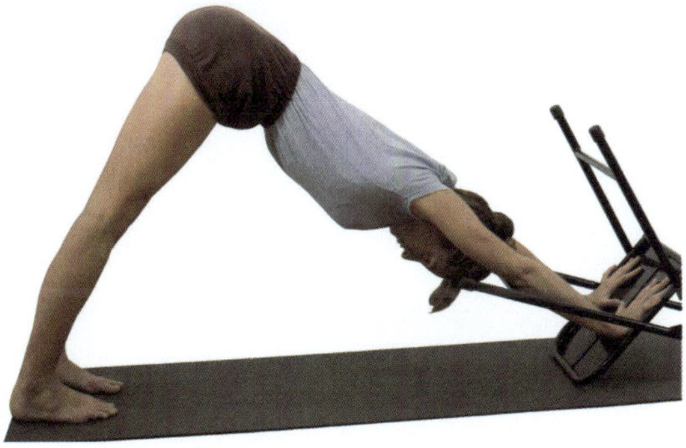

图1　下犬式，双手放在椅座背面

→如果你的肩带较宽，双手的距离需要大一些。这时，可以握住椅前腿。这有助于手臂外旋（三头肌靠近身体的中线，二头肌远离身体的中线）（图2）。

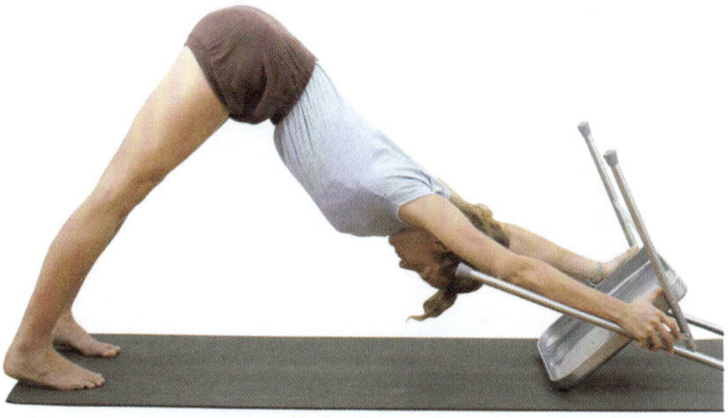

图2　下犬式，双手握住倒置的椅子的椅腿

→也可以将椅子转180°，使椅背靠向你。双手手掌根抵靠倒置的椅子的椅座后缘（图3）。

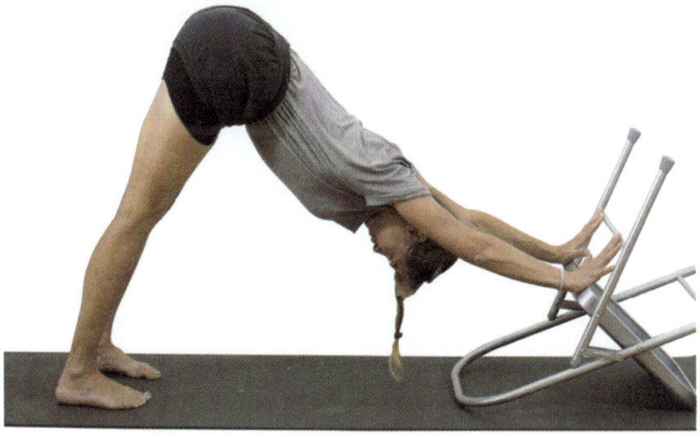

图3　双手手掌根抵靠倒置的椅子的椅座后缘

变体3：倒置的椅子支撑双脚

难度：初级
可选辅具：墙面

○ 抬高双脚，有助于坐骨上提，股盆区域的觉知更加敏锐。
○ 使腹部器官内收，有助于缓解盆底脱垂引起的不适。

→将椅子倒置，放在防滑瑜伽垫的一端。如果椅子滑动，则将椅背抵靠墙面。

→背对椅子站立。前屈，双手落地。

→双脚后移，放在椅座背面，进入体式。脚跟下压，双腿充分延伸（图1）。

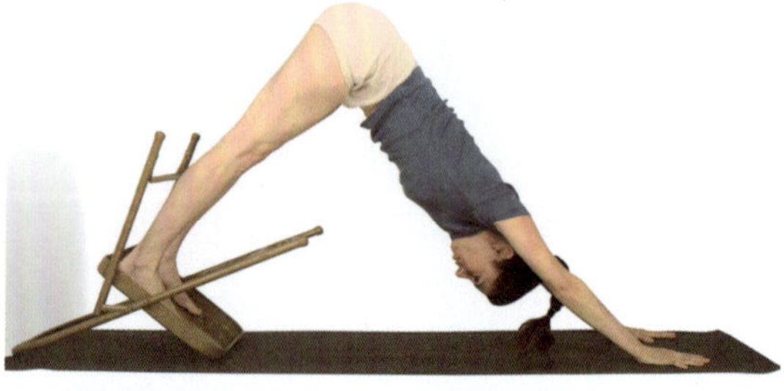

图1　下犬式，双脚放在椅座背面

变体4：正置的椅子支撑双脚

难度：中级

→将椅子放在防滑瑜伽垫的一端。背对椅子站立。

→前屈，双手落地。双脚依次抬高，放到椅座上。

→双脚脚趾抵靠椅座前缘。脚趾大大分开，打开双脚。双臂、双腿延伸（图1）。

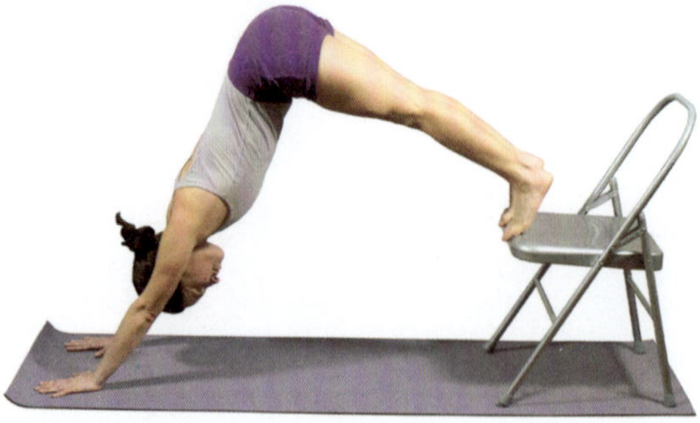

图1　下犬式，双脚放到椅座上

变体5：椅腿稳定双肘

难度：中级

可选辅具：泡沫瑜伽砖、瑜伽毯、防滑瑜伽垫

○ 此变体中的一个重要动作是对双肘外侧的“挤压”，使双臂稳固，双臂内侧进一步延伸，肩胛骨进一步内收。椅腿提供的坚实阻力，有助于加强、保持肘部的动作，从而使背部更好地凹陷。

○ 此变体对那些肘部很难伸直、肩膀难以打开的练习者（特别是强壮的男性）特别有用。

○ 肘部的稳定有助于头部向下放松，从而放松整个身体。

→面对椅子，跪立。双手放到椅座下方的垫面上。

→双腿伸直，进入体式（图1）。胸腔展开，双臂伸展，使双肘外侧抵靠前侧椅腿。

→利用椅腿的阻力拓宽双臂内侧。

◎ 如果椅子的前横档太低，可以将双臂从横档上方伸到椅座下方；或者先将双臂伸到横档下方，进入下犬式时将椅子前侧抬离垫面。

◎ 如果椅腿之间的距离大于双肩宽度，可用泡沫瑜伽砖或者折叠的瑜伽毯放到椅腿两侧，调整此距离。

◎ 如果椅腿的支撑太强，肘部感到不适，可利用小块的防滑瑜伽垫或瑜伽毯作为衬垫进行缓冲。

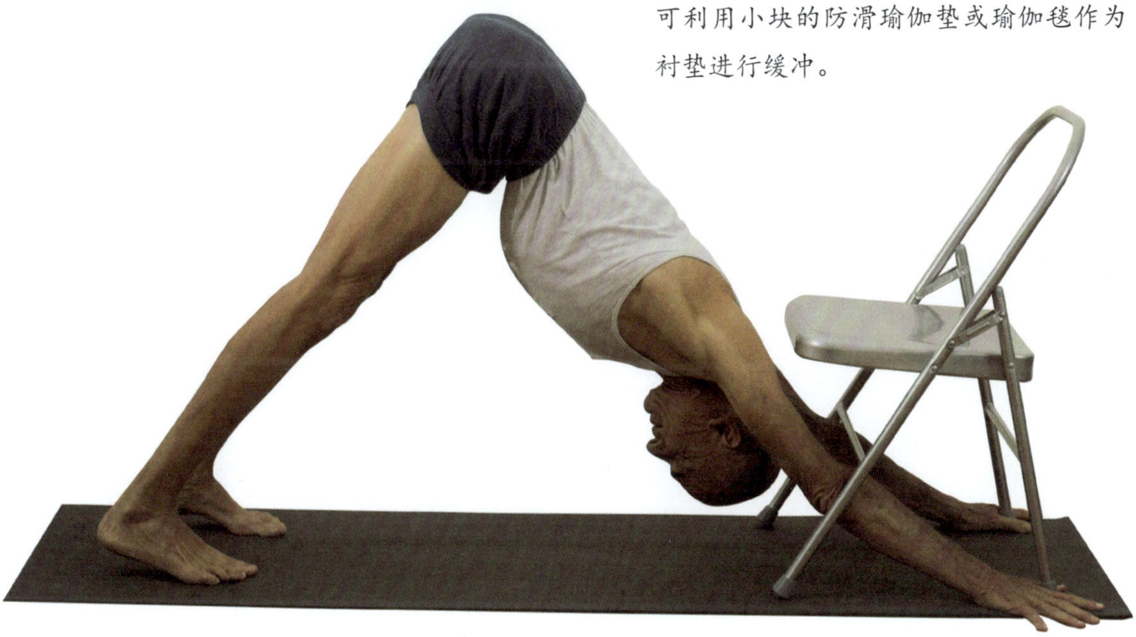

图1　下犬式，椅腿稳定双肘

站立前屈式
(*Uttānāsana*)

此体式有疗愈性变体。

站立前屈式（*Uttānāsana*）（《瑜伽之光》，图 48）,梵文意思是“强烈的伸展”。的确,此体式可以伸展身体的整个后侧。不过,如果下背部高于臀部，背部则难以向下释放（图 1）。

这样，腰椎就会承担过多的负荷。长此以往,会造成腰椎的损伤。利用椅子支撑双手,可以延伸背部，逐步拉长腘绳肌。

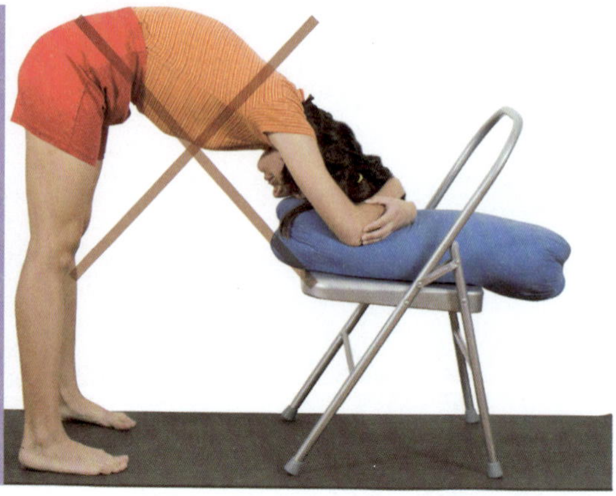

图1　错误的站立前屈式。如果腘绳肌僵紧，下背部就会高于臀部

变体1：半站立前屈式中椅子支撑双手

难度：疗愈
可选辅具：瑜伽抱枕或者瑜伽毯

- ○ 半站立前屈式（*Ardha Uttānāsana*）可以很好地延伸背部肌肉。对缓解由于腰椎挤压引起的下背部疼痛尤其有效。用椅子支撑双手，可以展开胸腔，延伸躯干。
- ○ 此体式也可以锻炼双腿，提起足弓和膝盖；打开双膝后侧，训练大腿上端内旋等。
- ○ 将前额放到椅座上，会感觉非常放松。

在站立前屈式中，如果身体部分前屈，则称为半站立前屈式，可以作为站立前屈式和下犬式（*Adho Mukha Śavāsana*）的准备体式。因此，我们从这里开始学习。

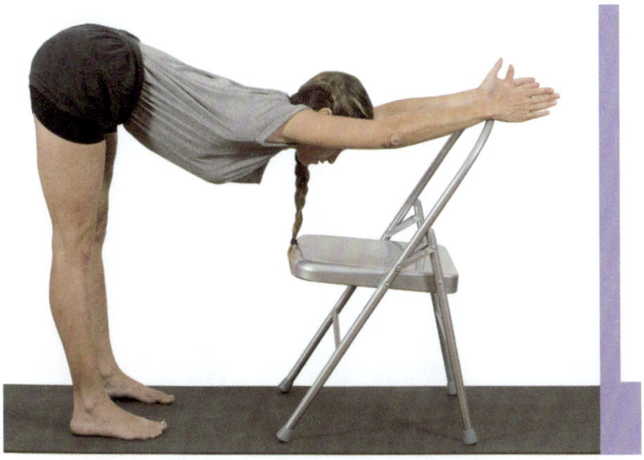

图1　半站立前屈式，手腕外侧放到椅背上

→面对椅子，距离约1米，站立。

→双臂上举，进入手臂上举式（*Ūrdhva Hastāsana*）。吸气，双臂向上延伸，提起胸腔；呼气，前屈。

→双臂保持延伸，将手腕外侧放到椅背上，掌心相对（图1）。

→眼睛向前看，躯干向前延伸。膝盖上提，大腿前侧后推，使脊柱延伸。

→上背部凹陷。

◎下背部不要凹陷。如果有此趋势，则将臀部向下，向脚后跟的方向转。

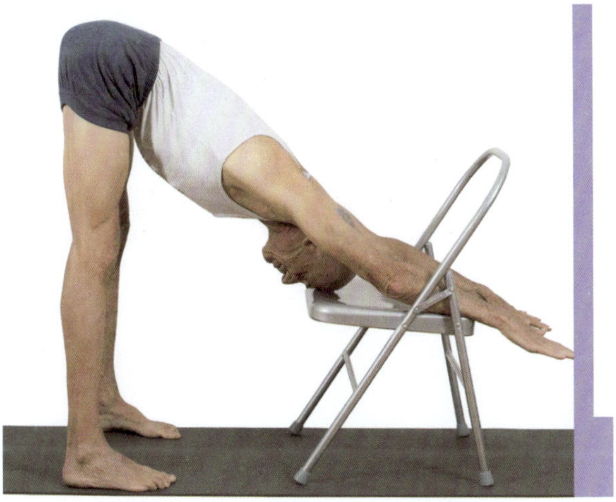

图2　半站立前屈式，前额落到椅座上

→保持一会后，头部向下释放。双肘保持上提，头部自由垂落。

→保持此体式1~2分钟，轻柔地呼吸。

→躯干可以进一步前屈，双手和/或前额放到椅座上（图2）。

→如果前额难以落到椅座上，可以将椅子向前推，使之倾斜，直到前额可以落到椅座上（图3）。也可以在椅座上放一个瑜伽抱枕，或者铺一条折叠的瑜伽毯，以抬高椅座。

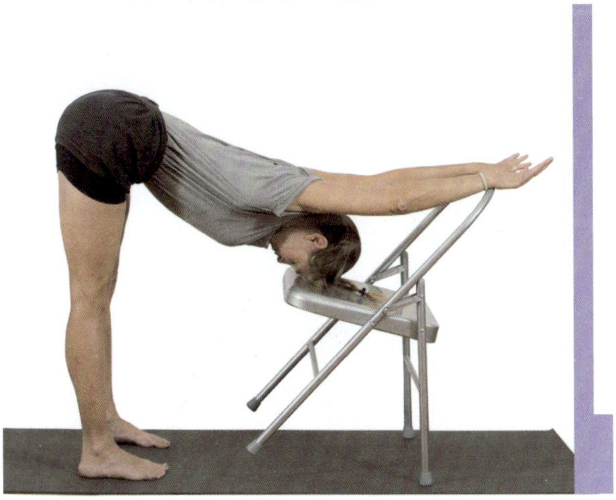

图3　半站立前屈式，椅子向后倾斜，前额落到椅座上

变体2：半站立前屈式中椅背支撑下巴

难度：中级

必备辅具：瑜伽毯

○ 半站立前屈式中椅背支撑下巴（图1），有助于背部的凹陷和脊柱前侧的延伸。颈部得到延伸的同时，可以增强颈椎的灵活性。

○ 也有助于胸椎收向胸部，可有效缓解驼背。

◎如果颈部有伤痛，不要练习此变体。

◎颈部后弯前，要先将胸椎、颈椎向前延伸，斜方肌远离颈部，以免颈椎受到挤压。

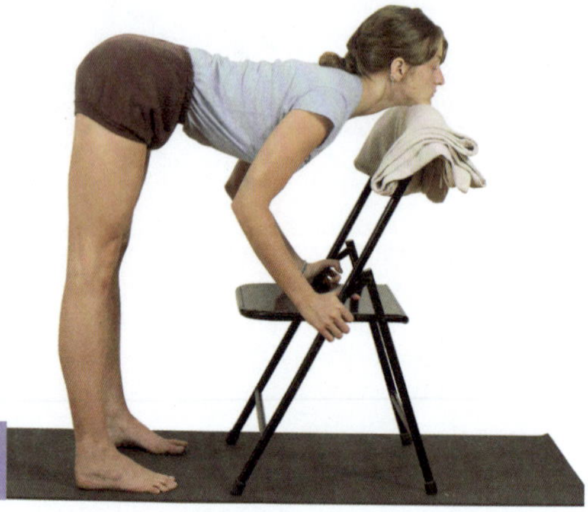

图1 半站立前屈式，下巴放到椅背上

变体3：半站立前屈式中肩部放到辅助者的大腿上

难度：中级

注意！与所有辅助操作一样，辅助者必须保持敏感，警觉，不要过度拉伸练习者。

○ 半站立前屈式中辅助者提供的牵引力可以增大练习者双肩的运动幅度。

→辅助者坐在椅子上，练习者双腿分开，面对椅子站立。练习者身体前屈，将双肩放到辅助者大腿上。

→练习者双臂放在身后，向上伸展，十指交扣，勾住辅助者的颈部。

→辅助者轻柔地把练习者的肩胛骨向内，向地面的方向推，同时将其上背部的皮肤推向中背部。然后，身体后倾，拉伸练习者的双臂（图1）。

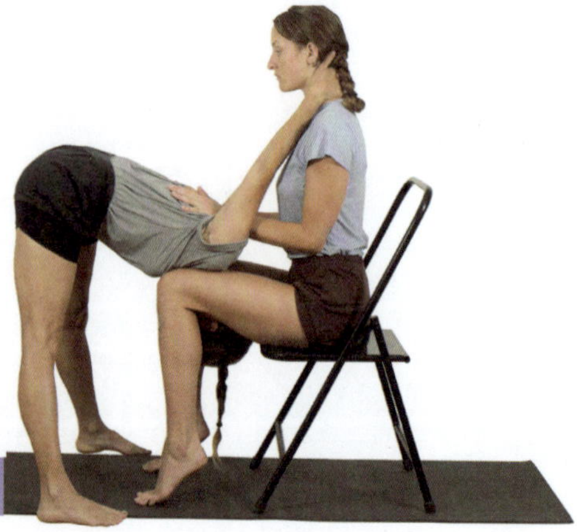

图1 辅助者帮助打开双肩

变体4：肩带抵靠椅座

难度：高级
可选辅具：墙面

○ 椅座边缘对颈根的轻微压力可以舒缓颈部和颈椎的僵紧。
○ 练习者可以闭上双眼，抵靠椅子，完全臣服于地心引力。

此变体需要较好的柔韧性。

→将椅子放在防滑瑜伽垫上，面对椅子站立。前屈，进入站立前屈式（*Uttānāsana*）（如果椅子滑动，则将椅背抵靠墙面。）

→双腿弯曲，双手握住椅腿。

→臀部向前转动，肩带抵靠椅座边缘。

→臀部慢慢上提，双腿伸直。

→颈部释放，自然向下延伸。闭上双眼，完全放松（图1）。

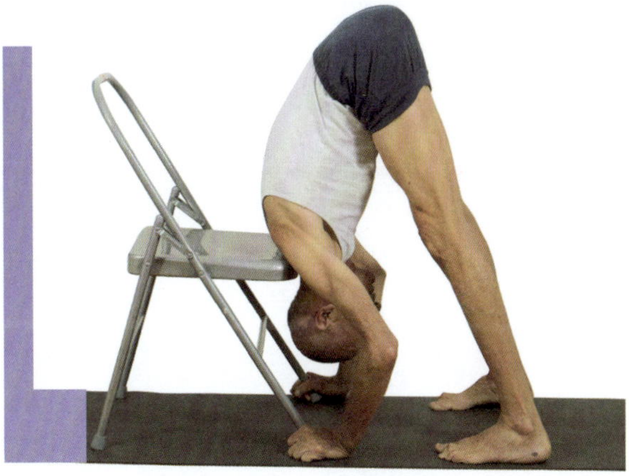

图1　站立前屈式，肩带抵靠椅座边缘

变体5：站在倒置的椅子上

难度：中级
必备辅具：防滑瑜伽垫、瑜伽毯

○ 站在椅座背面的斜面上，可以加强脚踝的屈曲，拉伸小腿肌肉。
○ 椅背给双手提供了抓握处，可以将躯干进一步向下延伸。

→将椅座倒置。在椅座前缘铺一块防滑瑜伽垫，或者一条折叠的瑜伽毯。

→站在椅座背面的斜面上，双脚分开与骨盆同宽。

→前屈，双手握住椅背。

→大腿、膝盖向后推的同时将臀部向前转动。用双臂的拉力轻柔地将躯干向下延伸。

→颈部后侧释放，头部自然垂落。

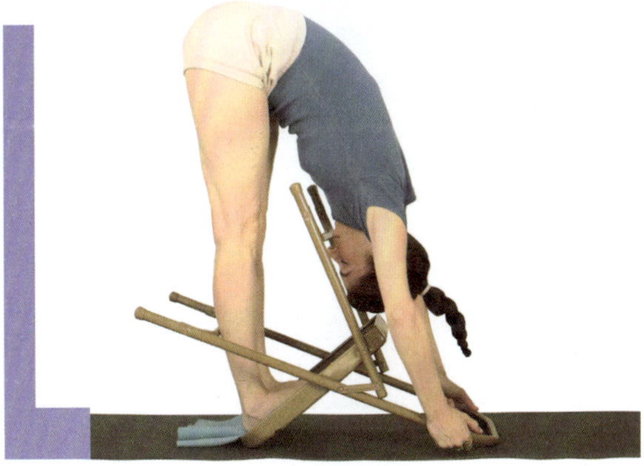

图1　站在斜面上

变体6：站在正置的椅子上

难度：高级

○ 椅子为双手提供了抓握处，可以加强躯干的拉伸。

○ 人站在高处时，自然会惧怕跌落。此变体有助于克服这种恐惧心理，培养平衡、稳定、自信。

→面向前方，站在椅子上。双腿分开，与骨盆同宽。脚趾伸过椅座边缘，放松。

→前屈，双手握住椅背、椅座，或者椅腿（图1、图2）。

→双腿保持伸直，双臂用力，将躯干进一步向下拉。大腿、膝盖向后推的同时将臀部向前转动。

→如果愿意，双手握住更低处，躯干进一步向下延伸。

→颈部后侧释放，头部自然垂落。

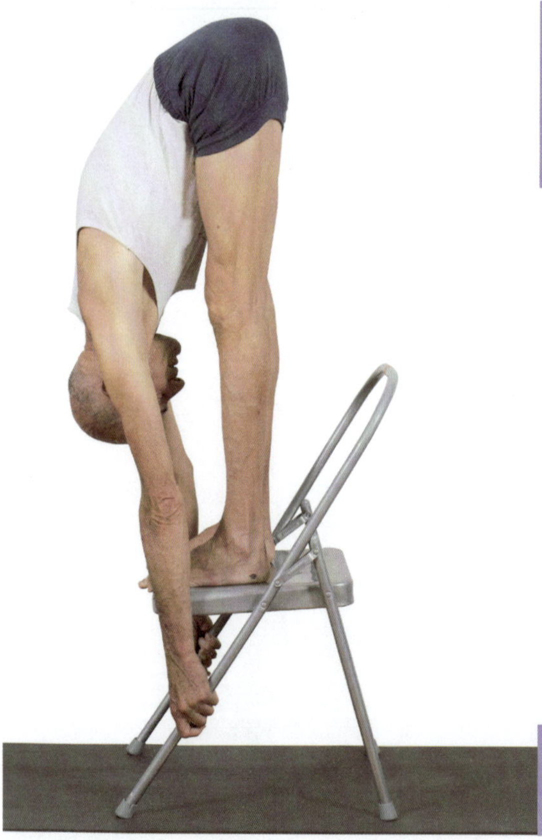

图1　站立前屈式，站在正置的椅子上，双手握住椅腿

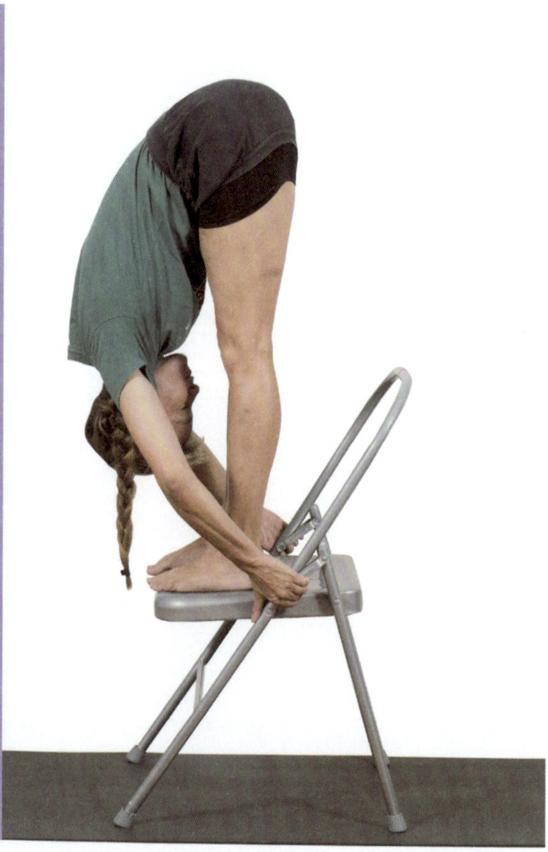

图2　站立前屈式，站在正置的椅子上，双手握住椅背

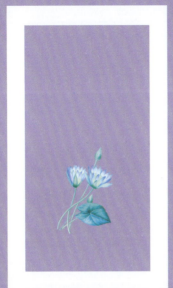

第二章

站立体式

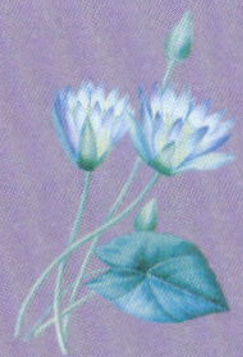

Utthiṣṭha Sthiti

站立体式是艾扬格瑜伽练习的基础。这些体式可以展开、强化身体，改善灵活性，并训练肌肉动作，为练习更高级的体式做好准备。初学者可以通过站立体式学习使用双腿激活下部躯干，使用双臂激活上部躯干。通过腿部和腹股沟肌肉的延伸，获得髋部的自由活动，从而使脊柱自由地向上延伸，这对防止背部疼痛至关重要。肩带的活动可以保持双肩的灵活性，胸腔的扩宽，从而改善呼吸和血液循环，也可以使身体保持敏捷、轻盈，思维清晰、活跃。

本章介绍在主要站立体式中如何使用椅子获得支撑和稳定。有了椅子的辅助，练习者可以在体式中停留更长时间，从而学习完成体式的正确动作。身体运动受限的练习者也可以享受其中的乐趣。

椅子的使用方法分为四种：椅子在体后；椅子在体前；椅子在体侧；椅子支撑前腿。

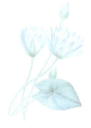

用法1　椅子在体后

用法1a　双腿伸直

○ 椅子在体后，可以支撑双手和臀部。可以大大减轻在体式中保持所需的用力。有助于保持身体的横向正位，有助于双肩后移，胸腔提起。

山式
（*Tāḍāsana, Samasthiti*）

（椅子在体后）

难度：初级

○ 双手在体后放在椅背上，可以明确肩胛骨和背部肌肉在展开胸腔中的作用。

○ 椅背可以帮助判断、调整体式中身体的正位。

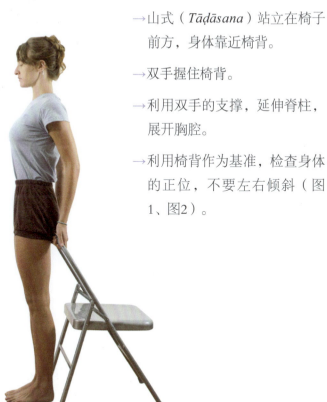

→山式（*Tāḍāsana*）站立在椅子前方，身体靠近椅背。

→双手握住椅背。

→利用双手的支撑，延伸脊柱，展开胸腔。

→利用椅背作为基准，检查身体的正位，不要左右倾斜（图1、图2）。

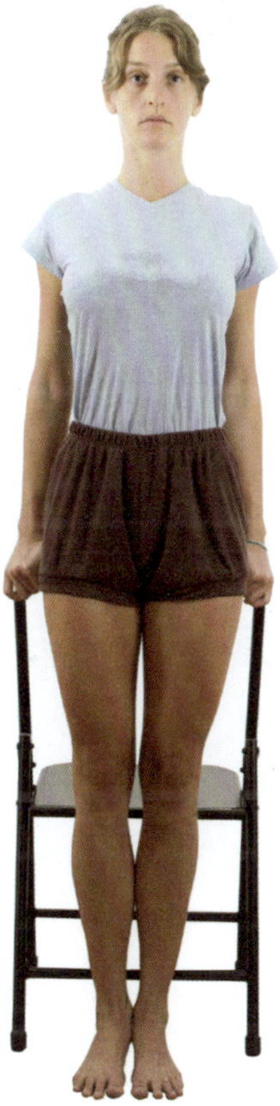

图1　山式，椅子在体后（前视图）

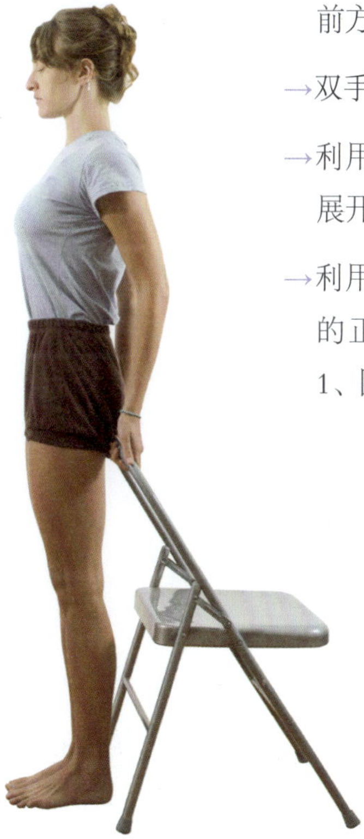

图2　山式，椅子在体后（侧视图）

三角伸展式
（*Utthita Trikoṇāsana*）

（椅子在体后）

难度：初级

用椅子做右侧：

→将椅子放在体后右侧，椅座靠近练习者。

→右腿外转，左手在背后握住椅背（图1）。

→身体侧弯，进入体式，右手放在椅座上（图2）。

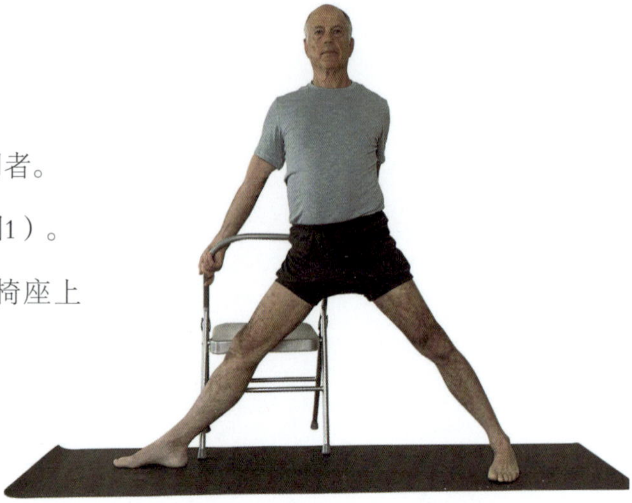

图1　进入三角伸展式，椅子在体后支撑

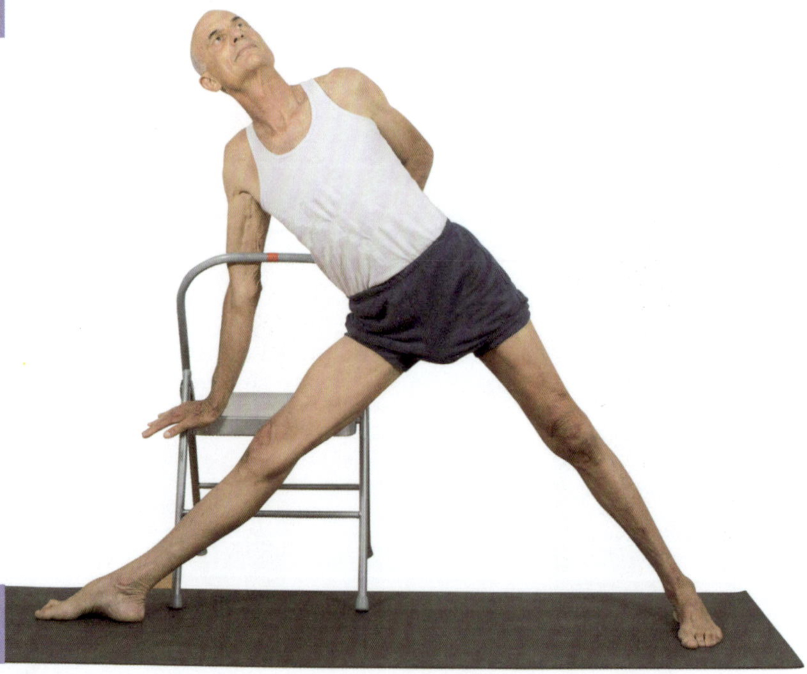

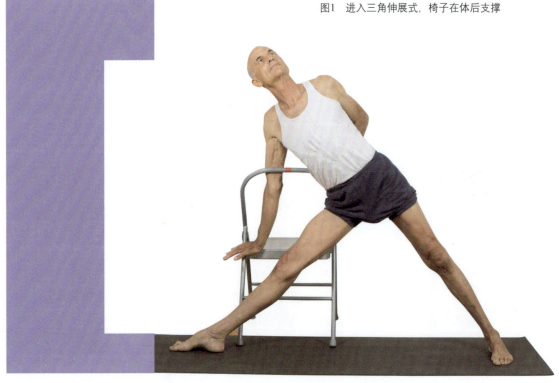

图2　身体侧弯，右手放到椅座上

→左手握住椅背，将左肩向后转（图3）。

→停留几个呼吸。利用椅子的支撑调整体式：躯干右侧向上延伸；胸部从右向左转。

→如果可以，右臂放到椅背前侧，继续下移。右手握住椅腿，或者放到横档上（图4）。

→辅助者可以帮助轻柔地牵拉脊柱和颈部（图5）。

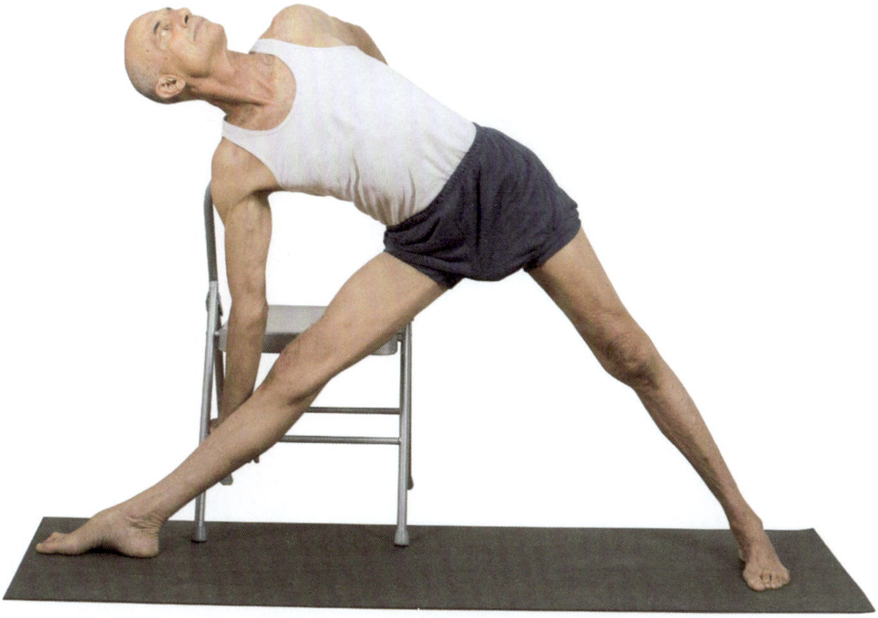

图3　身体进一步侧弯，右手放到横档上（前视图）

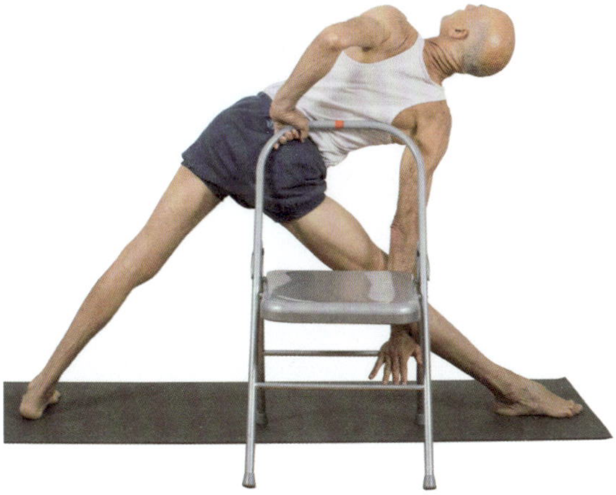

图4　身体进一步侧弯，右手放到横档上（后视图）

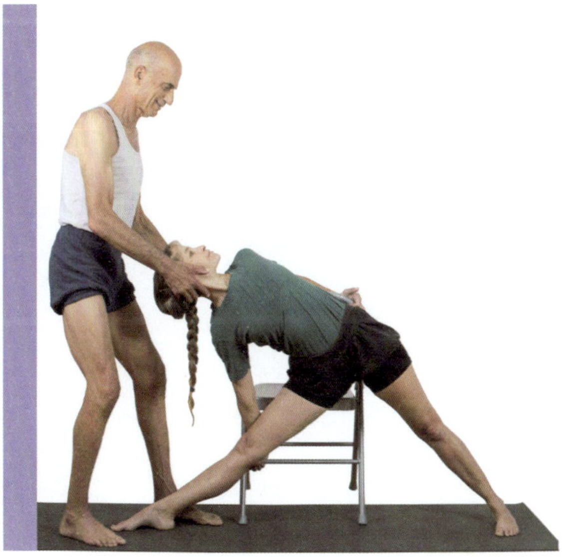

图5　辅助者帮助轻柔地牵拉脊柱和颈部

半月式
（*Ardha Candrāsana*）

（椅子在体后）

难度：中级

○ 半月式（*Ardha Candrāsana*）是一个平衡体式，具有很多益处。可以培养平衡和力量，有助于保持髋关节的健康，可以创造骨盆的空间（这是经期和孕期女性的福音）。

○ 借助椅子，可以在体式中保持平衡，身体正确地对位。

→双腿分开，椅座放在右腿后侧，椅背靠近右腿。

→右腿向外转，屈腿。

→右手抓住椅子的后横档，左腿抬起，右腿伸直，椅背支撑右大腿上部或髋部。

→左手抓住椅背。左肩后旋，胸部由右向左转（图1、图2）。

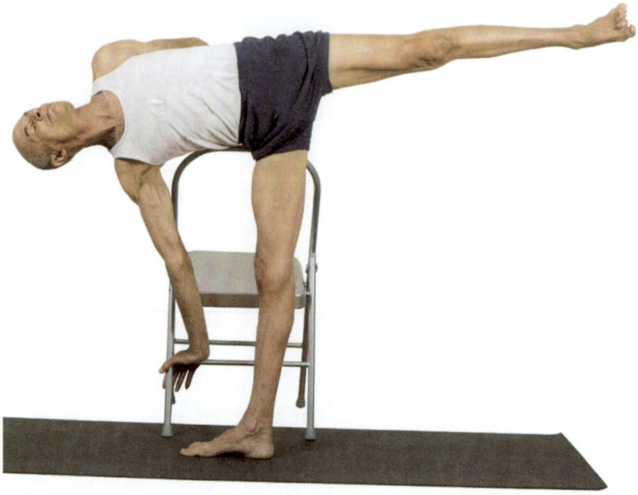

图1 半月式，椅子在体后（前视图）

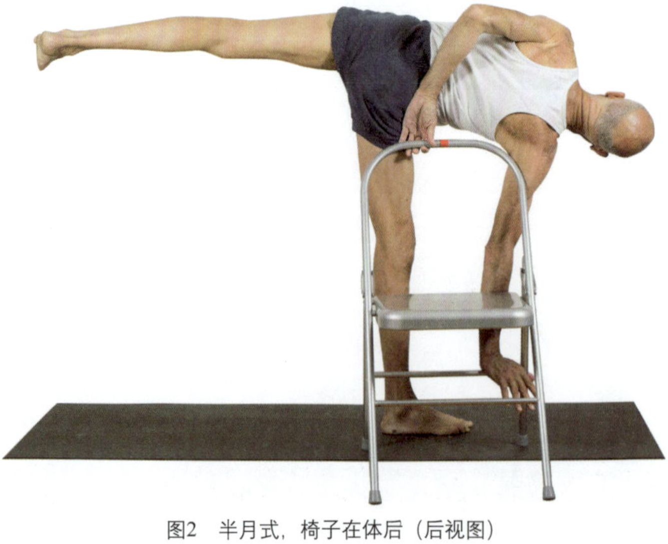

图2 半月式，椅子在体后（后视图）

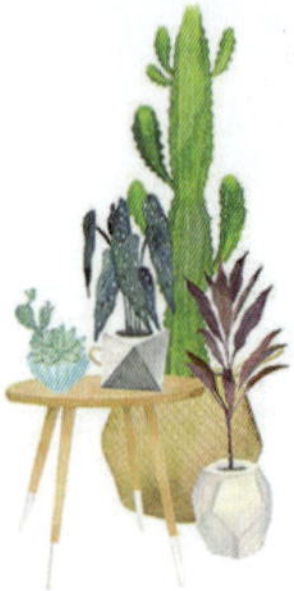

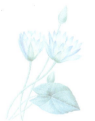

用法1b　前腿弯曲

在接下来的三个体式中，战士二式（*Vīrabhadrāsana* Ⅱ），侧角伸展式（*Utthita Pārśvakoṇāsana*）和战士一式（*Vīrabhadrāsana* Ⅰ），前腿弯曲到 90° 时椅子承担了前腿的负荷。这使得练习者可以用较少的力在体式中保持较长时间，从而可以注意到体式的各个细节，例如，后腿拉伸，前腿侧臀部更多内收，下腹部上提，胸部向前转动。

◎确保椅座的高度与练习者双膝的高度相匹配。如果需要，可以在前侧臀部下方，或者前脚下加上支撑物，抬高椅座或者前脚。

战士二式
（*Vīrabhadrāsana* Ⅱ）

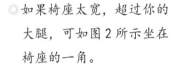

（椅子在体后）

难度：初级

○ 除了可以降低前腿的负荷，双手抓握椅背还有助于稳定背部，保持脊柱的纵向对位，展开胸腔。

右侧做体式：

→背对椅子站立，双腿分开，椅座位于两腿之间。

→右腿向右转，双手在体后握住椅背两侧。

→右腿弯曲，坐在椅子上。

→保持脊柱向上伸展，头向右转（图1）。

→如果可以，双手侧平举，伸展，进入最终体式（图2）。

◎如果椅座太宽，超过你的大腿，可如图 2 所示坐在椅座的一角。

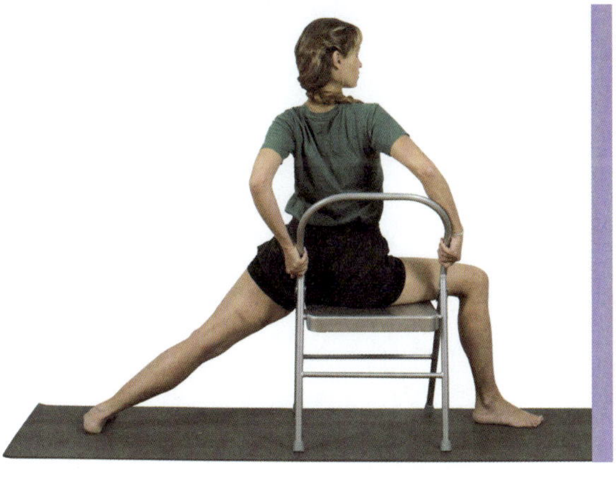

图1　椅子在身后，进入战士二式

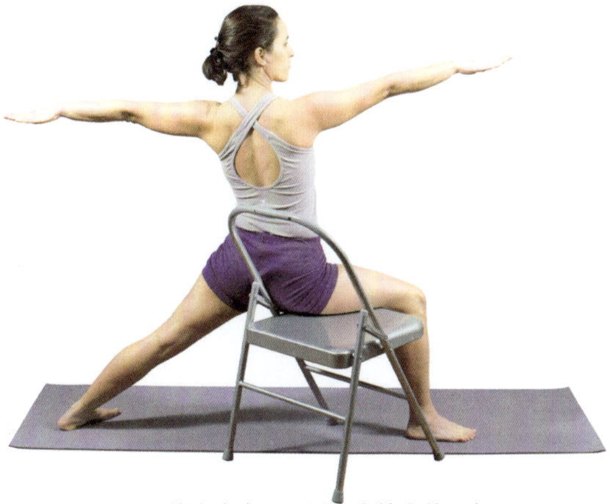

图2　椅座太宽，可以坐在椅座的一角

侧角伸展式
(*Utthita Pārśvakoṇāsana*)

（椅子在体后）

难度：中级

○ 除了可以降低前腿的负荷，上方手抓握椅背有助于从腰部转动躯干，上方肩部向后转，展开胸腔。

右侧做体式：

→进入战士二式（*Vīrabhadrāsana* Ⅱ）。左手握住椅背，身体侧弯，进入体式。

→左手用力，将左肩向后转，胸部从右向左转。

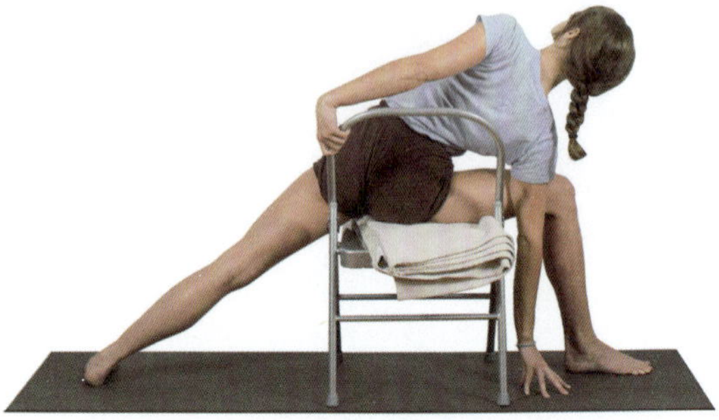

图1 侧角伸展式，椅子在体后

战士一式
(*Vīrabhadrāsana* Ⅰ)

（椅子在体后）

难度：中级

○ 除了可以降低前腿的负荷，双手抓握椅背有助于双肩后移，脊柱对位，胸腔展开。

右侧做体式：

→面对椅子，站立。双手握住椅背，左腿抬起，越过椅座，从椅背下方穿过（图1）。

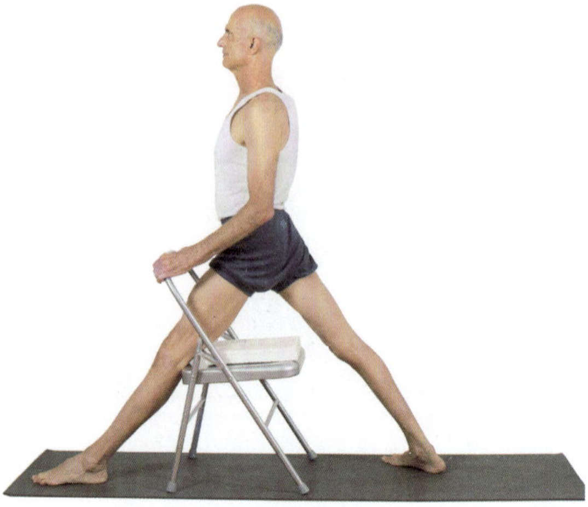

图1 左腿穿过椅背

→转身向后，背对椅背。

→弯曲右腿，右侧臀部坐到椅座上，左腿向后伸展。骨盆从左向右转，直到左右两侧对齐，骨盆处于正位（图2）。

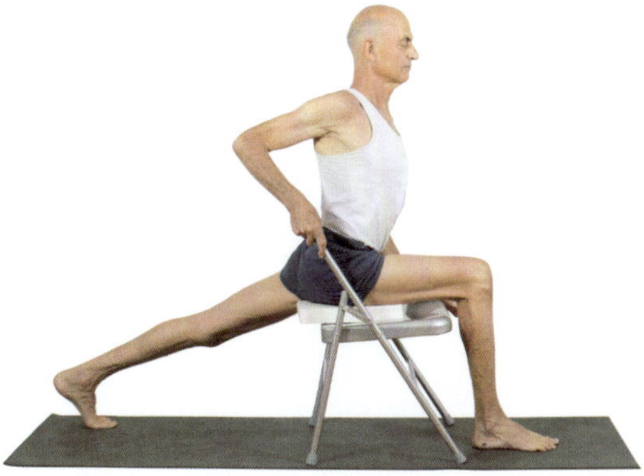

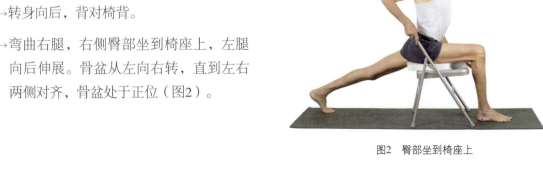

图2　臀部坐到椅座上

→双手握住椅背。尾骨内收，肩胛骨内收，同时双手用力使双肩后移，胸腔展开（图3）。

◎抬头向上看时，眉毛往往会随之上提，前额皮肤也会皱起。为避免这种现象，可以先闭上双眼，放松眉毛和前额的皮肤。然后，不要干扰前额，睁开双眼，向上看。双眼保持柔软，眼球向眼窝沉降。

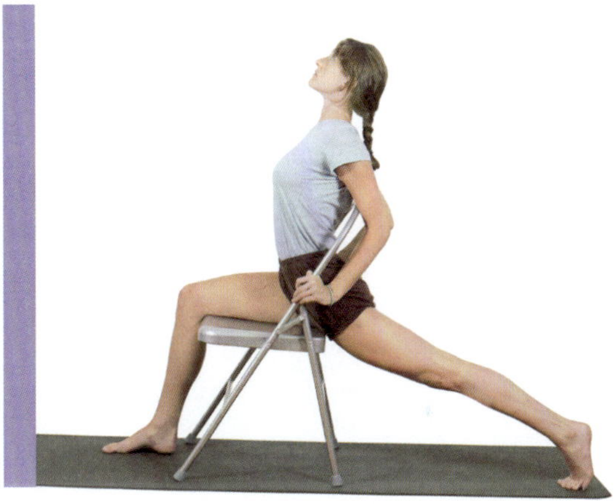

图3　后脚跟抬起，骨盆更好地转正

→胸骨上提，下巴抬起，向上看。

→保持骨盆的正位，左脚下落，踩实地面（图4）。

→如果骨盆正位的同时保持左脚跟落地有难度，则可先将左脚跟抬起（图3）。也可以将左脚跟抵靠墙面（图中未示出）。

→保持一会儿。可以将双臂抬起，向上伸展（图中未示出）。

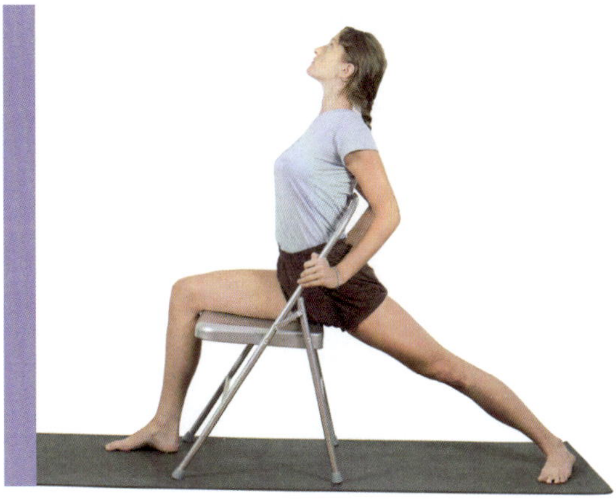

图4　战士一式，后腿在椅背下方

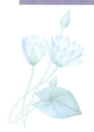

用法1c　扭转

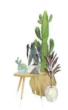

这三个体式，三角扭转伸展式（*Parivṛtta Trikoṇāsana*），侧角扭转伸展式（*Parivṛtta Pārśvakoṇāsana*）和扭转半月式（*Parivṛtta Ardha Candrāsana*）都需要平衡能力、柔韧性和空间的方位感。椅子的支撑有助于加强扭转的动作，在体式中找到身体的正位。

在扭转动作中使用椅子支撑，从面对椅子开始，然后将身体扭转，背对椅子。

- ○ 椅子对小臂的支撑有助于激活小臂，获得平衡。练习者可以抓握椅腿的不同高度，也可以将手掌放到椅座上。
- ○ 上方手抓住椅背有助于上方肩向后转，胸部向上转。
- ○ 椅背也为背部的正位提供了参照基准。

三角扭转伸展式
（*Parivṛtta Trikoṇāsana*）

（椅子在体后）

难度：中级

右侧做体式：

→面向椅背站立。

→双腿分开，将椅子向右移动一点。

→双腿右转。保持躯干的伸展，将其从左向右转，同时缓慢降低，直到背部抵靠椅背。

→左手抓住椅子后横档，或椅腿（如果够不到，可以直接将左手放到椅座上），右手握住椅背，向前推（图1）。

→随着每次呼气，用椅子的支撑来加大扭转的幅度。

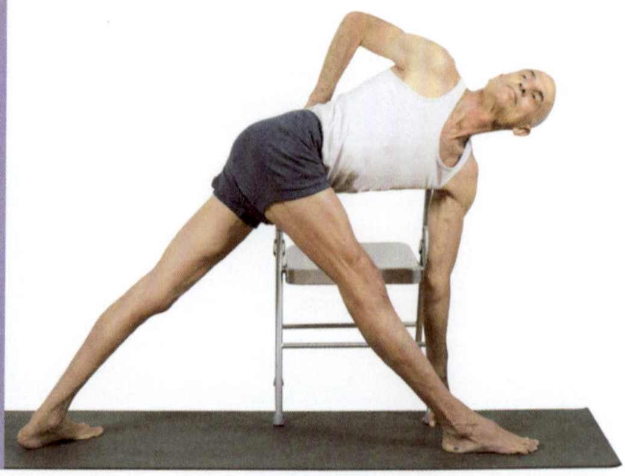

图1　三角扭转伸展式，椅子在体后

侧角扭转伸展式
（*Parivṛtta Pārśvakoṇāsana*）（椅子在体后）

○ 除了可以降低前腿的负荷，上方手抓握椅背有助于双肩后移，脊柱对位，胸腔展开。

变体1：后腿在椅背下方

难度：中级/高级

可选辅具：墙面

此变体中椅子的用法与战士一式（*Vīrabhadrāsana* Ⅰ）中的用法类似。

右侧做体式：

→进入战士一式（*Vīrabhadrāsana* Ⅰ）（图1），然后将躯干从左向右转。

→左肘向前，抵住右膝外侧。右手握住椅背（图2）。

→腹部提起，向右侧转动。

→腹部转动后，将左大臂向下滑，直到左腋窝外侧接触右膝。左臂伸直，抓住椅腿（图3）。

→右手抓住椅背。呼气时双臂用力，加深扭转。

→最后，右臂可以像最终体式那样，伸展过头（图中未示出）。

◎ 如果可以，左脚跟抵靠墙面，从而稳定左腿，加强左腿的伸展。

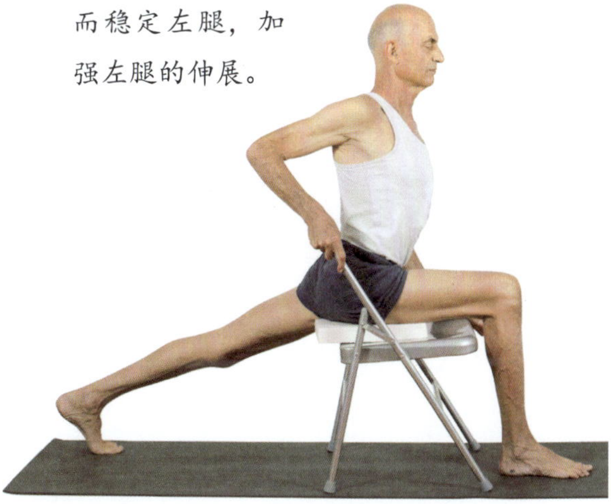

图1　侧角扭转伸展式，后腿在椅背下方，准备进入体式

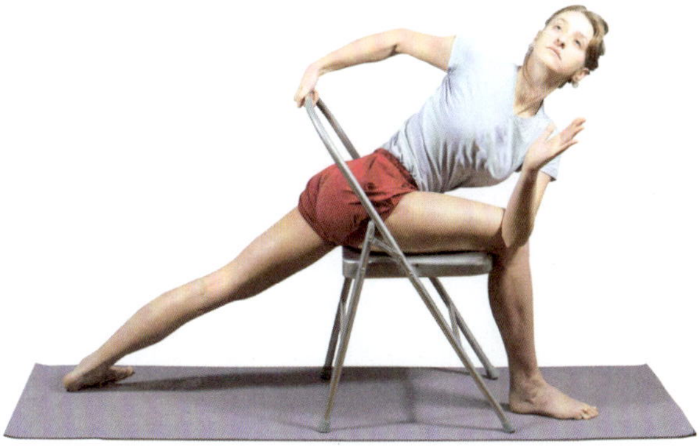

图2　侧角扭转伸展式，左肘抵靠右膝

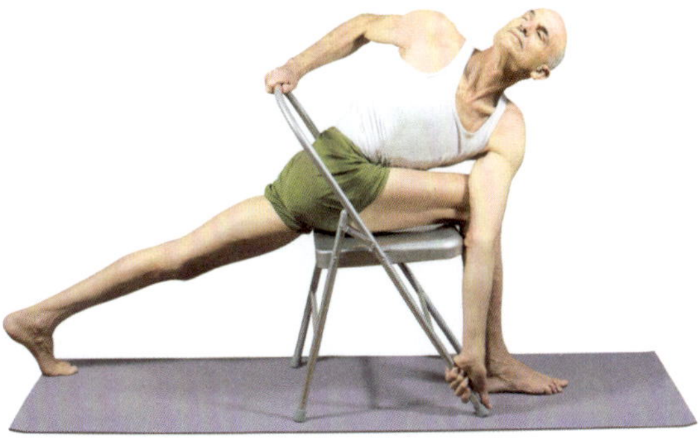

图3　侧角扭转伸展式，左手抓住椅腿

变体2：背部朝向椅背

难度：中级/ 高级
可选辅具：墙面

○ 坐在椅子上，可以减少在体式中停留时的用力。
○ 利用椅背和椅腿的支撑，可以加大扭转的动作。

右侧做体式：

→面对椅子站立。双手握住椅背，右腿弯曲，进入战士二式（*Vīrabhadrāsana* Ⅱ）（图1）。

→抬起左脚跟，躯干从左向右转（图2）。

→按变体1 所述，加深扭转。

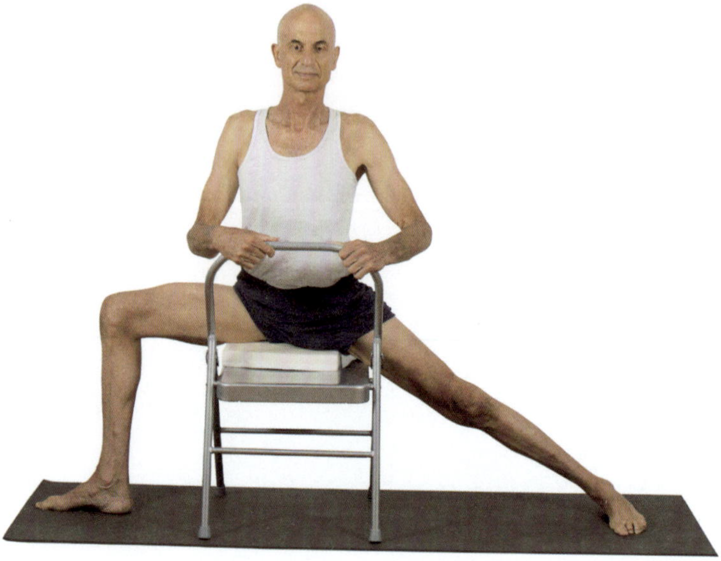

图1 面向椅背，准备进入体式

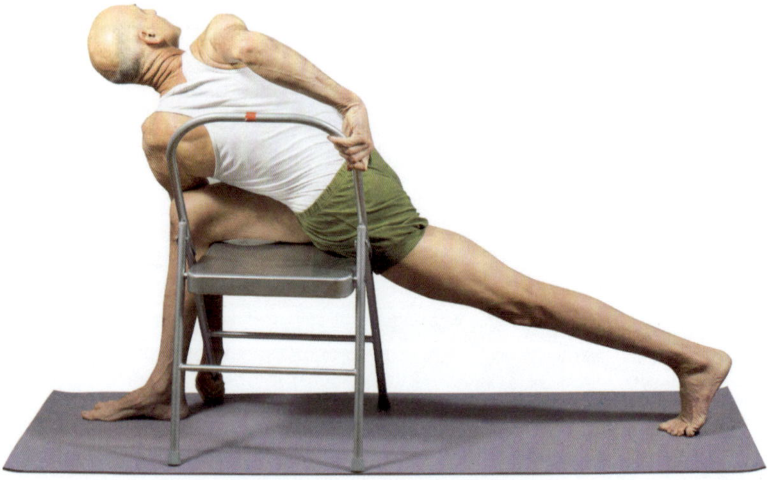

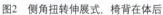

图2 侧角扭转伸展式，椅背在体后

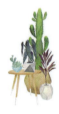

扭转半月式
(*Parivṛtta Ardha Candrāsana*)

(椅子在体后)

难度：中级/ 高级

可选辅具：墙面

右侧做体式：

→面对椅子站立，双腿分开，椅背靠近右腿。

→双腿右转，进入三角扭转伸展式（*Parivṛtta Trikoṇāsana*）。弯曲右腿，左腿和左臂同时向前滑。抬起左腿，进入体式。

→左臂向下延伸，抓住后横档或椅腿，然后右手向后伸展，抓住椅背。

→右肩向后转，躯干扭转。

→左腿充分伸展（图1）。

◎可以将左脚蹬墙，提高体式的平衡和稳定。这需要在进入体式前调整好椅子的位置。

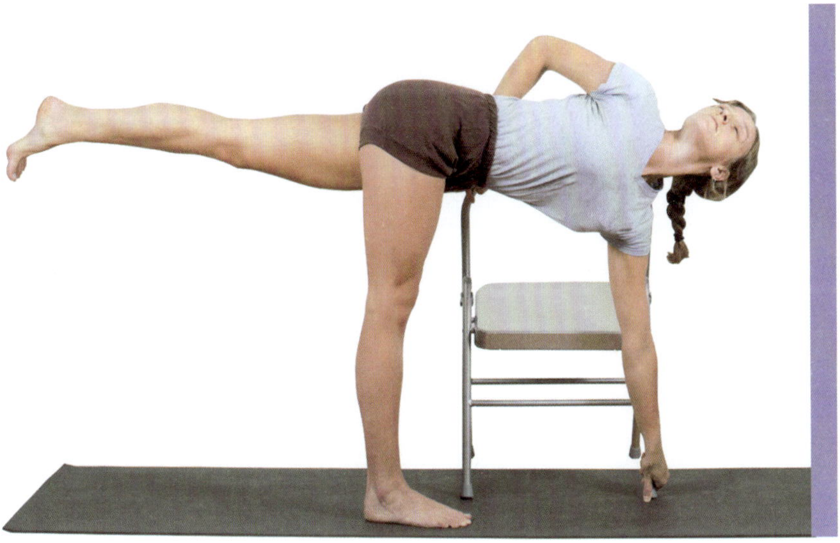

图1　扭转半月式，椅子在体后

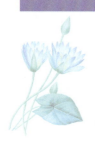

用法1d　双腿弯曲

本组体式，幻椅式（*Utkaṭāsana*）和鸟王式（*Garuḍāsana*），需要强壮的双腿及较好的平衡能力。坐在椅子上有助于学习完成体式各阶段的动作。

幻椅式
（*Utkaṭāsana*）

（椅子在体后）

难度：中级

○ 椅子有助于学习进入、退出体式的正确动作。也有助于在体式中停留更长时间。更好地展开胸腔，锻炼背部肌肉，为最终体式做好准备。

幻椅式可以强化股四头肌，这对膝关节的健康非常重要。在《瑜伽之光》一书中，艾扬格大师写道："梵文 Utkaṭa的意思是有强烈作用的，猛烈的，不均衡的。此体式就像坐在一把想象的椅子上。"这里，我们使用一把真正的椅子学习此体式。

→坐在椅子上，双臂上举，如同手臂上举式（*Ūrdhva Hastāsana*），或者上举祈祷式（*Ūrdhva Namaskārāsana*）那样。

→双臂伸展，拉长躯干两侧，展开胸腔，向前看（图1）。

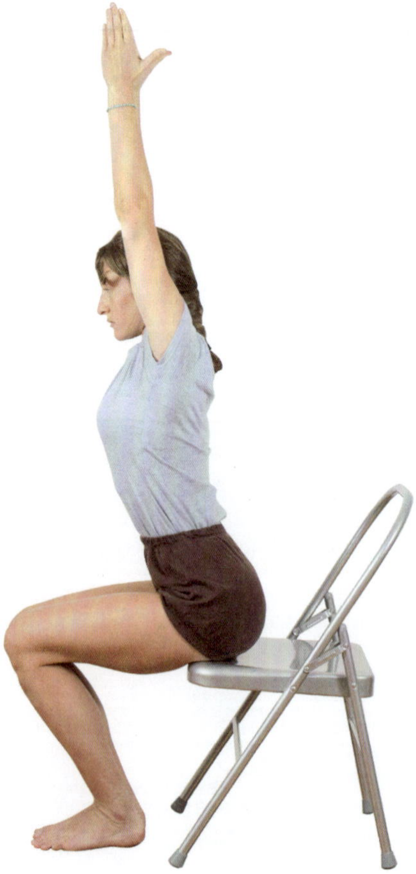

图1　准备进入幻椅式，坐在椅座上

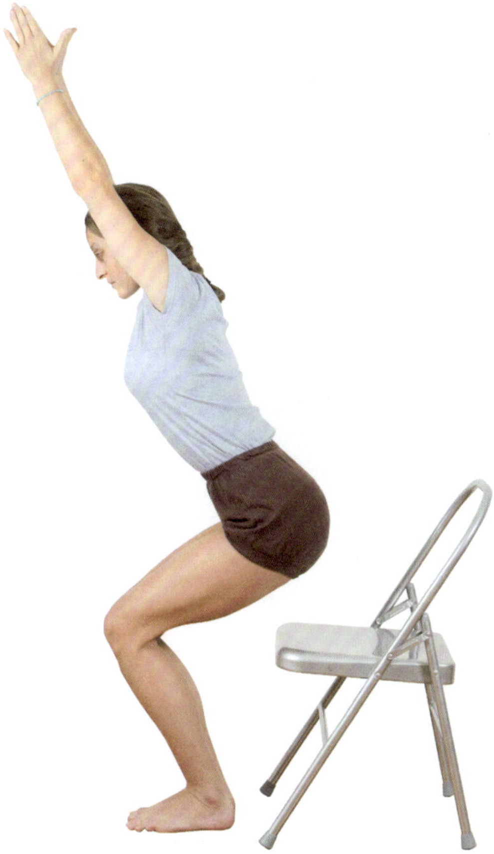

图2　进入幻椅式，臀部抬离椅座

→躯干前移，臀部抬离椅座，双腿保持弯曲（图2）。

→臀部向下，向内转。

→呼吸几次，保持双臂以及躯干的伸展，然后双腿慢慢伸直，进入手臂上举式。

→现在，双腿弯曲，臀部轻轻落到椅座上。

→重复几次：在椅子上进入体式，双腿保持弯曲，停留几秒；双腿伸直；双腿再次弯曲，轻轻坐回椅座上。

鸟王式
(*Garuḍāsana*)

（椅子在体后）

难度：初级

此体式的挑战在于双腿、双臂缠绕，而不失去身体的平衡。

○ 坐在椅子上，使得双腿、双臂的缠绕更容易了。

抬起右腿做体式：

→坐在椅子上。双腿、双臂缠绕，右腿在左腿之上，右臂在左臂之下。

→上方腿下压下方腿（图1）。

→准备好后，重心前移，臀部抬离椅座，左腿站立，保持平衡（图中未示出）。

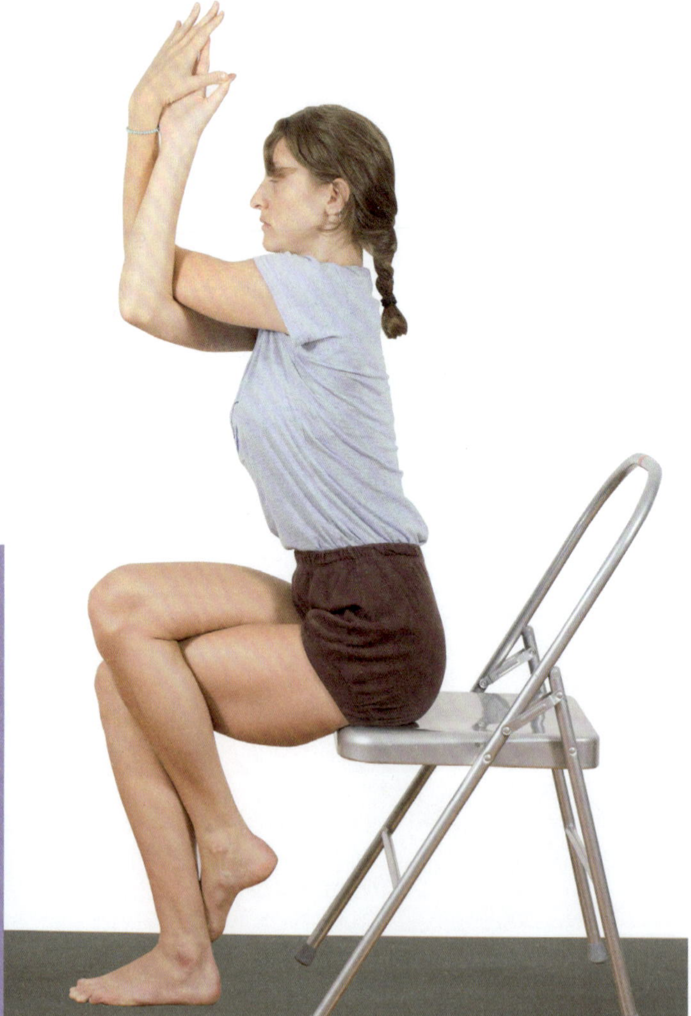

图1　鸟王式，坐在椅子上

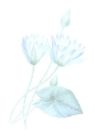

用法2　椅子在体前

椅子在体前，可以支撑身体，有助于保持体式的平衡。给身体的正位提供了基准，也有助于拓宽骨盆和胸腔。椅背也可用于上提胸腔，向上延伸脊柱。

山式
（*Tāḍāsana*，*Samasthiti*）

（椅子在体前）

变体1：腹股沟前侧抵靠椅背

难度：初级

○ 椅子有助于上提胸腔，检查身体的侧向正位。

○ 握住椅背有助于在体式中找到身体的正位和对称。

→山式站立在椅子后侧，双手握住椅背（图1）。

1

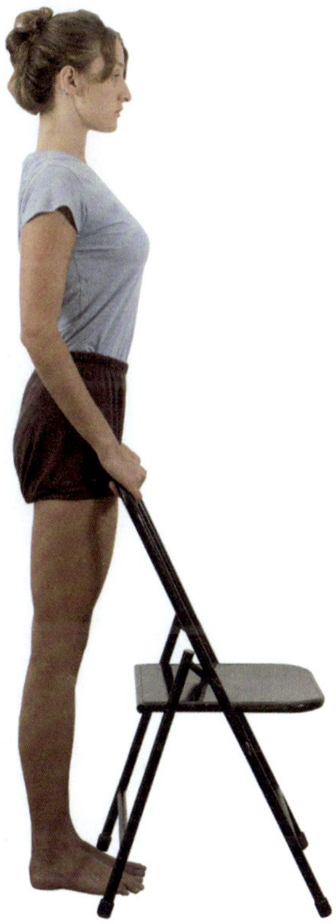

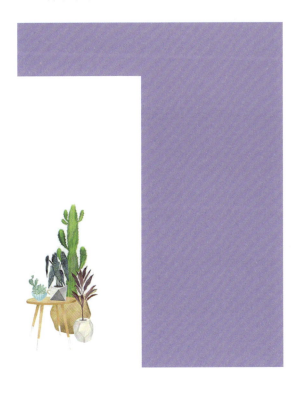

图1　山式站立，椅子在体前（侧视图）

变体2：脚趾丘抵靠椅腿

难度：初级/中级

○ 脚趾丘上提可以拉长小腿肌肉和跟腱。伸展和按摩这些肌肉很重要，小腿肌肉扩张，就表明静脉血液出现了淤积，血液循环变慢。

○ 此变体对慢跑者和自行车骑行者特别有用，因为慢跑和骑行往往会缩短小腿肌肉和跟腱。

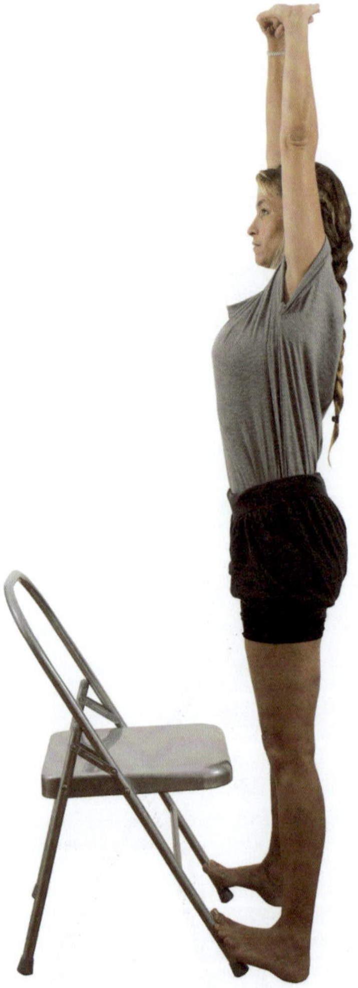

图1　上举手指交扣式，脚趾丘抵靠椅腿

这里，用椅腿支撑双脚。

→面对椅子站立，将脚趾丘放在椅腿上。

→你可以将双臂上举，进入上举手指交扣式（*Ūrdhva Baddhaṅgulāsana*）（图1）。

◎拉伸小腿肌肉和跟腱的另一种方式是站在倒置的椅子上。可参见站立前屈式（*Uttānāsana*）相关内容。

三角伸展式
（*Utthita Trikoṇāsana*）

（椅子在体前）

难度：初级

○ 椅子在体前有助于躯干的转动以及身体前侧的拓宽。

右侧做体式：

→椅子放在体前，椅背朝向你。

→右腿向外转。

→进入体式；右手放在椅座上，或者后横档上（图1）。

→左手用力下压椅背，背部右侧、右臂向下延伸，以使胸部进一步向上转。

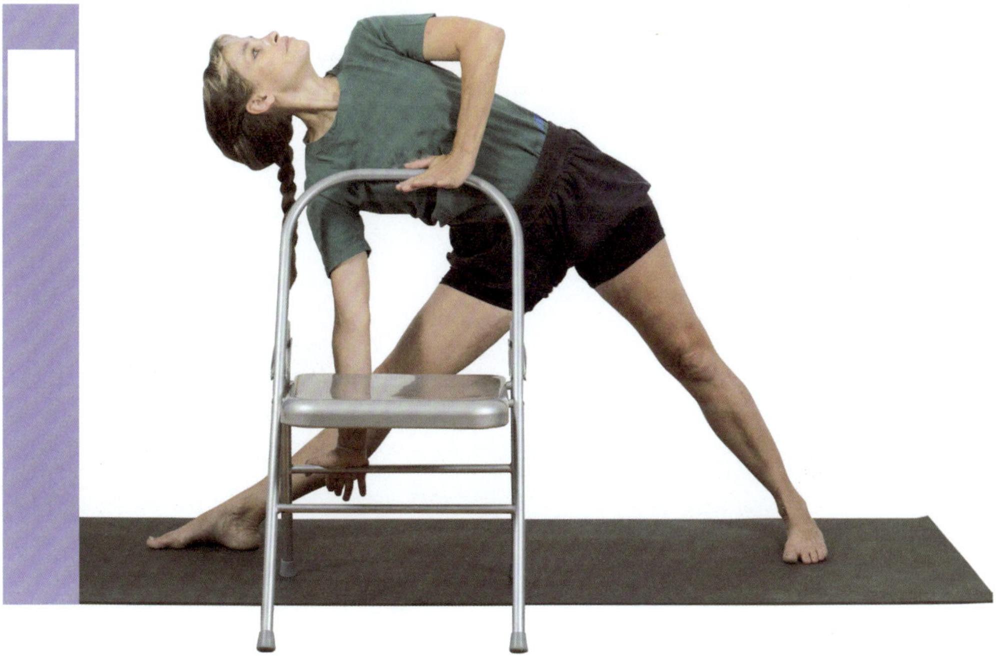

图1　三角伸展式，椅子在体前

三角扭转伸展式
(*Parivṛtta Trikoṇāsana*)

(椅子在体前)

难度：中级

○ 椅子在体前有助于躯干的转动以及身体前侧的拓宽。

右侧做体式：

→双腿分开，椅子放在体后，椅背靠近右腿。

→躯干从左向右扭转。左臂向下延伸，左手放到椅座上，或者握住椅腿。右手下压椅背。

→右肩向后转，躯干进一步从左向右转。

→双腿保持伸展，稳定。右髋不要向前或者向右移动，保持髋部两侧对齐。

◎ 开始时将椅子放在体后，这样，躯干扭转后，椅子就会在体前了。

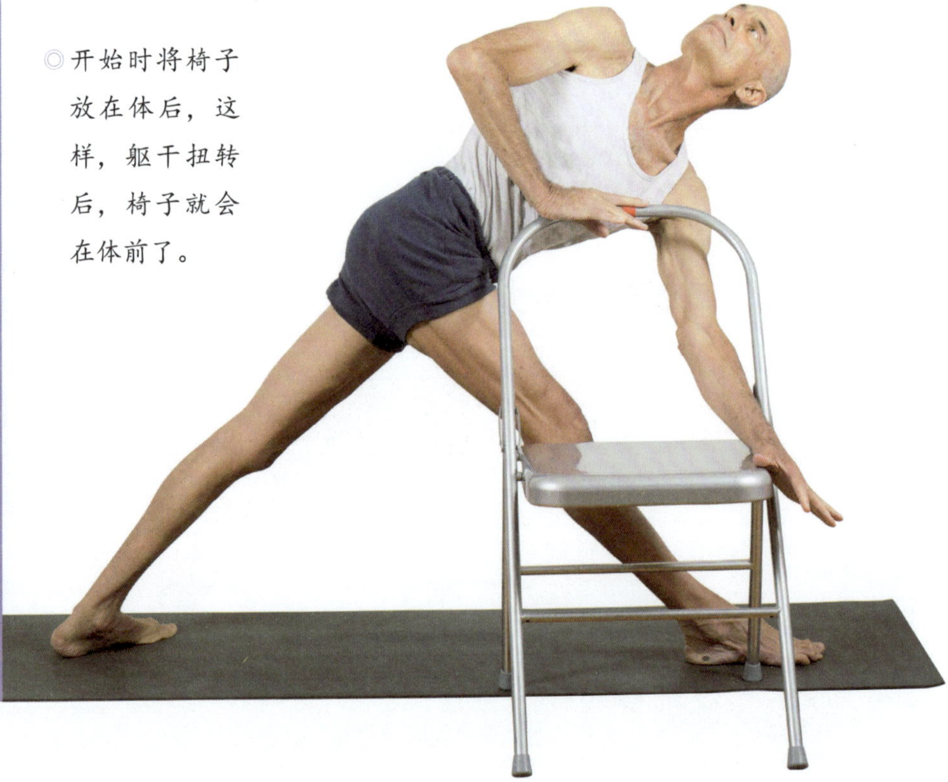

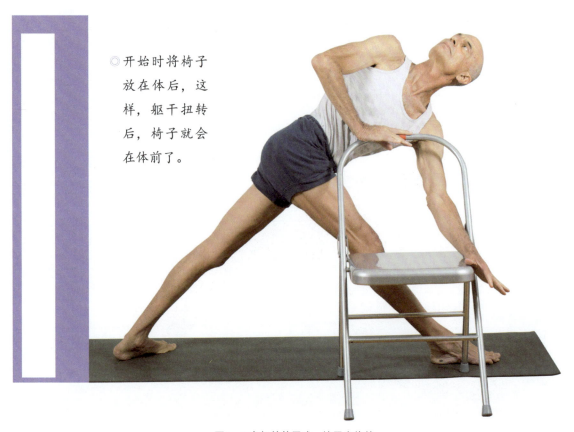

图1　三角扭转伸展式，椅子在体前

"用法 1 椅子在体后"一节提过，当用椅子做战士二式（*Vīrabhadrāsana* Ⅱ）、侧角伸展式（*Utthita Pārśvakoṇāsana*）、战士一式（*Vīrabhadrāsana* Ⅰ）和侧角扭转伸展式（*Parivṛtta Pārśvakoṇāsana*）时，椅子用于支撑前腿。有了椅子的支撑，练习者用力较少，从而可以完成体式的细节，例如后腿更好地拉伸，后移；前腿的膝盖外旋，确保其呈 90°；创造骨盆的宽度；下腹部上提；胸部转正等。

当双腿分开进入体式时，椅座有助于大腿的分开，腹股沟的打开。

◎对于这些体式，要确保椅座高度与双膝的高度匹配。如果需要，可以在前侧臀部下方或者前脚下方增加支撑物进行调节。

战士二式
（*Vīrabhadrāsana* Ⅱ）

（椅子在体前）

难度：初级

可选辅具：瑜伽毯、泡沫瑜伽砖

○ 椅子在体前有助于躯干的转动以及身体前侧的拓宽。

右侧做体式：

→椅子放在体前，双腿分开，将椅子拉近，椅座支撑，提起大腿内侧（图1）。

→右腿外转（图2）。

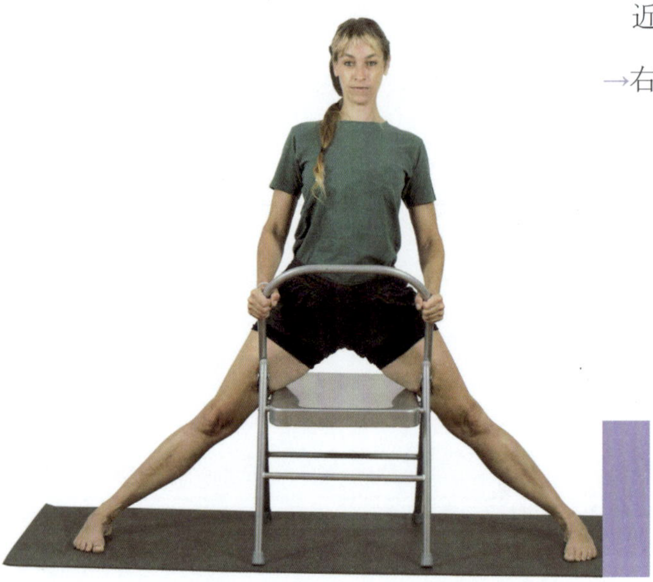

图1　利用椅座提起大腿内侧，关注大腿内侧的反应

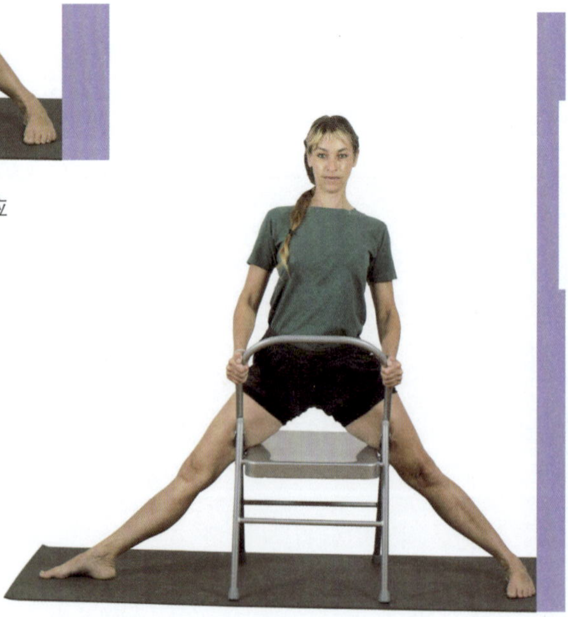

图2　右腿外转，准备进入战士二式

→右腿弯曲进入体式时，椅子随之向右滑动。

→右腿继续弯曲，直到右侧大、小腿呈90°。右臀落到椅座上（图3）。

→左腿保持完全伸展。

→双手握住椅背，双臂用力，将胸部从右向左转，向上提。

→然后，双臂侧平举，向两侧伸展。

◎大腿、小腿呈90°：

◎双腿较长的练习者，在右臀下方放一块泡沫瑜伽砖，或者一条折叠的瑜伽毯（图4）。

◎双腿较短的练习者，坐在椅座的一角，前脚放在泡沫瑜伽砖上。

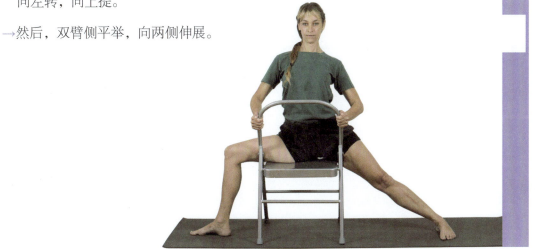

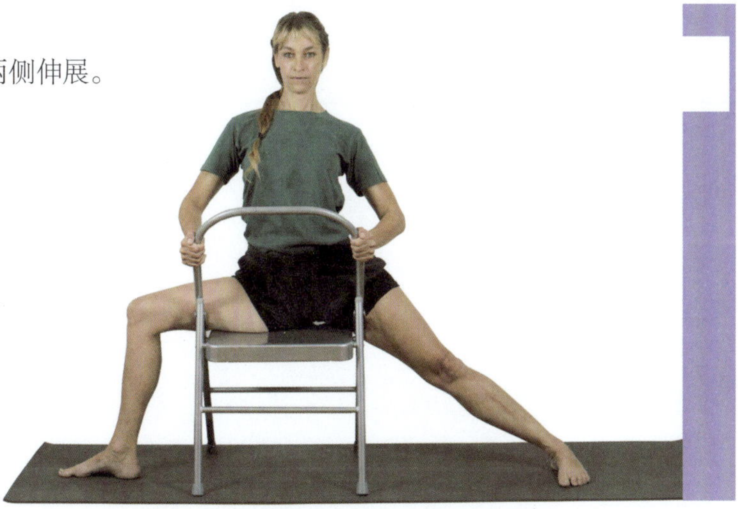

图3　战士二式，椅子在体前帮助胸腔上提，转正

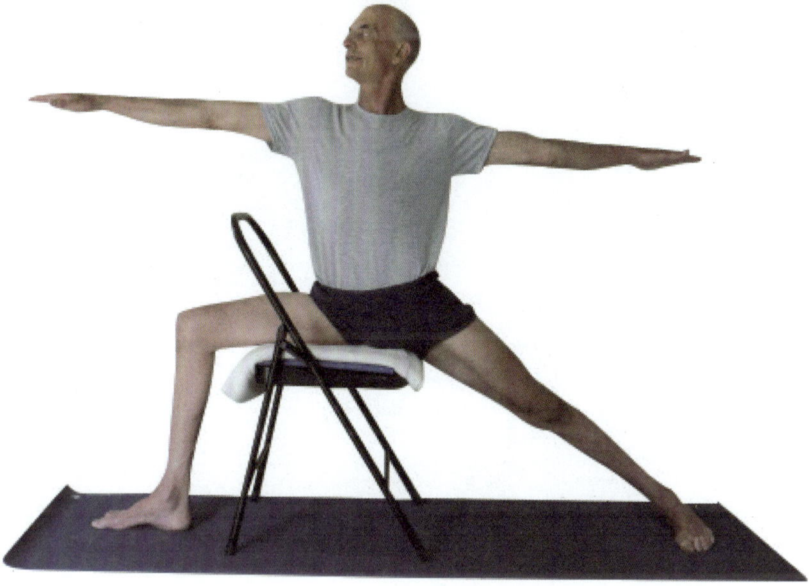

图4　战士二式，臀部下方增加支撑物

侧角伸展式
(*Utthita Pārśvakoṇāsana*)

（椅子在体前）

难度：中级
可选辅具：瑜伽毯、泡沫瑜伽砖

→进入战士二式（*Vīrabhadrāsana* Ⅱ）。左手握住椅背，身体向右侧弯，右手落地（图1）。

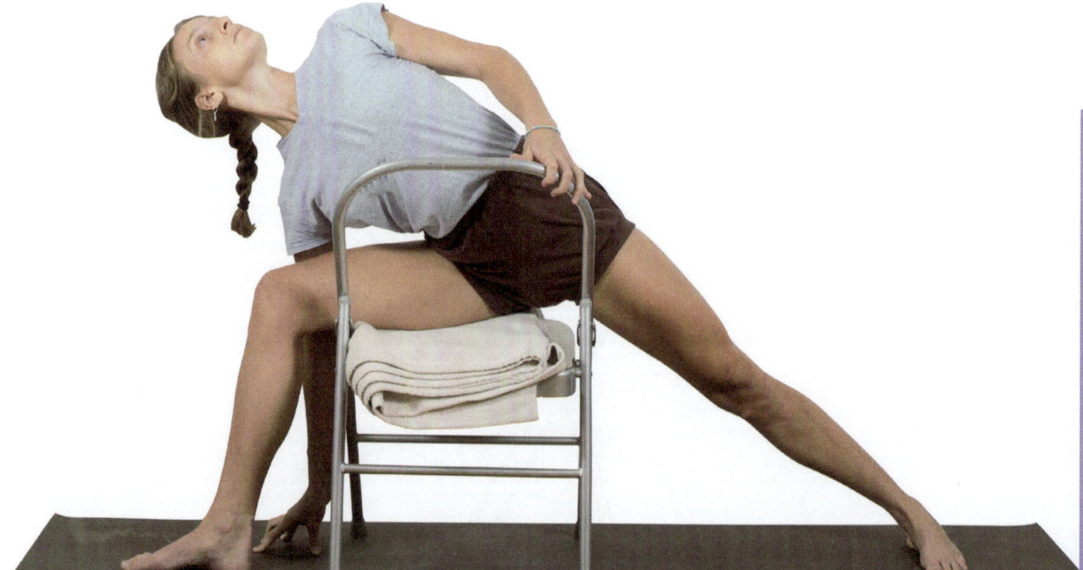

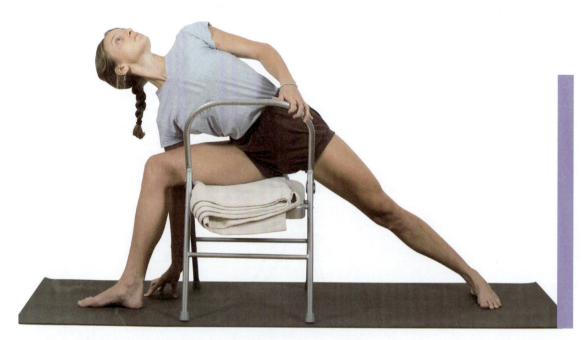

图1　侧角伸展式，椅子在体前

战士一式
(*Vīrabhadrāsana* I)

（椅子在体前）

变体1：坐在椅子上

难度：中级
可选辅具：瑜伽毯、泡沫瑜伽砖

○ 椅子的支撑可减少前腿的负荷。另外，双手握住椅背有助于躯干从下腹部向上提，正确地正位（在骨盆的正上方，均衡地朝向前方。）

右侧做体式：

→面对椅子站立，右腿越过椅座，放到椅背下方。

→右腿弯曲，呈90°，右臀落到椅座上。（如果需要，调整椅座高度）

→左脚跟提起，左腿、左臀从左向右转。

→左臀从尾骨处向外展宽，左大腿根前移，找椅座（图1）。

→左脚跟向下转，尽量落地。同时保持骨盆两侧正位，朝向前方（图中未示出）。

→左脚跟可以抵靠墙面，以便左腿更好地伸展，骨盆更好地正位（图2）。

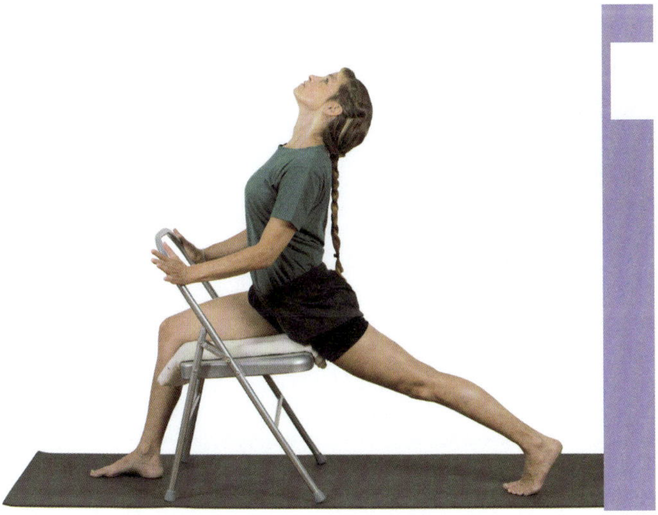

图1　战士一式，前腿在椅背下方

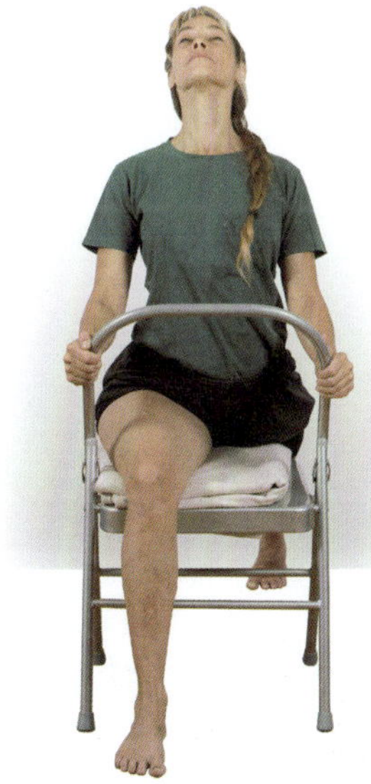

图2　战士一式，左脚跟抵靠墙面

变体2：双手握住椅背

难度：中级
可选辅具：墙面

○ 椅背支撑双手有助于上提腹部和胸部，为躯干创造空间，从而更好地内收尾骨。
○ 双手握住椅背有助于胸部向上转，双肩向后移。

右侧做体式：

→面对椅背站立。

→右腿弯曲，进入体式。双手握住椅背。

→左脚跟可以抵靠墙面，以便左腿更好地内旋，骨盆更好地正位。

→也可以尝试将左脚跟落地。同时保持骨盆两侧正位，朝向前方（图1）。

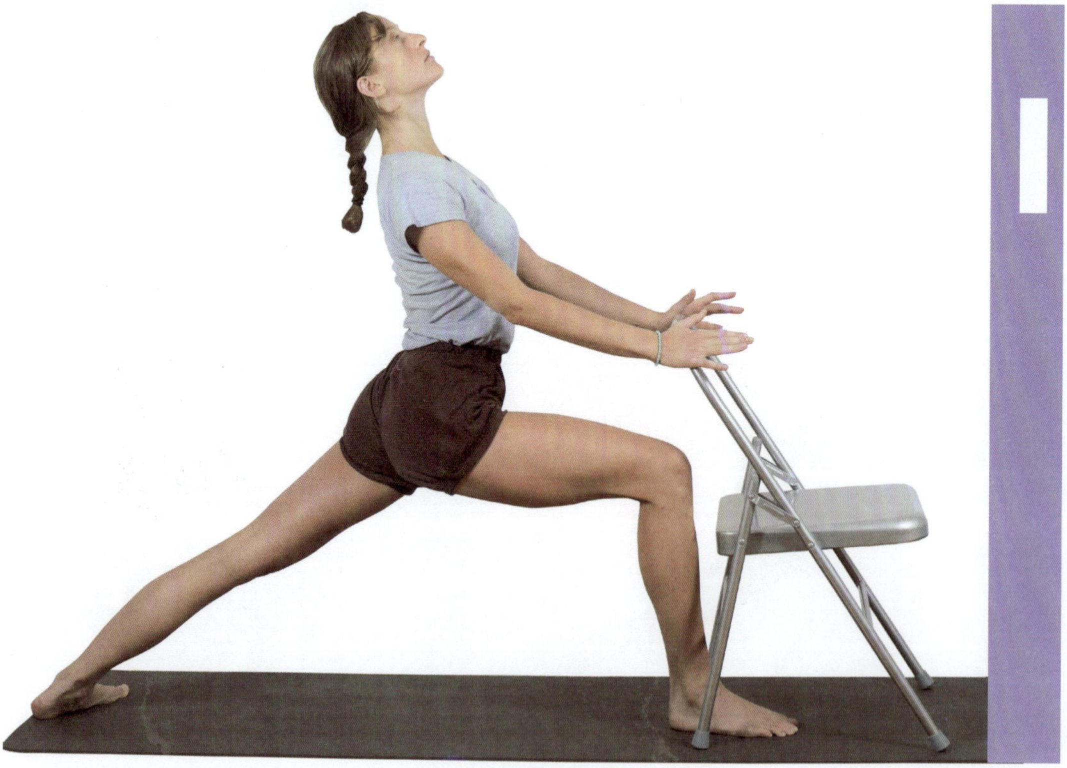

图1　战士一式，左脚跟落地

侧角扭转伸展式
（*Parivṛtta Pārśvakoṇāsana*）

（椅子在体前）

难度：中级/ 高级

可选辅具：墙面

○ 椅背和椅腿的支撑有助于加强扭转动作。

右侧做体式：

→将椅子放在身后，靠近右腿，椅背远离你。

→双腿分开，右腿弯曲呈90°，右臀落到椅座上。

→左腿内转，左脚跟抬起，左腿伸展。

→左脚跟可以抵靠墙面，以便左腿更好地伸展。

→躯干从左向右扭转，直到胸部朝向椅背。

→右手推椅背，加强躯干的扭转（图1）。

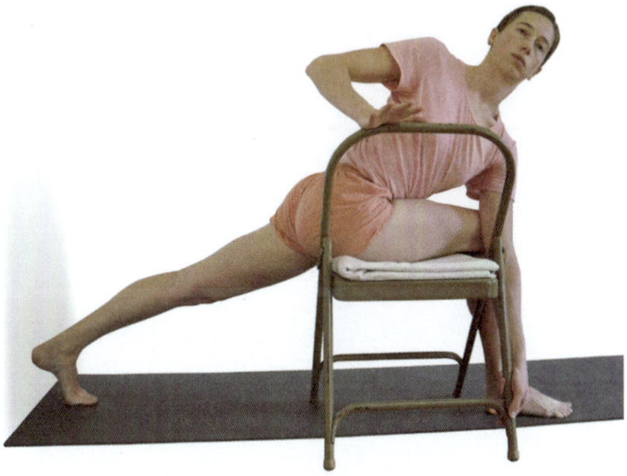

图1　侧角扭转伸展式，左脚跟抵靠墙面，右手推椅背，加强躯干的扭转

→腹部右转后，左大臂向下滑动，左腋窝放到右膝外侧。左手握住椅腿（图2）。

→尝试将左臂进一步伸展，左手掌撑地（图3）。

◎根据需要调整椅座高度。

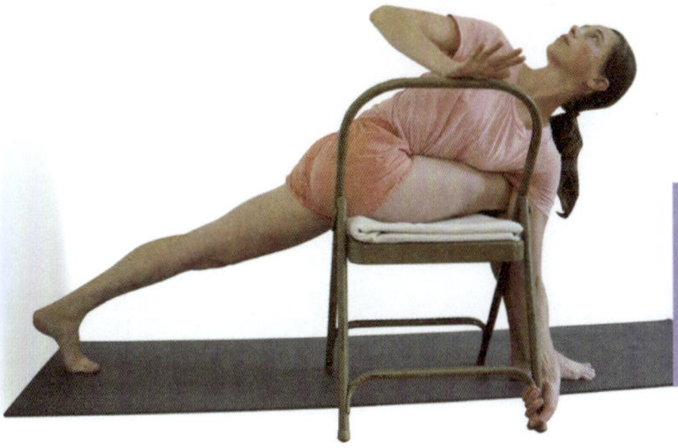

图2　侧角扭转伸展式，左手握住椅腿

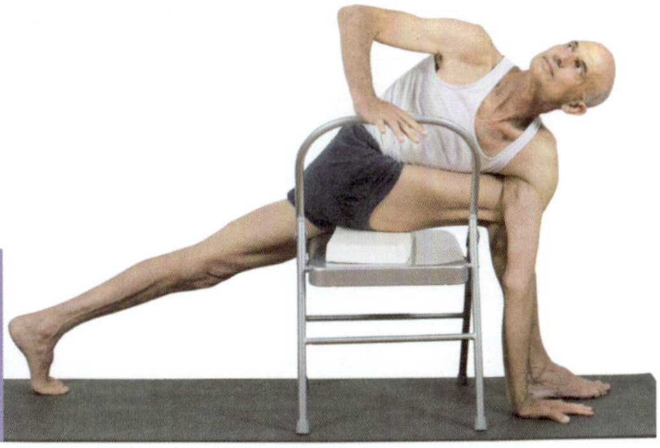

图3　侧角扭转伸展式，左手掌撑地

战士三式
（*Vīrabhadrāsana* Ⅲ）

（椅子在体前）

此体式可能是站立体式中最具挑战性的，需要很强的力量和平衡能力。对于很多初学者来说，如果双手没有支撑，在此体式中保持很好的正位相当有难度。

这里给出椅子的三种用法。前两种用于学习此体式，最后一种用于培养平衡能力和自信。

变体1：手腕放到椅背上

难度：中级
可选辅具：椅子、瑜伽毯或瑜伽砖、墙面

- 椅背支撑双手有助于在体式中停留更长时间，检查体式是否正位。
- 椅子的支撑使得后方抬起的腿可以更好地伸展，从而加强腰椎的延伸，避免下塌。在此体式中做到这一点很难。

右腿提起做体式：

→椅子放在面前适当位置，面对椅背站立。前屈，进入半站立前屈式，将手腕外侧放到椅背上（图1）。

→如果臀部高于椅背，则将一条折叠的瑜伽毯放到椅背上，或者将椅子放到瑜伽砖上，抬高椅背。

→此时，双腿垂直于地面，躯干和双臂在一条水平线上。

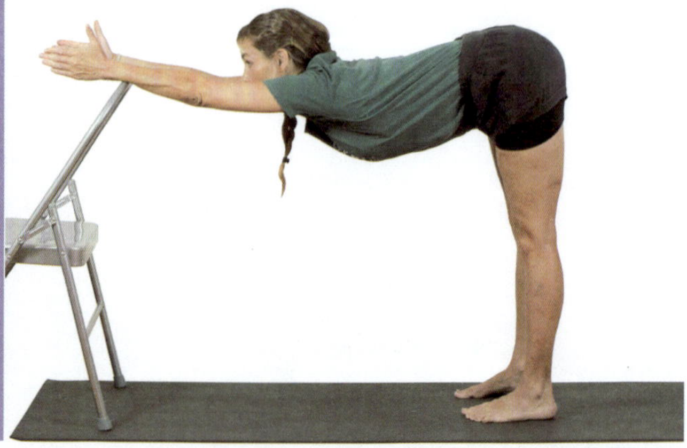

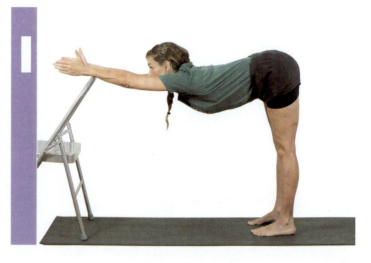

图1　半站立前屈式，准备进入战士三式

→左腿提起，直到平行于地面。身体的重心位于右脚后跟前侧上方（图2）。

→左腿向后伸展，将臀部和腰椎向左脚后跟方向延伸。

→腰椎不要下塌。左脚可以抵靠墙面，以便更好地伸展，获得更多的支撑。

→手腕下压椅背，在双臂、双肘内侧上提的同时将肩胛骨收向胸部。

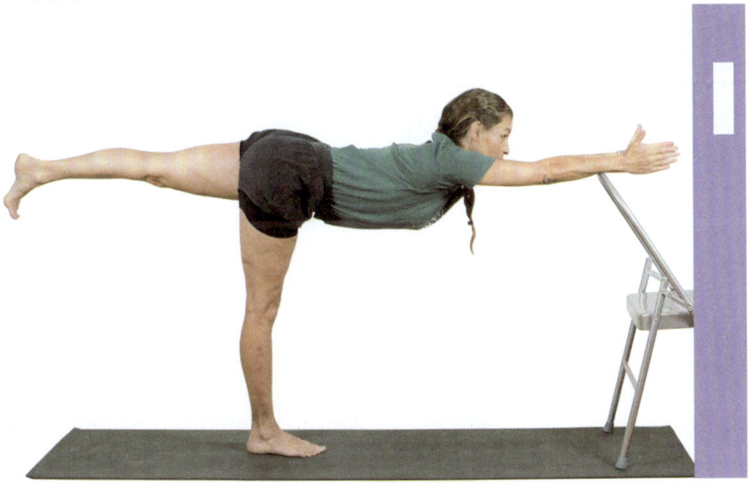

图2　战士三式，手腕放到椅背上

◎也可以用另一把椅子支撑左腿，使此体式更放松（图 3）。如果需要，可将 2~3 条折叠的瑜伽毯垫在椅背上。

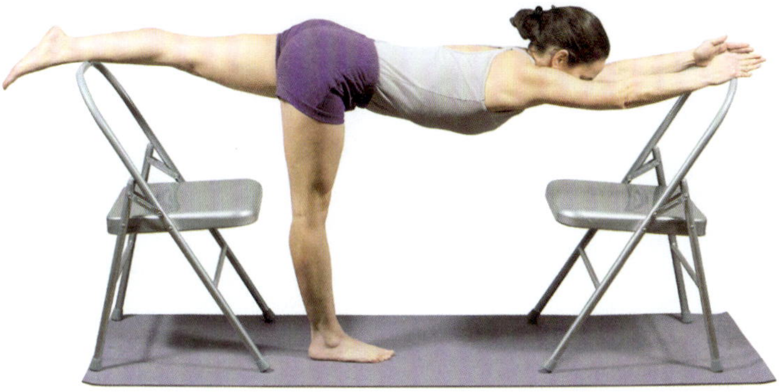

图3　战士三式，使用两把椅子，分别支撑双手和上抬腿

变体2：骨盆落到椅背上

难度：中级/ 高级
可选辅具：瑜伽毯、木质瑜伽砖

○ 支撑骨盆有助于骨盆的正位。在此体式中做到这一点很难。

右侧做体式：

→椅子离墙适当距离放置，椅背朝向你，接触腹股沟前侧。

→身体前倾，骨盆靠在椅背上，双手握住椅背。

→双臂向前延伸，双手撑墙。

→左腿提起，向后延伸（图1）。

→如果腿较长，腹股沟高于椅背，则可将椅子折叠起来（图2）。

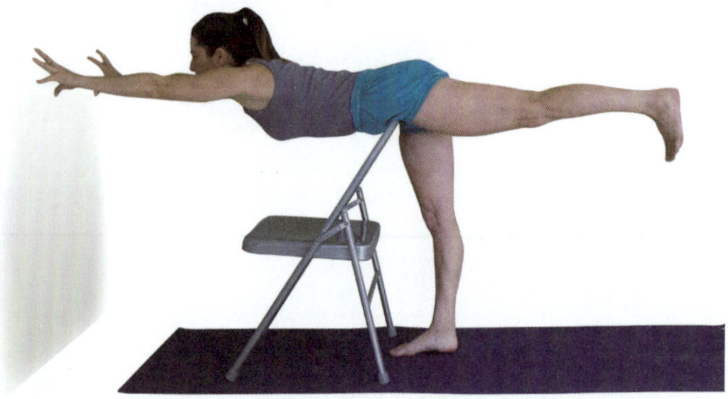

图1　支撑骨盆

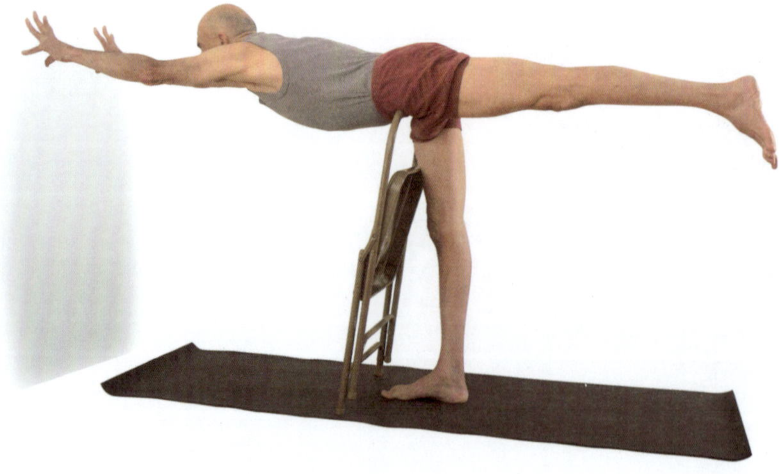

◎如果椅背低于你的腹股沟前侧，可在椅背上放上一条或多条折叠的瑜伽毯；如果椅背高于你的腹股沟前侧，则可站在木质瑜伽砖上。

图2　支撑骨盆，腿较长者的方法

变体3：站在椅子上，双手握住椅背

难度：高级

以这种方式支撑双手非常有趣。

右侧做体式：

→面对椅背，站在椅子上。

→身体前屈，进入半站立前屈式，双手握住椅背。

→大腿前侧向后推，躯干向前伸展。目视前方。

→左腿提起，与地面平行。

→伸展双手指，手掌根抵住椅背，躯干向前延伸的同时，左腿继续向后延伸（图1）。

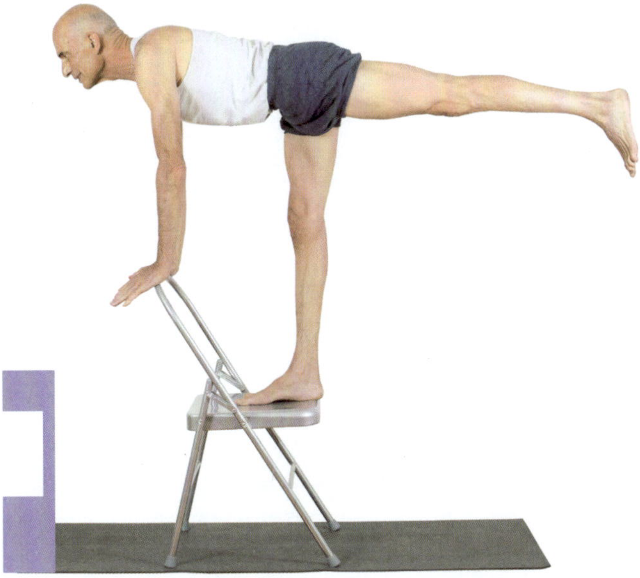

图1　站在椅子上，双手握住椅背，后腿提起

◎双手可以向后翻转，以加强双臂的外旋（图中未示出）。

→如果能够保持平衡，双臂可以向前伸展。这是战士三式的最终体式，只是站在椅子上！（图2）

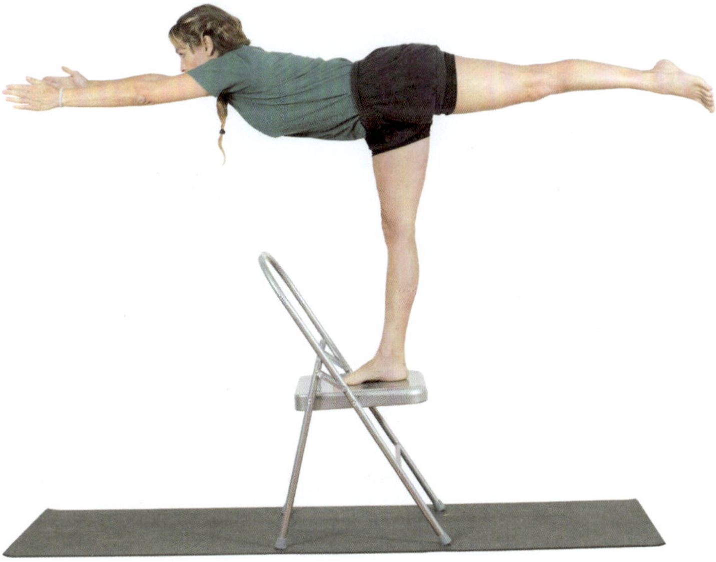

图2　双臂向前伸展，进入战士三式

加强侧伸展式（*Pārśvottānāsana*）

（椅子在体前）

这里介绍使用椅子的两种方法：一种用于支撑；另一种用于骨盆的正位。

变体1：前额落到椅座上

难度：初级/ 疗愈

可选瑜伽：瑜伽抱枕、瑜伽毯

○ 椅子的支撑使得体式更稳定，可以更好地学习双腿的动作以及骨盆的转动。

○ 有助于慢慢体会双腿后侧的伸展，为身体前屈、双手落地做好准备。这对初学者来说往往很困难。

○ 双手落地后可以借助此变体改善骨盆的转动，正位，在轻柔的伸展中找到放松的感觉。

右侧做体式：

→面对椅子，山式（*Tāḍāsana*）站立。

→左腿向后撤。

→吸气，双臂上举，提起、展开胸腔。呼气，前屈。

→双手放在椅座边缘。目视前方，背部凹陷（图1）。

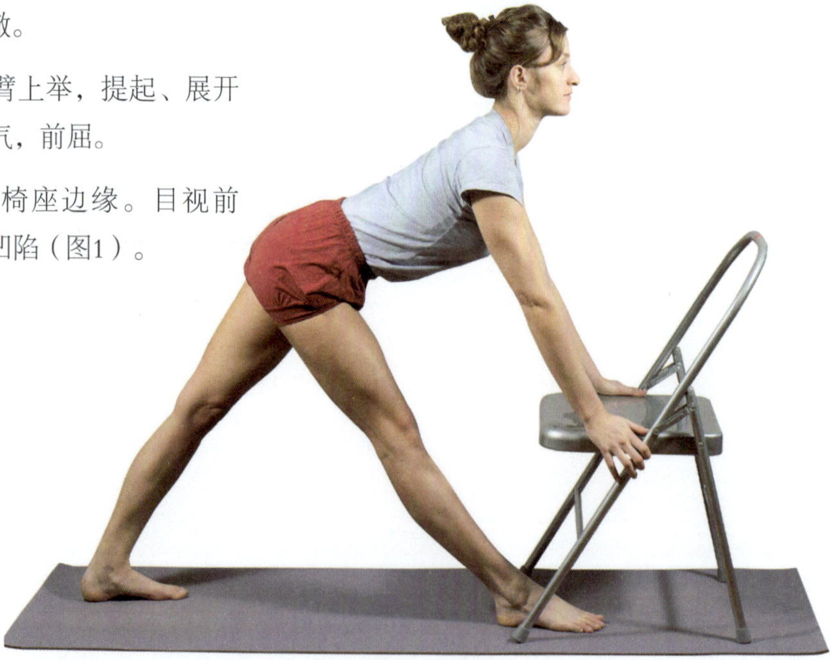

图1　加强侧伸展式，双手握住椅座

→进一步前屈。互抱手肘，小臂落到椅座上。前额放到小臂上（图2）。

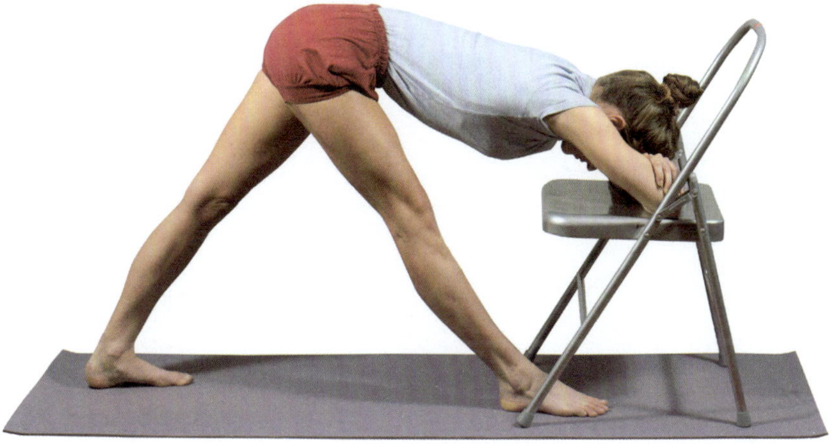

图2　前屈，前额放到小臂上

→如果需要，可用瑜伽抱枕、瑜伽毯等物品支撑前额（图3）。

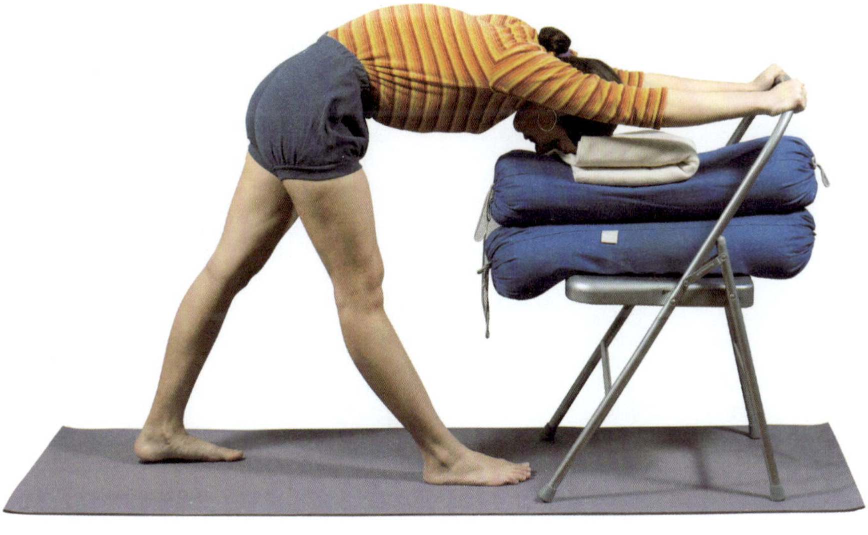

图3　前屈，瑜伽毯和瑜伽抱枕支撑前额

变体2：椅子支撑腹股沟

难度：初级

○ 椅子的支撑可使练习者在体式中停留更长时间，获得更多的放松。

○ 腹股沟前侧与椅背的接触有助于骨盆充分向前转，保持正位。

○ 腹股沟前侧与椅背的接触也有助于前屈时保持腹股沟的上提。

右侧做体式：

→将椅子折叠起来，双手握住，放在体前，椅座背面朝外。左腿向后撤。

→腹股沟抵靠椅背。确保腹股沟左侧与右侧同样抵靠椅背。

→前屈，躯干尽量平行于地面（图1），双手握住椅腿。背部凹陷，目视前方。

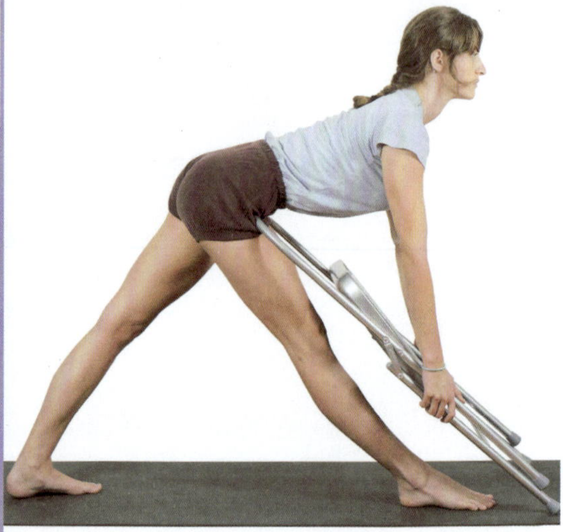

图1　加强侧伸展式，借助椅背找到正位

→呼气，进一步前屈，前额落到椅子上。左髋保持向前转，触到椅背（图2）。

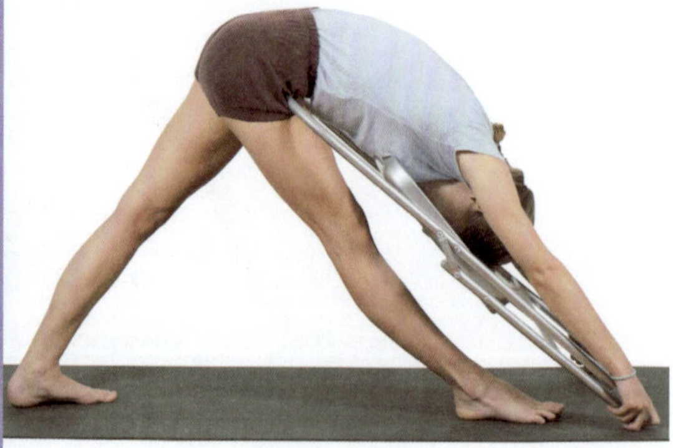

图2　前屈，前额落到椅子上

双角式
（*Prasārita Pādōttānāsana*）（椅子在体前）

此体式有疗愈性变体。

变体1：椅子倾斜，腹股沟前侧抵靠椅背

难度：初级/疗愈

○ 椅子的支撑有助于背部的延伸，使此体式做起来更放松。

○ 这是一个后弯练习后很好的延伸、放松背部的方法。

→将椅子倾斜，使得腹股沟前侧正好抵靠椅背（图1）。

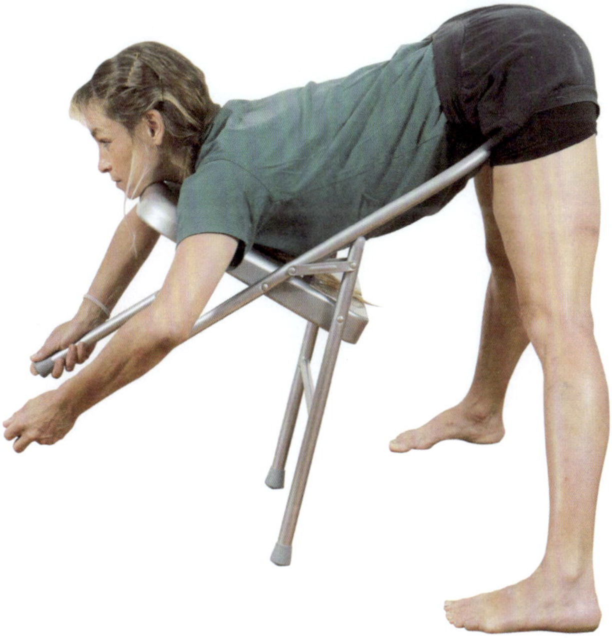

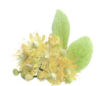

图1 双角式，在疗愈性变体中放松

变体2：双腿后侧抵靠墙面

难度：初级/中级
必备辅具：墙面

○ 墙面可以训练双腿的垂直正位，保证坐骨尖和脚后跟处于一个垂直于地面的平面上。
○ 椅子的支撑可以阻止双腿垂直于地面时身体的前倾趋势。
○ 椅子也有助于身体的拉伸，使背部更多凹陷，大腿前侧向后平推。
○ 在最后阶段，头部落于地面时，大腿前侧更多地激活，以防止身体向前滚动的趋势。

→将椅子放在离墙面约1米处，椅座朝向墙面。

→面对椅子站立，背部离墙面几厘米。

→双腿分开，身体前屈，手掌放在椅座上。双脚向后挪动，直到脚后跟和坐骨尖接触墙面。

→大腿前侧向后推向墙面。

→双手向前滑动，带动躯干向前延伸，背部凹陷。目视前方（图1）。

→身体进一步前屈，互抱手肘，小臂落于椅座上，前额落于小臂或椅座上（图2）。

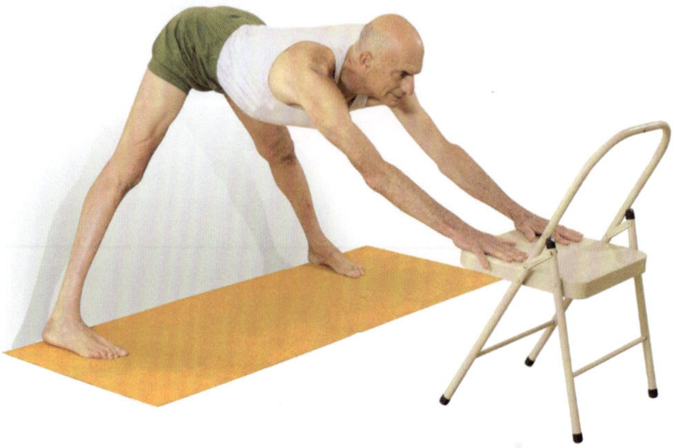

图1　半双角式，双腿后侧抵靠墙面

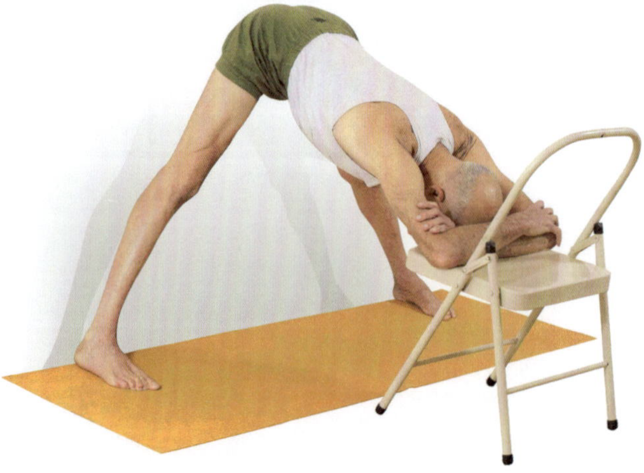

图2　小臂、前额落于椅座上

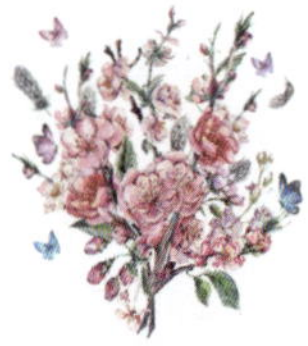

→如果可能，头部落于地面，进入最后阶段。

用法3　前方腿抬高

前腿抬高，重心随之后移，可减少前腿负荷，有助于股骨头更好地插入髋臼中，稳定膝关节，脚踝处于正位，坐骨内收。踝关节、膝关节或髋关节较弱者更需要这种支撑。

将重心向后腿转移，有助于体会用后腿稳定体式的感觉。

这里演示三种抬高前腿的方法，由高到低依次为：利用椅背，利用椅座，利用倒置椅子的椅座背面。后两种方法用三角伸展式（*Utthita Trikoṇāsana*）演示；第一种方法用侧角伸展式（*Utthita Pārśvakoṇāsana*）演示。练习者也可以在一个体式中一次性尝试这三种方法，从最高的支撑开始（椅背），逐次降低高度（椅座，倒置椅子的椅座背面），直到前脚落于地面（经典的做法）。这样，可以很好地比较、探索不同方法的功效。

三角伸展式
(*Utthita Trikoṇāsana*)

（前方腿抬高）

变体1：前脚放在倒置椅子的椅座上

难度：初级
可选辅具：墙面

○ 斜面的支撑改变了前脚与前腿之间的角度，有助于激活前腿，减少脚踝的负荷。（前腿的踝关节承受的压力过大会损伤跟腱。）

○ 椅腿和横档提供了不同的抓握点和支撑点，可以在体式中逐渐伸展相关部位。

右侧（以右为前）做体式：

→将椅子倒置在右侧（椅腿朝上）。

→右腿外转，右脚放到椅座背面（图1）。如果椅子滑动，可将椅背抵靠墙面。

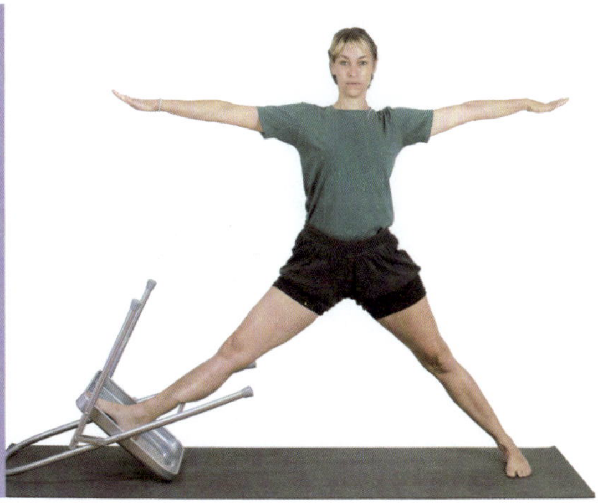

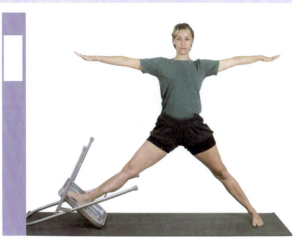

图1　准备进入三角伸展式，右脚放在倒置椅子的椅座背面

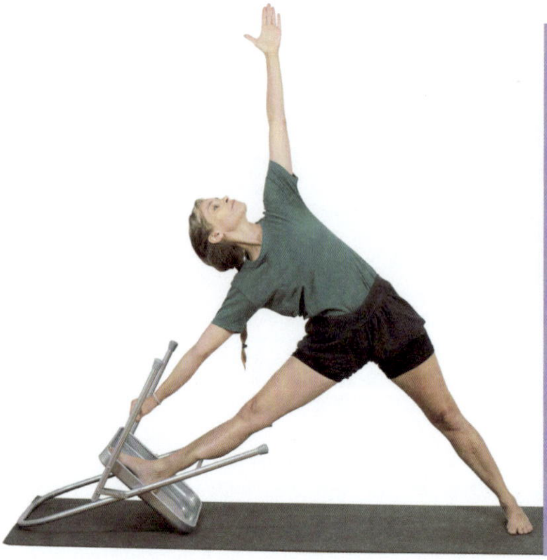

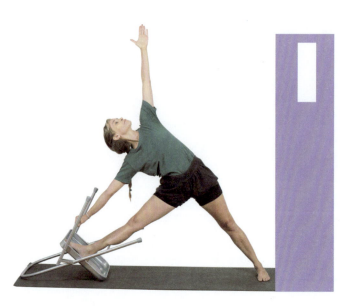

→进入体式，右手握住较高的横档。左手手掌外转，有助于右肩向后转，胸部向上转（图2）。

→如果可能，右手继续向下，握住椅子较低的前腿（图3、图4），或者再次向下，握住椅子较低的横档（图中未示出）。

图2　握住较高处的横档

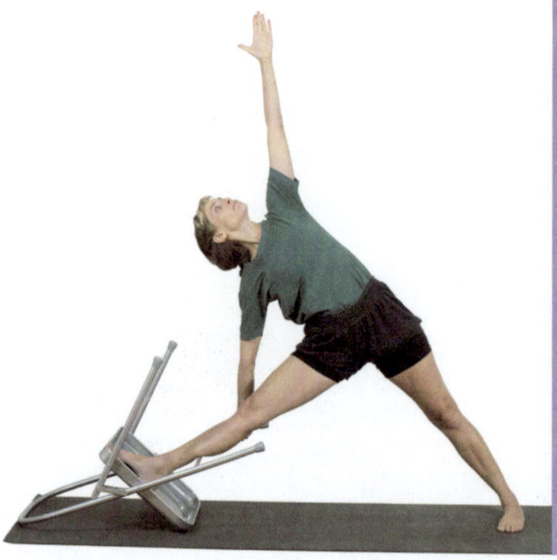

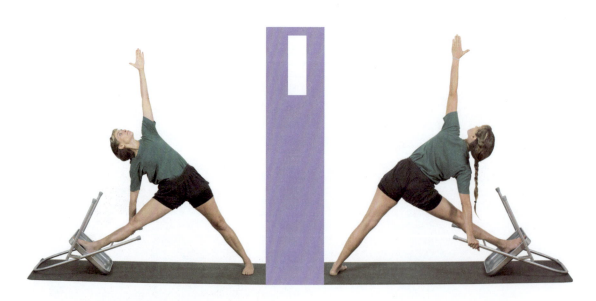

图3　握住前椅腿（前视图）

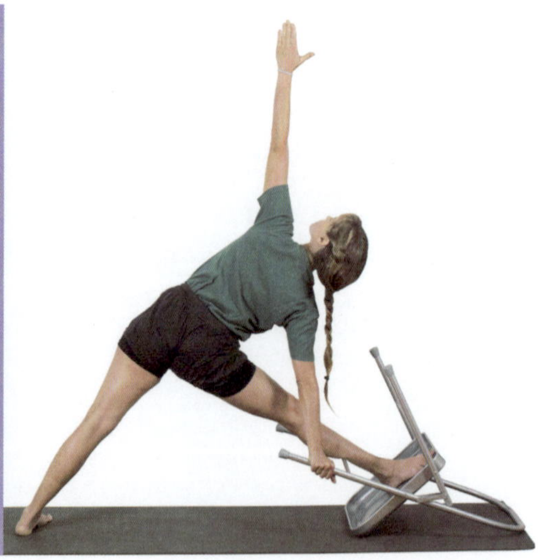

图4　握住前椅腿（后视图）

变体2：前脚放在椅座上

难度：中级
可选辅具：墙面

○ 前脚放在椅座上，前腿更高，前腿的负荷进一步降低。脚后跟对椅座边缘的压力可以激活前脚、膝关节和同侧髋关节。膝关节既被激活，又不承担过多的负荷，可以使股骨头被更好地收入髋臼中。

○ 后腿变得结实、稳定。不过，前腿的扎地会随之丢失。

○ 腹股沟被更好地打开。

右侧（以右为前）做体式：

→将椅子放到身体右侧。

→右脚后跟中部抵靠椅座边缘。身体侧弯，进入体式（图1）。

◎如果椅子滑动，可将椅背抵靠墙面。

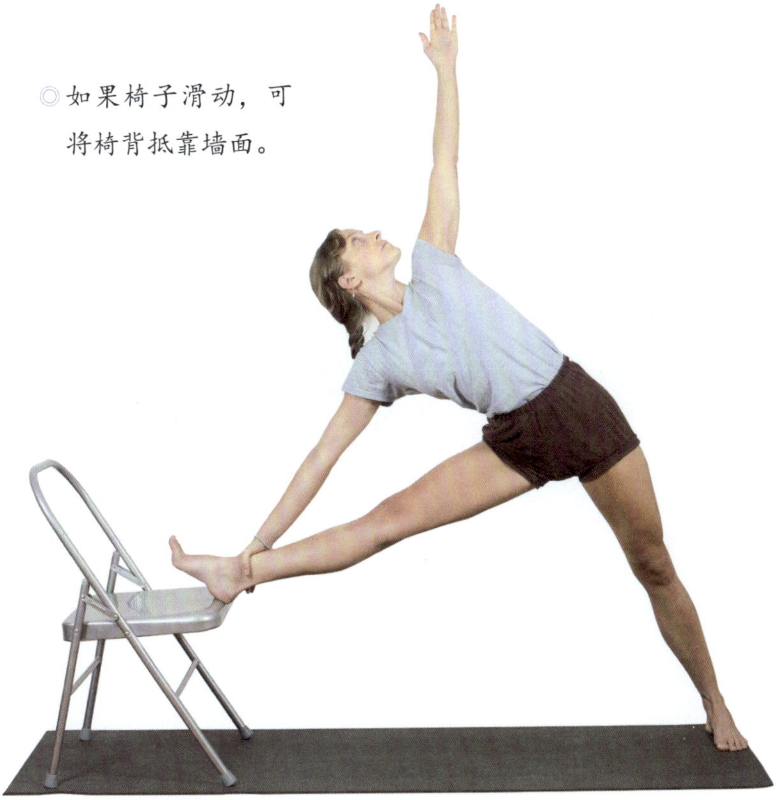

图1　右脚后跟放到椅座边缘

三角伸展式（*Utthita Trikoṇāsana*）中前脚的放置方法也适用于其他站立体式。例如，加强侧伸展式（*Pārśvottānāsana*）、三角扭转伸展式（*Parivṛtta Trikoṇāsana*）、战士二式（*Vīrabhadrāsana* Ⅱ）、侧角伸展式（*Utthita Pārśvakoṇāsana*）和侧角扭转伸展式（*Parivṛtta Pārśvakoṇāsana*）。

侧角伸展式
（*Utthita Pārśvakoṇāsana*）
（前脚放在椅背上）

难度：中级

○ 前脚放在椅背上，抬高前腿，更好地打开同侧的腹股沟。

○ 也有助于将同侧股骨头更好地收入髋臼中。

右侧（以右为前）做体式：

→将椅子放到身体右侧，椅背朝向你。

→右腿抬起，脚后跟放在椅背上。

→身体向右腿方向弯曲，右手放到椅背上，左手向右上拉伸。左脚向左撤，远离椅子，右侧大腿和小腿保持90°（图1）。

→右股骨移向右髋（图2）。

◎如果你有将椅子推翻的趋势，则应该增强将右股骨移向右髋的动作。

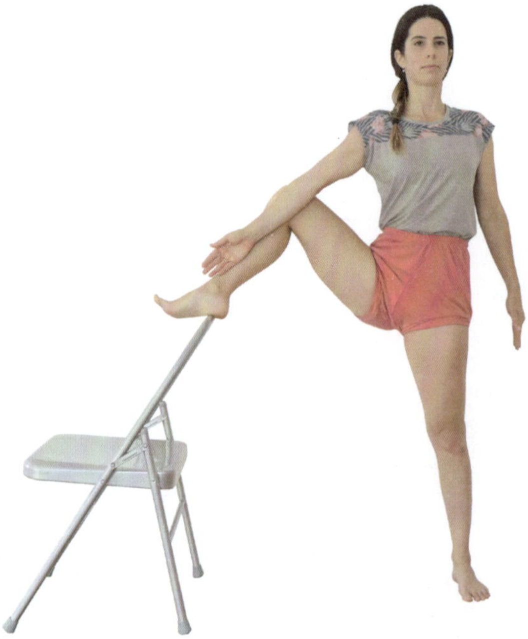

图1　前脚放在椅背上

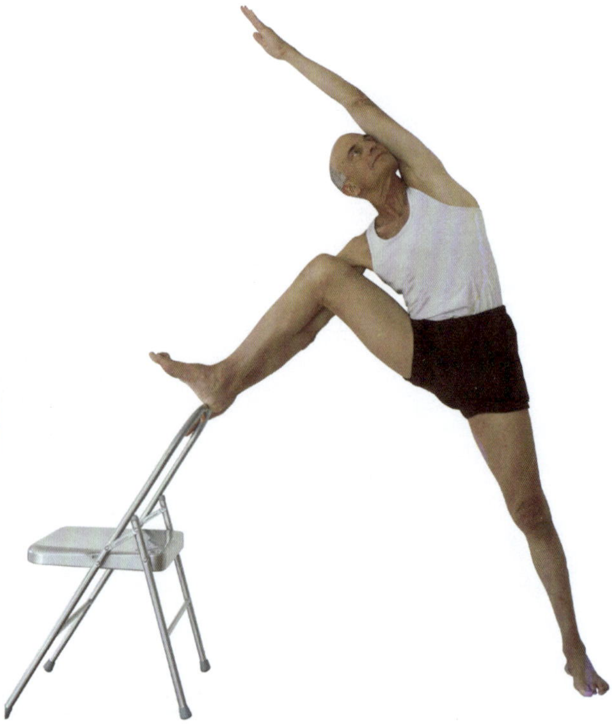

图2　侧角伸展式，前脚放在椅背上

三角扭转伸展式
（*Parivṛtta Trikoṇāsana*）

（前脚放在椅座上）

变体1：前脚放在倒置椅子的椅座背面上

难度：中级

○ 抬高前腿对三角扭转伸展式（*Parivṛtta Trikoṇāsana*）尤其有效，因为倒置的椅子为手臂提供了多个支撑处。可以握住横档，也可以握住椅腿的不同高度。

○ 你可以逐渐地降低抓握的高度，直到握住较低的椅腿。

右侧（以右为前）做体式：

→椅子倒置，放在防滑瑜伽垫的一端，椅腿朝向瑜伽垫的中央。

→山式站立。深吸气，双腿分开约1米。双臂侧平举，与肩同高，掌心朝下。

→右脚右转90°，放到椅座背面；左脚右转60°。

→呼气，躯干与手臂一起向右扭转。左臂向下延伸，左手握住椅腿。右臂向上伸展。转头向上，看向右手拇指（图1）。

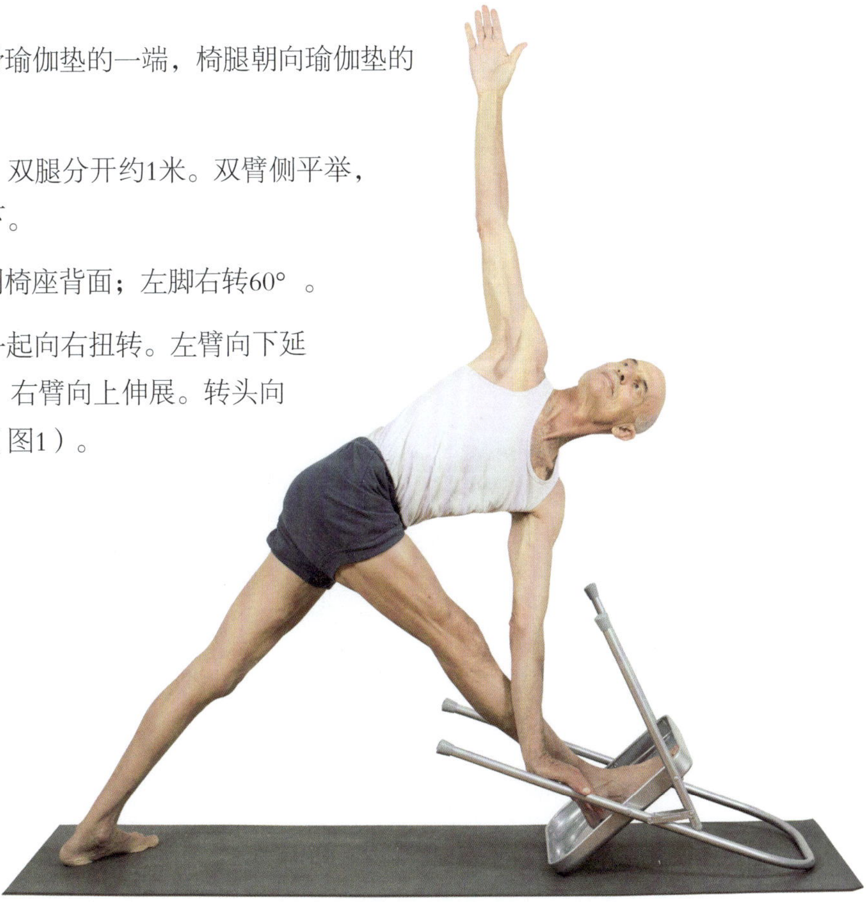

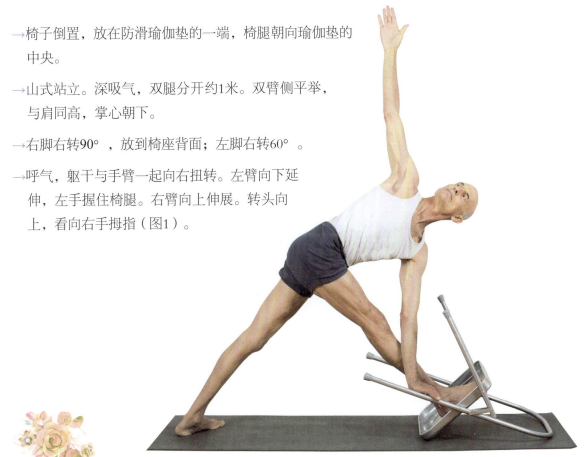

图1　三角扭转伸展式，右脚放在倒置椅子的椅座背面上

变体2：前脚放在正置椅子的椅座上

难度：中级

- 前脚放在椅座上，可将更多的负荷转移到后腿上。对于此体式的最终完成，这是一个相当有难度的动作。
- 有助于前腿的大腿上提，髋关节保持就位。对于髋关节较弱者尤其有用。

右侧（以右为前）做体式：

→将椅子放在防滑瑜伽垫的一端，椅座朝向瑜伽垫的中央。

→山式站立。深吸气，双腿分开约1米。双臂侧平举，与肩同高，掌心朝下。

→右脚右转90°，抵靠椅座边缘；左脚右转60°。

→呼气，躯干与手臂一起向右扭转。左臂向下延伸，左手撑住椅座。右臂向上伸展。转头向上，看向右手拇指（图1）。

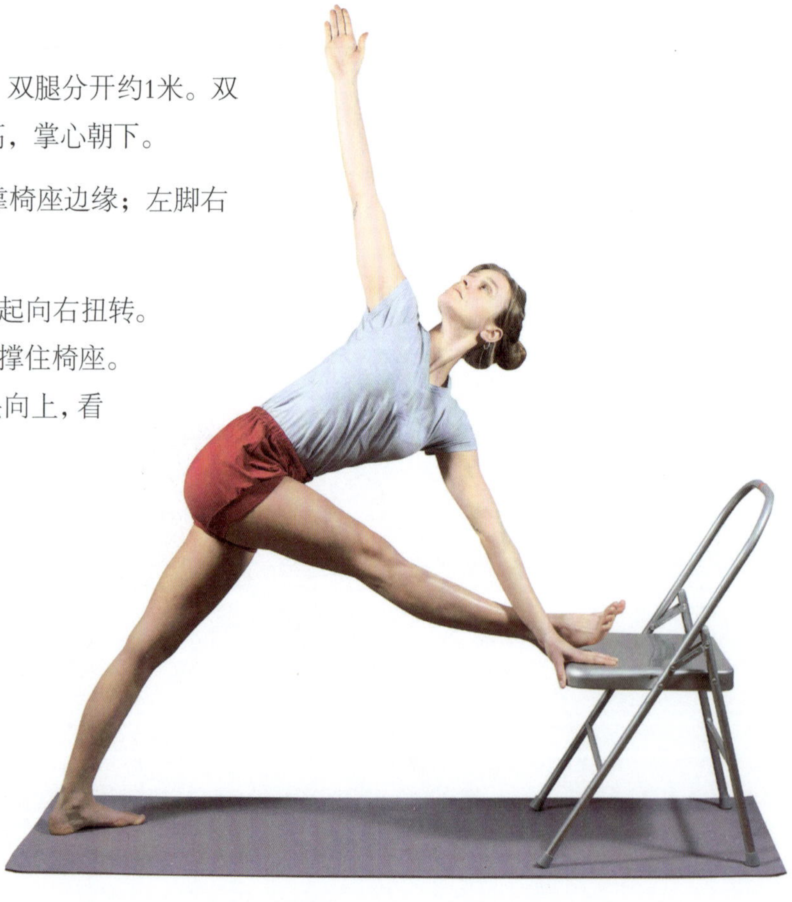

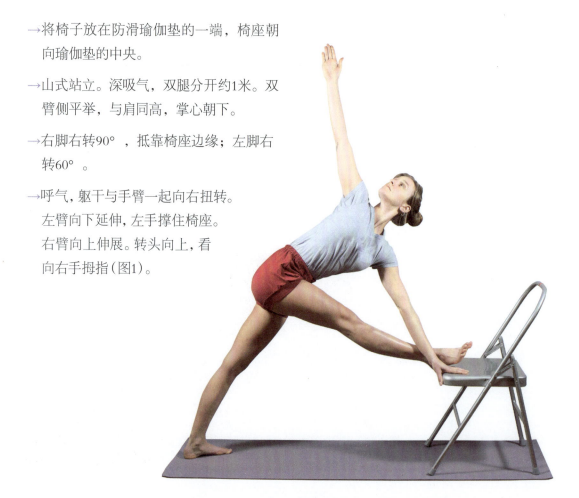

图1 三角扭转伸展式，右脚放在正置的椅座上

战士二式
(*Vīrabhadrāsana* Ⅱ)

(前脚放在倒置椅子的椅座背面上)

难度：初级

右侧(以右为前)做体式：

→椅子倒置，放在身体右侧。

→双腿分开，右腿外转，将右脚放到椅座背面。

→右腿弯曲，直到右膝呈90°。

→左腿保持完全伸展。

→双臂侧平举，向两侧伸展(图1)。

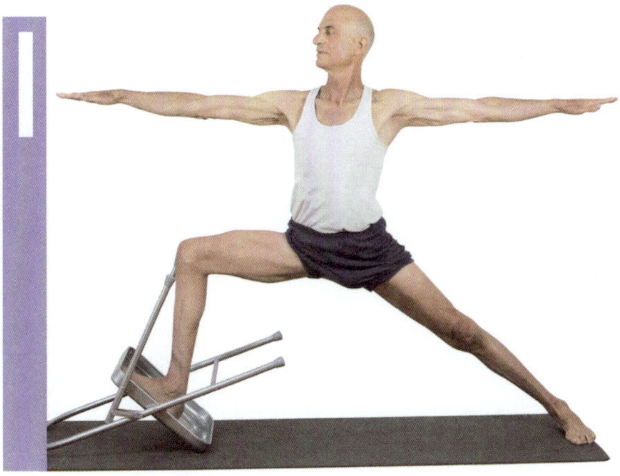

图1　战士二式，右脚放在倒置椅子的椅座背面上

侧角扭转伸展式
(*Parivṛtta Pārśvakoṇāsana*)

(前脚放在倒置椅子的椅座背面上)

难度：中级/高级

○ 前脚下压斜面有助于将重心移向后腿，锚定前方手臂有助于扭转，从而在此具有挑战性的体式中保持稳定，加深扭转。

右侧(以右为前)做体式：

→椅子倒置，放在身体右侧，椅背远离你。

→双腿分开，右脚外转，放到椅座背面。

→右腿弯曲呈90°。

→左腿内转，左脚跟抬起，左腿伸展。

→躯干向右扭转，直到胸部朝向椅子。

→腹部右转后，左大臂向下滑动，左腋窝放到右膝外侧，左手掌撑地(图1)。

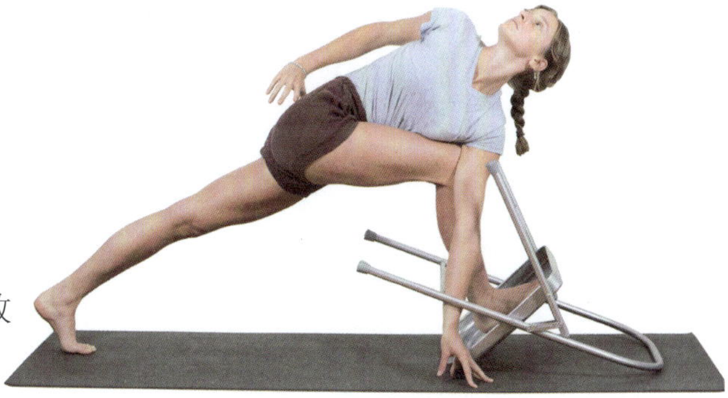

图1　侧角扭转伸展式，右脚放在倒置椅子的椅座背面上

加强侧伸展式
(*Pārśvottānāsana*)

(前脚放在倒置椅子的椅座背面上)

难度：初级

- ○ 抬高前脚，使骨盆获得更多的自由，可以更好地转向正位，有助于将重心移向后腿。
- ○ 在体式第一阶段（背部凹陷），椅腿给双手提供了支撑。这对脊柱向前延伸很重要。
- ○ 经期或孕期的女性腹部不应收缩。椅子的支撑使得她们在体式的中间阶段停留时可以保持腹部的柔软。

右侧（以右为前）做体式：

→椅子倒置，放在防滑瑜伽垫的一端，椅腿朝向瑜伽垫中央。

→面对椅子，山式站立。

→右腿向前迈，将右脚放到椅座背面上。

→吸气，双臂上举，提起、展开胸腔。呼气，前屈。

→双手撑住椅脚。目视前方，背部凹陷（图1）。

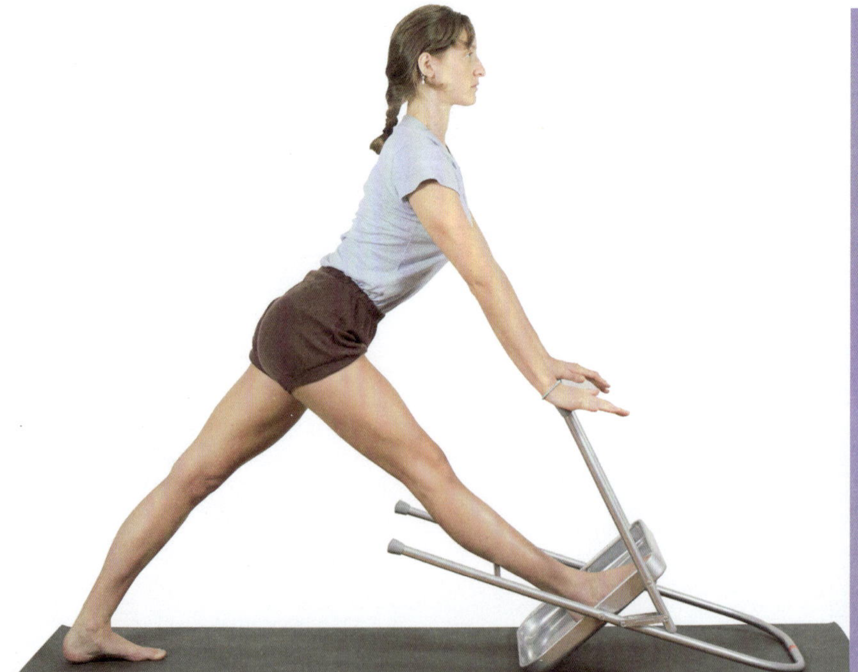

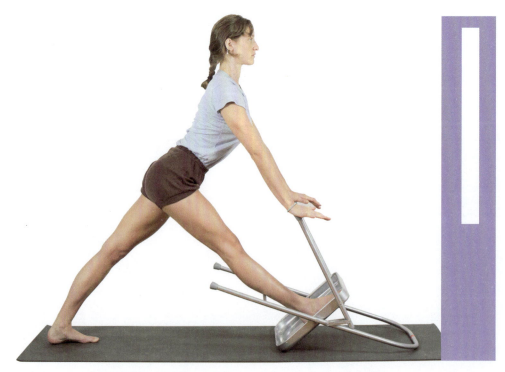

图1　加强侧伸展式，前脚放在倒置椅子的椅座背面上，双手支撑椅腿

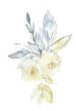

→进一步前屈。双手握住椅腿低处（图2）。

→深入前屈，前额落到右小腿上，双手握住椅背（图3）。

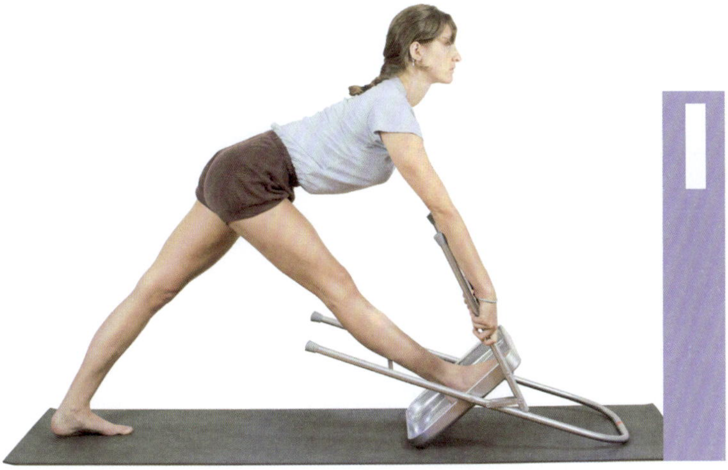

图2 进一步前屈，双手握住椅腿低处

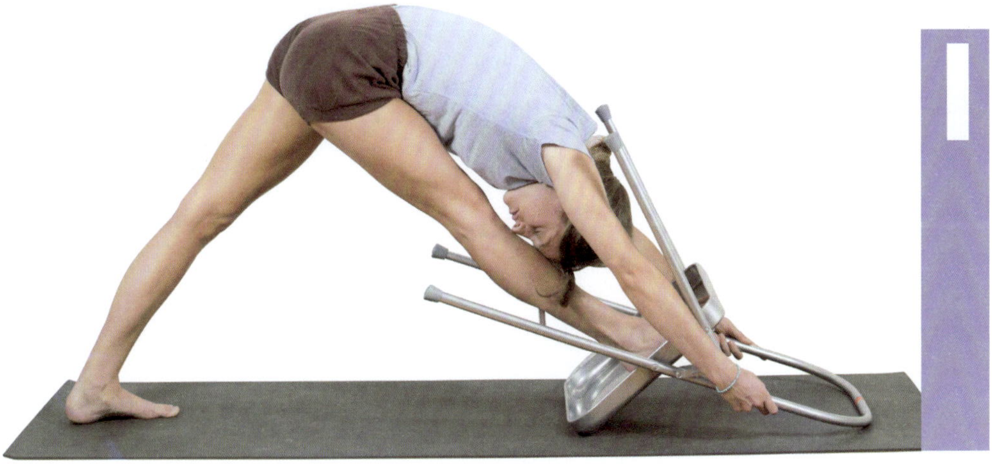

图3 前额落到右小腿上

单腿站立伸展一式
(*Utthita Hasta Pādānguṣṭhāsana* Ⅰ)（前脚放在椅背上）

○ 椅子的支撑有助于保持体式的稳定，使练习者更多地关注双腿和躯干的动作。

○ 背部抵靠墙面的变体使得平衡能力较弱者也能尝试此体式。

在此体式的最终阶段，单腿站立（《瑜伽之光》，图23）具有相当的挑战，但有了辅具的支撑，甚至初学者也可练习，从而改善其灵活性、平衡能力和体式的正位。下面给出两个变体。

变体1：背部抵靠墙面

难度：初级
必备辅具：墙面、瑜伽带
可选辅具：瑜伽毯、防滑瑜伽垫

右侧（以右为前）做体式：

→将椅子放置在距离墙面适当的位置，椅背上放一条折叠的瑜伽毯，或一条折叠的防滑瑜伽垫（作为衬垫）。

→面对椅子，背部抵靠墙面站立。右腿提起，右脚放到椅座上。

→双肩向后转，双肩后侧抵靠墙面。

→用一根瑜伽带套在右脚后跟上，双手拉紧，展开胸腔（图1）。

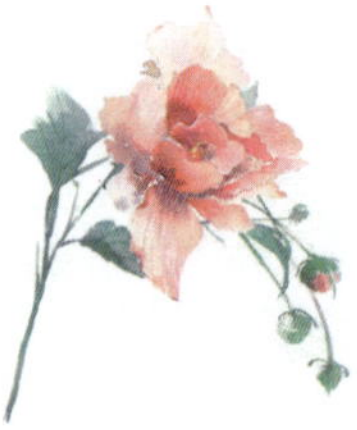

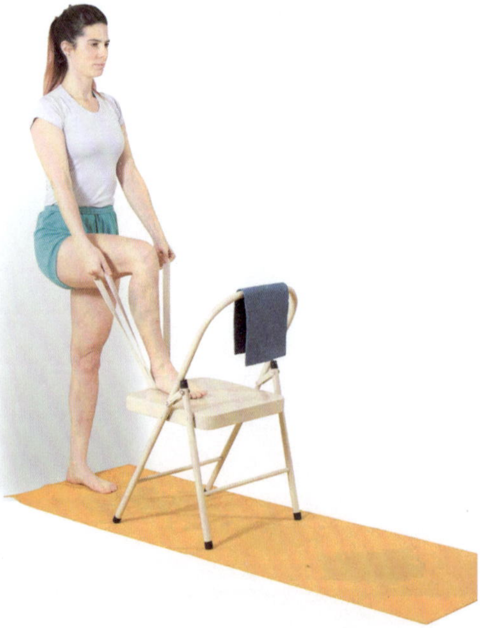

图1　单腿站立伸展一式，背部抵靠墙面，中间阶段，右腿弯曲

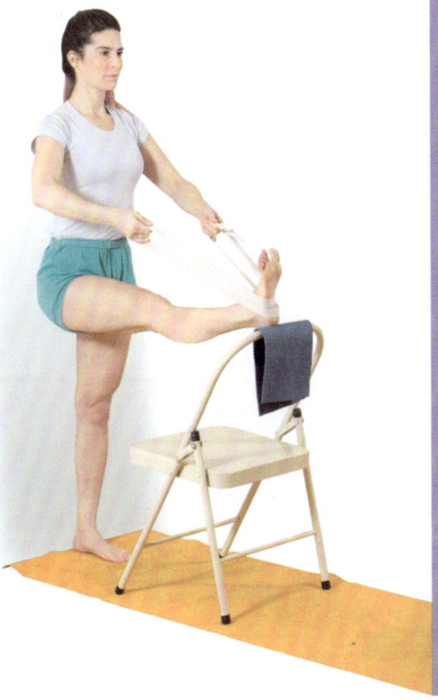

图2 单腿站立伸展一式，背部抵靠墙面，右脚抬高，放到椅背上

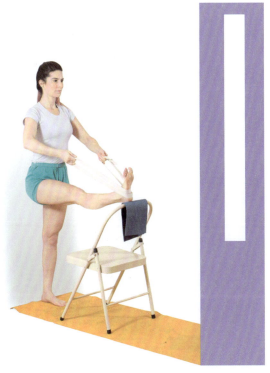

→背部保持抵靠墙面的同时，右腿抬高伸直，与瑜伽带的拉力形成拮抗，右脚后跟放在椅背上（图2）。

→身体前屈，双手抓住椅背，背部凹陷，目视前方（图3）。

→躯干向前延伸，前额贴靠右小腿（图4）。

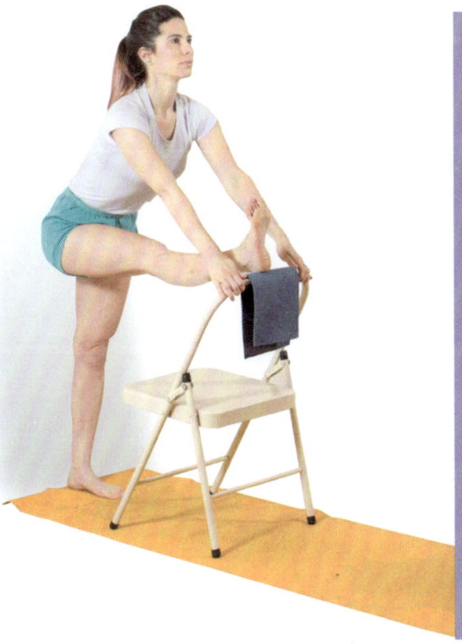

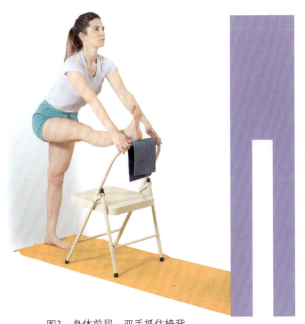

图3 身体前屈，双手抓住椅背

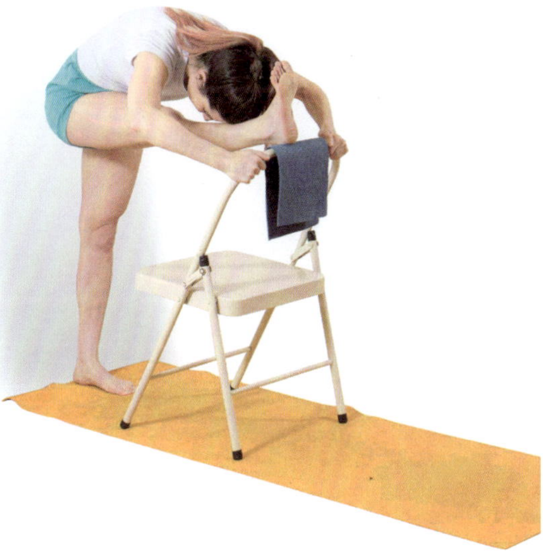

图4 前额贴靠右小腿

变体2：前脚蹬墙

难度：初级
必备辅具：墙面、瑜伽带
可选辅具：瑜伽毯、防滑瑜伽垫、有墙绳的墙

右侧（以右为前）做体式：

→将椅子放置在距离墙面约5厘米处，椅背靠近墙面。椅背上放一条折叠的瑜伽毯，或一条折叠的防滑瑜伽垫（作为衬垫）。

→面对椅子，离椅子适当距离处站立。

→用一根瑜伽带套在右脚上，双手拉紧，展开胸腔（图1）。

◎右腿抬起时，右臀不要随之向上。骨盆两侧要保持正位，水平，与墙面等距。

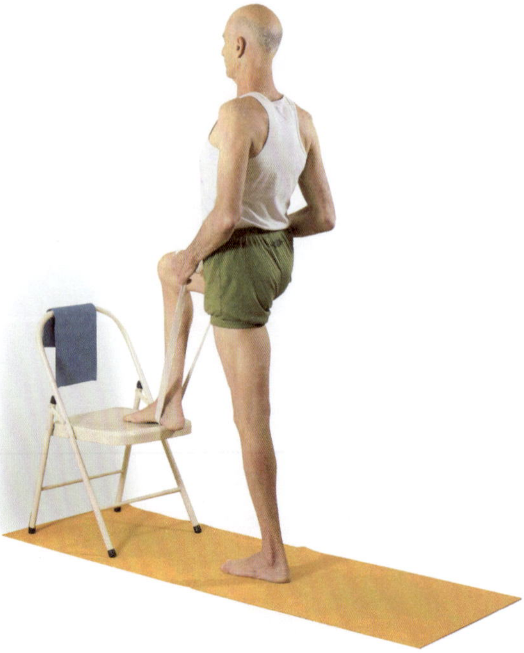

图1　单腿站立伸展一式，面对墙面，中间阶段，右腿弯曲

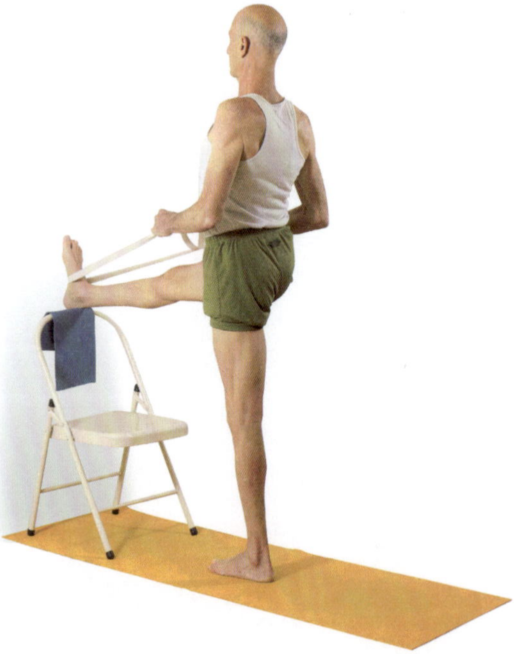

图2　单腿站立伸展一式，右脚后跟放在椅背上

→右腿抬起伸直，与瑜伽带的拉力形成拮抗，右脚后跟放在椅背上，脚掌蹬墙（图2）。

→双手拉紧套在右脚上的瑜伽带的同时，将左大腿向后移。

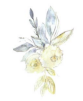

◎如果有墙绳可用，可以将椅子放在墙钩前，双手抓住墙绳，替代瑜伽带。

→身体前屈，双手握住椅背，向身前拉，带动躯干向前延伸。躯干在右腿上方（图3）。

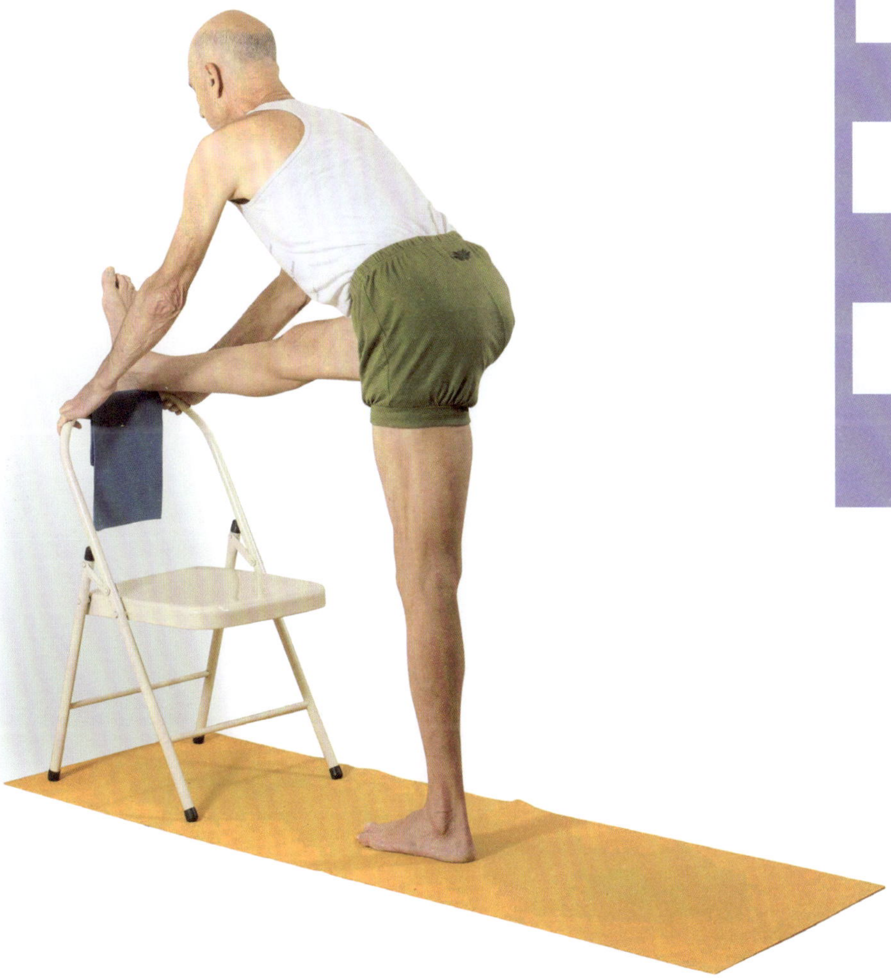

图3　单腿站立伸展一式，身体前屈，进入最终阶段

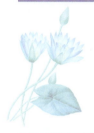

用法4　椅子在体侧

树式
（*Vṛkṣāsana*）

（椅背支撑上抬腿）

难度：初级
可选辅具：墙面、瑜伽砖

○ 椅背支撑上抬腿，避免其下坠，有助于股骨头插入髋臼。
○ 有助于腹股沟侧向打开，并在体式中保持平衡。

树式（*Vṛkṣāsana*）的这一变体，有了椅子的支撑，即使平衡能力较弱的练习者也可以尝试。椅子的支撑可以防止上抬腿的下坠，从而有助于骨盆和脊柱保持正位。墙面可用于保持平衡，也可以作为正位的基准。

右侧做体式：

→背部靠墙站立，椅子放在身体右侧，椅背靠近右腿。

→抬起右腿，右脚放到椅座上。

→保持臀部两侧都接触墙面。右膝向墙面方向转的同时将右臀内收。右大腿内侧从腹股沟向右膝内侧方向延伸（图1）。

◎如果背部靠墙有前倾的趋势，可离墙3~5厘米。

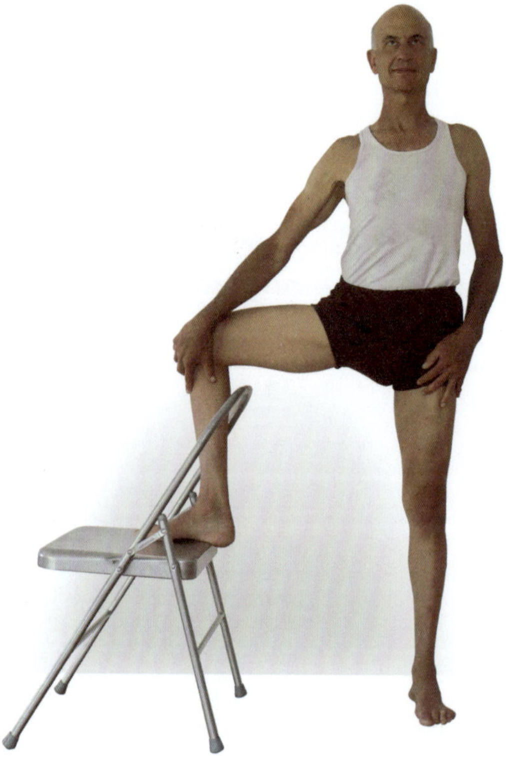

图1　大腿向侧面打开

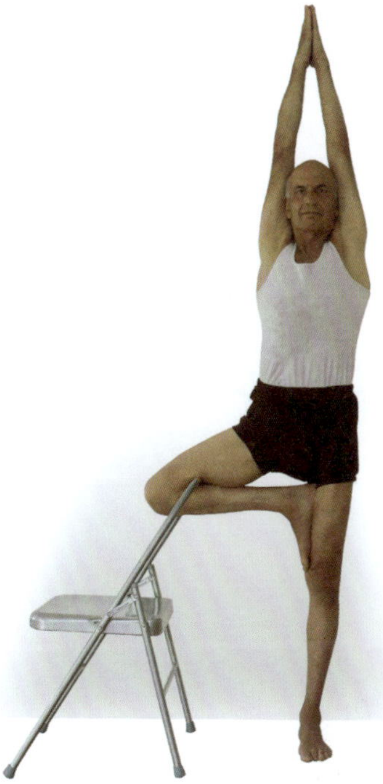

图2 树式，椅背支撑上抬腿

→右手抓住右脚踝，右腿折叠，右脚抵靠左大腿内侧。右股骨头保持着与左腿的拮抗收进髋臼。

→上臂向上伸展（图2）。

◎可以根据练习者的腿长进行调整，抬高椅子（图中未示出），或者站在瑜伽砖上（图3）。

◎此变体也可以远离墙面练习；然而，墙面可以对骨盆是否正位给出反馈，判断骨盆是否右转，也有助于保持平衡。

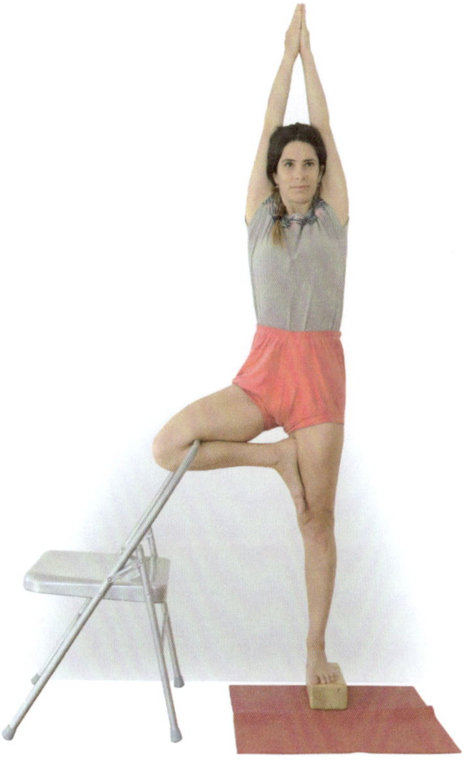

图2 站在瑜伽砖上

三角伸展式
(*Utthita Trikoṇāsana*)
（椅子在体侧）

变体1：椅背支撑下方手

难度：初级/中级
可选辅具：瑜伽毯或瑜伽抱枕

○ 三角伸展式（*Utthita Trikoṇāsana*）的挑战之一是保持下方一侧躯干的长度。椅背支撑下方手有助于延伸同侧躯干，保持躯干两侧均衡延伸。

右侧（以右为下）做体式：

→椅子放在身体右侧，椅背朝向练习者。身体右屈，进入体式。

→右手放在椅背上，将椅子向远处滑动，延伸右侧躯干。

→同时，左侧肋骨向右侧移动（图1）。

→深长地吸气，感受左肺和右肺是否呼吸均匀。

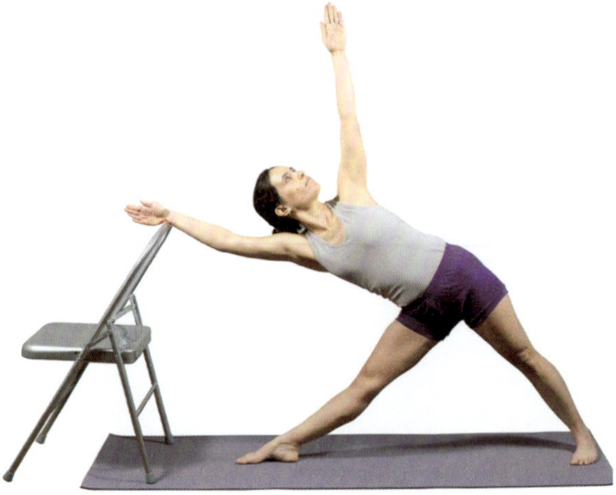

图1 三角伸展式，椅背支撑下方手

变体2：椅背支撑腋窝

难度：初级

另一个选择是将下方腋窝放在椅背上，同侧手放在椅座上（图1）。

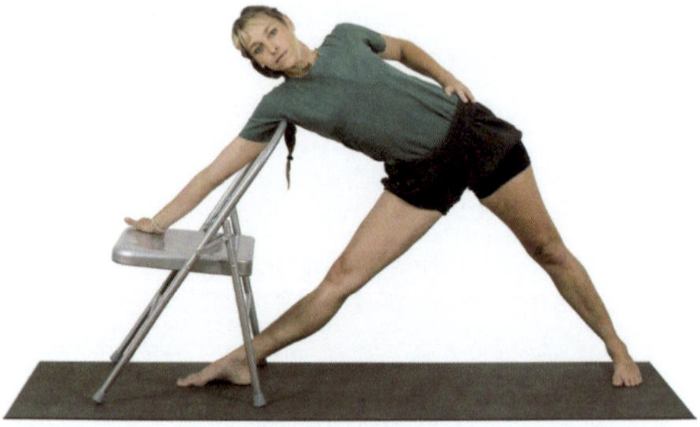

图1 椅背支撑腋窝

变体3：椅背支撑头部

难度：初级
必备辅具：瑜伽毯或瑜伽抱枕
可选辅具：瑜伽砖

右侧做体式：

→在椅背上放一条折叠的瑜伽毯，或者一个瑜伽抱枕。

→右屈，进入体式，右手放在椅座上，或者握住后横档。

→延伸躯干右侧，头的右侧或者后脑勺放在椅背上。

→胸部可以向上转，也可以转头向上看（图1）。

◎个子较高的练习者可以用瑜伽砖垫高椅子后腿，个子较矮的练习者可以将前脚放在瑜伽砖上。

图1　三角伸展式，后脑勺放在椅背上（用瑜伽抱枕垫高椅背）

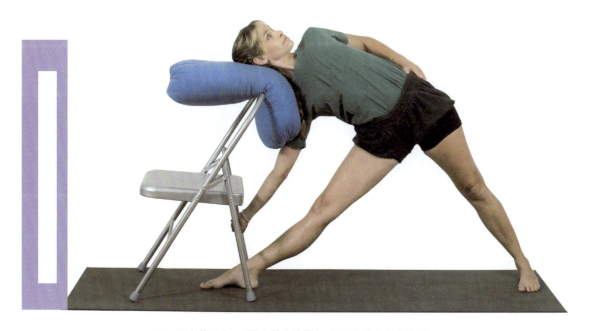

变体4：腹股沟前侧抵靠椅背

难度：初级/中级
可选辅具：墙面、瑜伽砖、瑜伽带

○ 支撑腹股沟前侧使得从髋部侧屈，进入体式。椅子的支撑有助于完成此动作。

右侧做体式：

→将椅子折叠，椅背抵靠腹股沟前侧。

→侧屈，进入体式，右手放在椅子适当位置。

→从髋部延伸躯干两侧。右手用力，将胸部从右向左转。

→左臂向上伸展（图1）。

◎如果椅子对练习者来说太低，可用瑜伽砖将其抬高（图2）。

◎如果椅子有打开的趋势，可用瑜伽带将之捆绑起来。

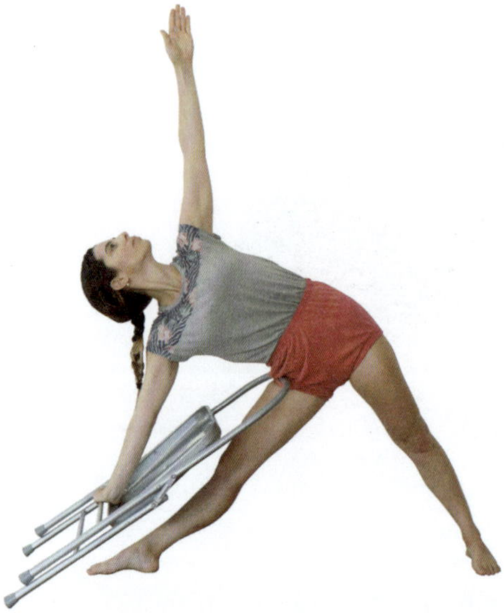

图1　三角伸展式，折叠的椅子支撑腹股沟前侧

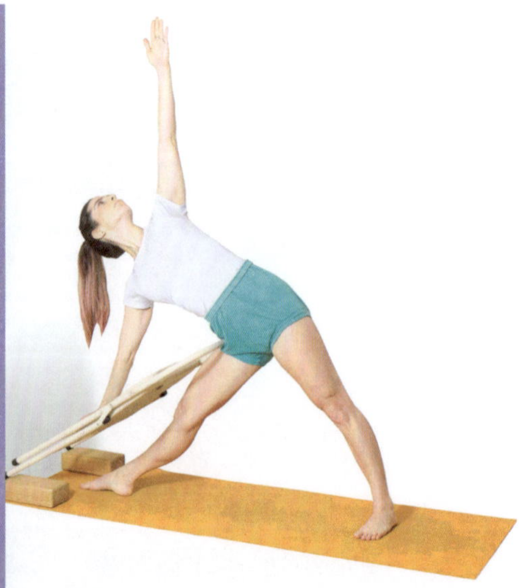

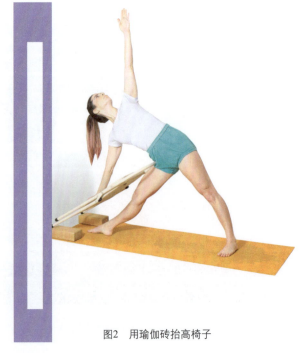

图2　用瑜伽砖抬高椅子

半月式
(*Ardha Candrāsana*)

(椅子在体侧)

变体1：腹股沟前侧抵靠椅子

难度：中级

→进入体式，调整椅子的倾斜幅度，使其高度与练习者的腹股沟的高度匹配（图1）。

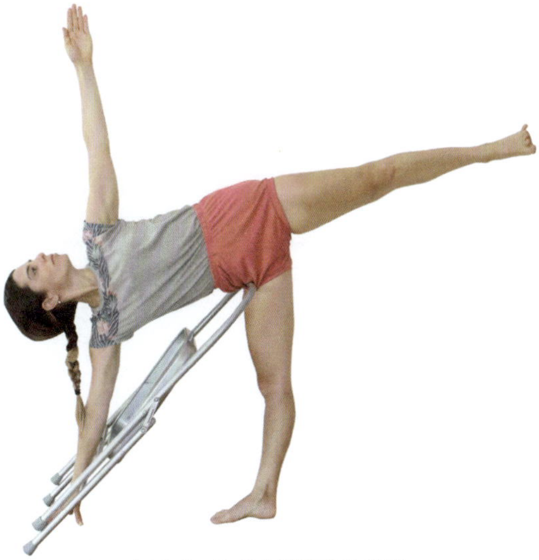

图1　半月式，椅背支撑腹股沟前侧

变体2：前方手放在椅座上

难度：中级

→进入体式，前方手放在椅座上，可以更好地延伸同侧躯干。图1以右为前。

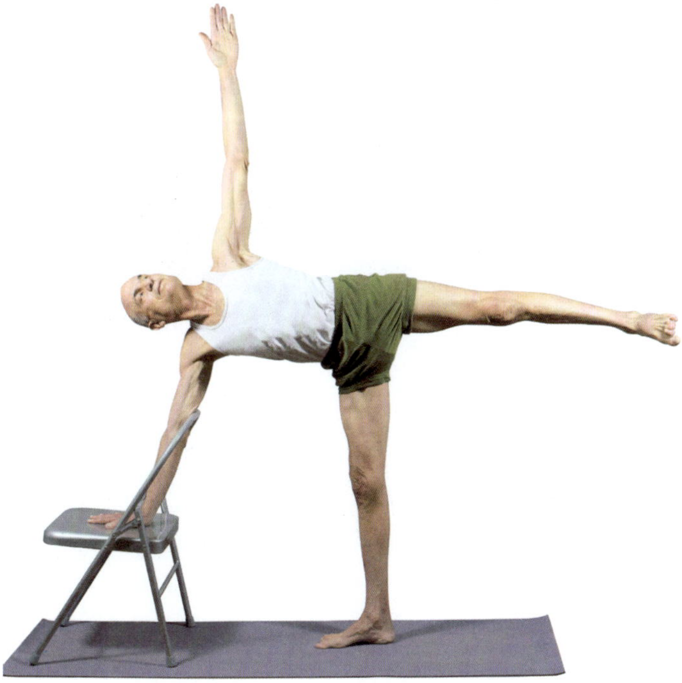

图1　半月式，前方手放在椅座上，手臂抵靠椅背

侧角伸展式
（*Utthita Pārśvakoṇāsana*）

（椅子在体侧）

变体1：椅背支撑腋窝

难度：初级
可选辅具：瑜伽毯

→椅座支撑前腿，椅背支撑同侧腋窝，可以更好地延伸同侧躯干。图1以右为前。

◎进入体式前，调整椅座的高度（可用瑜伽毯），尽量与膝盖同高。

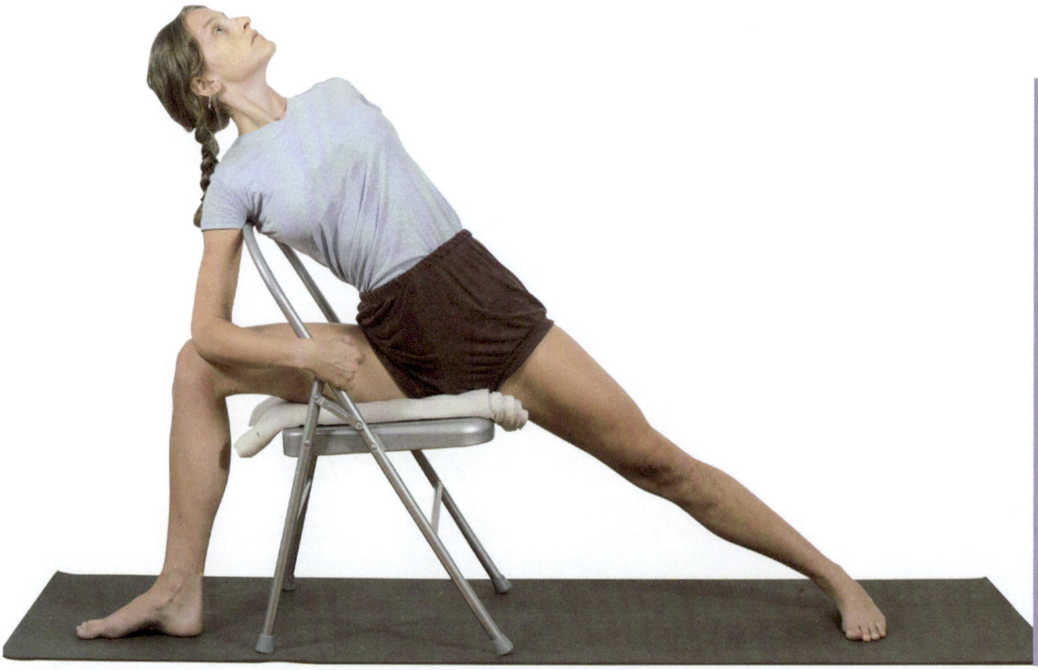

图1　用椅背支撑腋窝，更好地延伸同侧躯干

战士一式
(*Vīrabhadrāsana* Ⅰ)

(椅子在体侧)

变体1：每侧一把椅子

难度：初级/中级
必备辅具：椅子

右侧做体式：

→身体两侧各放一把椅子，右腿在前，左腿在后。

→两小臂和两手下压椅背，上提腹部和胸部（图1）。

→屈右腿进入体式的同时，双手下压椅座，保持躯干上提（图2）。

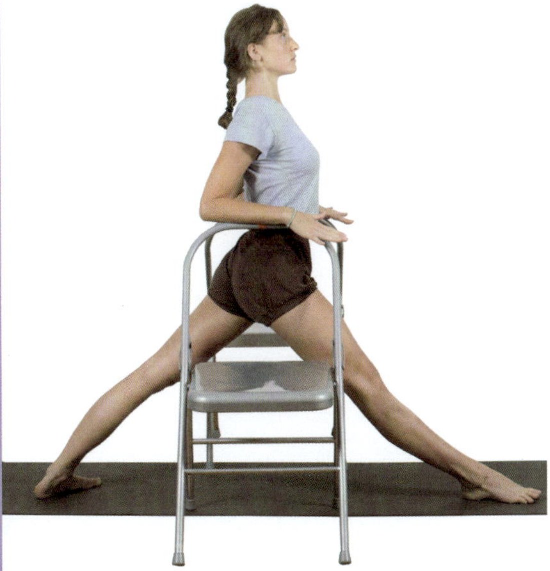

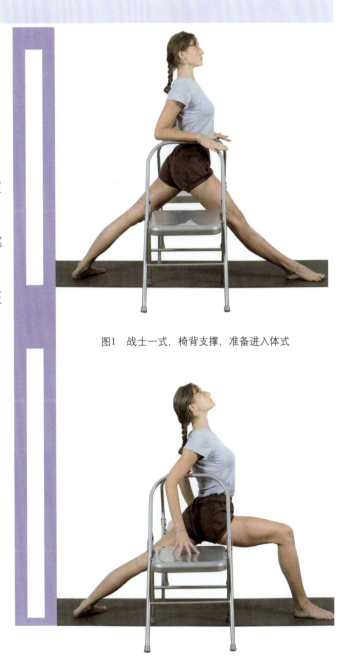

图1　战士一式，椅背支撑，准备进入体式

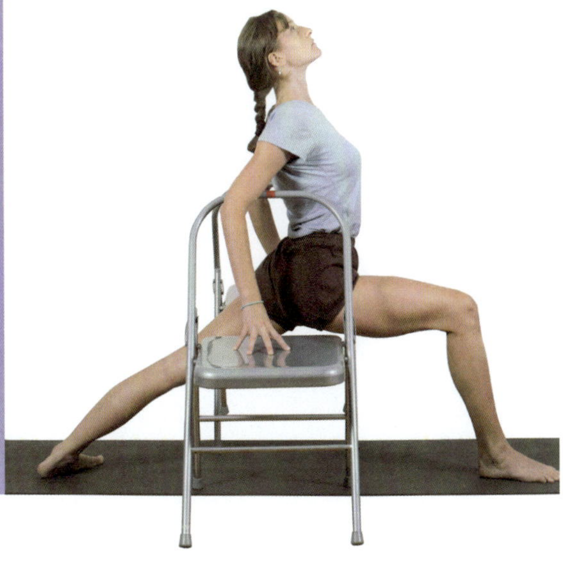

图2　战士一式，进入体式，双手下压椅座

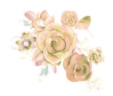

侧手抓脚趾式
（*Pārśva Hasta Pādāṅguṣṭhāsana*）

（椅子在体侧）

侧手抓脚趾式（*Pārśva Hasta Pādāṅguṣṭhāsana*）是一个腿部侧向运动体式。如果没有任何支撑，这是一个相当高级的体式。有了墙面和椅子的支撑，此体式就容易多了。这里给出两个变体示例。

变体1：背部抵靠墙面

难度：初级
必备辅具：墙面、瑜伽带
可选辅具：瑜伽毯、防滑瑜伽垫、有墙绳的墙

- ○ 椅子和墙面的支撑使得所有人都可尝试此高级体式。
- ○ 椅子的支撑使得练习者可以注意到体式中的细节，例如双腿的拉伸，上抬腿一侧臀部的内收，站立腿保持在山式中。
- ○ 墙面的支撑有助于保持体式的平衡、身体的直立。
- ○ 此体式可以打开骨盆，扩宽腹部，可为三角伸展式（*Utthita Trikoṇāsana*）和半月式（*Ardha Chandrāsana*）做好准备。女性在生理期和孕期都可练习。

将椅子放在身体右侧做体式：

→椅子侧面靠墙放置，椅背远离练习者。

→可在椅背上搭一条折叠的瑜伽毯或防滑瑜伽垫。

→准备一根瑜伽带，背部靠墙站立，椅子在练习者右侧约1米处。

→抬起右腿，右脚放在椅座上。右膝向外、向后转，靠近墙面，右臀内收（远离墙面）。同时，左大腿向后、向墙面的方向推。

→将瑜伽带套在右脚上（图1），抬起右脚，伸直右腿，将脚跟后侧放在椅背上。

→右臀下沉，继续内收，远离墙面。

→头部后侧、双脚保持与墙面的接触。肩胛骨内收，展开胸腔（图2）。

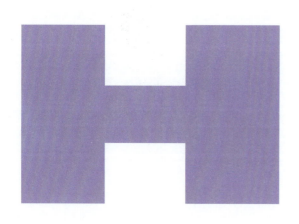

◎如果有墙绳，可以利用其上提躯干，展开胸腔（图中未示出）。

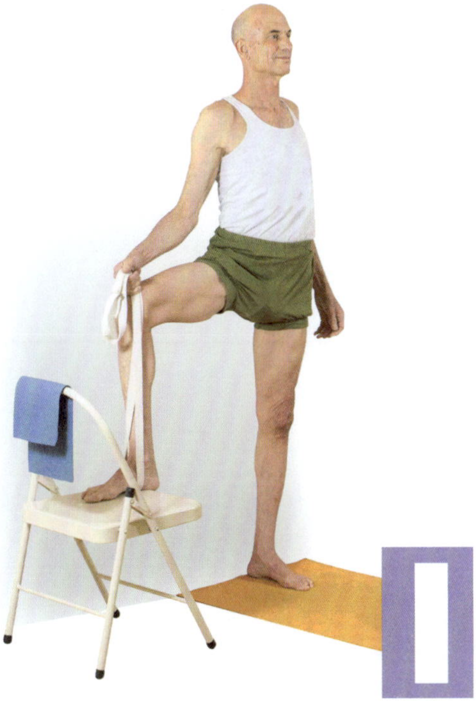

图1　背部抵靠墙面，上抬脚放在椅座上

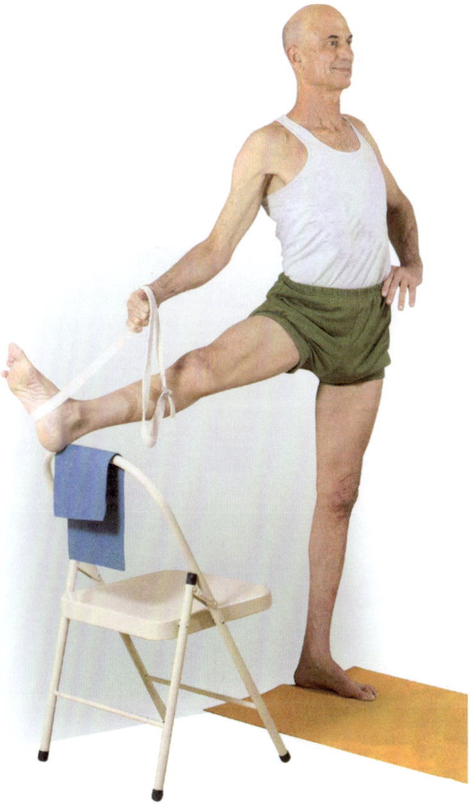

图2　侧手抓脚趾式，背部抵靠墙面，上抬脚放在椅背上

变体2：上抬脚抵靠墙面

难度：初级
必备辅具：墙面、瑜伽带
可选辅具：瑜伽毯、防滑瑜伽垫

○ 上抬脚抵靠墙面可以激活同侧腿，有助于保持体式的平衡，关注骨盆的侧向打开。

右侧做体式：

→椅子靠近墙面放置，椅背离墙约5厘米。可在椅背上搭一条折叠的瑜伽毯或防滑瑜伽垫。

→离墙适当距离，身体右侧朝墙站立。

→右脚后跟套一根瑜伽带，右脚放在椅座上。右臀下沉，内收（图1）。

→右腿伸直，右脚跟后侧放在椅背上。蹬直右腿，与墙面形成拮抗。

→右脚内侧压向墙面，右大腿外旋。右腿从腹股沟内侧开始向脚后跟内侧延伸。

→左腿保持直立，左大腿向后推（图2）。

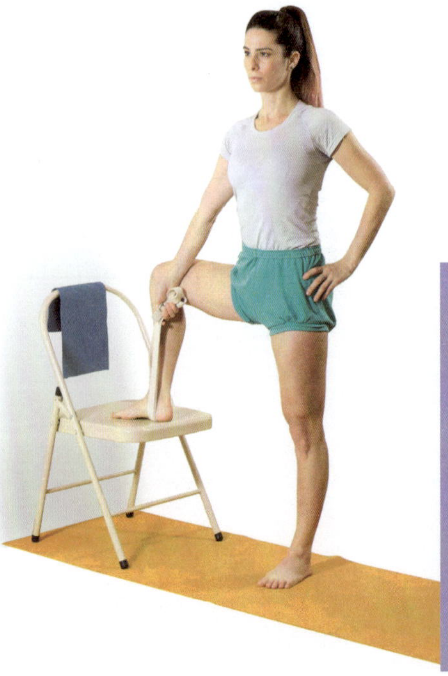

图1　准备进入侧手抓脚趾式

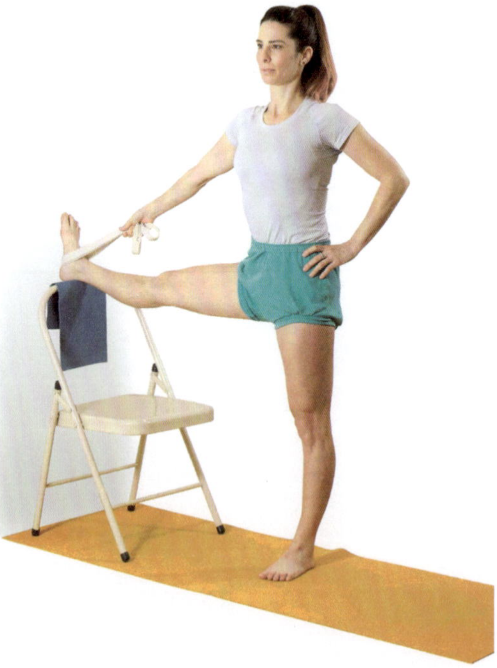

图2　侧手抓脚趾式，上抬脚放在椅背上，抵靠墙面

第三章

坐立体式

Upaviṣṭa Sthiti

坐下就好像回家，回归于我们自己；当我们得体地坐下时，不仅是身体坐下来，我们的心灵也随着坐了下来。一个直立的、稳定的坐姿，加上顺畅的呼吸，呈现出平衡、警醒和放松的心态。当我们的重心更接近于大地母亲时，整个人会变得稳定、安静和谦逊。在这个放松的状态中，得以观察自己，直面我们的急躁、无聊、不安、激动等情绪。我们可以跟随自己的呼吸，单纯地享受“此时此地”，品味这份存在于当下的馈赠。

“所有坐立体式都会给臀部、膝盖、脚踝和腹股沟带来灵活性。这些体式可以消除隔膜和喉咙的紧张和僵硬，使呼吸更加顺畅和轻松。它们能使脊柱保持稳定，安抚头脑，伸展心脏周围的肌肉，改善身体各部位的血液循环。”（B.K.S.艾扬格，《艾扬格瑜伽》）

本章主要介绍椅子的三种用法：坐在椅子上；椅子在体后；椅子在体前。

用法1　坐在椅子上

坐在椅子上，抬高身体，可以减小下背部和中背部的用力，从而更多地关注上背部和胸部的动作。这样做对所有体式都很重要。

难以站立的，或者活动受限的练习者，例如，承受膝关节或髋关节疼痛者，都可以用坐姿对体式做出调整。

调息（*Prāṇāyāma*）和冥想（*Dhyāna*）是瑜伽练习中很重要的组成部分。背部的舒适和胸腔的扩展对调息和冥想非常关键。那些坐在地面上背部无法直立的练习者，可以坐在椅子上进行调息和冥想练习。

握住椅子

（坐在椅子上）

难度：初级

可选辅具：瑜伽毯、泡沫瑜伽砖、瑜伽带

○ 握住椅子有助于脊柱上提和直立，胸腔拓宽，双肩以及斜方肌下移，并将肩胛骨更好地收进身体。

→首先站在椅子旁边，检查一下双膝的高度与椅座高度是否一致。若不一致，可利用瑜伽毯或泡沫瑜伽砖做出相应调整。

→面对椅背坐在椅子上，双腿位于椅背下方。

→双臂向下延展，双手握住椅座或椅腿（图1）。

→胸腔拓宽，双肩向后、向下转。肩胛骨向下拉，然后向脊柱方向收，以支撑胸部。

→脊柱向上延展。胸腔提起，拓宽。

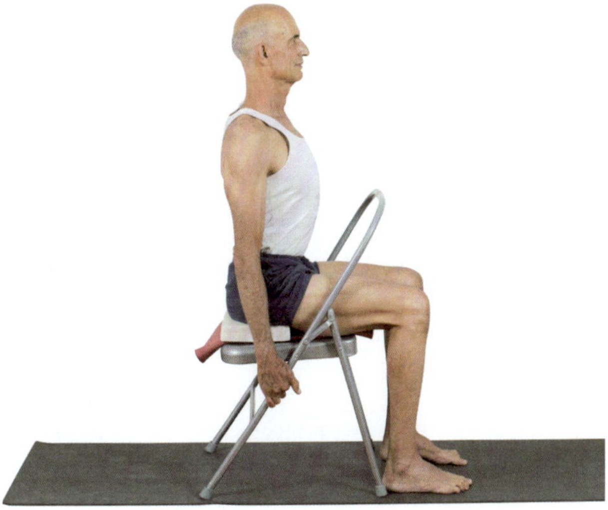

图1　坐在椅子上，练习山式中上半身的动作

→保持双肩下移和胸腔提起，双手握住椅背（图2）。保持躯干的稳定、脊柱的直立以及胸腔的展开，将椅背轻柔地拉向胸前。

→你可以用瑜伽带环绕胸腔和椅背，获得更好的稳定。

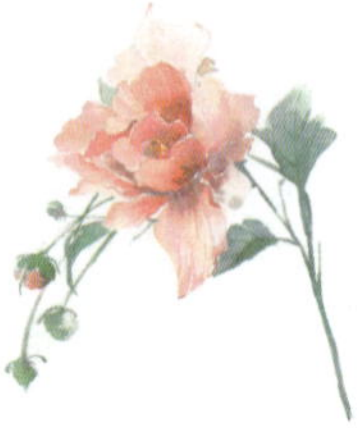

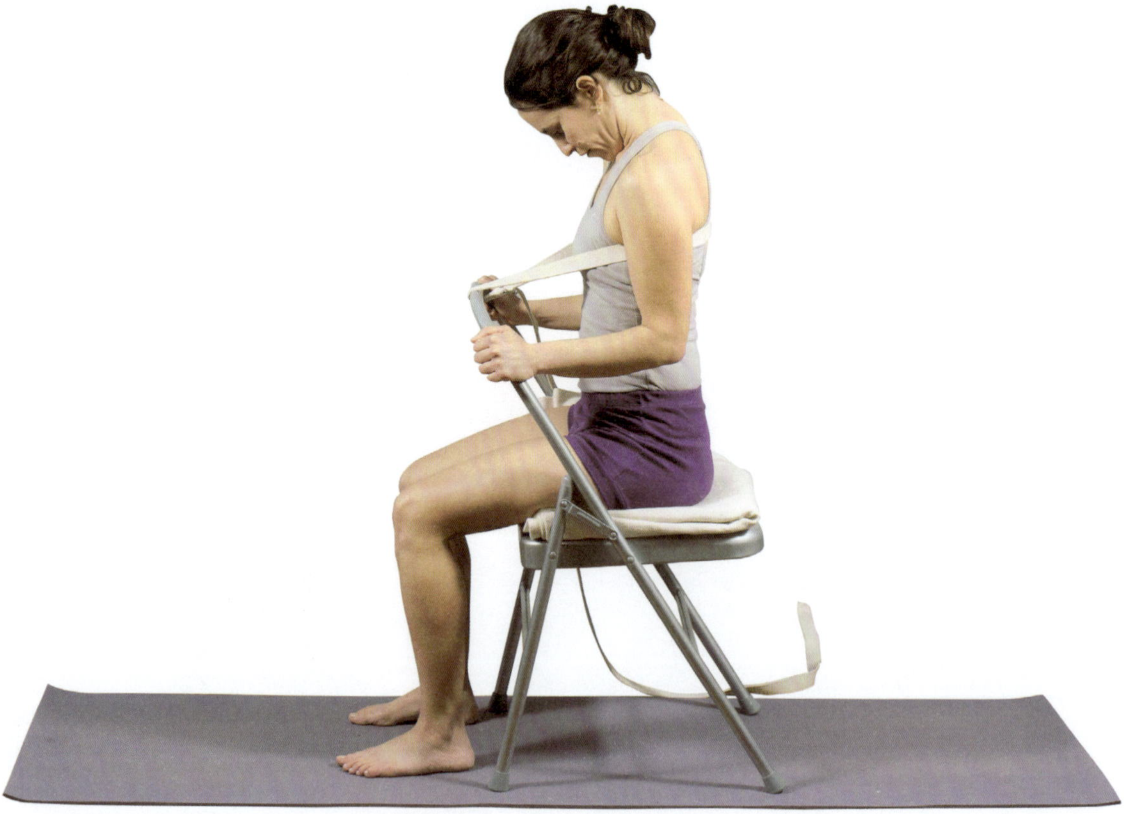

图2　坐在椅子上，用瑜伽带保持躯干的直立和稳定

手杖式
(*Daṇḍāsana*)

（坐在椅子上）

手杖式（*Daṇḍāsana*）是一个基本的坐立体式，但它并不是最简单的。这里介绍的椅子的用法也适用于本节其他体式。练习者可以自由探索，将其用到更多的体式中。

一个完美的手杖式（*Daṇḍāsana*）包含许多动作，与其他坐立体式密切相关。这里给出坐在地面上的手杖式的基本方法。

可选辅具：瑜伽砖

→坐下后，双腿内旋。用双手辅助，将两条大腿依次向内旋，大腿前侧的中线应完全朝向天花板，后侧的中线应压实地面。

→双腿向地面展平。

→大脚趾并拢，脚掌从内向外展开。

→双手撑地，提起躯干。如果需要，可用瑜伽砖支撑双手，脊柱向上延展，背部凹陷。

变体1：坐在椅子上，双脚抵靠墙面

难度：初级
必备辅具：墙面、防滑瑜伽垫
可选辅具：有墙绳的墙

- ○ 坐在椅子上，抬高身体，使躯干的提起和延展更容易。腘绳肌越紧，需要坐得越高。
- ○ 对于某些练习者，可能只有坐在椅子上才能完成一个得体的手杖式。
- ○ 降低背部肌肉的负荷，练习者得以关注体式中的各个动作。例如，膝盖提起，膝关节后侧打开，大腿内旋。
- ○ 握住椅背有助于将双肩向后、向下转。

→将椅子放在防滑瑜伽垫上，离墙适当距离；椅座上搭一条折叠的防滑瑜伽垫。

→坐骨靠近椅座前缘，双脚抵靠墙面，安稳地坐在椅子上。

→握住椅背，将双肩后移。

→双手下压椅座，将胸腔提起，背部凹陷（图1）。

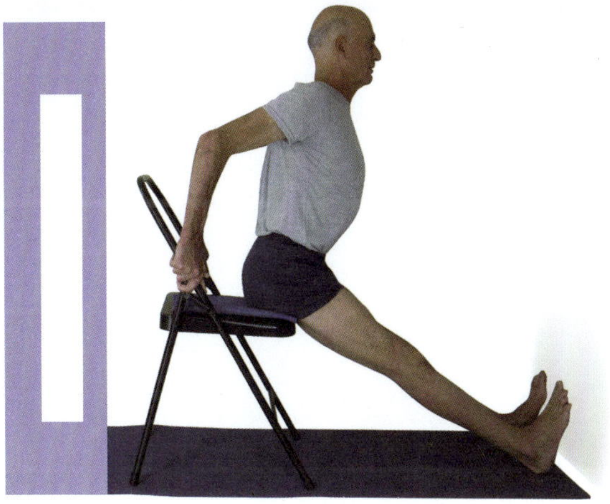

图1　手杖式，坐在椅子上

小心！确保椅子要稳固！地面上的瑜伽垫和墙面可以防止椅子在地面上移动。椅座上的瑜伽垫可防止臀部滑动。

→如果有墙绳，可以拉住它，将躯干进一步提起（图2）。

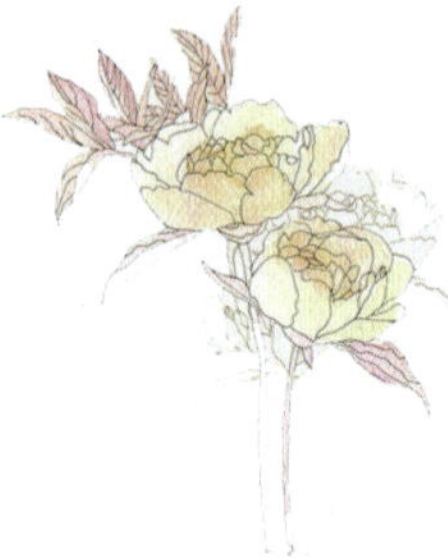

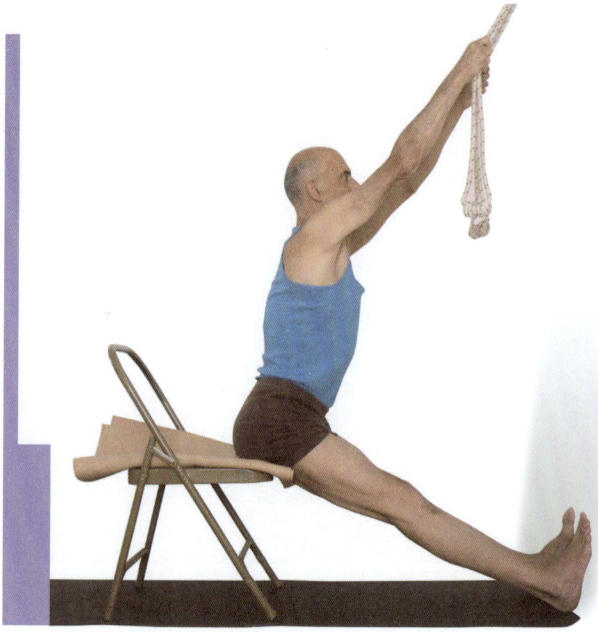

图2 握住墙绳，躯干进一步上提

变体2：坐在两把椅子上

难度：中级
必备辅具：椅子
可选辅具：瑜伽毯、瑜伽砖、杠铃片

○ 椅子只是支撑坐骨和脚后跟，帮助打开双腿后侧。
○ 可以体会用坐骨和脚后跟的下压启动胸腔的上提。
○ 可以利用杠铃片进一步打开双膝后侧。参见加强背部伸展式（*Paścimottānāsana*）。

这是手杖式更高级的变体。

→准备两把椅子，相对放置，椅背彼此远离，距离适当。将折叠的瑜伽毯铺在其中一把椅子上，坐下。

→将脚后跟放到另一把椅子上。

→膝盖骨拉向身前，双膝收紧。

→双手在背后握住椅背，将双肩向后移（图1）。

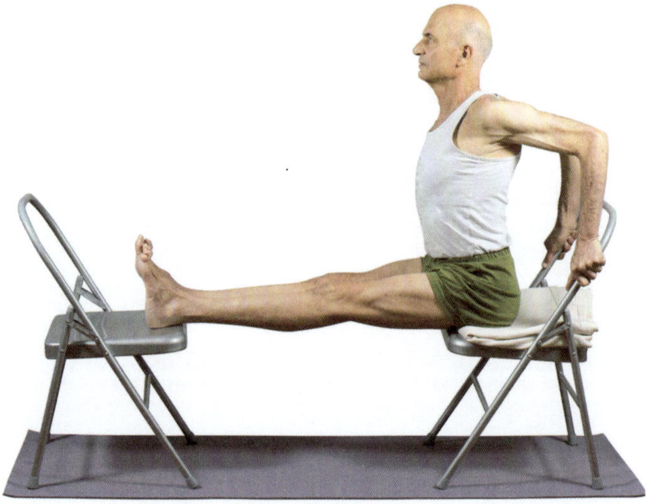

图1 手杖式，坐在两把椅子上，双手握住椅背

→双手下压椅座，胸腔提起，背部凹陷（图2）。

◎如果躯干难以从根基上提，则需要垫高椅座。

◎如果双手不能舒适地放到椅座上，则可以继续握住椅背，或者放在某种支撑物上。

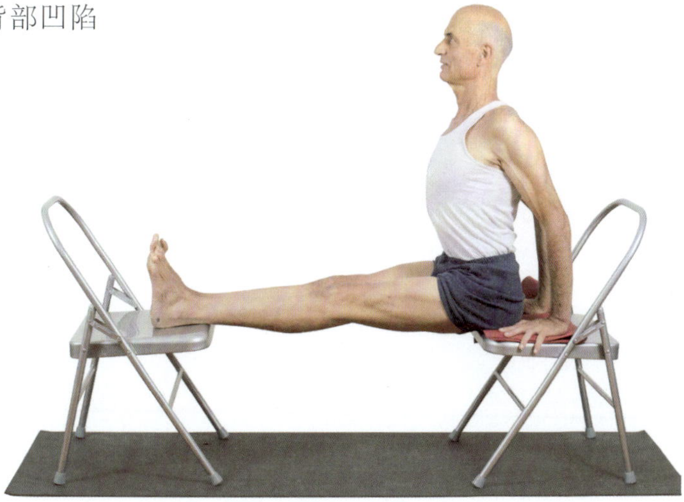

图2　手杖式，坐在两把椅子上，双手下压椅座

坐角式 (*Upaviṣṭa Koṇāsana*)

（坐在椅子上）

难度：初级/中级
必备辅具：墙面

→椅背抵靠墙面放置，坐在椅子上。坐骨落在椅座上，靠近前缘。

→双腿分开，进入坐角式（*Upaviṣṭa Koṇāsana*），双手撑住椅座，或者握住椅背。双手用力下压，提起、展开胸腔（图1）。

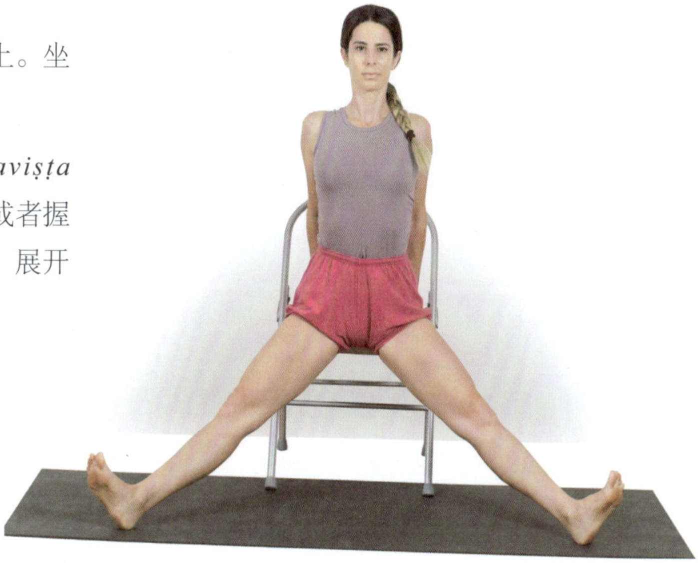

图1　坐角式，坐在椅子上

束角式
(*Baddha Koṇāsana*)　　（坐在椅子上）

○ 椅背框架有助于大腿的进一步打开。
○ 双手握住椅背有助于身体坐正，胸腔展开。

变体1：面对前方

难度：初级/中级
必备辅具：防滑瑜伽垫
可选辅具：瑜伽毯

→椅座上铺一条折叠的防滑瑜伽垫，如果需要，再铺一条折叠的瑜伽毯。

→面对前方，坐在椅子上。

→双脚依次抬起，尽量接近骨盆放置。

→双手握住椅背，向后推，身体直立，胸腔展开（图1）。

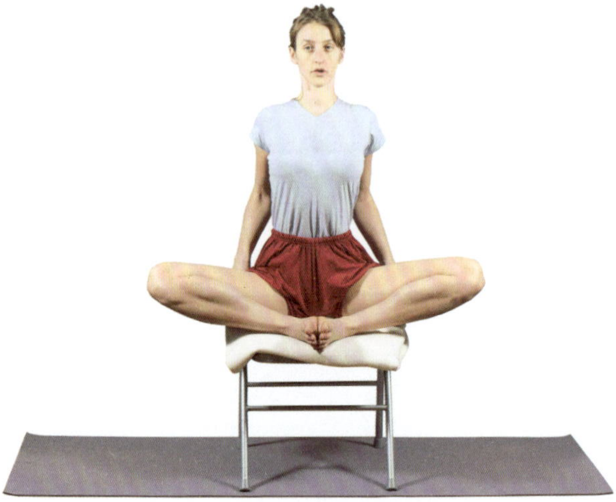

图1　束角式，面对前方坐在椅子上

变体2：面对椅背

难度：初级/中级
可选辅具：瑜伽毯

→面对椅背，双腿分开，坐在椅子上。

→双脚依次抬起，双腿夹住椅背框架。

→双手握住椅背，向后拉，保持身体直立，胸腔展开（图1）。

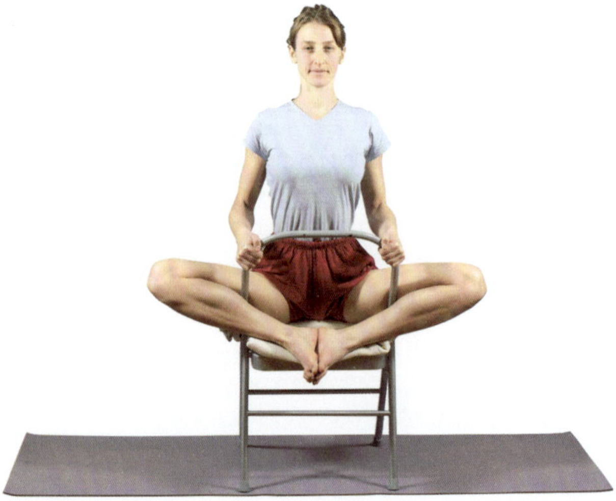

图1　束角式，面对椅背坐在椅子上

吉祥式 (*Svastikāsana*)

（坐在椅子上）

难度：初级
必备辅具：瑜伽毯

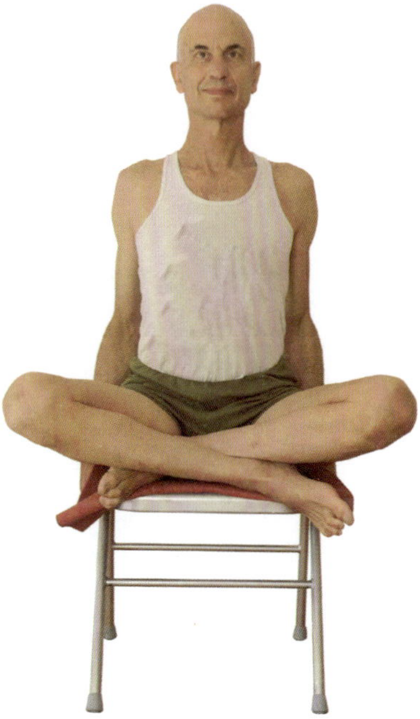
图1 吉祥式，坐在椅子上，双手握住椅背

→坐在椅子上，小腿交叉，吉祥式（*Svastikāsana*）坐立。

→双手握住椅背，保持身体直立，胸腔展开（图1）。

花环式 (*Mālāsana*)

（坐在椅子上）

难度：初级
可选辅具：瑜伽毯

○ 此变体可以舒缓下背部的僵紧。

○ 也可以创造双膝的空间，如果将一条薄的瑜伽毯垫在椅背上，效果更好。

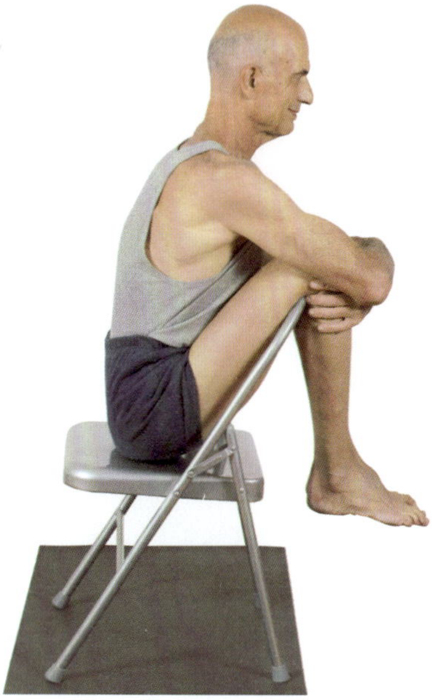
图1 花环式，坐在椅子上

→花环式（*Mālāsana*）是一个前屈体式，是一个重要的坐立体式（《瑜伽之光》，图317）。面对椅背坐在椅子上，双膝后侧放在椅背上，此体式会更容易完成。

用法2　椅子在体后

椅子支撑背部，有助于保持脊柱的直立、稳定和延伸，从而有助于胸腔的上提和展开，自由、顺畅地呼吸，舒适地在体式中停留更长时间。

对于很多初学者，在地面上坐立时，很难将身体的重心放在两个坐骨的中间。腰部往往后塌，无法提起。此时，需要将臀部垫高（可以利用一条折叠的瑜伽毯，或者一个瑜伽抱枕，或者一块瑜伽砖）。另外，如果腰部过度柔软，过度前凸，则会前倾，身体的重量就会转移到坐骨前侧。此时，则需将腰椎向后移，骨盆向后转，身体的重心回到两个坐骨中间。双膝可能也需要用瑜伽毯给以支撑。

这里介绍的变体椅子都在体后，又分为两个小的类别：背部抵靠椅座、双手放在倒置椅子的椅座背面。这些变体适用于很多坐立体式，例如：手杖式（*Daṇḍāsana*），雷电式（*Vajrāsana*），英雄式（*Vīrāsana*），至善式（*Siddhāsana*），吉祥式（*Svastikāsana*），束角式（*Baddha Koṇāsana*），坐角式（*Upaviṣṭa Koṇāsana*）和莲花式（*Padmāsana*）等。下面给出几个示例。读者朋友们可以大胆尝试，将这些方法用于其他坐立体式中。

用法2a　背部抵靠椅座

椅座支撑背部，可大大降低坐立的难度。椅座边缘支撑脊柱处（这恰好是最需要延伸、凹陷处）。此方法对背部僵硬、虚弱者非常有效。这些练习者可以坐高一些，用瑜伽砖支撑双手。

我们也给出两个有助于双肩运动的变体。

手杖式
（*Daṇḍāsana*）

（背部抵靠椅座）

变体1：背部直立

难度：初级
必备辅具：墙面
可选辅具：瑜伽砖、瑜伽毯、重物、瑜伽抱枕、瑜伽带、防滑瑜伽垫

- 背部后倾抵靠椅座使得此坐姿更容易完成。腘绳肌僵紧或者背部肌肉较弱者可以尝试。尤其是可以尝试坐高一些，用瑜伽砖支撑双手。
- 椅座边缘的支撑有助于背部的凹陷，比墙面的支撑效果更好一些。

→椅背靠墙放置，可在椅座上铺一条折叠的瑜伽毯或防滑瑜伽垫。

→坐在椅子前方，椅座前缘正好支撑背部（图1）。

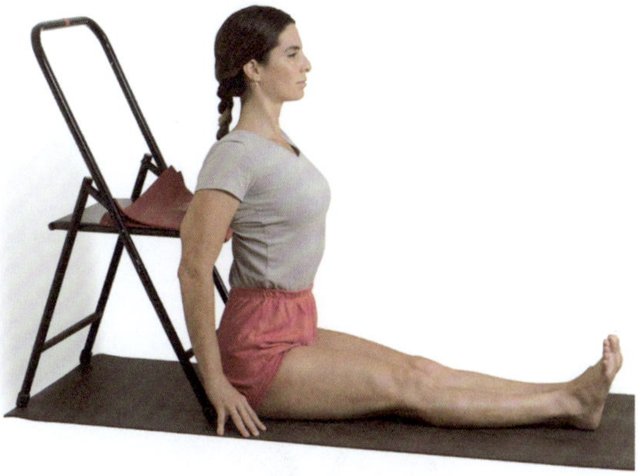

图1　手杖式，背部抵靠椅座

→如果双手不能轻松地触地，则用瑜伽砖支撑。

→双手下压瑜伽砖，将躯干上提。

→可在双脚前放一个重物（瑜伽箱或其他物品），进一步激活双腿。

→双腿微屈，背部向上伸展，胸腔展开（图2）。

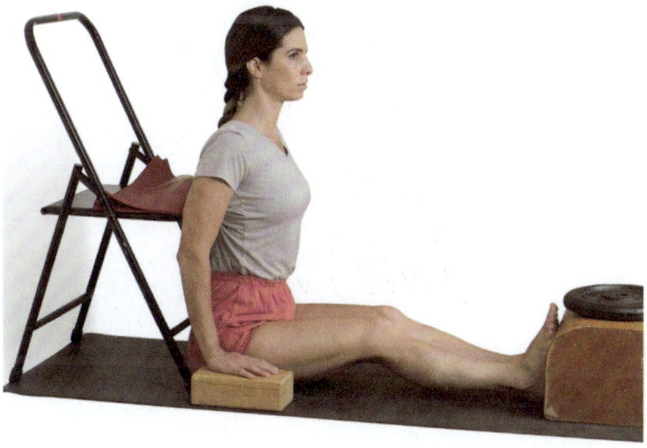

图2　手杖式，瑜伽砖支撑双手，重物激活双腿

→双脚用力蹬重物，双腿伸直。（如果椅子后倾，则在椅背和墙面之间塞入一些东西进行调整）（图3）

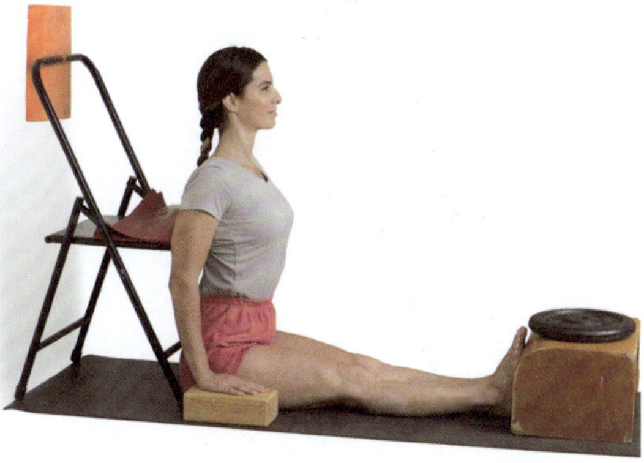

图3　手杖式，背部向后抵靠椅座，双脚向前蹬重物

变体2：背部向上，倚靠（*Upāshrayi*）

难度：中级

必备辅具：墙面

可选辅具：瑜伽毯、防滑瑜伽垫、泡沫瑜伽砖、瑜伽抱枕、瑜伽带

在梵文中，胸腔展开，坐直，称为 *Sāmaashrayi*。本变体中，我们用同样的方法练习胸部的后弓，称为 *Upāshrayi*。

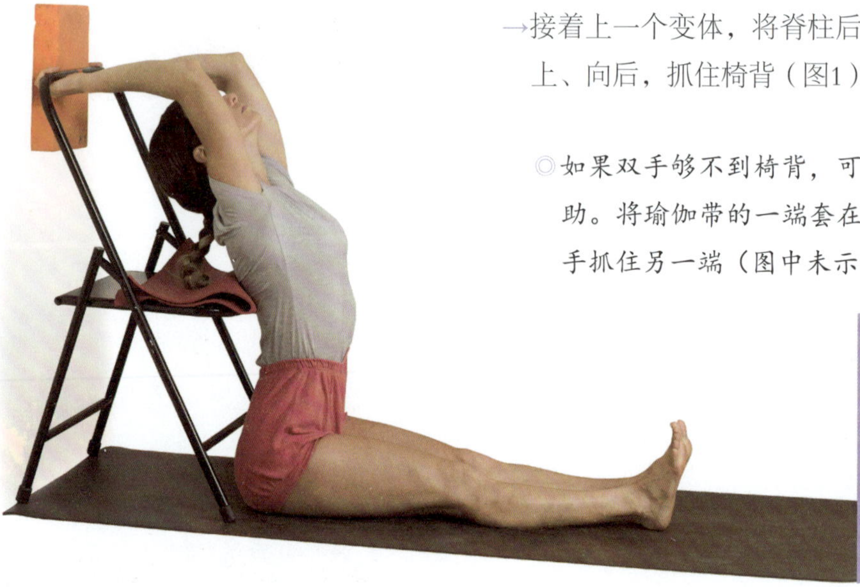

→接着上一个变体，将脊柱后弯，双手向上、向后，抓住椅背（图1）。

◎如果双手够不到椅背，可用瑜伽带辅助。将瑜伽带的一端套在椅背上，用手抓住另一端（图中未示出）。

图1　背部向上，倚靠（*Upāshrayi*），手杖式中后弯

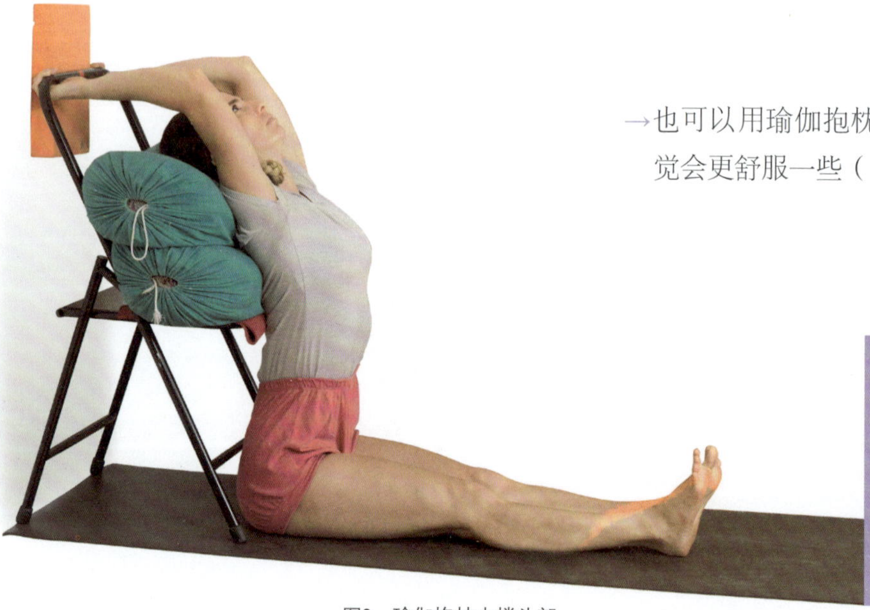

→也可以用瑜伽抱枕支撑头部，感觉会更舒服一些（图2）。

图2　瑜伽抱枕支撑头部

束角式
(*Baddha Koṇāsana*)

（背部抵靠椅座）

变体1：从椅座上滑下来

难度：初级
必备辅具：瑜伽毯、墙面
可选辅具：瑜伽抱枕、瑜伽带

○ 开始时坐在椅子上，可以在进入体式前更好地延伸躯干，展开胸腔。

○ 从椅子上滑下来，坐到地面或者瑜伽抱枕上时，椅座的支撑有助于展开胸腔，使得体式更稳定。可在体式中停留更长时间，享受骨盆带和腹腔的拓宽。

→椅背靠墙放置。椅座下铺一条折叠的瑜伽毯，伸出椅座前缘少许。

→坐在椅子上，脚掌相对，双脚并拢（图1）。

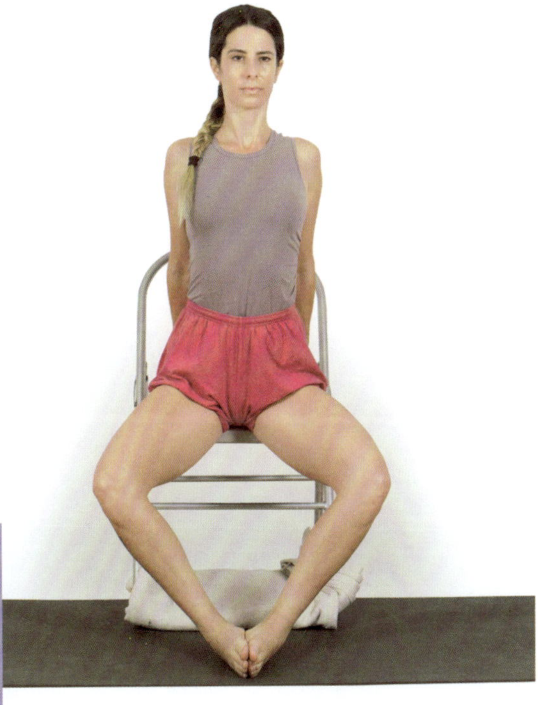

图1　束角式，坐在椅子上

→臀部向前慢慢移动，向地面滑落（图2）。同时，双手下压椅座，保持躯干原本的姿势。

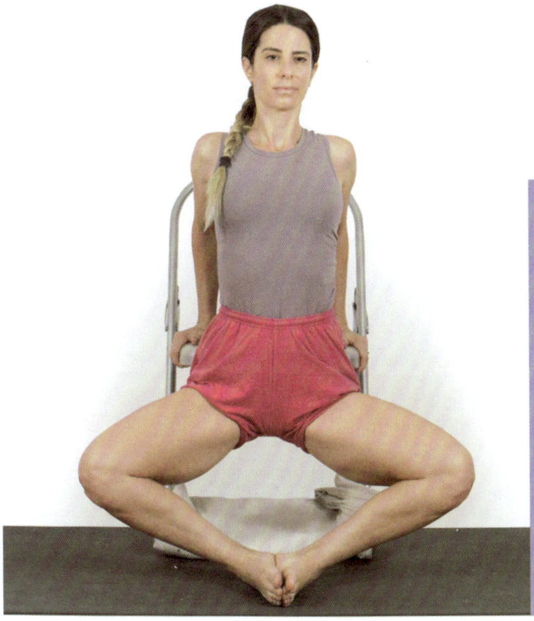

图2　从椅子上滑下来

→臀部落地前，向后移动少许。背部抵靠椅座前缘，坐下来（图3）。

→背部向上，倚靠（*Upāshrayi*）。

→躯干微微抬起，双手向上、向后抓住椅背。可用1或2个瑜伽抱枕支撑上背部和头部。（参见前一个变体）

◎如果双手够不到椅背，可用瑜伽带辅助。将瑜伽带的一端套在椅背上，用手抓住另一端（图中未示出）。

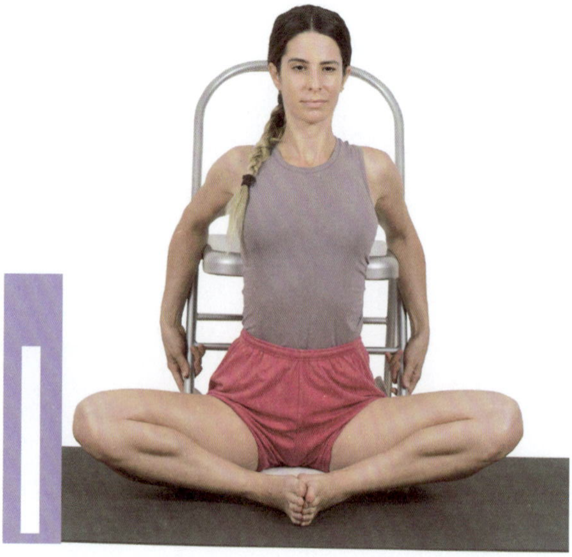

图3　束角式，椅座支撑背部

变体2：辅助者帮助

难度：高级

必备辅具：瑜伽毯、墙面

腹股沟和大腿内侧比较灵活的练习者在辅助者的帮助下可以伸展得更好。辅助者坐在椅子上，双脚放在练习者大腿上，温和地向后、向下用力，使其外旋。

注意！这是一个强烈的拉伸动作。腹股沟的肌肉很弱，容易受伤。辅助者必须倍加小心，不要在练习者大腿上施力过多。辅助者必须有足够的经验，并且了解练习者的身体状况。

利用椅座支撑背部，也适用于其他坐立体式，例如：坐角式（*Upaviṣṭa Koṇāsana*），英雄式（*Vīrāsana*）、吉祥式（*Svastikāsana*；或者简易式，*Sukhāsana*）和莲花式（*Padmāsana*）等。下面给出几个示例。不过，不可能像束角式（*Baddha Koṇāsana*）中展示的那样从椅子上滑落下来。

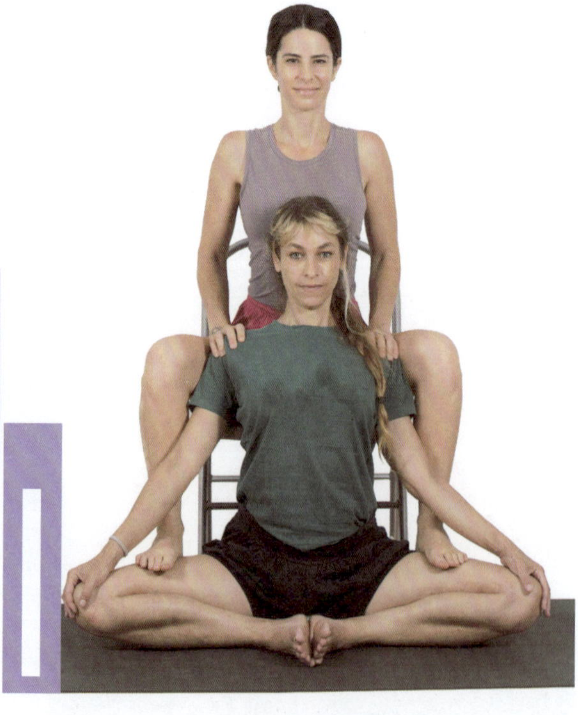

图1　束角式，辅助者帮助

变体3：折叠的椅子支撑背部

难度：中级
必备辅具：瑜伽毯、墙面

○ 折叠的椅子可以给背部一个强劲的、清晰的支撑。
○ 双臂勾住椅背可以将双肩后移，使胸腔稳定。

→将椅子折叠，倒置，椅腿抵靠墙面。再准备一条折叠的瑜伽毯放到椅背一侧的垫面上（图1）。

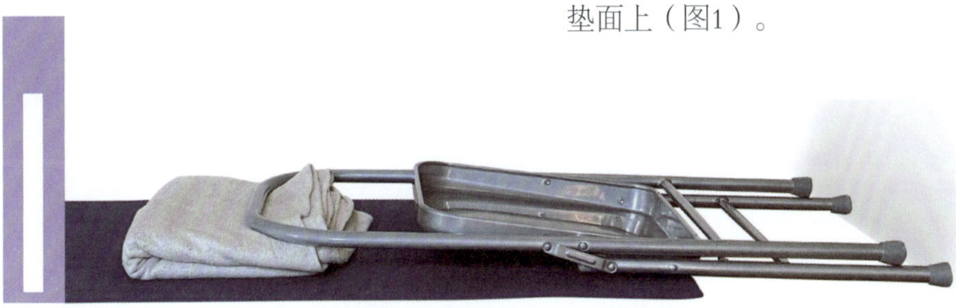

图1　将椅子折叠，倒置，椅腿抵靠墙面

→束角式（*Baddha Koṇāsana*）坐立，抬起椅子，椅背支撑中背部。

→双肩向后转，大臂在体后勾住椅背（图2）。

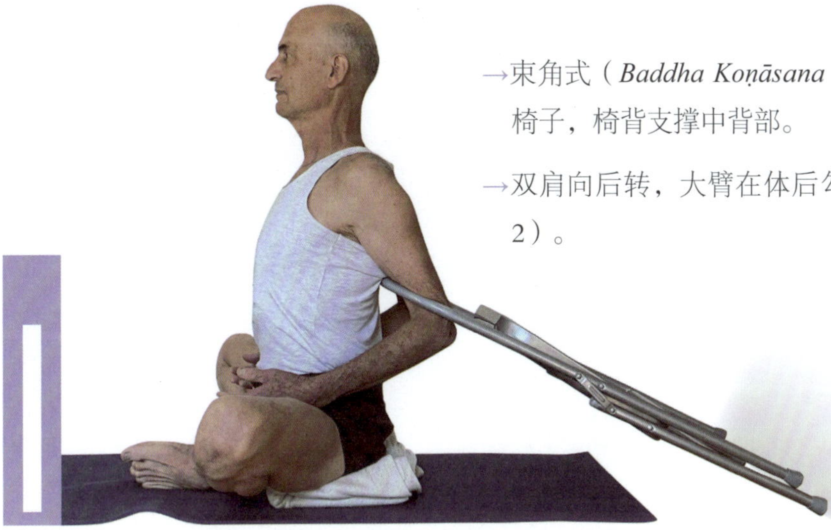

图2　束角式，椅背支撑中背部

坐角式
（*Upaviṣṭa Koṇāsana*）

（背部抵靠椅座）

变体1：从椅座上滑下来

难度：初级

→从坐在椅子上开始进入体式。参见上述束角式（*Baddha Koṇāsana*）。

→正如前述手杖式（*Daṇḍāsana*）和束角式（*Baddha Koṇāsana*）那样，你可以脊柱直立在体式中停留（图1），也可以背部后弓，双手抓握椅腿。参见下述英雄式（*Vīrāsana*）。

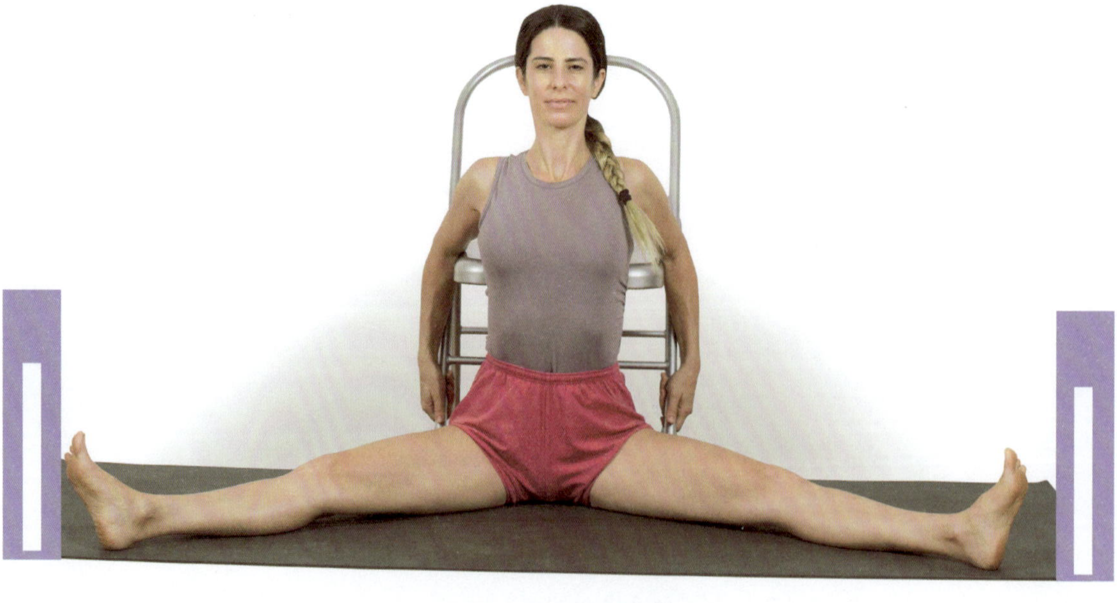

图1　坐角式，背部抵靠椅座

英雄式
（*Vīrāsana*）

（背部抵靠椅座）

难度：初级
必备辅具：墙面
可选辅具：瑜伽毯、瑜伽抱枕、瑜伽带

→如果需要，臀部可以坐在支撑物上。

→背部抵靠椅座，坐立（图1）。也可以背部后弓，双手抓握椅背（图2）。

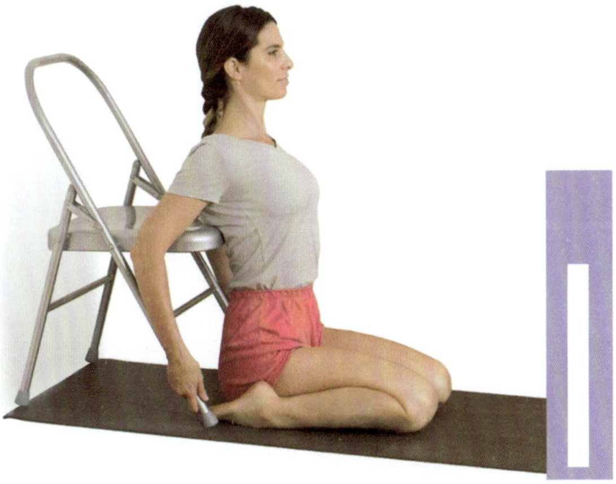

图1　英雄式坐立，背部抵靠椅座

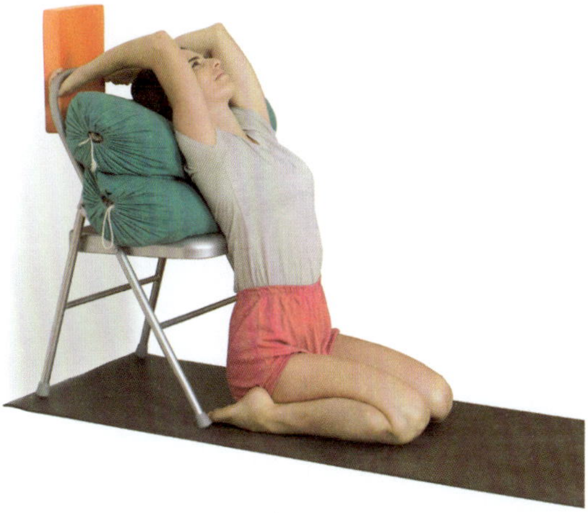

图2　背部后弓

雷电式
（*Vajrāsana*）

（双肩后移）

难度：初级
可选辅具：瑜伽毯

○ 双手抓住椅座后缘可以加大双肩后移的幅度。

→在椅前雷电式（*Vajrāsana*）坐立，双手握住椅座后缘（图1）。

→胸腔上提，胸腔两侧前移；胸骨上提，双肩向后转。

→在体式中停留几分钟。

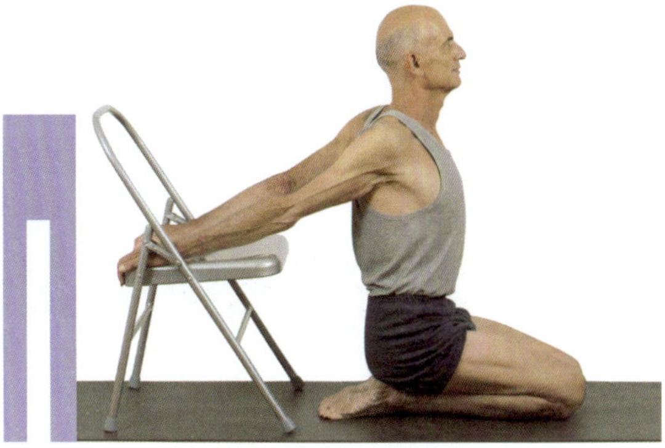

图1　抓住椅座后缘

用法2b　双手放在倒置椅子的椅座背面

在坐立体式中，双手下压可以使胸腔上提，背部凹陷。但许多练习者由于手臂较短，双手无法下压，臀部坐高时更加难以完成。双手后推倾斜的椅座有助于胸腔前移，背部肌肉激活。

我们用几个基础的坐立体式演示此方法。这也适用于其他坐立体式，例如，狮子一式（*Siṁhāsana* Ⅰ）（《瑜伽之光》，图 82、图 109），也可以作为牛面式（*Gomukhāsana*）（《瑜伽之光》，图 80）的准备。

手杖式
（*Daṇḍāsana*）

（双手放在倒置椅子的椅座背面）

难度：初级/疗愈
可选辅具：瑜伽毯、墙面

这种用法对所有的坐立体式特别有用，也适用于部分扭转体式。我们从手杖式（*Daṇḍāsana*）开始，然后介绍其他坐立体式。

→椅子倒置，椅腿朝向练习者，椅座朝下。椅背最好抵靠墙面。

→手杖式（*Daṇḍāsana*）坐立，背对椅子。如果需要，可坐在折叠的瑜伽毯上。

→双手在背后放到椅座背面，用力下压，背部凹陷，胸腔展开（图1）。

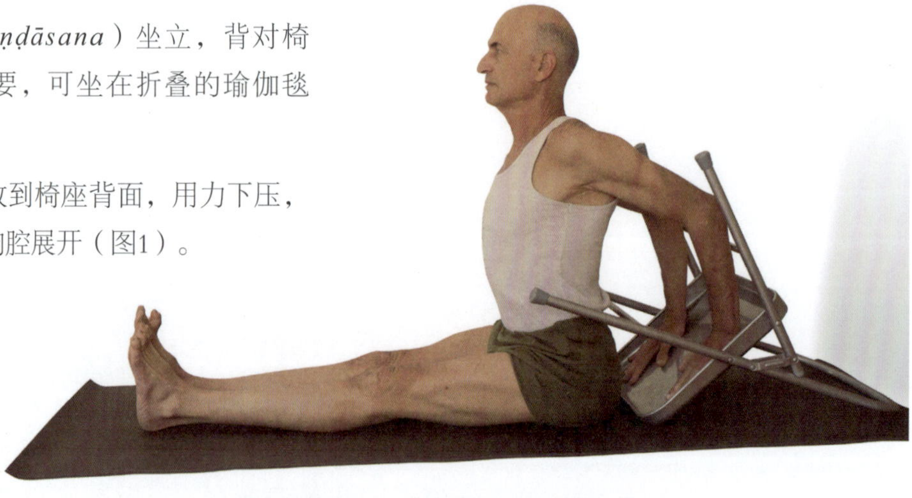

图1　手杖式坐立，倒置椅子的椅座背面支撑双手

吉祥式
（*Svastikāsana*）

（双手放在倒置椅子的椅座背面）

难度：初级
必备辅具：瑜伽毯
可选辅具：墙面

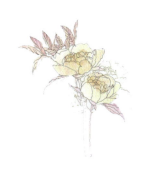

对于大多数人来说，吉祥式（*Svastikāsana*）是一个最舒适的体式。双手在背后支撑椅座背面，可以在体式中停留更长时间，进行冥想（*Dhyāna*）或者调息（*Prāṇāyāma*）练习（图1）。

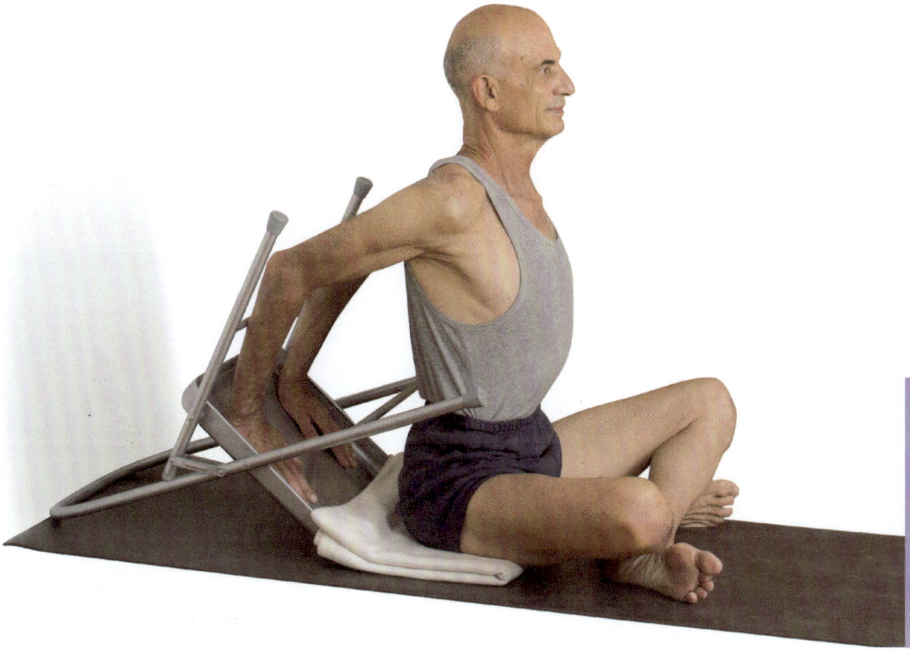

图1　吉祥式坐立，倒置椅子的椅座背面支撑双手

束角式
(*Baddha Koṇāsana*)

(双手放在倒置椅子的椅座背面)

难度：中级
必备辅具：瑜伽毯
可选辅具：墙面

双手在背后支撑椅座，可以在体式中停留更长时间（图 1）。

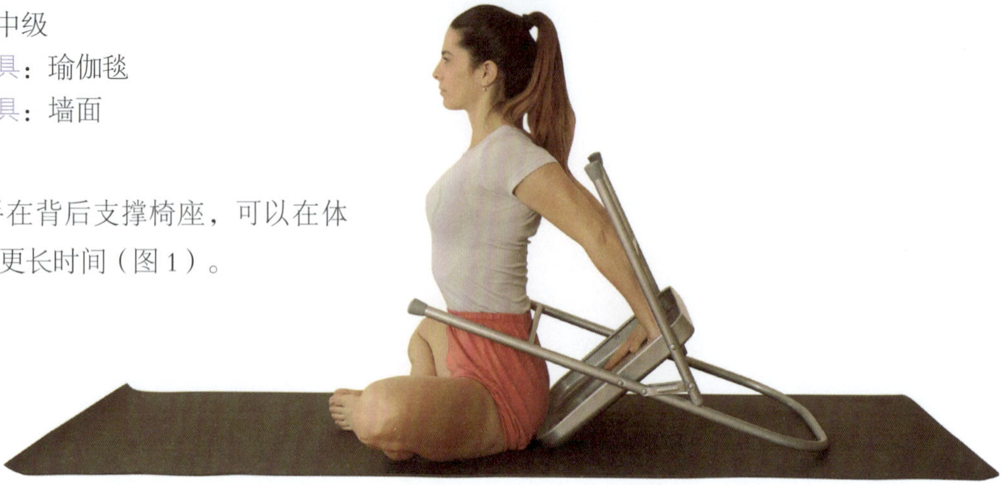

图1　束角式，倒置的椅座支撑双手

用法3　椅子在体前

体前的椅子支撑双手有助于胸腔上提，从而在体式中保持稳定和平静。

手杖式
(*Daṇḍāsana*)

(椅子在体前)

难度：中级
可选辅具：瑜伽毯

在坐立体式中，躯干往往难以向上延伸，胸腔也难以展开。垫高臀部，双手握住体前的椅子有助于保持背部直立，展开胸腔，同时拉伸腘绳肌。

→面对椅子坐在垫面上，双腿在椅座下方，伸直。如果需要，可坐在折叠的瑜伽毯或其他支撑物上（图1）。

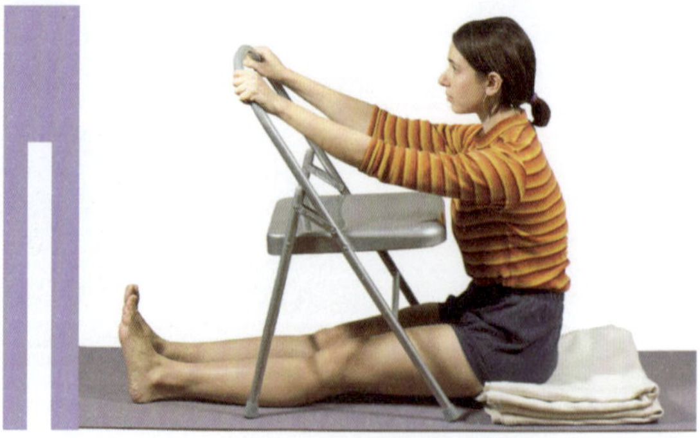

图1　坐在折叠的瑜伽毯上

→双手握住椅座后缘用力向后拉，将胸腔向前、向上提起（图2）。

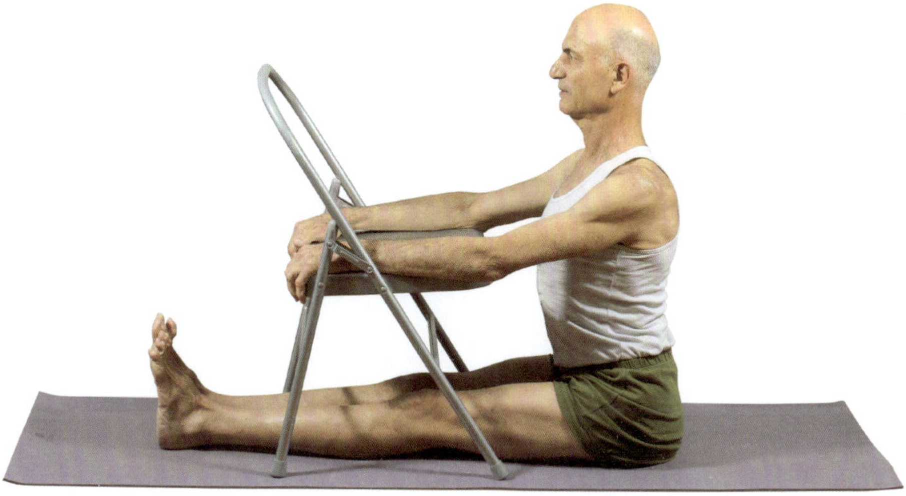

图2　手杖式，双手握住椅座后缘

英雄式
（*Vīrāsana*）

（椅子在体前）

难度：初级
必备辅具：瑜伽毯或者瑜伽抱枕
可选辅具：瑜伽砖

在英雄式（*Vīrāsana*）中，双膝通常正好可以位于椅座下方。

→面对椅子，英雄式（*Vīrāsana*）坐立。将椅子拉近，直到椅座前缘支撑胸部。如果前横档太低，可将椅子前腿放在瑜伽砖上，使其抬高（图中未示出）。

→双手握住椅背两侧，或者下压椅座，将胸腔上提，展开（图1）。

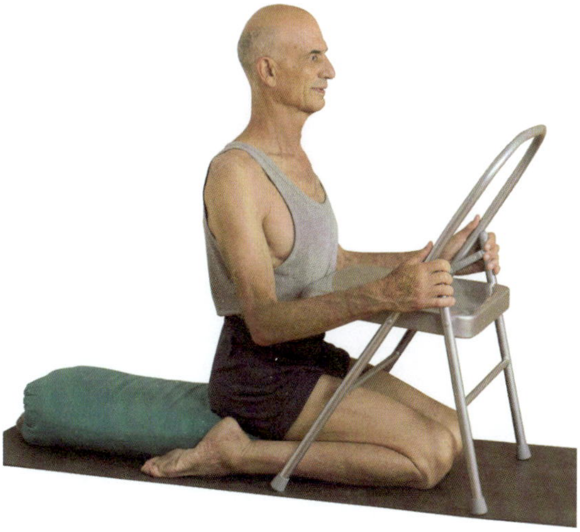

图1　椅子在体前，双手握住椅背两侧

束角式
(*Baddha Koṇāsana*)

（椅子在体前）

变体1：双手握住椅背

难度：初级/中级
可选辅具：瑜伽毯

○ 利用椅子支撑双手获得稳定，可以使人平静，安定。

→面对椅子，束角式（*Baddha Koṇāsana*）坐立。如果需要，臀部可以垫高。

→双手握住椅背两侧，或者椅座，胸腔上提。

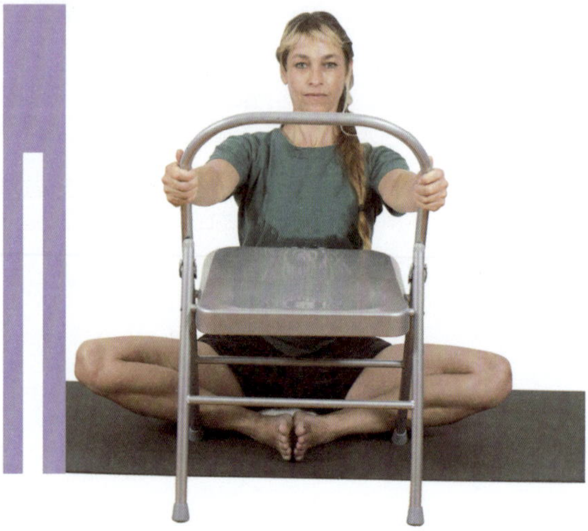

图1　束角式，双手握住椅背两侧

变体2：瑜伽带套住胸部

难度：初级/中级
必备辅具：瑜伽带、泡沫瑜伽砖、杠铃片、瑜伽毯、防滑瑜伽垫

○ 瑜伽带的拉力有助于胸腔的展开，为腹腔和胸腔创造空间。
○ 瑜伽砖对小腿的拮抗有助于弯曲的双腿进一步分开，向后移动。这些动作对此体式很重要。

此体式对椅子的稳定性要求较高。可以在椅座上铺一块防滑瑜伽垫，放上几个杠铃片，或者请辅助者坐在椅子上。准备两块泡沫瑜伽砖，放在身边。

→面对椅背，束角式（*Baddha Koṇāsana*）坐立。如果需要，垫高臀部。

→可将两块泡沫瑜伽砖分别放在两小腿和两后侧椅腿之间（图中未示出）。

→将一根瑜伽带打开，套住中背部和椅背，绑好。调整瑜伽带的长度，使其支撑背部，并保持胸腔的上提。（图1）

→如果可能，骨盆向前、向椅子的方向移动，进一步打开腹股沟和大腿。再收紧瑜伽带，使其保持对背部的有力支撑。

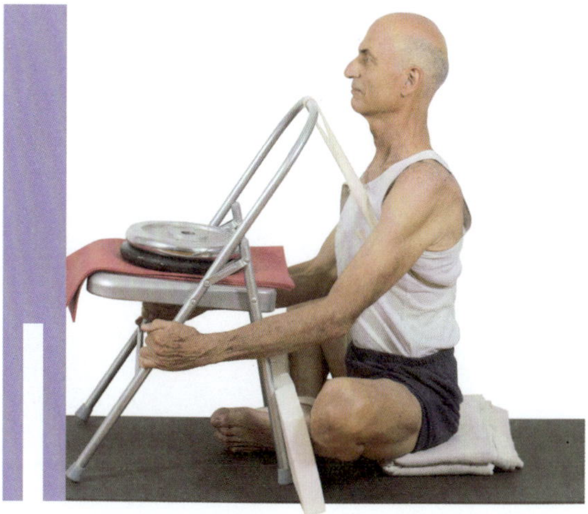

图1　背部套一根瑜伽带，绑到椅背上

坐角式
（*Upaviṣṭa Koṇāsana*）

（椅子在体前）

难度：中级
可选辅具：瑜伽毯

○ 椅子支撑双手获得稳定，可以使人平静，安定。

→面对椅子，坐角式（*Upaviṣṭa Koṇāsana*）坐立。如果需要，垫高臀部。

→双手握住椅背，或者放在椅座上，使胸腔上提（图1）。

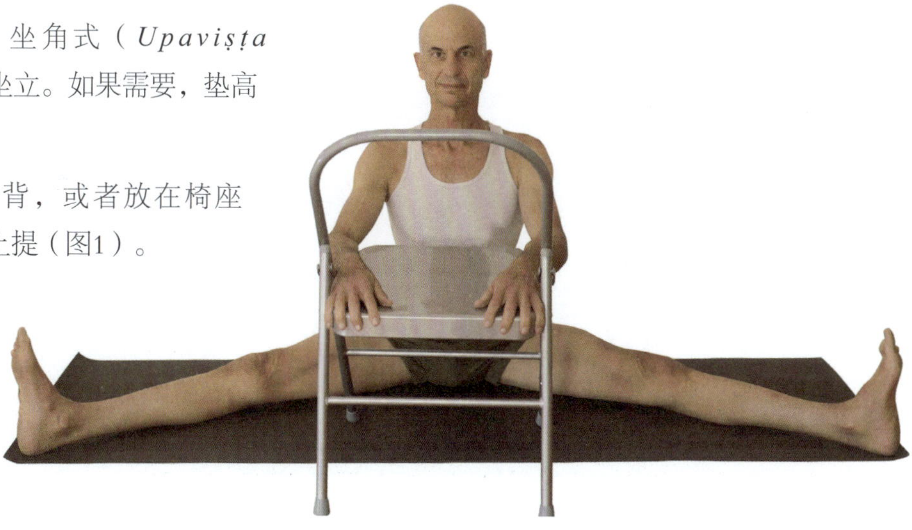

图1　坐角式，双手放在椅座上

牛面式 (*Gomukhāsana*)准备

（椅子在体前）

难度：中级

可选辅具：防滑瑜伽垫

→面对椅子，雷电式（*Vajrāsana*）坐立。双臂在体后，像在牛面式（*Gomukhāsana*）中一样十指相扣。

→前屈，将上方肘部放在椅座上或抵在椅座边缘。肘部保持向前延伸，头部释放，下落（图1）。

→在这里，躯干抬起，双臂保持在牛面式（*Gomukhāsana*）中。

◎此变体也适用于其他坐立体式。

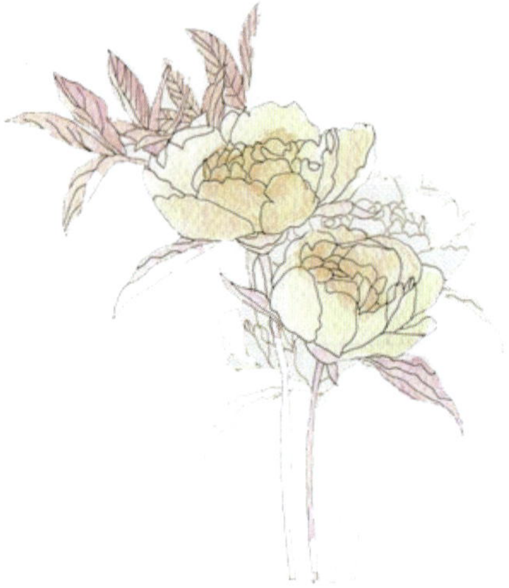

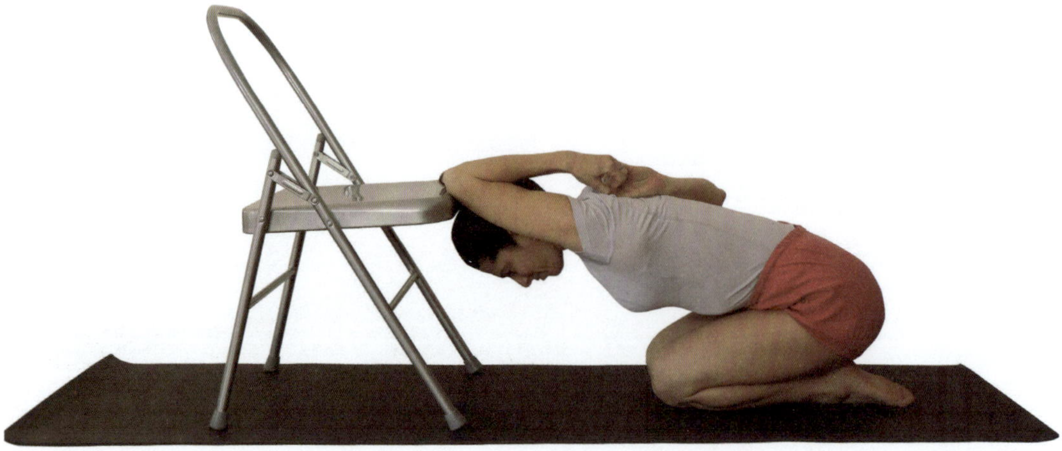

图1　牛面式，上方肘部放在椅座上或抵在椅座边缘

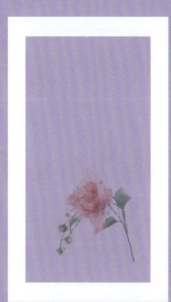

第四章

前伸展体式

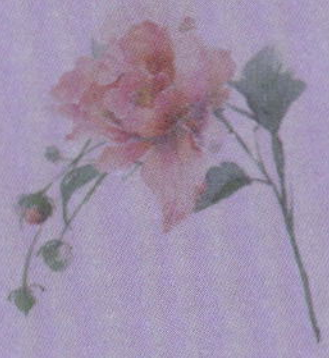

Paścima Pratana Sthiti

前伸展体式，有时也称前屈体式。实际上，此类体式是将身体向前延伸，因此，称为前伸展体式更准确一些。

前伸展体式可以伸展双腿和背部的长肌肉群，按摩腹部器官。也可以灵活骨盆关节，改善骨盆区域的循环，促进生殖系统和消化系统的健康。前伸展体式可以调节生理期，对女性特别有益。在心理层面，前伸展体式可以使身心冷静、放松。

后伸展体式本质上是动态的，用于展开胸腔，为心脏区域输送能量；前伸展体式则可以冷静、安抚大脑。因此，如果情绪低落，或有抑郁情绪，可以做一组后伸展体式；相反，如果你感觉太活跃，易怒、多动、暴躁，更多地练习前伸展体式吧。

许多练习者坐在地面上完成前伸展体式相当有挑战性。培养所需的柔韧性，体会躯干的向前延伸，可能需要相当长的时间。在前伸展体式中，伸展脊柱极其重要，可以保护椎间盘，避免它因过度挤压而受伤。

在前伸展体式中椅子的用法很多。本章将其分为四类：

·坐在椅子上

·前额放到椅子上

·倒置的椅子支撑双脚

·折叠的椅子支撑腹股沟

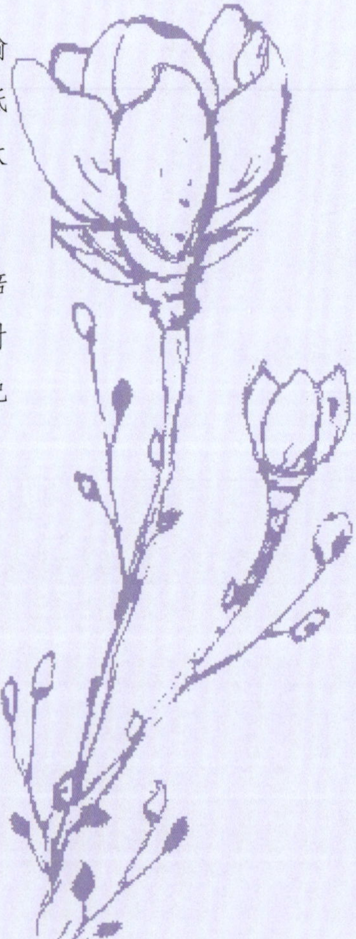

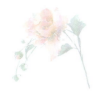

用法1　坐在椅子上

由于地心引力的作用，坐在椅子上向前伸展与坐在地面上相比，前者用力更少。腘绳肌肉群、背部肌肉群较短的练习者从坐在椅子上开始学习前伸展动作，能更好地完成体式。我们从非常简单的、坐在椅子上的变体开始，然后介绍如何使用更多的椅子支撑脚后跟，加强前伸展的幅度。

加强背部伸展式
（*Paścimottānāsana*）
（坐在椅子上）

难度：初级
必备辅具：墙面、防滑瑜伽垫
可选辅具：瑜伽带、瑜伽抱枕

○ 由于地心引力帮助躯干向前、向下释放，向下倾斜的双腿使向前的伸展变得更加轻松。

→椅座上铺一条折叠的防滑瑜伽垫，手杖式（*Daṇḍāsana*）坐在椅子上。可在小腿上放一个瑜伽抱枕。

→双手抓住椅腿，或手掌下压椅座。胸腔向前，背部凹陷。在此停留一会儿，脊柱前侧拉长（图1）。

◎背部凹陷、胸腔展开、目视前方，是此体式中间阶段的重点，对腘绳肌和下背部肌肉的逐渐延伸非常重要。

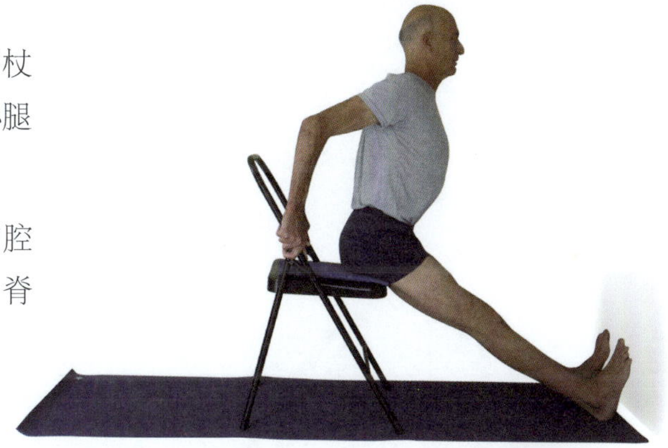

图1　手杖式坐在椅子上

→双手向前伸展，背部保持凹陷，目视前方，同时抓住大脚趾或双脚（图2）。如果双手够不到大脚趾，可用一根瑜伽带套在双脚上，双手抓住瑜伽带（图中未示出）。

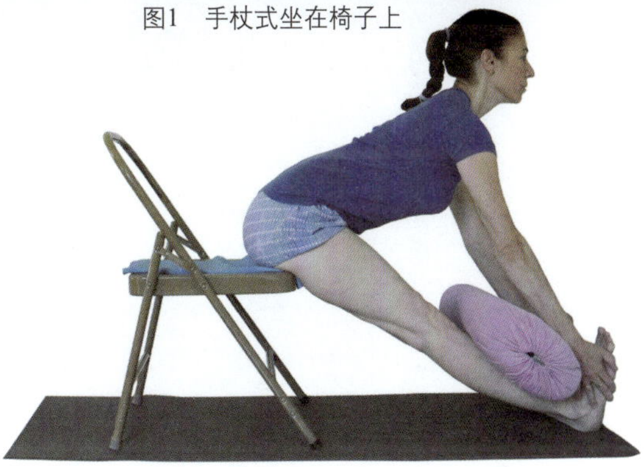

图2　向前伸展，双手抓住脚趾

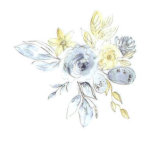

→胸腔保持展开，身体前屈，上身延展，贴靠双腿。双臂可以向后伸展，双手抓住椅腿（图3）。

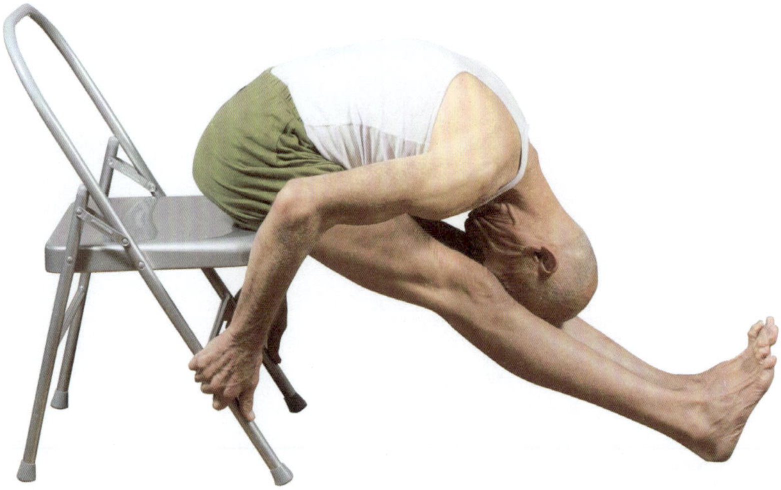

图3　双手抓住椅腿

→双手握住双脚，双肘向外展开，前额落在小腿或瑜伽抱枕上（图4）。

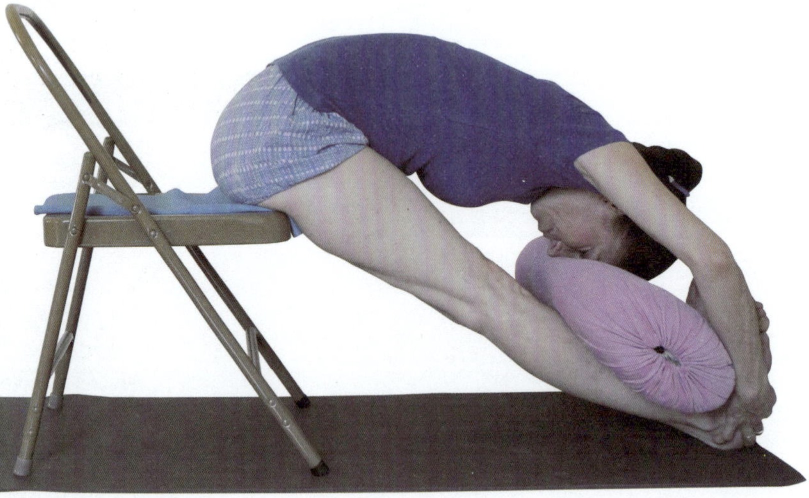

图4　加强背部伸展式，坐在椅子上

半莲花前屈伸展式
(*Ardha Padma Paścimottānāsana*)　（坐在椅子上）

难度：中级

可选辅具：瑜伽带

○ 椅子的高度为屈腿进入半莲花式提供了更多的自由，也有助于躯干的向前伸展。

在半莲花前屈伸展式（*Ardha Padma Paścimottānāsana*）中，屈腿一侧的脚应在落到伸直腿一侧的大腿上，需要髋关节充分活动开。在此变体中，屈腿一侧的膝关节下方和伸直腿的下方的空间使得练习者可以逐步接近有难度的最终体式，并且最大限度地降低受伤的风险。不过要注意，髋关节获得足够的灵活度之前不要强行进入莲花式（*Padmāsana*），以免损伤膝关节。

右腿弯曲做体式：

→坐在椅子上，右腿弯曲，进入半莲花式（*Padmāsana*）（图1）。

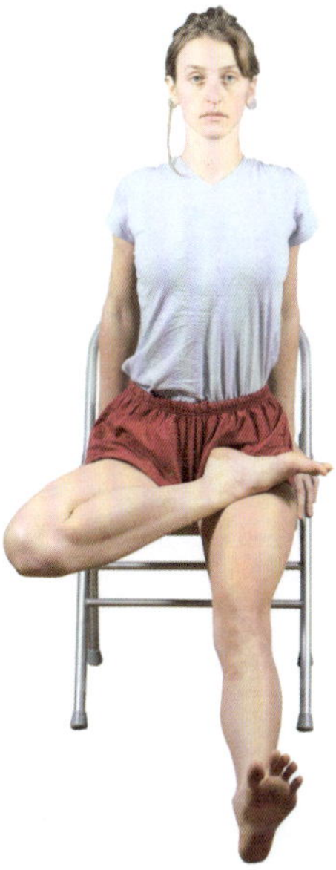

图1　半莲花式，坐在椅子上

→躯干向前伸展，前额落到小腿上（图2）。

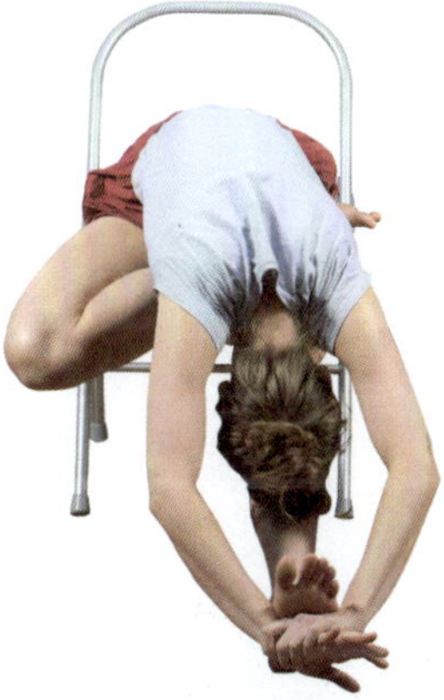

图2　半莲花前屈伸展式，坐在椅子上

→右手在体后抓住右脚大脚趾，进入半莲花式加强背部前屈伸展式（*Ardha Baddha Padma Paścimottānāsana*）（图3）。如果做不到，则可用瑜伽带套住右脚，右手握住瑜伽带。

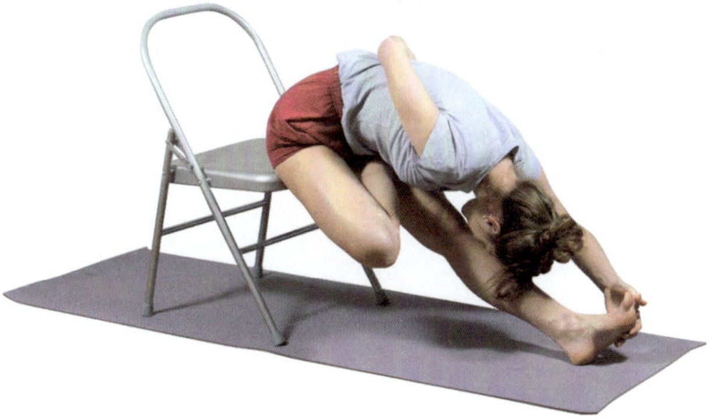

图3　半莲花加强背部前屈伸展式，坐在椅子上

俯束角式
(*Adho Mukha Baddha Koṇāsana*)
（坐在椅子上）

难度：中级
必备辅具：椅子、瑜伽毯、瑜伽抱枕

→两把椅子相对放置。

→在一把椅子上铺一条或多条折叠瑜伽毯，以垫高臀部。

→在另一把椅子上，纵向叠放两个瑜伽抱枕，用来放置头部。

→束角式（*Baddha Koṇāsana*）坐在瑜伽毯的椅子上。躯干向前伸展，双手抓住放有瑜伽抱枕的椅子的椅背两侧。前额放到瑜伽抱枕上（图1）。

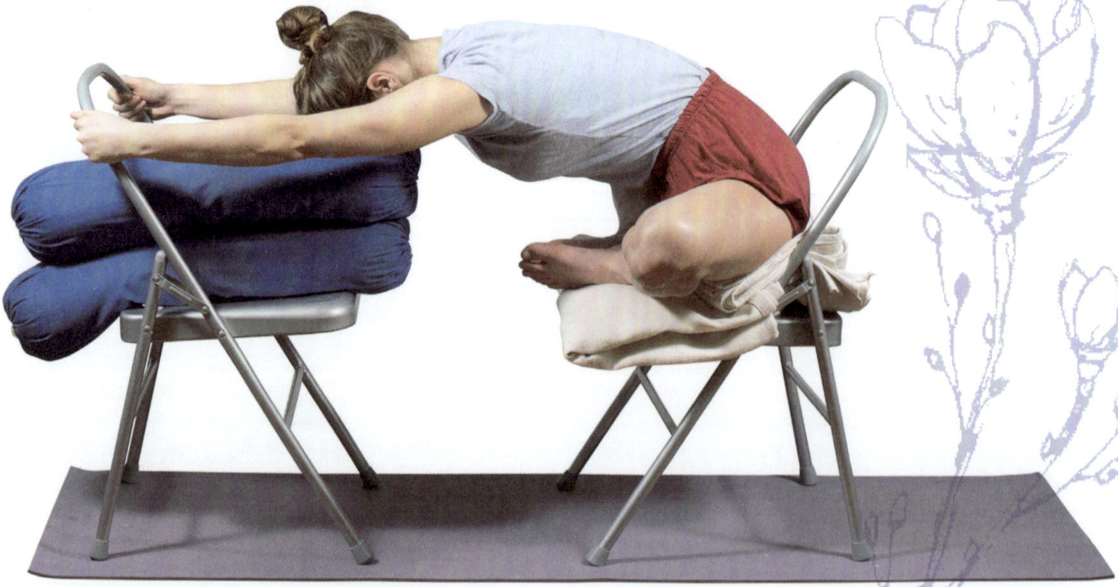

图1 俯束角式，坐在椅子上

坐角式（*Upaviṣṭa Koṇāsana*）&
侧坐角式（*Pārśva Upaviṣṭa Koṇāsana*）（坐在椅子上）

难度：中级
可选辅具：椅子、瑜伽砖

○ 由于地心引力帮助躯干向前、向下释放，向下倾斜的双腿使向前的伸展变得更加轻松。

→坐在椅子上，双腿打开，呈120°。

→身体前屈，向前伸展，双手放在地面上（图1）。如果双手够不到地面，则可放在另一把椅子或瑜伽砖上。

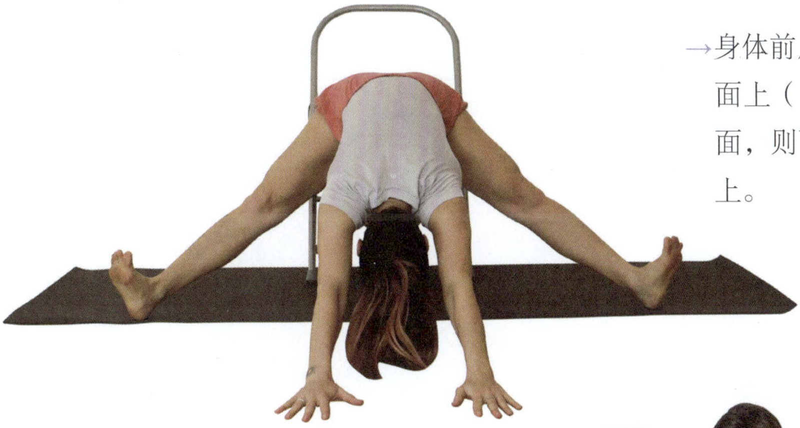

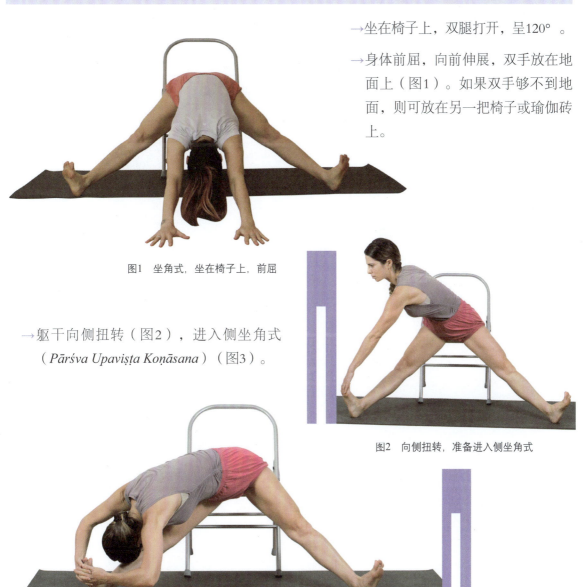

图1　坐角式，坐在椅子上，前屈

→躯干向侧扭转（图2），进入侧坐角式（*Pārśva Upaviṣṭa Koṇāsana*）（图3）。

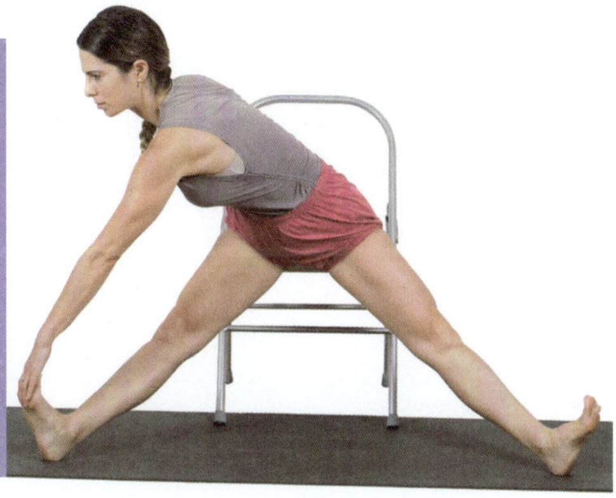

图2　向侧扭转，准备进入侧坐角式

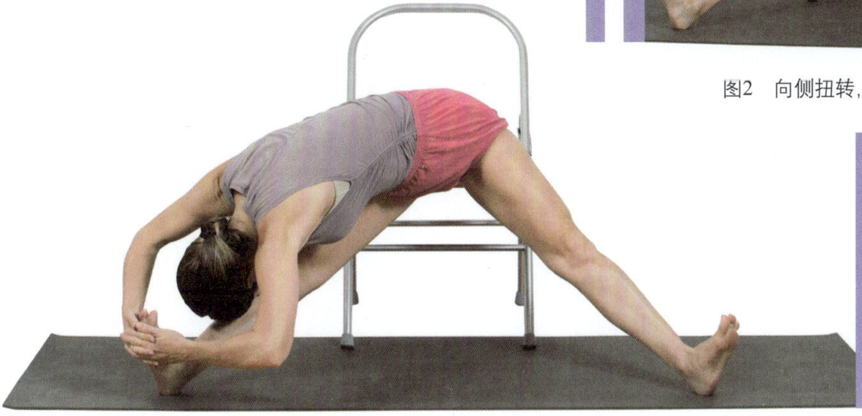

图3　进入侧坐角式

花环式
（*Mālāsana*）

（坐在椅子上）

变体1：双膝搭在椅背上

难度：初级/疗愈
必备辅具：瑜伽毯

○ 此变体非常放松，可以舒缓膝关节的紧张。
○ 可以在后弯体式后练习，延伸、放松背部。

→在椅背上搭一条折叠的瑜伽毯。
→面对椅背，坐在椅子上。双腿抬起，双膝搭在椅背上。
→身体前倾，双臂环抱双腿（图1）。

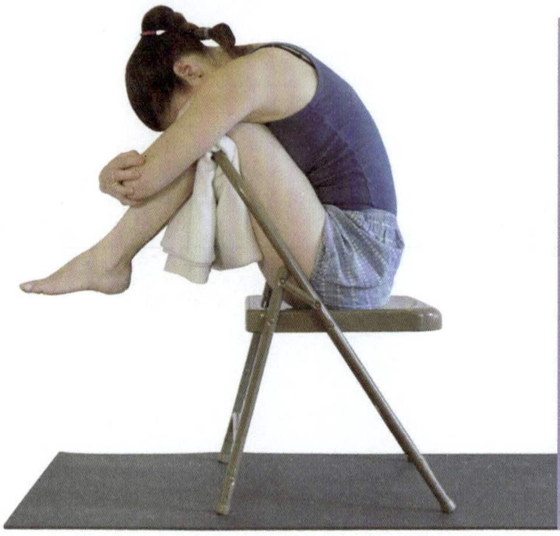

图1　花环式，坐在椅子上，双膝搭在椅背上

变体2：蹲在椅子上

难度：初级
可选辅具：瑜伽毯

○ 在地面上做此变体时，身体容易后翻。一个方法是用折叠的瑜伽毯垫高脚后跟，但是，这样小腿肌肉得不到延伸。蹲在椅子上，双手抓住椅背有助于小腿前移，同时延伸小腿肌肉。此变体可以改善踝关节的灵活性。

→背对椅背，蹲在椅子上。

→双手抓住椅背，向后向下推，使躯干向前移动（图1）。

→两膝分开，躯干向前伸展，放在两腿之间。

→双手抓住椅子的后腿，将躯干向下拉伸（图2）。

→双手依次向下，抓住椅子的前腿。将躯干进一步向下拉伸（图3）。

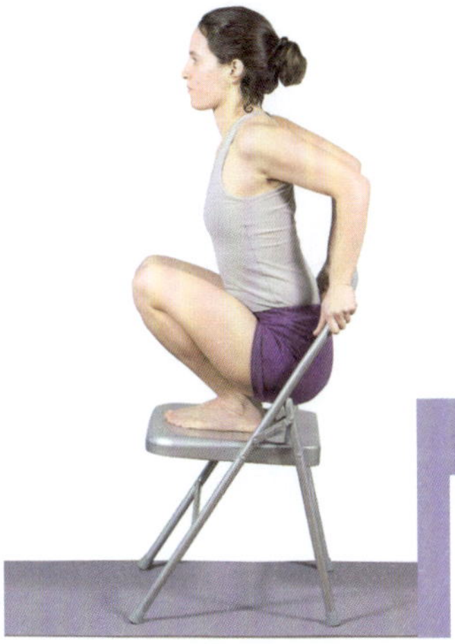

图1　坐在椅子上，准备进入花环式

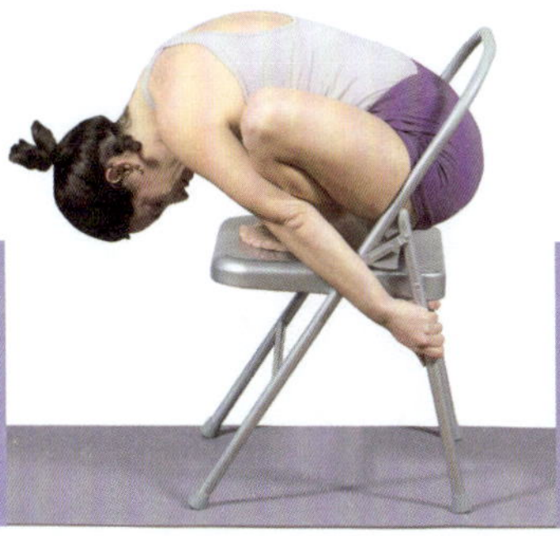

图2　花环式，躯干向前伸展

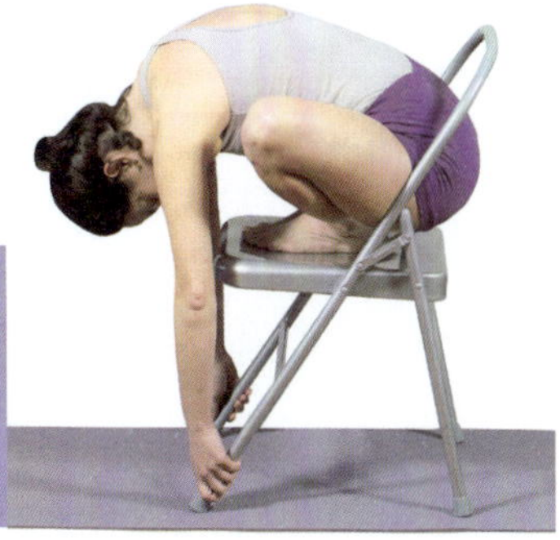

图3　花环式，双手抓住椅子的前腿

◎如果你有后翻的倾向，可用折叠的瑜伽毯抬高脚后跟。

◎如果双膝敏感，可在双膝后夹一条折叠的瑜伽毯（图4）。

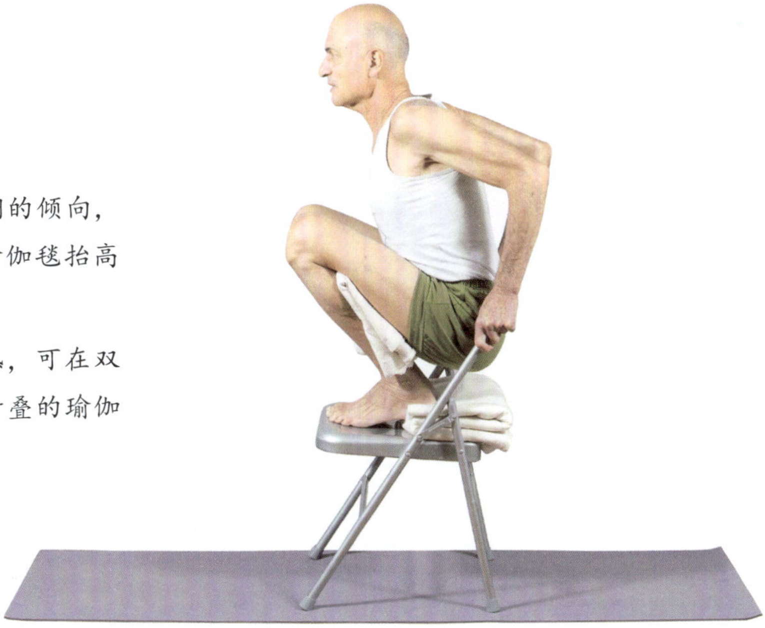

图4　花环式，蹲在椅子上，双膝跟夹瑜伽毯，脚后跟踩在瑜伽毯上

龟式
（*Kūrmāsana*）

（坐在椅子上）

龟式（*Kūrmāsana*）（《瑜伽之光》，图 363、图 364）是一个有挑战性的前伸展体式，需要相当的柔韧性。我们这里给出此体式的一个变体，为进入龟式做准备。此变体分为两个阶段：第一阶段适合初学者练习；第二阶段的动作难度较高，更接近最终体式。

第一阶段：双手放到地面上

难度：初级

○ 坐在椅子上，抬高臀部，有助于身体在两腿之间进一步降低。
○ 双腿弯曲，可以重点关注背部的伸展。
○ 椅子的框架提供了不同的支撑点、抓握点，可以逐步加强躯干向前伸展的幅度。

→坐在椅子上，双腿分开。

→身体向前延伸，双臂向前伸展，双手放在地面上，掌心贴地（图1）。

→躯干缓慢地在双腿间沉降。

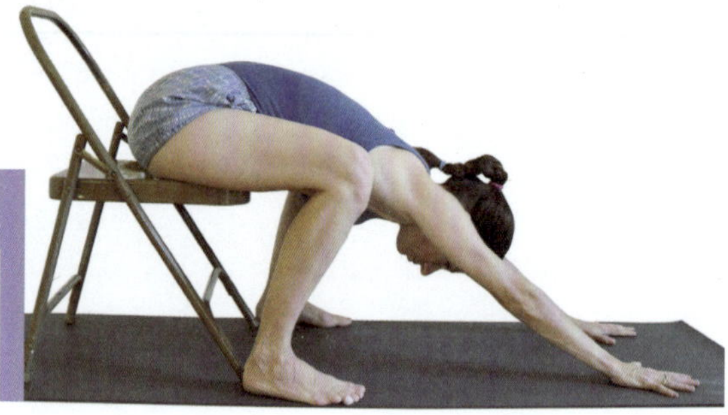

图1　双手放到地面，准备进入龟式

第二阶段：双手拉横档

难度：中级

接着第一阶段：

→当双肩降落到与双膝同高时，双手握住椅子的前横档。将前横档温和地向前拉，加强躯干的弯曲，加大背部的曲度。

→如果可能，双手向后移，抓住椅子的后横档（图2）。

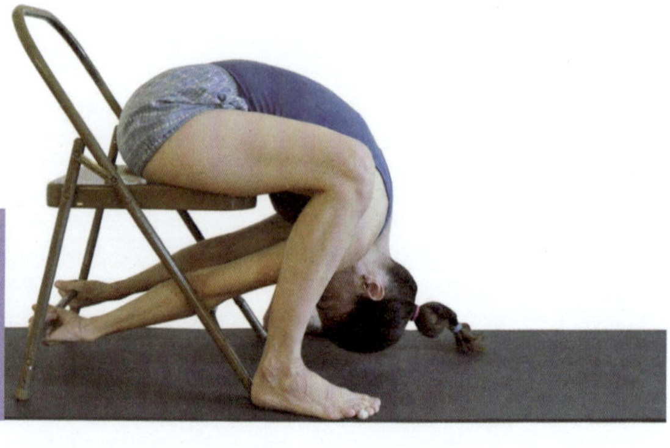

图2　双手抓住椅子的后横档，进入龟式

加强背部伸展式
（*Paścimottānāsana*）（坐在椅子上）

难度：中级
必备辅具：椅子、防滑瑜伽垫
可选辅具：杠铃片、瑜伽带、瑜伽抱枕

坐在一把椅子上，脚后跟放在另一把椅子上。椅子支撑臀部和脚后跟抬高整个身体，使躯干向前延展的自由度更大。双腿后侧获得自由，可以更多地打开，身体也可更多地向前延展。

整个身体由臀部和脚后跟支撑。脚后跟和坐骨向下用力有助于躯干向前延伸。

另一把椅子为双臂提供了更多的锚定处，可以加强躯干的向前伸展。

○ 抓住第二把椅子的椅背可以拓展肩带，打开身体两侧，加强躯干的向前拉伸。

→两把椅子相对放置。根据练习者的腿长调整其距离。在一把椅子上铺上折叠的防滑瑜伽垫，坐在上面。

→双腿伸直，脚后跟放在另一把椅子上。

→双手撑住第一把椅子的椅座，或抓住椅背两侧较低处。在双腿伸直、脚后跟延伸、下压的同时，双手用力推椅子，上提、展开胸腔，使背部凹陷（图1）。

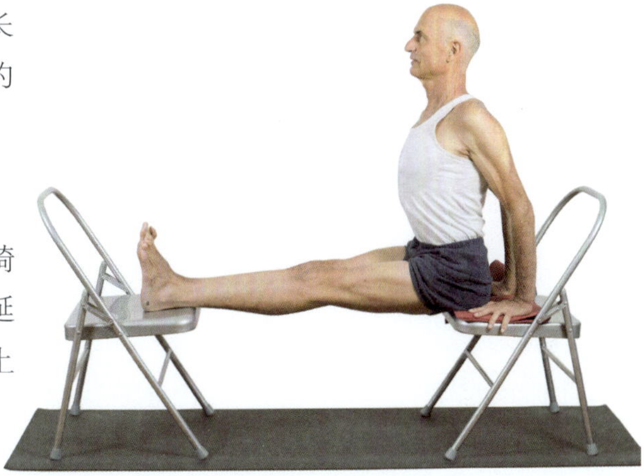

图1　手杖式，坐在椅子上

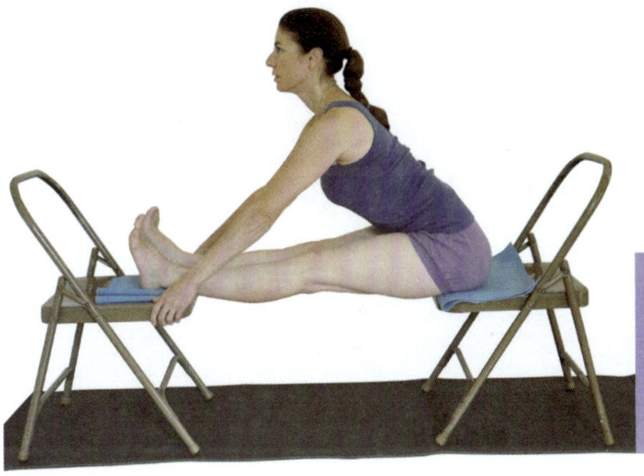

图2　加强背部伸展式，坐在两把椅子上，背部凹陷

→双臂上举，向上延伸（图中未示出），然后躯干向前伸展，双手抓住第二把椅子的椅座边缘，背部凹陷（图2）。

→躯干进一步向前延伸，双手抓住对侧椅背（需要时，可适当调整椅子的位置，也可以抓住椅座）。双臂向前延伸，与身体两侧呈直线。脚后跟下压椅座的同时双手用力拉椅背。假如你够不到椅背，可以握住椅座（图3）。

→躯干两侧上提，脊柱进一步向双腿沉降。

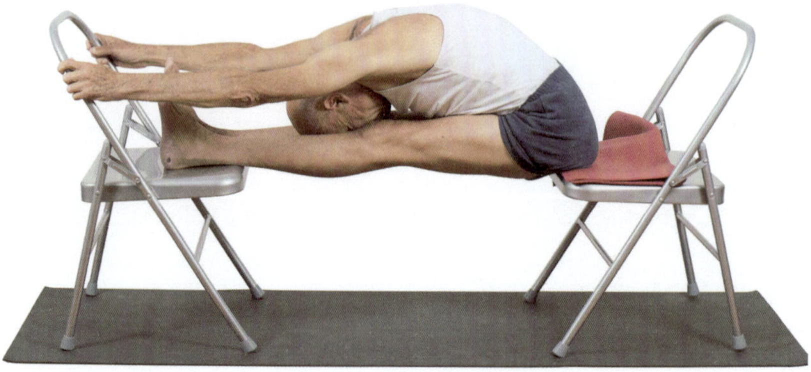

图3　进入加强背部伸展式

也可以利用杠铃片进一步打开双膝后侧：

→将瑜伽带穿过杠铃片（约10千克）中间的小洞，将杠铃片放在瑜伽抱枕上，位于双膝下方（图4）。

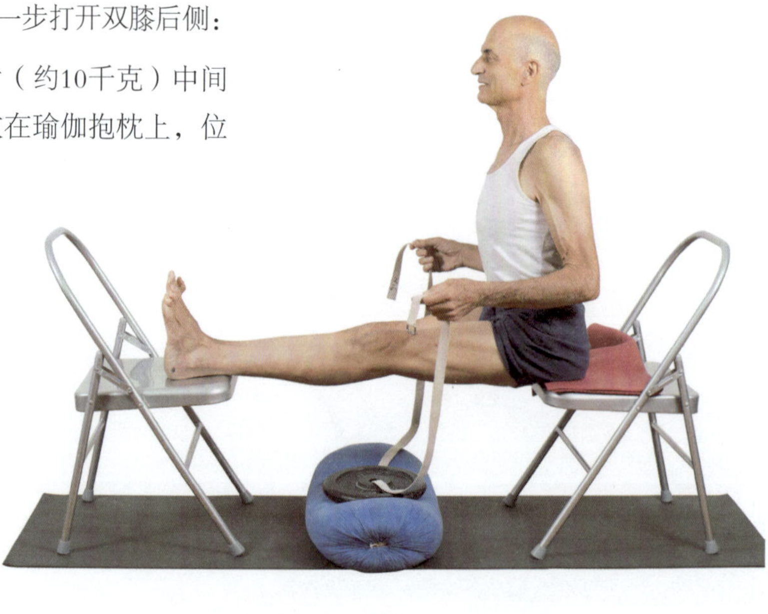

图4　准备杠铃片，用于打开双膝后侧

→将瑜伽带套在大腿上，靠近双膝（图5）。

→慢慢移走瑜伽抱枕，使杠铃片自由悬垂。进入体式（图6）。

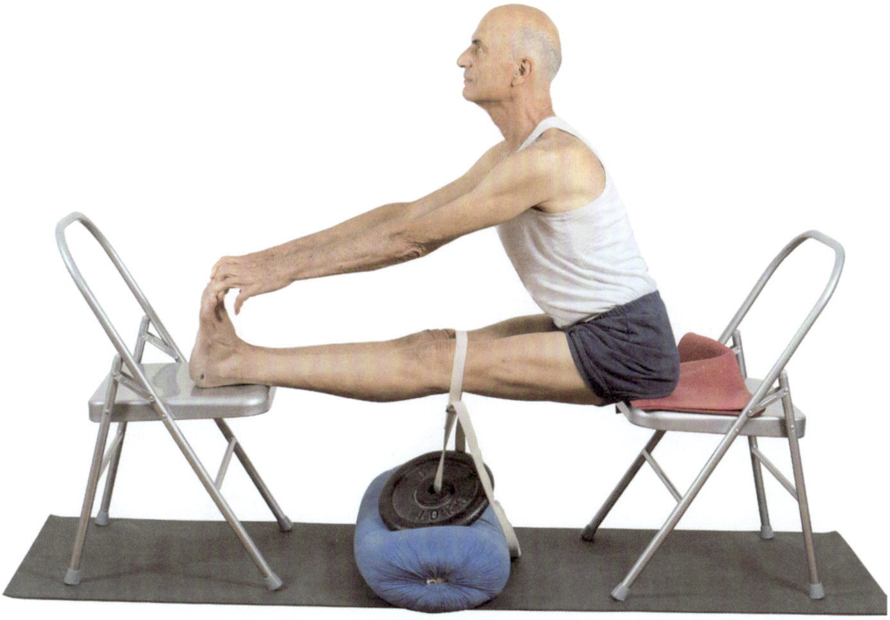

图5　悬垂杠铃片

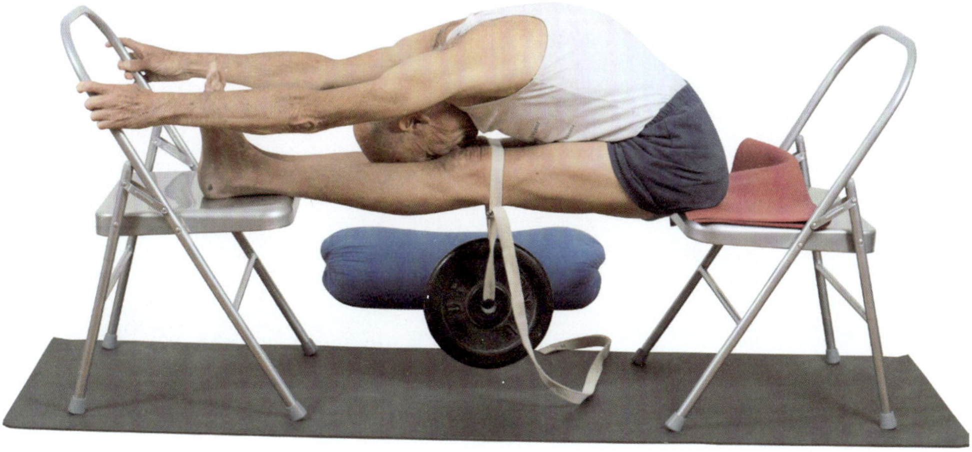

图6　加强背部伸展式，杠铃片挂在大腿接近双膝处

龟式
(*Kūrmāsana*)

(坐在椅子上)

在下面两个龟式(*Kūrmāsana*)的变体中，双脚分别放在两把椅子上，为躯干的沉降提供了更多空间。躯干可以位于双腿之间，或者低于双腿。变体1，坐在椅子上；变体2，更有挑战性，坐在瑜伽抱枕上。

变体1：坐在第三把椅子上

难度：中级/高级
必备辅具：椅子、防滑瑜伽垫
可选辅具：瑜伽毯、瑜伽抱枕、瑜伽带、瑜伽砖

因为此变体中臀部和双脚高度相同，所以双腿的动作与最终体式中的动作类似。

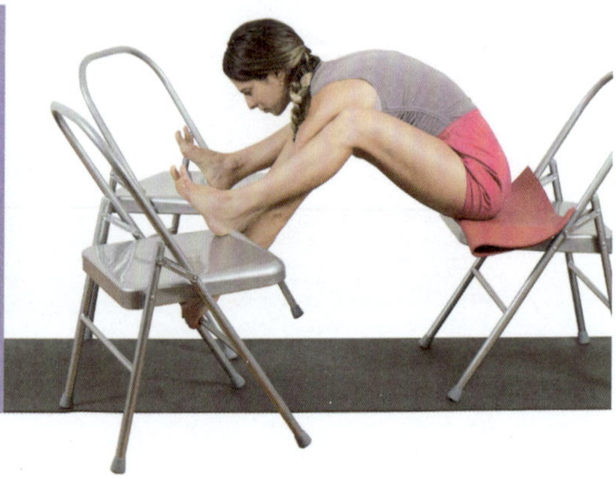

图1 龟式，双脚放在椅子上，躯干向前伸展

→将两把椅子横放在瑜伽垫上，前腿离得近一些，后腿离得远一些。可以在椅座上铺一条折叠的瑜伽毯(图中未示出)。

→将第三把椅子面对这两把椅子放置。椅座上铺一条折叠的防滑瑜伽垫。

→坐在第三把椅子上，双腿分开。脚后跟分别放在面前的两把椅子上。

→前屈，躯干向前伸展，双手在两腿之间，抓住面前的椅腿或前横档(图1)。

→双臂继续向下移，向后伸展，抓住练习者坐在其上的椅子的前横档或椅腿(图2)。

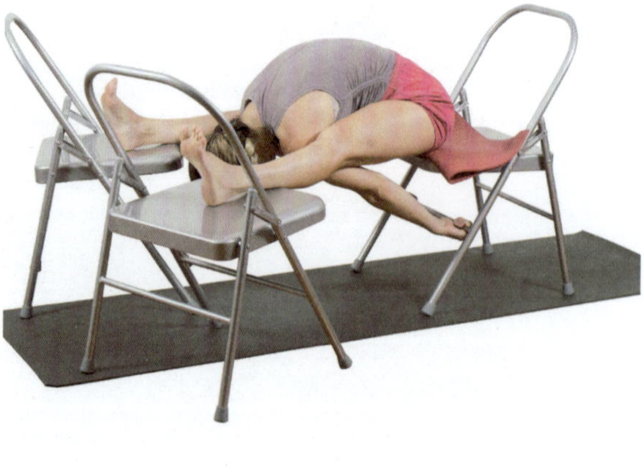

图2 龟式，躯干进一步放低

→继续伸展，抓住后横档，则很像卧龟式(*Supta Kūrmāsana*)(《瑜伽之光》，图368)的最终体式。

变体2：坐在瑜伽抱枕上

难度：高级

→可以从变体1继续练习，坐在瑜伽抱枕上（图1）。

→将双手放到背部，十指交扣，更接近卧龟式（*Supta Kūrmāsana*）（图2）。

→高级练习者可以尝试坐在地面上完成此变体。

◎双腿分开不要太大；双膝内侧应下压腋窝外侧。

◎大腿内旋，双膝内侧夹紧大臂，尽量接近双肩处。

◎脚后跟在椅座上逐渐向前滑动。如果在椅座铺上瑜伽毯滑动会更容易一些。

◎将瑜伽带做成环，套住双脚的脚踝，有助于激活双腿（图中未示出）。瑜伽带环的长度应比髋关节稍宽。两腿用力，与瑜伽带形成拮抗，有助于深入体式。

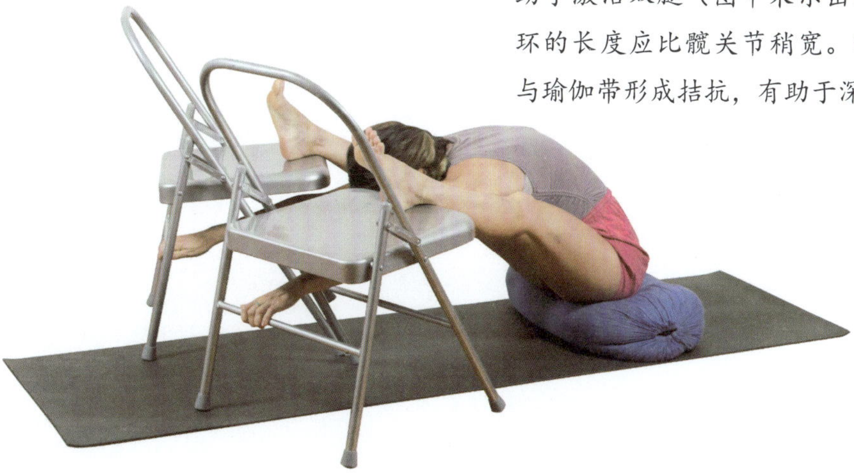

图1　龟式，坐在瑜伽抱枕上，双脚放在椅子上

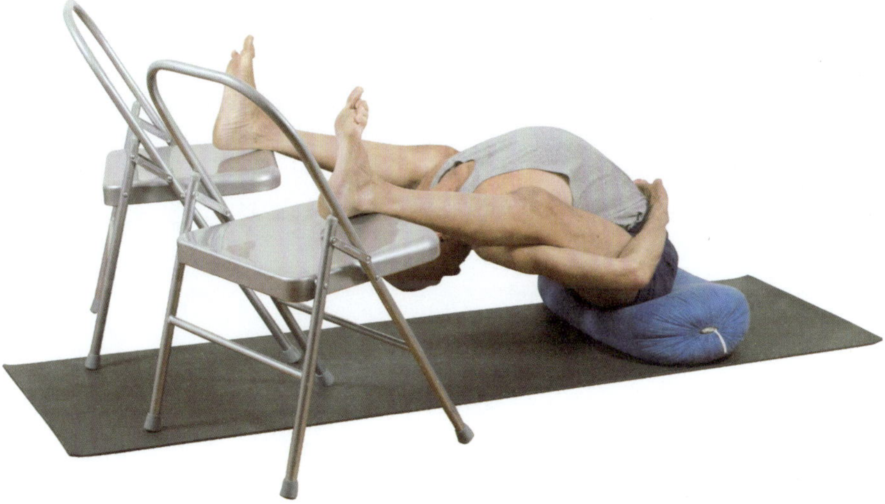

图2　准备进入卧龟式

脸朝上背部伸展一式
（*Ūrdhva Mukha Paścimottānāsana* Ⅰ）

（坐在椅子上）

变体1：坐在椅子上

难度：中级/ 高级
必备辅具：墙面

注意！椅背离墙而越近，下一步保持平衡越难。

→椅背朝墙放置，离墙面30~40厘米。

→身体右侧朝墙，坐在椅子上。右手抓住椅子框架。

→双膝稍微弯曲，双腿向上抬起，向右转，脚后跟抵靠墙面。双手抓住椅子框架，确认坐骨接触椅座（图中未示出）。

→双手依次抓住双脚，双腿伸直，胸腔上提，背部凹陷（图1）。

→双肘向外打开，用力将躯干向上延伸，贴近双腿。

◎初次尝试时，椅子离墙远一些。随着前屈的深入，可以缩短此距离。

→也可以尝试用不同方式，例如，抓住脚掌两侧，在脚掌处十指交扣（图2）或一只手握住另一只手的手腕。

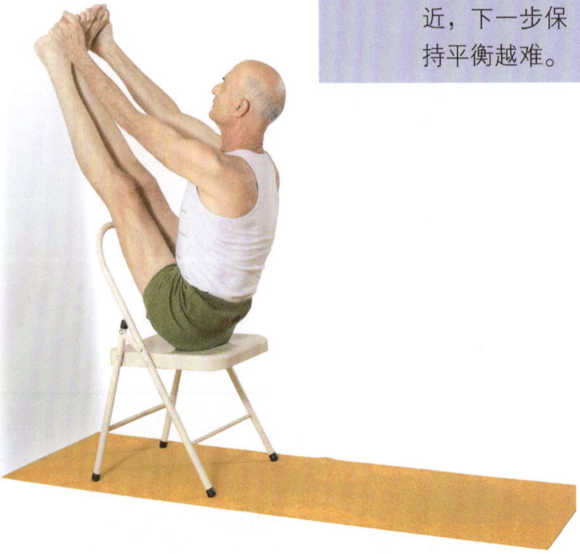

图1　脸朝上背部伸展一式，背部凹陷

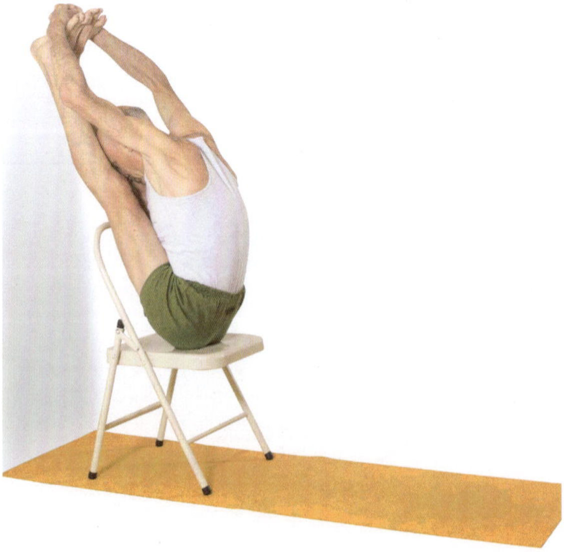

图2　脸朝上背部伸展一式，坐在椅子上，十指交扣

变体2：小腿抵靠椅座

难度：中级/ 高级
必备辅具：瑜伽毯

○ 椅子为双手提供了锚定处，有助于躯干贴靠双腿，向前延伸。

○ 对双腿的支撑使得体式更稳定、更放松。

→面对椅子，坐在地面上的折叠瑜伽毯上。椅子离躯干约50厘米。

→双腿抬起，小腿抵靠椅座前缘。

→抓住椅背两侧，躯干向上、向前延伸。

→上身折叠，贴靠双腿（图1）。双臂继续向上延伸，双手抓住椅背。

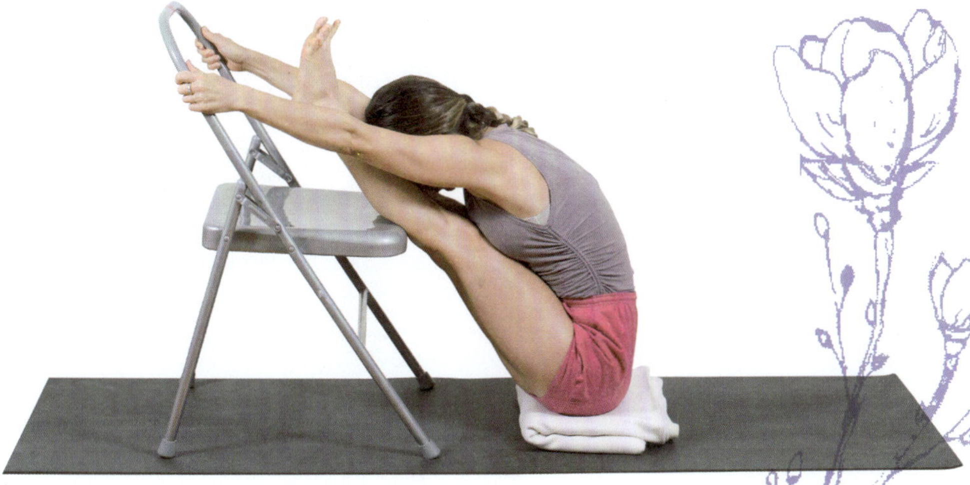

图1　脸朝上背部伸展一式，小腿抵靠椅座前缘

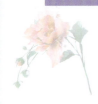

用法2　前额放到椅子上

在前伸展体式中，前额应该贴靠双腿，或放在折叠的瑜伽毯上，从而体验宁静和向内的感觉。不过，对于许多练习者来说，做到这点会相当费力，甚至完全不可能。而在面前放一把椅子，几乎每个人都可将前额放在椅座上，体验到体式的放松。这是一个简单有效的方法，较少用力，就可享受到前伸展体式带来的平静和安宁。我们这里只给出几个经典的示例，你也可将此方法用于其他体式中。

○ 前额放在椅座上，甚至初学者也可以放松地在体式中停留较长时间。
○ 支撑前额可以平静大脑，有助于意识内收。
○ 椅子的支撑可以使练习者较温和地由坐立体式过渡到前伸展体式。

俯英雄式
（*Adho Mukha Vīrāsana*）　（前额放在椅座上）

难度：初级/疗愈
可选辅具：瑜伽毯、瑜伽抱枕

→面对椅子，英雄式（*Vīrāsana*）坐立，在椅座上铺一条折叠的瑜伽毯。如果需要，臀部下方可放一个瑜伽抱枕。

→前额和双臂放在椅座上（图1）。

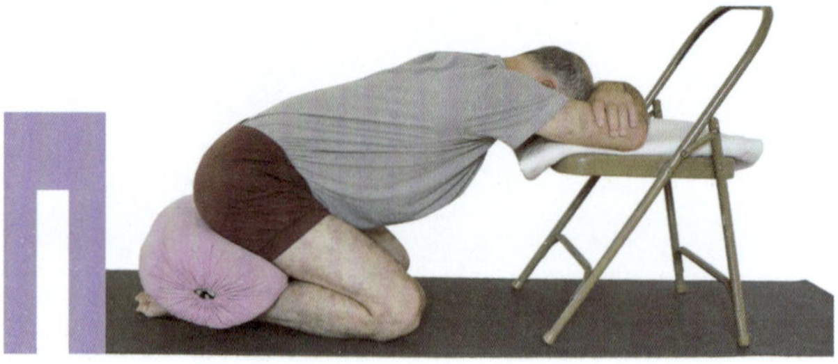

图1　俯英雄式，前额、双臂放在椅座上

→也可以将椅子倒置，椅座背面纵向放置一个瑜伽抱枕，前额放在瑜伽抱枕上（图2）。

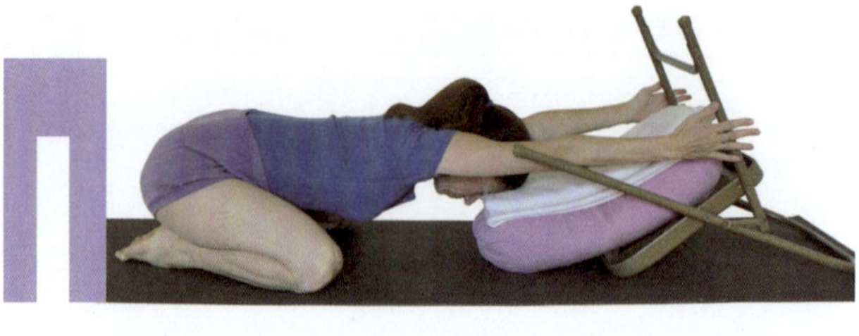

图2　俯英雄式，椅子倒置，前额放在椅座背面的瑜伽抱枕上

俯吉祥式
（*Adho Mukha Svastikāsana*）

（前额放在椅座上）

难度：初级
可选辅具：瑜伽毯、瑜伽抱枕

→在椅座上铺一条折叠的瑜伽毯，面对椅子，吉祥式（*Svastikāsana*）坐立。

→前额和双臂放在椅座上（图1）。

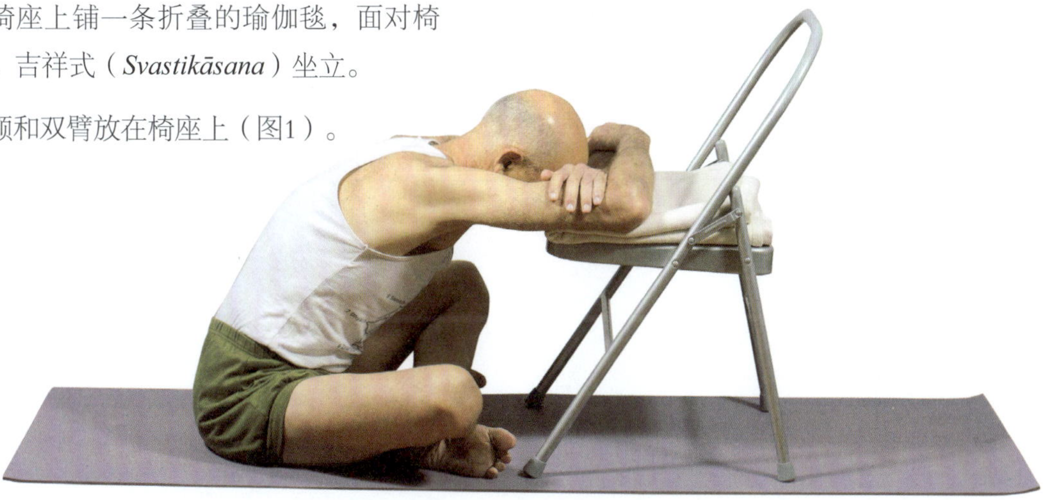

图1 俯吉祥式，前额放在椅座上

俯束角式
（*Adho Mukha Baddha Koṇāsana*）

（前额放在椅座上）

难度：初级/中级
可选辅具：瑜伽毯、瑜伽抱枕

→在椅座上铺一条折叠的瑜伽毯，面对椅子，束角式（*Baddha Koṇāsana*）坐立。

→前额放在椅座上（图1）。

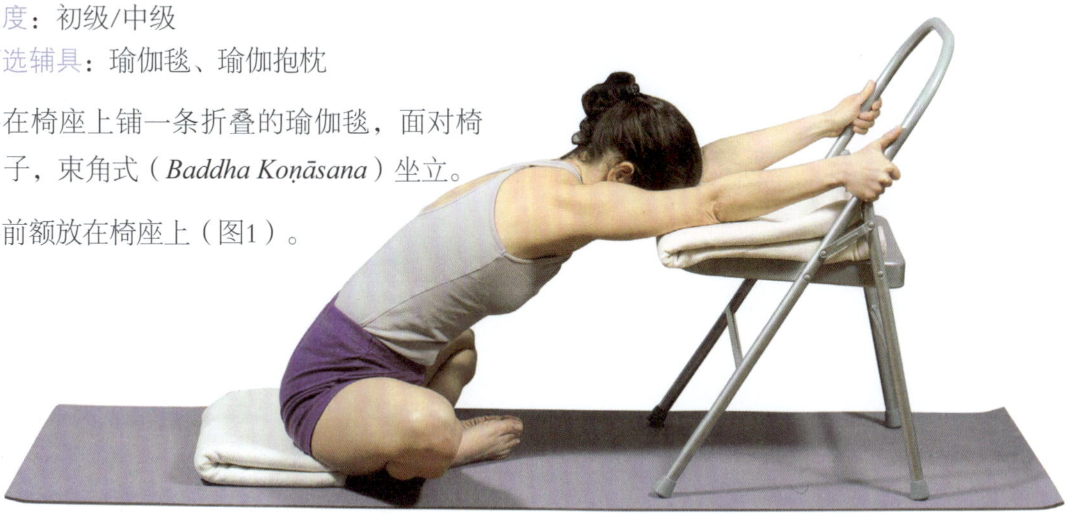

图1 俯束角式，前额放在椅座上

加强背部伸展式
（*Paścimottānāsana*）
（前额放在椅座上）

难度：初级
可选辅具：瑜伽毯、瑜伽抱枕、瑜伽砖

○ 双手和前额的支撑处抬高使得每个人都可体验前伸展体式的平静和放松。

→面对椅子，手杖式（*Daṇḍāsana*）坐立。如果需要，臀部下方可铺一条折叠的瑜伽毯。

→将椅子放到双腿上方。躯干稍微向前伸展，前屈，双手抓住椅背。胸腔上提，背部凹陷。

→进一步前屈，前额放到椅座上。如果需要，可以在椅座上铺一条瑜伽毯作为衬垫（图1）。

→也可以双臂弯曲，小臂交叠，放在椅座上（图中未示出）。

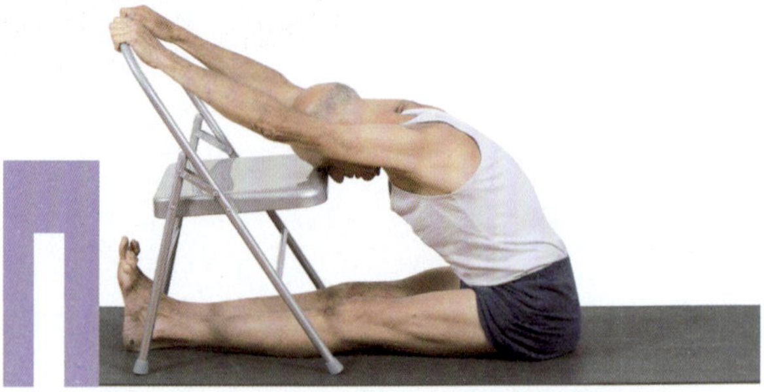

图1 加强背部伸展式，前额放在椅座上

→可以将一个瑜伽抱枕斜放到椅座上支撑前额，前屈会更柔和，做起体式也更放松（图2）。

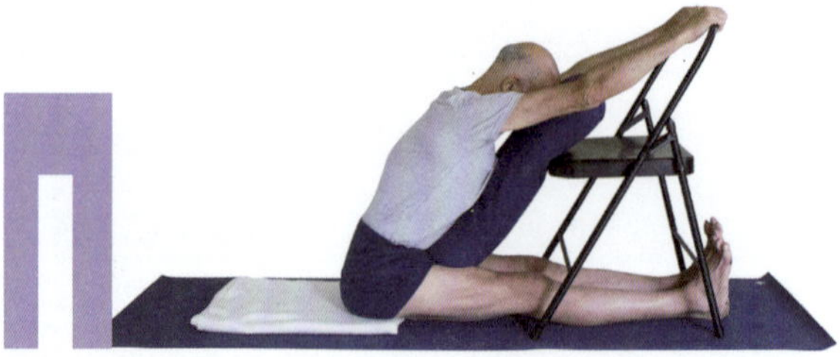

图2 加强背部伸展式，前额放在瑜伽抱枕上

→在大多数情况下，你可以将脚趾丘靠在椅子的后横档上。确保每一个脚趾丘都均衡地抵靠横档（尤其要注意大脚趾丘的情况）（图3）。

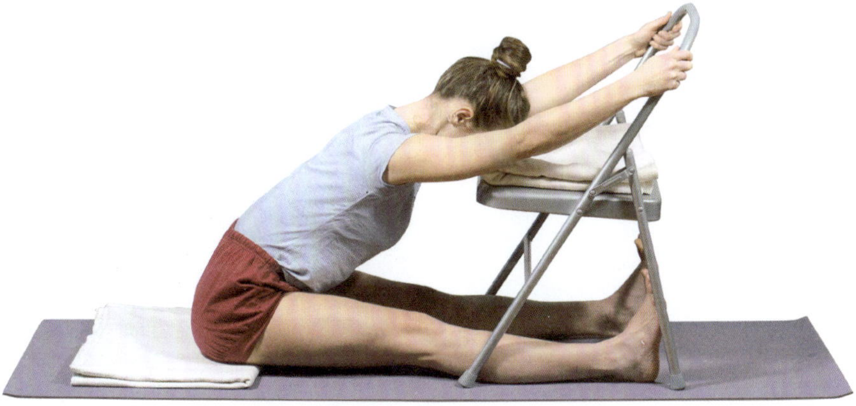

图3　加强背部伸展式，前额放在椅座上，脚趾丘抵靠后横档

如果对你来说横档太高，可以将脚后跟放在瑜伽砖上（图 4）。

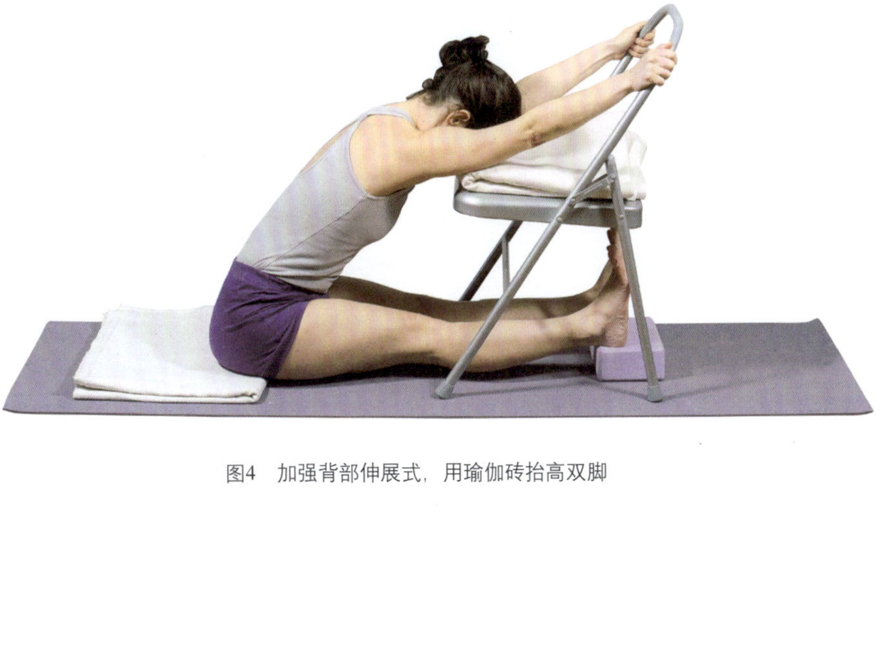

图4　加强背部伸展式，用瑜伽砖抬高双脚

头碰膝前屈伸展式

（*Jānu Śīrṣāsana*）

（前额放在椅座上）

难度：初级

可选辅具：瑜伽毯

第一阶段

屈右腿做体式：

→束角式坐立，屈右腿，左腿向侧打开。双腿之间的距离大于髋部。

→前屈，躯干位于双腿之间。双手抓住椅背两侧，前额放在椅座上。这是一个特别放松的变体（图1）。

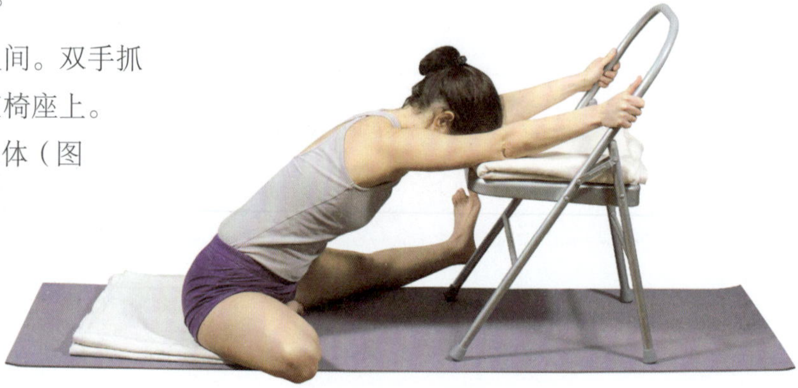

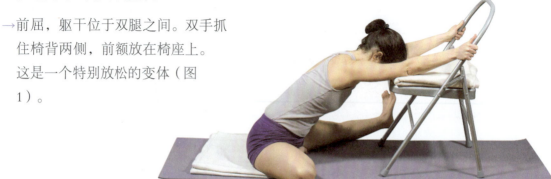

图1 头碰膝前屈伸展式：双腿两侧打开的前屈

第二阶段

→更接近头碰膝前屈伸展式（*Jānu Śīrṣāsana*）的最终体式，将左腿放在椅座下，前屈，躯干位于左腿上方。双手仍然抓住椅背两侧（图2）。

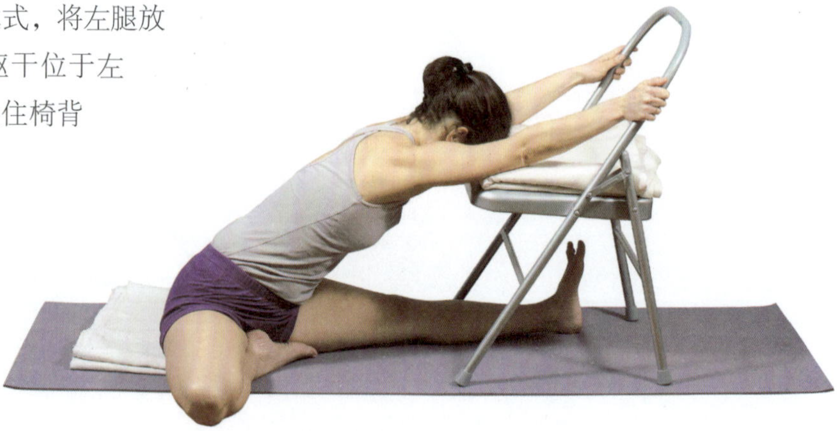

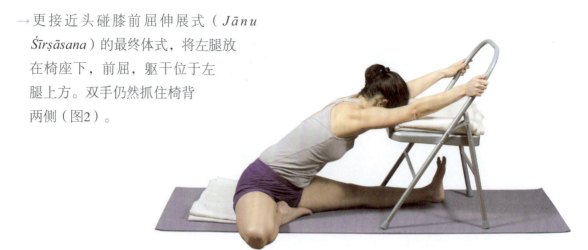

图2 头碰膝前屈伸展式，左腿放在椅座下

俯束角式
（*Adho Mukha Baddha Koṇāsana*）（头部放在椅座下）

难度：中级

可选辅具：瑜伽毯

○ 躯干前屈更低，头部放在椅座下，感受到私密，如同在自己的洞穴里练习。感官内收，整个人变得顺从、平和、安静。

○ 椅子提供的各个高度的稳固的抓握点，有助于背部的拓宽和躯干两侧的展开。

○ 椅子的前横档（如果有的话）可以支撑前额。

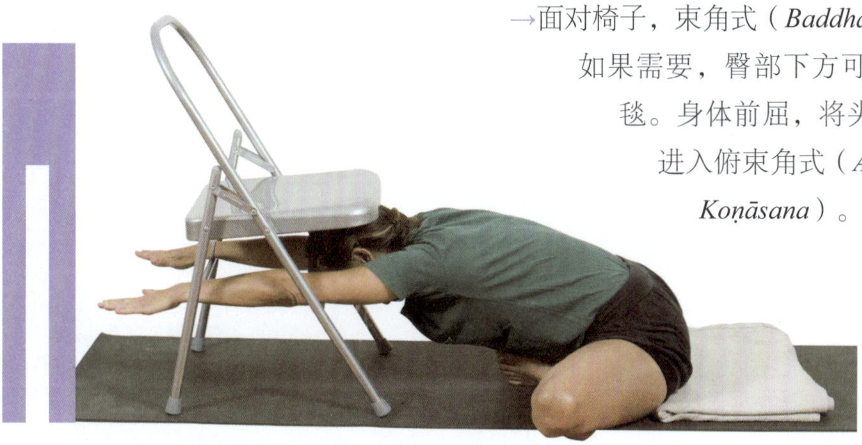

图1 进入俯束角式

→面对椅子，束角式（*Baddha Koṇāsana*）坐立。如果需要，臀部下方可铺一条折叠的瑜伽毯。身体前屈，将头部放在椅座下方，进入俯束角式（*Adho Mukha Baddha Koṇāsana*）。

加强背部伸展式
（*Paścimottānāsana*）（头部放在椅座下）

变体1：双脚抵靠后横档

难度：中级

→面对椅子，手杖式（*Daṇḍāsana*）坐立。将头部放到椅座下方。双手抓住椅子的后腿，双脚抵靠后横档。

→前额落在前横档上（图1）。

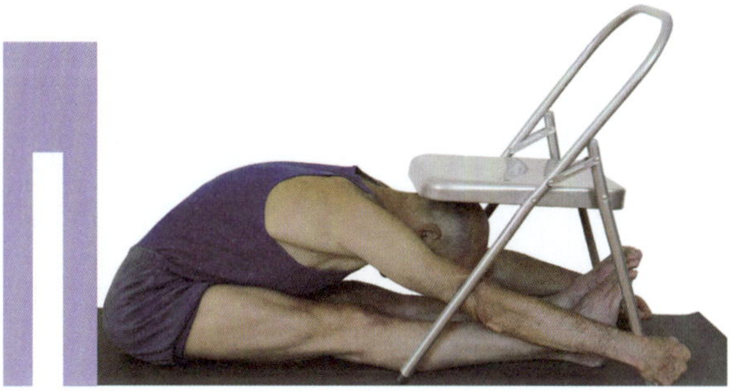

图1 加强背部伸展式，头部放在椅座下

变体2：双脚抵靠前横档

难度：中级/ 高级
可选辅具：瑜伽毯、瑜伽带、瑜伽砖

○ 双脚抵靠椅子的前横档，有助于进一步延伸躯干。

○ 椅子提供的更高、更宽的锚定处，有助于躯干进一步向前伸展，也有助于背部拓宽、躯干两侧展开。

另一个选择是将椅子放在体前，双脚抵靠前横档。与前一个变体相比，此变体中躯干的拉伸更强烈。

◎有些椅子没有前横档。需要时，可以在前腿上捆绑一根瑜伽带，替代前横档。虽然没有金属横档稳固，但是对体式也有帮助。

→面对椅子，手杖式（*Daṇḍāsana*）坐立，双脚抵靠前横档（图1）。

→双手抓住椅座向身前拉，双腿保持伸直，稳定（图中未示出）。

→胸骨上提，背部凹陷，眼睛向上看（图中未示出）。

→双肘上提，向两侧弯曲。躯干向前延伸，双手抓住后横档。前额落到小腿上（图2）。

◎如果对你来说前横档太高，可以将脚后跟放在瑜伽砖上（图 2）。

◎在此变体中，也可以将折叠的瑜伽毯放到小腿上支撑前额。

◎如果需要，可用折叠的瑜伽毯垫高臀部。

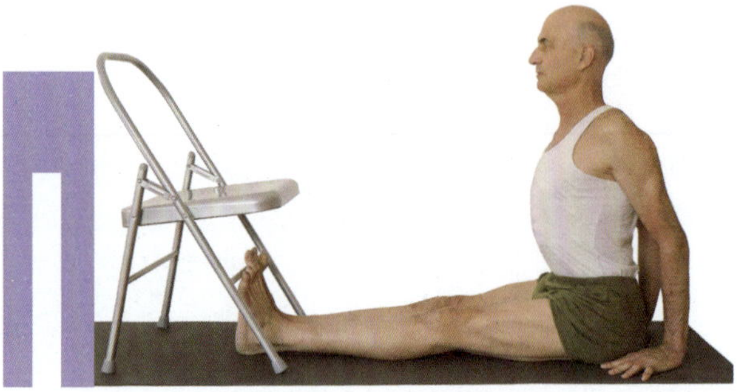

图1　手杖式坐立，双脚抵靠前横档

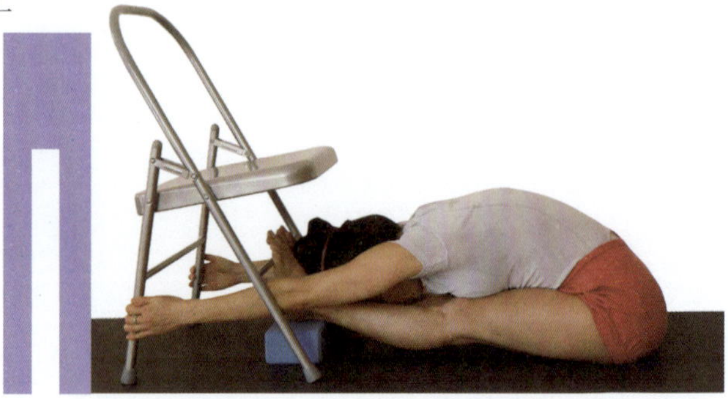

图2　进入加强背部伸展式，双脚抵靠前横档

头碰膝前屈扭转伸展式
(*Parivṛtta Jānu Śīrṣāsana*)
（前脚抵靠椅子后横档）

难度：中级/ 高级
可选辅具：瑜伽毯、瑜伽砖

○ 椅子为伸直一侧腿和双手提供了支撑，有助于躯干的延伸，为进入更具挑战性的最终体式做好准备。

屈右腿做体式：

→面对椅背，手杖式（*Daṇḍāsana*）坐立。脚掌抵靠椅子的后横档。（如果后横档太高，可将脚后跟放在瑜伽砖上。图中未示出）

→屈右腿，右大腿向后旋，右膝下压地面。右脚背应柔软地落在瑜伽垫上。

→躯干向左转，向前伸展，位于左腿正上方（图中未示出）。

→左臂手肘落于地面，左手抓住后横档。右臂伸展过头，根据你的灵活性，抓住椅子的相应位置。

→双手抓住椅子，与左腿形成拮抗，躯干两侧向前伸展。躯干和头部从左向右转，眼睛向上看（图1）。

→在最终体式中，躯干的背部和后脑勺应落在左腿上。（《瑜伽之光》，图132）。

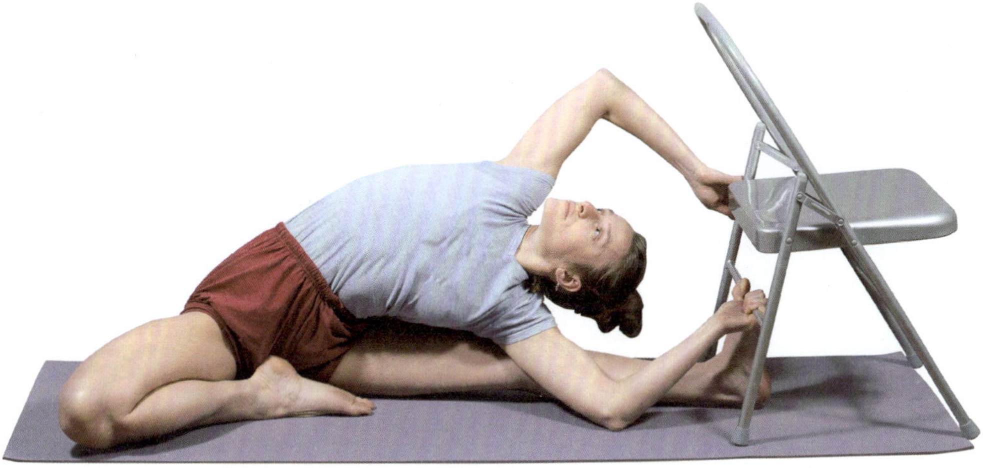

图1　头碰膝前屈扭转伸展式，双手抓住后横档和椅座

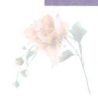

用法3　倒置的椅子支撑双脚

此用法中，椅子倒置，后侧着地。双脚抵靠椅座背面。

双手拉椅子，与双腿形成拮抗，可以很好地将整个躯干向前拉伸，从中体会如何利用双腿作为锚定点进行拉伸。

倾斜的椅座使得练习者可以根据自身能力方便地调整抓握的距离。椅腿支撑双肘的同时可以帮助躯干和双臂很好地拉伸。椅座可以向前折叠，从而使躯干进一步向前延伸。

下面给出此方法的几个示例。你可以大胆尝试，将此方法用于其他体式中。

加强背部伸展式（*Paścimottānāsana*）

（双脚抵靠倒置椅子的椅座背面）

难度：中级
必备辅具：防滑瑜伽垫
可选辅具：瑜伽毯

→椅子倒置，椅背着地，椅腿朝向练习者。

→椅子后框上铺一条折叠的防滑瑜伽垫。

→手杖式（*Daṇḍāsana*）坐立，双脚抵靠椅座背面，双手抓住椅腿。椅座向前折叠一点（图1）。

→双手用力将椅腿拉向身前，与双腿形成拮抗。借此抬起胸腔，伸展躯干前侧。

→保持躯干的长度，开始前屈。背部凹陷，眼睛向前、向上看。

→进一步前屈，双手抓住椅座两侧或者椅腿。适当调整椅子的折叠幅度，找到舒适的抓握距离（图2）。

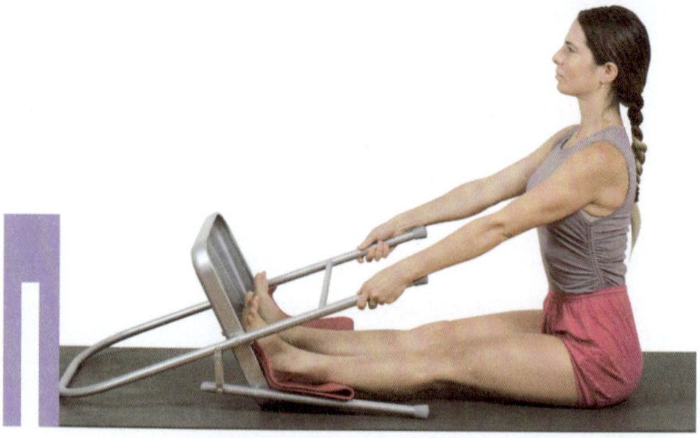

图1　手杖式，椅子倒置，双手抓住椅腿

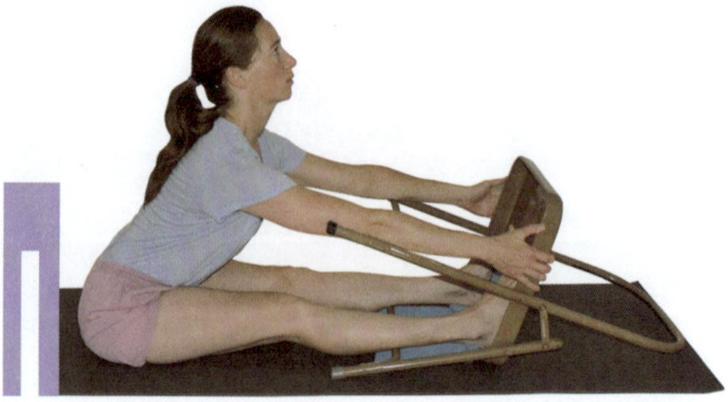

图2　进入加强背部伸展式

→躯干进一步前屈，大臂落在椅子的前腿上。

→双腿将椅子向前推，双手将椅子向身前拉，前额落在小腿上（图3）。如果需要，双腿上铺一条折叠的瑜伽毯。

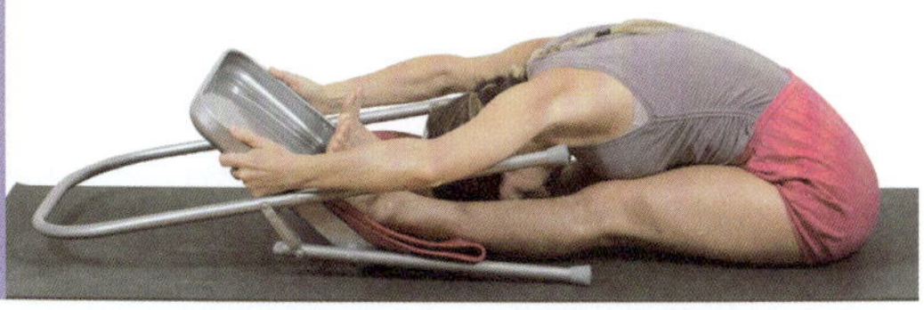

图3 加强背部伸展式，进一步折叠椅子

头碰膝前屈伸展式
（*Jānu Śīrṣāsana*）

（单脚抵靠倒置椅子的椅座背面）

难度：中级

也可用倒置的椅子辅助练习头碰膝前屈伸展式（图1）。

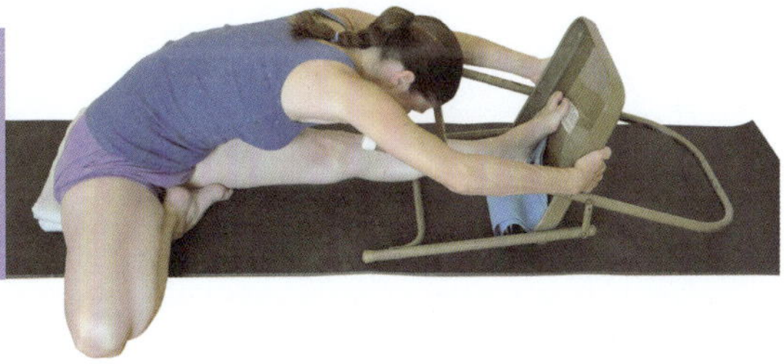

图1 头碰膝前屈伸展式，椅子倒置

半英雄前屈伸展式
（*Triaṅga Mukha Eka Pāda Paścimottānāsana*）

（单脚抵靠倒置椅子的椅座背面）

难度：中级

也可用倒置的椅子辅助练习半英雄前屈伸展式（图1）。

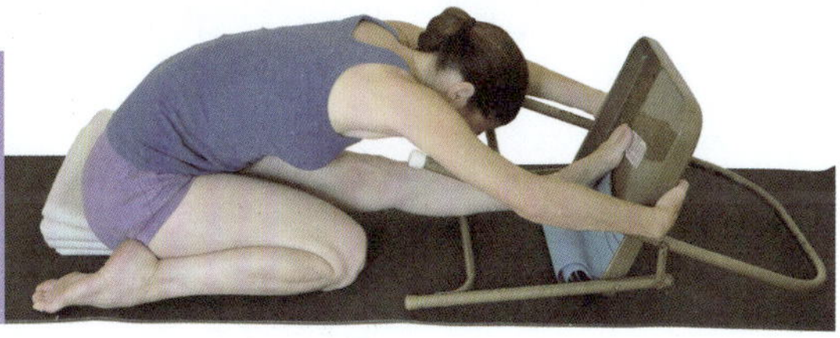

图1 半英雄前屈伸展式，椅子倒置

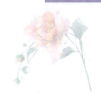

用法4　折叠的椅子支撑腹股沟

折叠的椅子可以作为锚定和牵拉的平板。在站立前屈式（*Uttānāsana*）和加强侧伸展式（*Pārśvottānāsana*）等体式中我们用此方法进行疗愈性的站立伸展。这里我们介绍坐立的前伸展体式中的用法。

○ 椅背抵靠腹股沟和耻骨，形成了一个稳固的平面，可以更好地延伸躯干。
○ 椅子的框架有助于保持双肘间的宽度，并将躯干向前拉。
○ 椅座为前额提供了舒适的支撑处。

加强背部伸展式（*Paścimottānāsana*）

（折叠的椅子支撑腹股沟）

难度：中级
可选辅具：瑜伽毯、瑜伽抱枕、防滑瑜伽垫

→手杖式（*Daṇḍāsana*）坐立，折叠的椅子支撑腹股沟前侧。如果需要可以在大腿上铺上防滑瑜伽垫（图1）。

→双手抓住椅腿，将椅子向下压，将躯干向上延展，胸腔上提，下巴抬起。

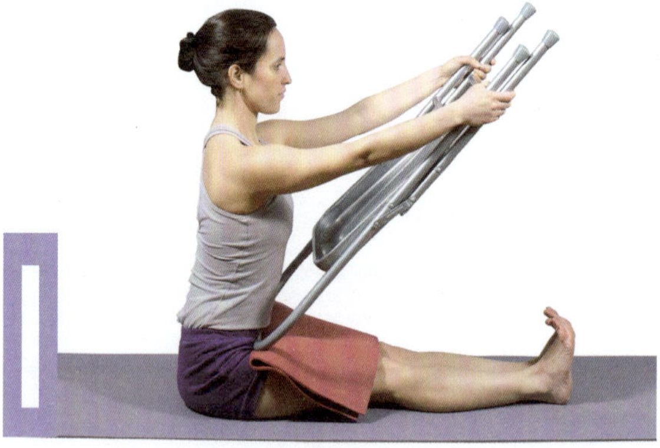
图1　手杖式，折叠的椅子支撑腹股沟

→前屈，同时将椅子向双腿方向倾斜。背部凹陷，延展脊柱、颈部，眼睛向上看。

→停留几个呼吸；将躯干前侧进一步延伸。胸腔上提，远离腹部（图2）。

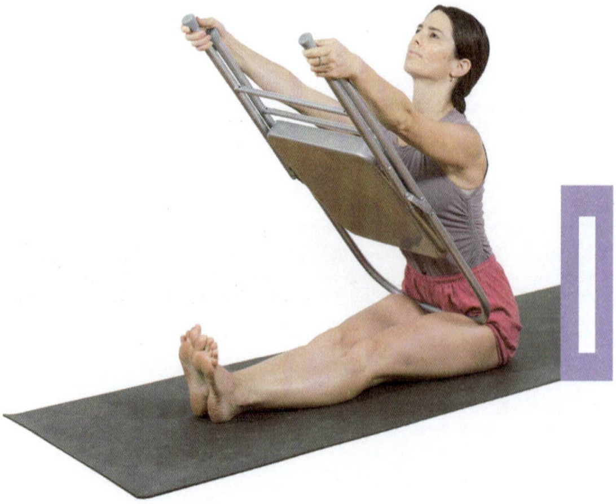
图2　眼睛向上看，背部凹陷

→再次前屈，进入加强背部伸展式（*Paścimottānāsana*）。双臂伸直，双手抓住椅腿，用力往回拉，使躯干向前伸展。

→将椅子放在双腿上，前额落在椅座背面。保持双手的拉力和躯干的向前伸展（图3）。（如果需要，可将瑜伽抱枕、瑜伽毯等放在椅座上支撑前额。）

→在体式中停留一会儿。用深长的呼吸释放紧张，获得延伸。双腿保持延伸，大腿面保持平展，向地面沉降。

◎椅座的正面是朝向你还是远离你，可以亲自体验一下再决定。这可能取决于椅子的类型。在多数情况下，椅座正面远离你比较好，因为这样椅座平整的正面可以放到双腿上，感觉会比较舒适。

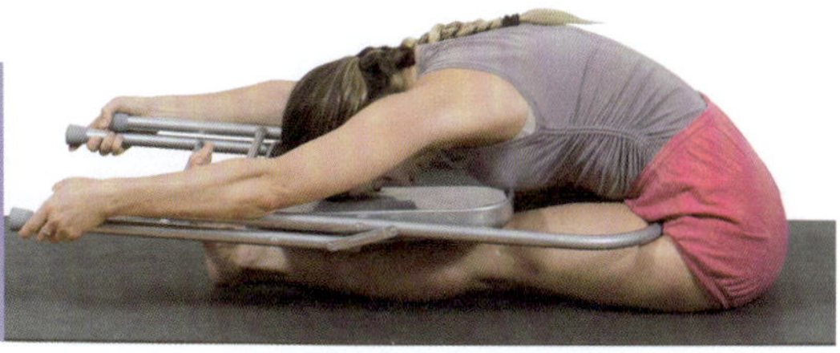

图3　进入加强背部伸展式

脸朝上背部伸展二式
（*Ūrdhva Mukha Paścimottānāsana* Ⅱ）

（折叠的椅子支撑腹股沟）

难度：高级

折叠的椅子有助于辅助进入脸朝上背部伸展二式 (*Ūrdhva Mukha Paścimottānāsana* Ⅱ)（《瑜伽之光》，图 170）。

→将椅子折叠，椅座正面贴地。

→躺在瑜伽垫上，双腿抬起，向后摆动，进入体式。将椅子平放到双腿上。椅座正面朝下。

→双手用力将椅子向下拉，加强双腿和躯干的伸展。

→调整臀部两侧和脚后跟与地面同高，双腿平行于地面。背部尽量接近地面。

→双膝膝盖窝伸展，双腿后侧尽量接触椅子（图1）。

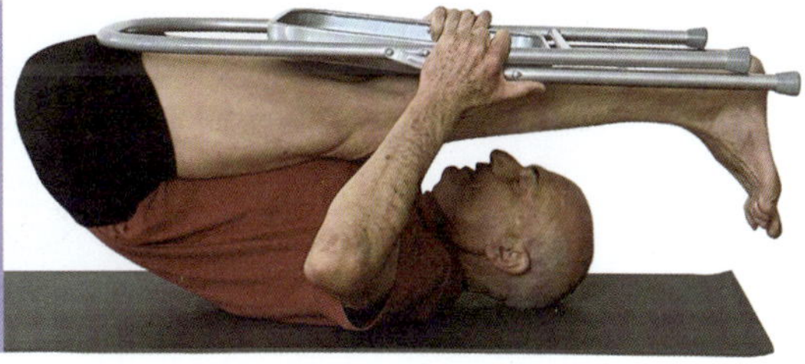

图1　进入脸朝上背部伸展二式

内女式
（*Mahāmudrā*）

（折叠的椅子支撑腹股沟）

难度：中级
可选辅具：防滑瑜伽垫

屈右腿做体式：

→手杖式（*Daṇḍāsana*）坐立，屈右腿。用折叠的椅子支撑左腹股沟。双手抓住椅腿（图1）。

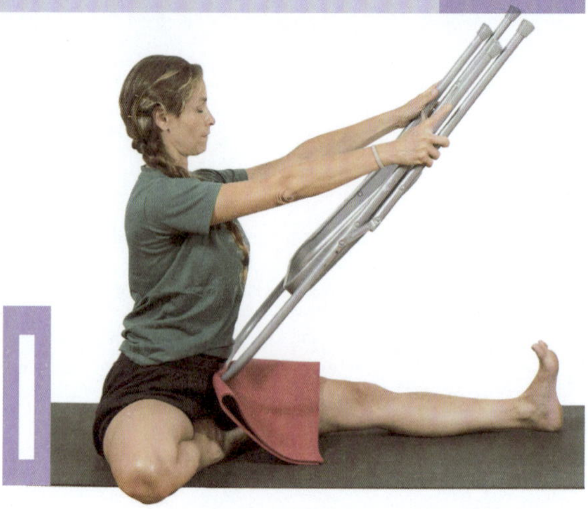

图1 内女式，折叠的椅子支撑腹股沟

头碰膝前屈伸展式
（*Jānu Śīrṣāsana*）

（折叠的椅子支撑腹股沟）

难度：中级
可选辅具：防滑瑜伽垫

屈右腿做体式：

→接前一变体，躯干向前、向下伸展，进入体式（图1）。

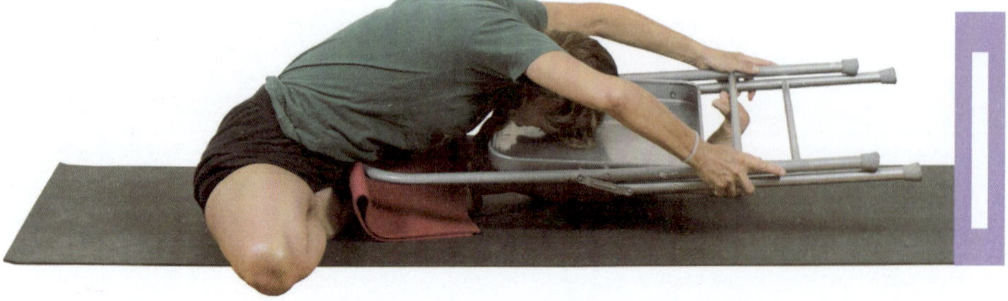

图1 进入头碰膝前屈伸展式，折叠的椅子支撑腹股沟

坐角式
(*Upaviṣṭa Koṇāsana*)

(折叠的椅子支撑大腿内侧)

难度：中级

此变体中，大腿内侧抵靠折叠的椅子的椅背。

○ 椅子有助于大腿的打开，保持大腿的稳定。

→坐角式（*Upaviṣṭa Koṇāsana*）坐立，将折叠的椅子放在双腿之间，椅背着地。双手抓住椅腿（图1）。

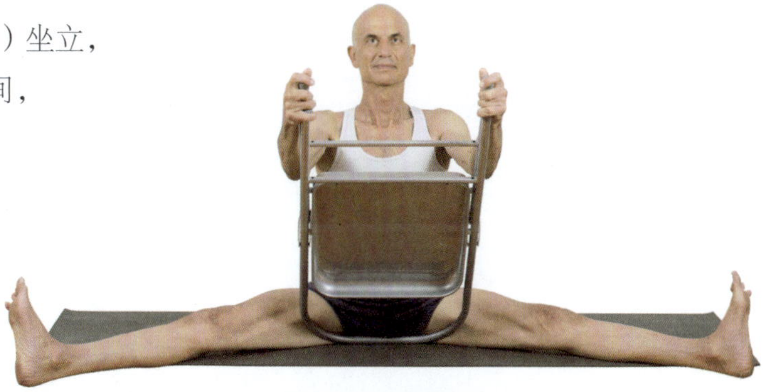

图1　准备进入坐角式，用折叠的椅子上提胸腔

→将椅子向地面方向压，胸腔上提。眼睛向上看，躯干向前延伸（图2）。

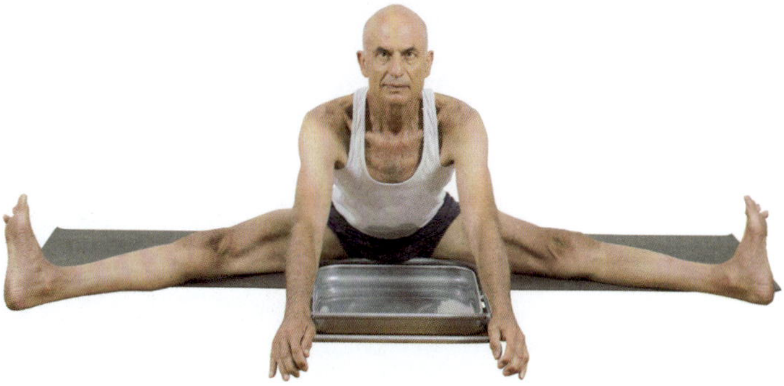

图2　进入坐角式

→前屈，躯干前侧倾靠在椅子上。

→双手抓住椅腿，躯干进一步向前伸展（图3）。

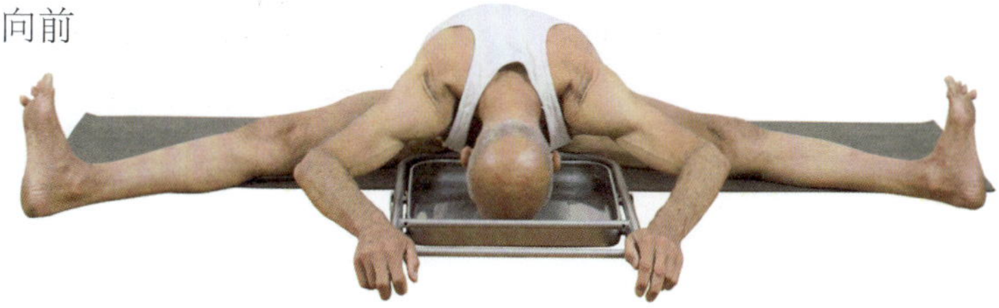

图3　坐角式

侧坐角式
（*Pārśva Upaviṣṭa Koṇāsana*）

（折叠的椅子支撑腹股沟前侧）

难度：中级

可选辅具：防滑瑜伽垫

○ 椅子的支撑有助于拉伸躯干侧面。

右侧做体式：

→椅背抵靠右腹股沟前侧。

→躯干向右转（图1），前屈，位于右腿之上，进入侧坐角式（*Pārśva Upaviṣṭa Koṇāsana*）（图2）。

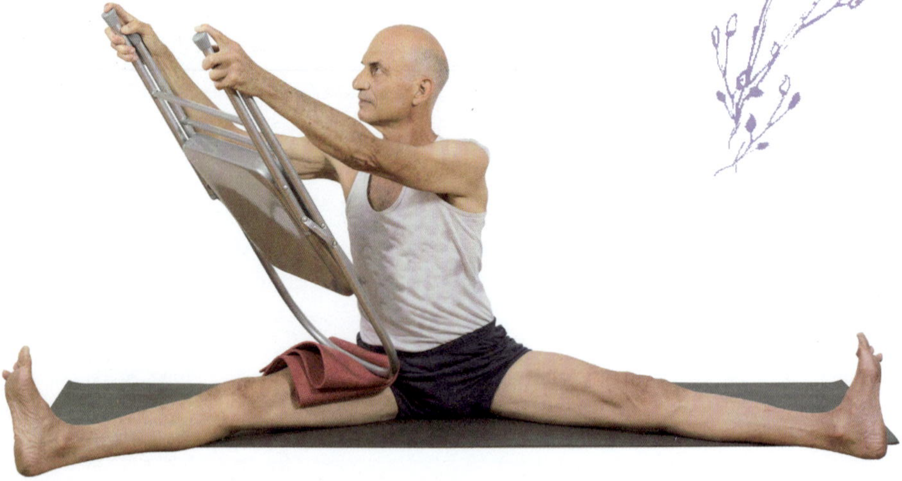

图1　准备进入侧坐角式

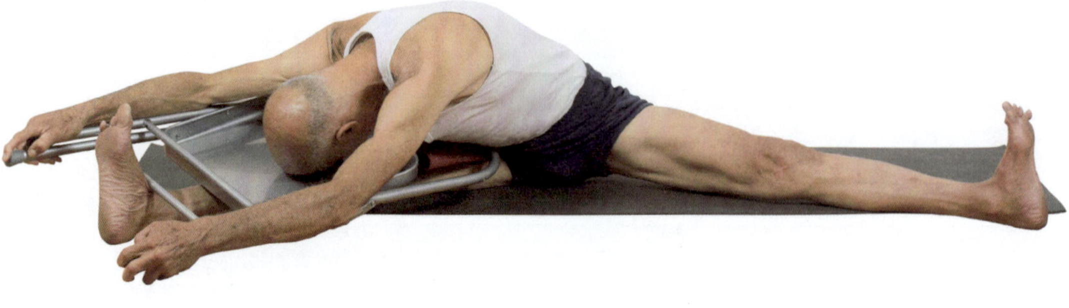

图2　进入侧坐角式

扭转坐角式
(*Parivṛtta Upaviṣṭa Koṇāsana*)

（折叠的椅子支撑腹股沟前侧）

难度：高级
可选辅具：防滑瑜伽垫

○ 双手向上抓住背后的椅腿有助于躯干的拉伸和扭转。背部抵靠平整的椅座有助于躯干的进一步扭转。

○ 在最终阶段，背部和头部可贴靠到椅子上。

扭转坐角式（*Parivṛtta Upaviṣṭa Koṇāsana*）和头碰膝前屈扭转伸展式（*Parivṛtta Jānu Śīrṣāsana*）（《瑜伽之光》，图 132）是两个很具挑战的体式，既包括前伸展动作也有扭转动作。椅子对这两个动作都有帮助。

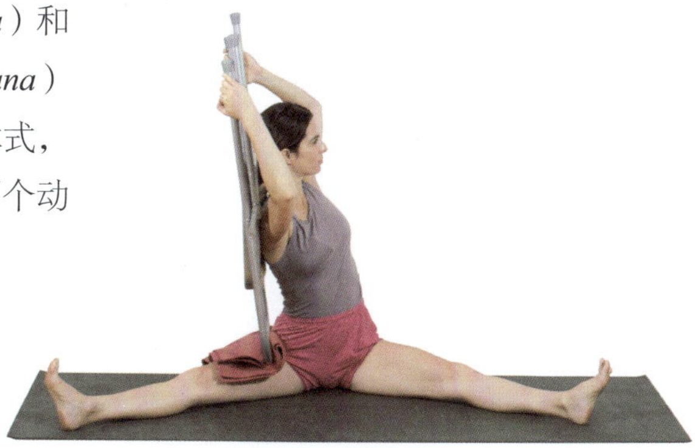

图1　准备进入扭转坐角式

右侧做体式：

→将椅子折叠，椅座正面贴地。

→手杖式（*Daṇḍāsana*）坐立。双腿打开，约120°。

→椅背抵靠右腹股沟前侧，椅座正面朝向你，椅腿朝上。

→抓住椅腿，用力向前拉，使躯干向上延伸。

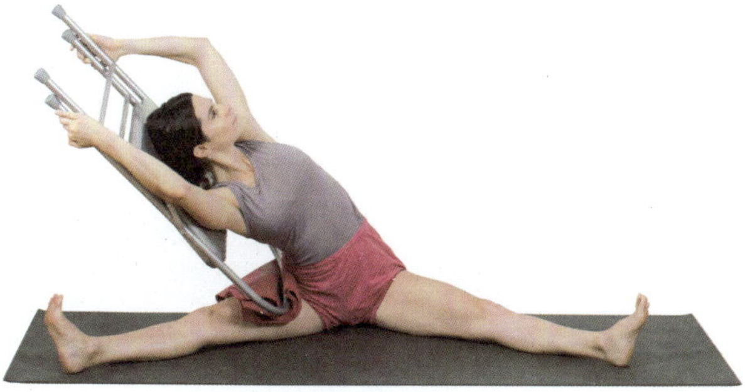

图2　进入扭转坐角式

→躯干向左转。双手用力带动躯干转动，背部，特别是左侧，尽量接近椅座（图1）。

→双手抓住椅腿，躯干后侧靠向右腿。躯干继续扭转，背部左侧靠向椅子（图2）。

→保持椅子的稳定，躯干继续向下扭转。椅子靠近右腿，躯干沿右腿方向延伸，后脑勺落到椅座上（图3）。

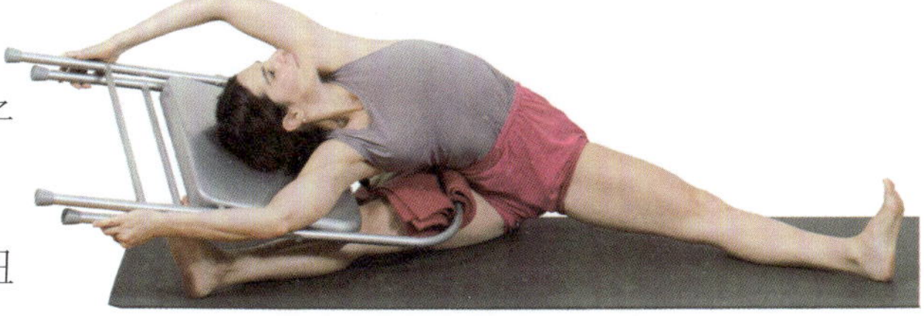

图3　扭转坐角式，椅子靠近右腿

头碰膝前屈扭转伸展式
（*Parivṛtta Jānu Śīrṣāsana*）

（折叠的椅子支撑腹股沟前侧）

难度：高级

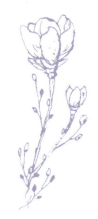

与扭转坐角式（*Parivṛtta Upaviṣṭa Koṇāsana*）类似，在头碰膝前屈扭转伸展式（*Parivṛtta Jānu Śīrṣāsana*）中，也可以用折叠的椅子支撑一侧腿的腹股沟前侧（图1）。这里，另一侧腿应折叠，如束角式（*Baddha Koṇāsana*）中一样。

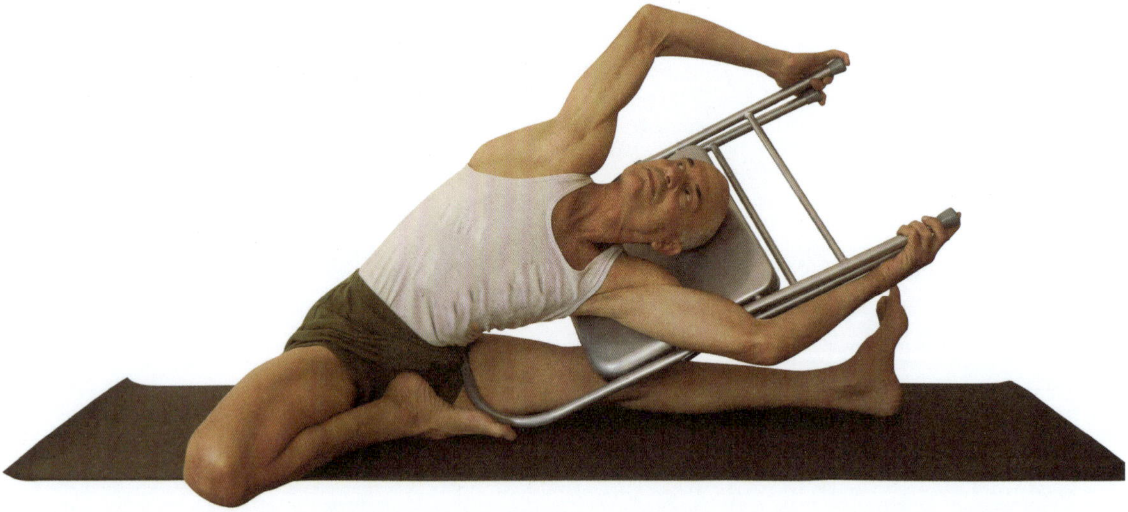

图1　头碰膝前屈扭转伸展式

第五章

扭转体式

Parivṛtta Sthiti

普尚·艾扬格说过，扭转体式是：“扭转身体，松解大脑。”他形象地描绘了扭转体式的本质。扭转体式可以舒缓背部肌肉，按摩腹部器官和肺部。

在身体层面上，扭转体式对力量和柔韧性的要求不如后弯或手平衡体式的要求高。这些体式需要更多的释放和放松，而不是直接激活肌肉。一个好的扭转，会带来一种平静和安宁的感觉。

扭转动作会刺激消化器官，净化消化道，对消化和吸收功能非常有益。对腹部区域的挤压和扭转，就像拧干湿毛巾一样，有助于毒素的排除。脊柱的扭转可以刺激脊髓，从而给神经系统注入活力和能量。

本章介绍4种使用椅子的方法

1.坐在椅子上

2.坐在地面上，椅子在体侧

3.坐在地面上，椅子在体后

4.站立，椅子支撑上抬腿

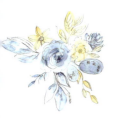

用法1　坐在椅子上

○ 坐在椅子上，脊柱可以从底部向上延伸，更好地展开胸腔。
○ 椅子给双手提供了锚定处，有助于加强扭转。
○ 那些难以坐在地面上的练习者可以坐在椅子上享受扭转的益处。

巴拉瓦伽一式
（*Bharadvājāsana* Ⅰ）
（坐在椅子上）

难度：初级
必备辅具：防滑瑜伽垫
可选辅具：瑜伽毯、瑜伽砖、瑜伽带、墙面

坐在椅子上做巴拉瓦伽式（*Bharadvājāsana*），可以非常有效地释放脊柱的紧张。任何椅子都可，家中，办公场所，随时可做。坐在椅子上，任何人，包括生理期或孕期的女性，都可完成此体式。

○ 椅子的框架为双手提供了多个锚定处，可以增加扭转的幅度。
○ 脊柱直立，扭转，可以释放下背部的紧张，特别有益于生理期或孕期的女性。

任何带有椅背的椅子都可用于扭转体式。不过，如果没有扶手，练习者可以侧向坐在椅子上；如果只有椅背，靠背是空的，就像标准的瑜伽椅，练习者则可以面对椅背坐在椅子上。

变体1：背对椅背

难度：初级

这是最简单的方法，任何椅子都可以。甚至在办公场所忙里偷闲，或者驾驶过程中等待红灯变绿的片刻，都可扭转几下。

→双脚踩地，双腿、骨盆调正，稳定。

→从肩胛带开始释放一切紧张；双肩向后、向下转，脊柱直立。

→双臂用力，将脊柱向后扭转。双膝保持在一条直线上（图1）。

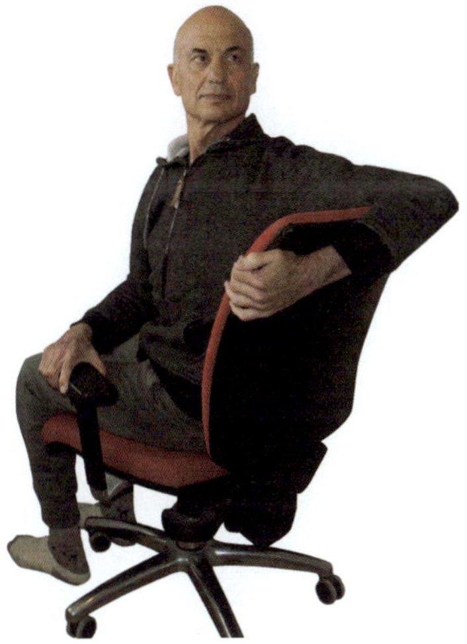
图1　巴拉瓦伽式，在办公场所

变体2：侧对椅背

难度：初级

可选辅具：瑜伽毯、瑜伽砖、瑜伽带、防滑瑜伽垫

向右侧扭转做体式：

→椅座上铺一条折叠的防滑瑜伽垫，以避免臀部打滑。如果需要，双脚放在瑜伽砖上，或者在椅座上铺放折叠的瑜伽毯，以适应双膝的高度（图1、图2）。

→坐在椅子上，身体右侧朝向椅背。双腿分开，与骨盆同宽；双脚落地，或者放在瑜伽砖上。大腿之间可以夹一块瑜伽砖，以稳定双腿和骨盆（图1）。

→脊柱保持着长度，向右扭转。双手握住椅背。

→随着每一次呼气，右、左手分别推、拉椅背，加深扭转。双膝保持在一条直线上。

→吸气，胸腔上提，脊柱向上延伸；呼气，加深扭转。

→躯干两侧保持均衡，等长。两侧腋窝保持等高。

→左肘上提，背部左侧向左肘方向拓宽。左肘角度变小（图2）。

→右手抓住椅座，向身前拉，好像要提起椅座，用此拮抗加深扭转（图2）。

→保持骨盆的稳定对练习者来说是一个挑战。如果骨盆随之转动，动作则变为整个身体的转动，而不是脊柱的扭转。椅座上的防滑瑜伽垫和大腿夹着的瑜伽砖会有帮助，但是有时还不足以完全避免身体的转动。

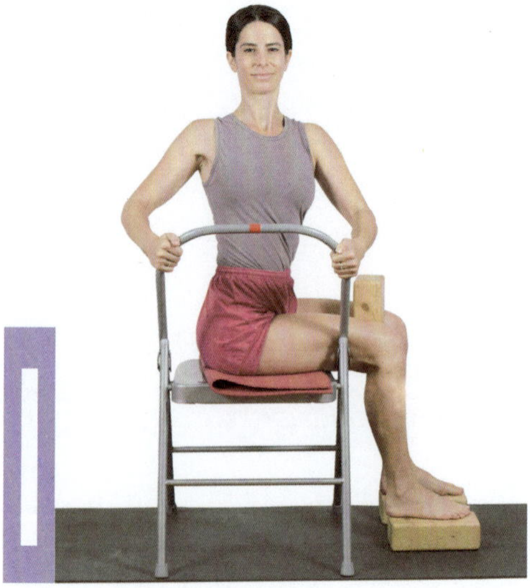

图1 巴拉瓦伽式，双脚放在瑜伽砖上，双膝夹瑜伽砖

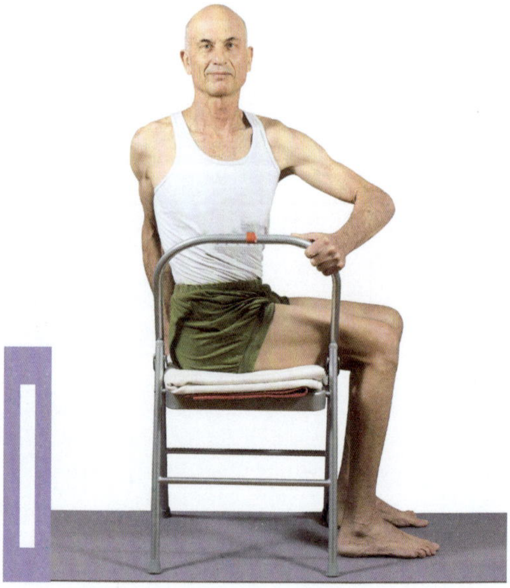

图2 右手抓住椅座

用瑜伽带将两条大腿绑在椅座上，可以更强烈地稳定骨盆：

→将瑜伽带放在大腿上端，绕过椅座，收紧，使骨盆就位（图3）。

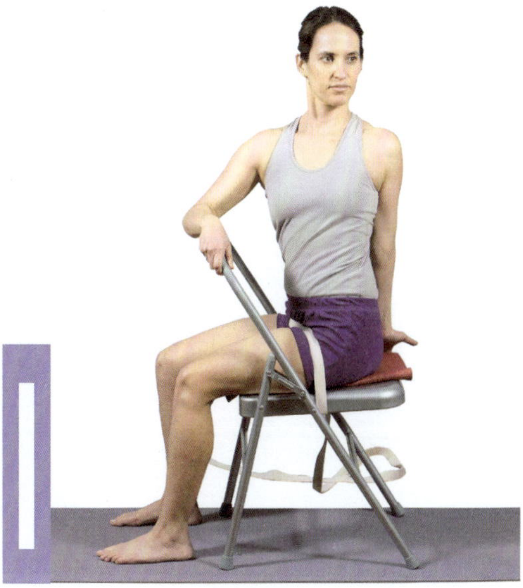

图3　大腿绑到椅座上

变体3：面对椅背

难度：初级

向右侧扭转做体式：

→双腿放在椅背下方，面对椅背坐在椅子上。

→向右侧扭转。右手在身后将椅座向身前拉。左手将椅背或右膝外侧向身前拉。

→在右髋外侧和椅背框架间放一块瑜伽砖，稳定骨盆（图1）。

→在此停留一会儿。如果可以，加深扭转，右臂向后摆，右手抓住椅背左侧。这将使右肩进一步向后转，从而再次加强扭转动作。

◎在右髋外侧和椅背框架间塞入一块瑜伽砖。

◎臀部向外移，将瑜伽砖夹紧，就位。

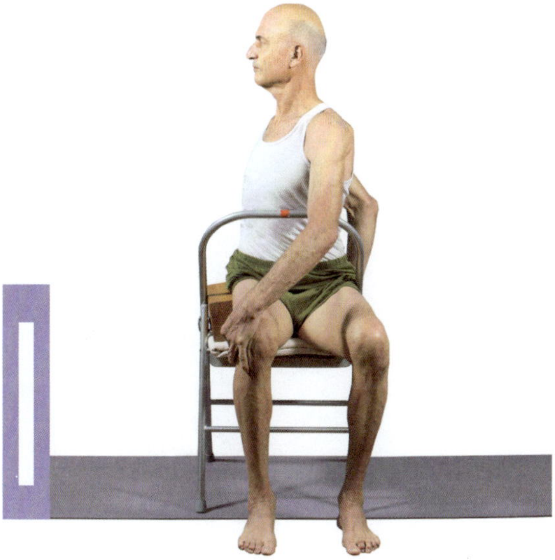

图1　巴拉瓦伽一式，坐在椅子上，双腿在椅背下方

圣哲玛里琪三式
（*Mārīcyāsana* Ⅲ）

（坐在椅子上）

难度：初级/中级
必备辅具：瑜伽毯、防滑瑜伽垫

注意！生理期和孕期的女性不要做此体式。她们可以做圣哲玛里琪一式（*Mārīcyāsana* Ⅰ）。

- ○ 坐在椅子上，更容易保持脊柱的直立和延伸。这一点非常重要。如果脊柱在弯曲或歪斜状态下进行扭转会对其造成伤害。
- ○ 伸直腿放低有助于分开下腹部和骨盆，上提躯干，从而加深扭转动作。
- ○ 后方手抓住椅背有助于加强扭转。

坐在地面上做圣哲玛里琪三式（*Mārīcyāsana* Ⅲ）时，脊柱往往很难从根部上提。臀部抬高，坐在椅子上，此动作则变得容易很多。

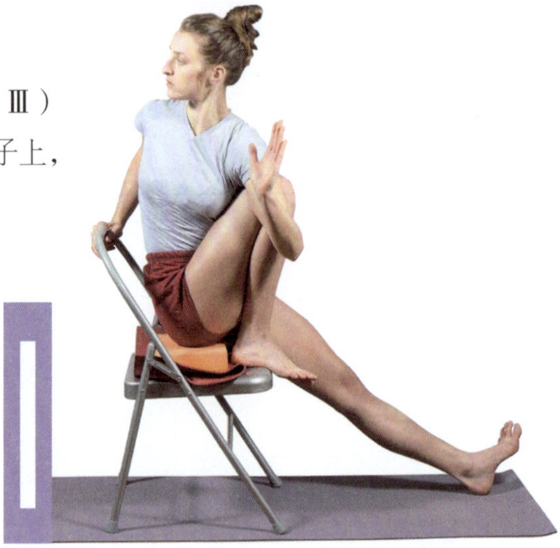

图1　圣哲玛里琪三式，坐在椅子上

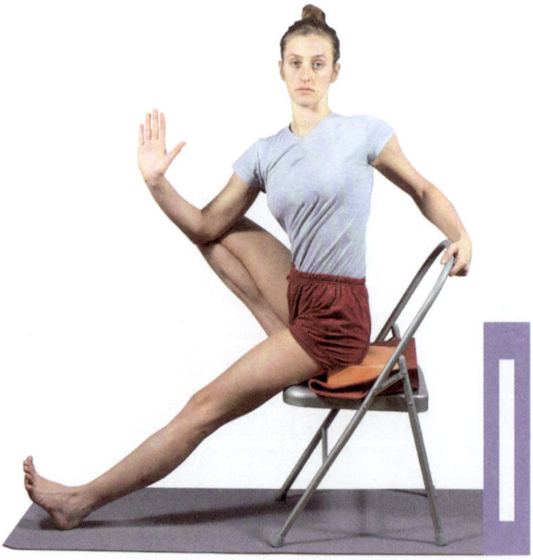

图2　圣哲玛里琪一式（经期或孕期）

向右侧扭转做体式：

→在椅座上铺一条折叠的防滑瑜伽垫，防止臀部打滑；再铺一条折叠的瑜伽毯，垫高臀部。

→坐在椅子上，屈右腿，右脚后跟放在椅座上。

→向右侧扭转。左大臂抵靠右膝外侧，右手抓住椅背（图1）。

→生理期（或孕期）的女性向左侧扭转（图2）。

侧吉祥式
（*Pārśva Svastikāsana*）（坐在椅子上）

难度：初级
必备辅具：瑜伽毯、防滑瑜伽垫

此体式也可称作巴拉瓦伽吉祥式（*Bharadvājāsana in Svastikāsana*）。

向右侧扭转做体式：

→在椅座上铺一条折叠的防滑瑜伽垫，再铺一条折叠的瑜伽毯。（防滑瑜伽垫用于防止瑜伽毯打滑）

→双腿交叉，臀部坐在瑜伽毯上，双脚放在椅座上。

→向右侧扭转。右肩向后转，右手抓住椅座或椅腿。左手抓住右膝外侧。双手用力拉，加大扭转幅度。

→吸气时，脊柱向上延伸；呼气时，双臂用力加深扭转动作（图1）。

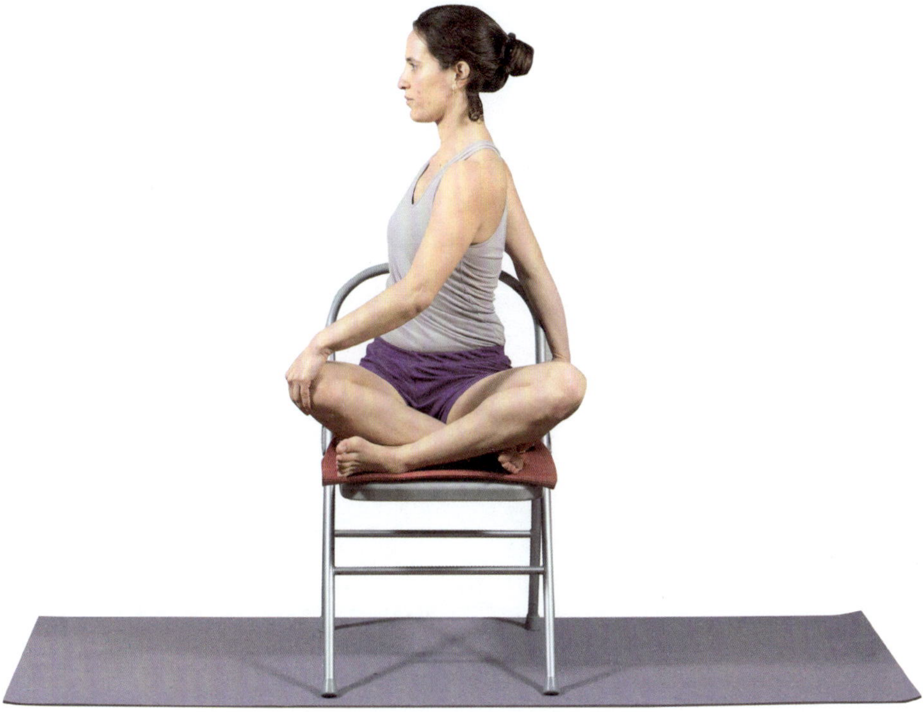

图1　坐在椅子上扭转

半鱼王二式
（*Ardha Matsyendrāsana* Ⅱ）

（坐在椅子上）

难度：高级
必备辅具：防滑瑜伽垫
可选辅具：瑜伽带

○ 坐在椅子上，有助于前屈，抓住下方脚。

半鱼王二式（*Ardha Matsyendrāsana* Ⅱ）（《瑜伽之光》，图 330、图 331）是一个高级扭转体式，侧向扭转的幅度很大，可为进入“终极扭转”——完全鱼王式（*Paripūrṇa Matsyendrāsana*）（《瑜伽之光》，图 336、图 339）——做好准备。

屈右腿做体式（向左侧扭转）：

→椅子上铺一条折叠的防滑瑜伽垫，坐在椅子上。

→屈右腿，进入半莲花式（*Ardha Padmāsana*），躯干向左扭转，左手抓住椅背。右手抓住椅座左侧（图中未示出）。

→前屈，左臂向身后摆，左手抓住右脚踝。右手抓住左脚（图1）。

◎如果左手够不到右脚踝，可用瑜伽带套在右腿上，左手抓住瑜伽带。

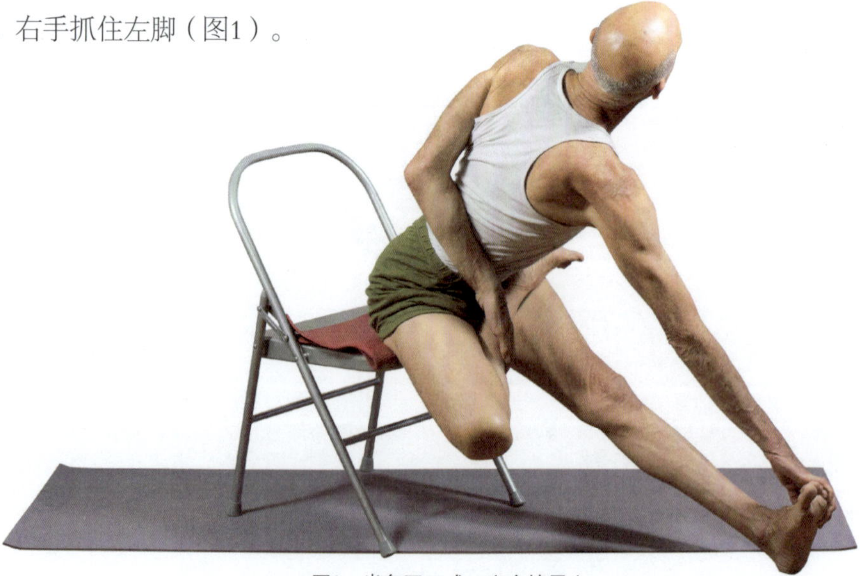

图1　半鱼王二式，坐在椅子上

套索扭转式
（*Pāśāsana*）

（坐在椅子上）

套索扭转式（*Pāśāsana*）是一个高级扭转体式（《瑜伽之光》，图 328、图 329）。有几种使用椅子的方法，可以帮助身体准备好，进入最终体式。

变体1：双腿搭在椅背上

难度：初级
可选辅具：瑜伽毯、防滑瑜伽垫

○ 这是套索扭转式（*Pāśāsana*）的一个轻松、有趣的准备变体。

○ 双腿搭在椅背上时，椅座为扭转提供了稳定的支点。

○ 椅背的支撑可以放松双膝。

向右侧扭转做体式：

→面对椅背，坐在椅子上。

→双腿搭在椅背上，双膝勾住椅背。

→向右扭转，右手放在椅座上，左肘抵住右膝外侧（图1）。

◎你可以在椅座上铺一条折叠的防滑瑜伽垫，在椅背上搭一条折叠瑜伽毯，作为缓冲衬垫。

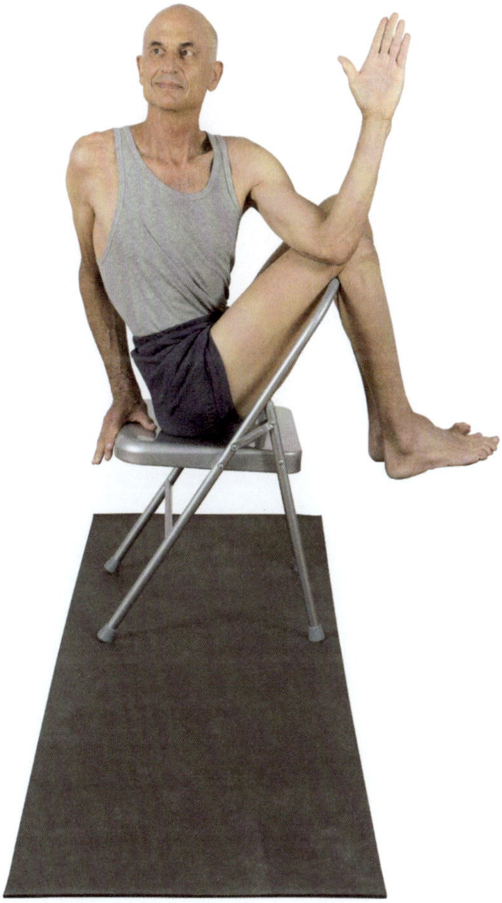

图1　套索扭转式，坐在椅子上，双膝搭在椅背上

变体2：双脚放在地面上

难度：初级
可选辅具：瑜伽毯

○ 坐在椅子上，躯干可以更自由地扭转。

○ 椅子为双手提供了锚定点。

向右侧扭转做体式：

→坐在椅子上，双腿并拢。躯干微微前屈，向右侧扭转。

→左肘抵靠右膝外侧，右手在身后抓住椅背。

→双臂用力，随着每一次呼气，逐渐加深扭转（图1）。

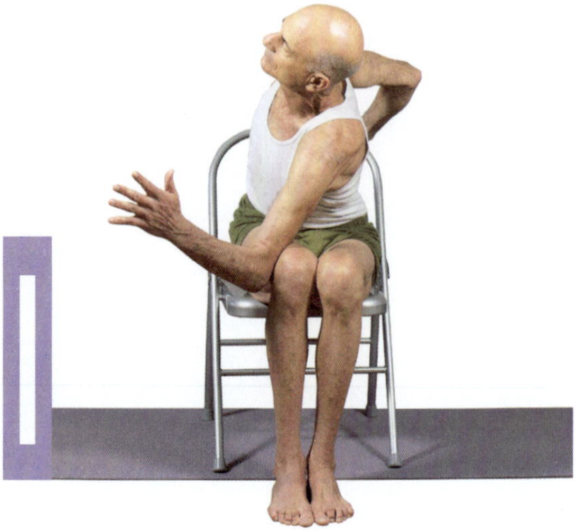

图1　套索扭转式，坐在椅子上

也可以进一步加深扭转：

→左臂向下滑，左手抓住椅腿。

→背部左侧拓宽，凹陷；右肩向后转，躯干进一步向右扭转（图2）。

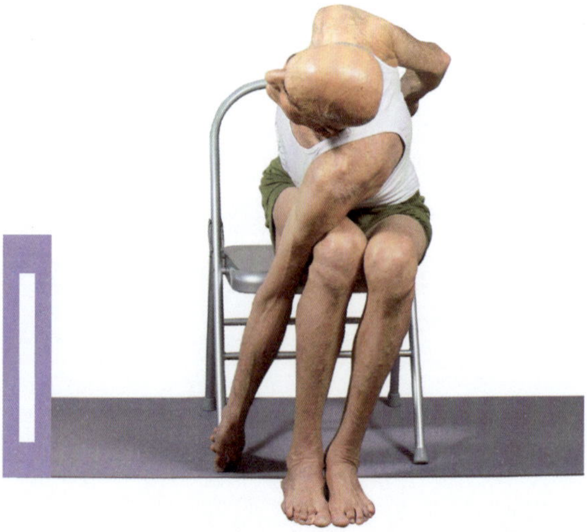

图2　套索扭转式，左手抓住椅腿

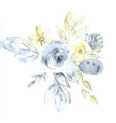

用法2　坐在地面上，椅子在体侧

躯干向一侧扭转时，另一侧往往会坍塌、缩短。例如，躯干向右侧扭转时，左侧则会缩短，躯干则会向右侧凸出。

借助于椅子可以保持躯干两侧平行。另外，椅子也提供了锚定点，有助于增加扭转的幅度。

巴拉瓦伽式
（*Bharadvājāsana*）

（椅子在体侧）

难度：中级
必备辅具：瑜伽毯

这里，坐在地面上进入巴拉瓦伽式（*Bharadvājāsana*），借助椅子来加强扭转动作。

向右侧扭转做体式：

→手杖式（*Daṇḍāsana*）坐立，椅子放在右侧。

→双腿向左折叠，左脚踝前侧放在右脚足弓处。

→右臀下垫一条折叠的瑜伽毯，防止身体向右侧倾斜。右大腿内旋，尝试坐在右坐骨内侧。

→向右扭转，左手抓住椅背框架，右手抓住椅腿。随着每一次呼气，双手同时用力，左手将椅子向身前拉、右手则将椅子向外推。

→背部左侧上提，拓宽，凹陷（图1）。

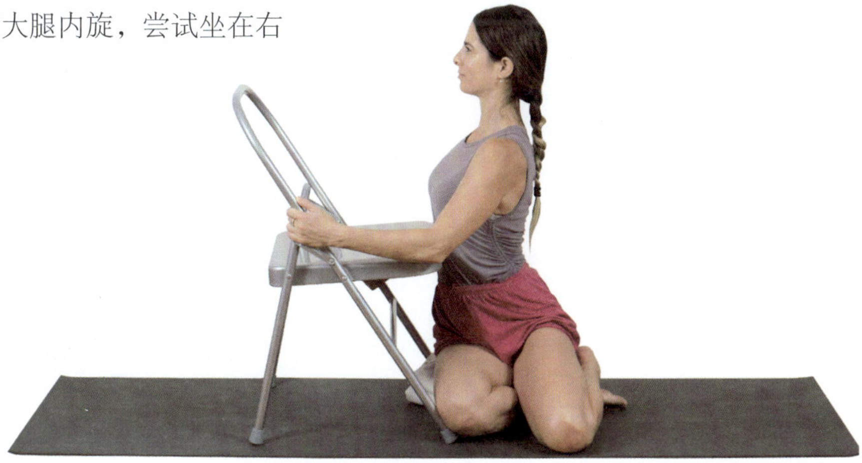

图1　巴拉瓦伽式，坐在地面上，借助椅子扭转

圣哲玛里琪三式
（*Mārīcyāsana* Ⅲ）

（椅子在体侧）

难度：中级

必备辅具：瑜伽毯、瑜伽砖

○ 椅子可以用于稳定弯曲腿，提供抓握点，有助于加深扭转。

注意！生理期和孕期的女性不要做此体式。她们可以做圣哲玛里琪一式（*Mārīcyāsana* Ⅰ）。

向右侧扭转做体式：

→手杖式（*Daṇḍāsana*）坐立在一条折叠瑜伽毯上。身后放一块瑜伽砖，放在防滑瑜伽垫上。椅子放在右侧。

→屈右腿；脚跟靠近右坐骨，与其对齐。

→保持右腿对椅子的压力，向右侧扭转。左肘放到椅座上，左手抓住椅座后缘。

→右手撑在体后的瑜伽砖上（图1）。

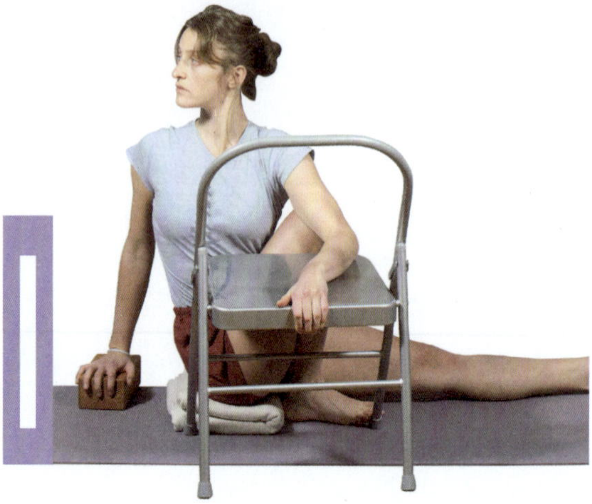

图1　圣哲玛里琪三式，椅子支撑弯曲腿

→生理期和孕期的女性做圣哲玛里琪一式（*Mārīcyāsana* Ⅰ），屈左腿（图2）。

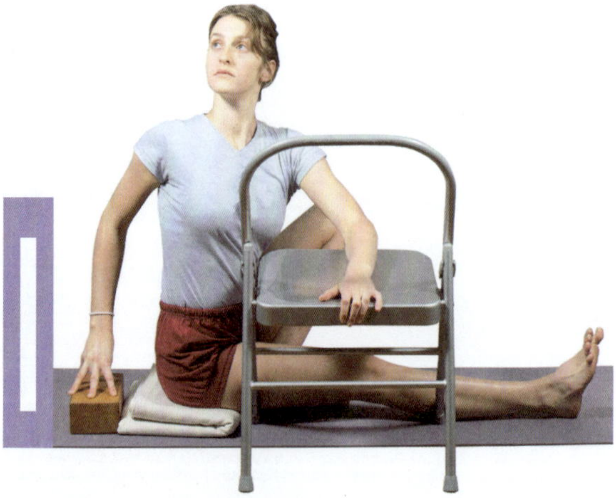

图2　圣哲玛里琪一式，屈左腿

半鱼王一式
（*Ardha Matsyendrāsana* Ⅰ）

（椅子在体侧）

难度：中级
必备辅具：瑜伽毯、瑜伽砖
可选辅具：泡沫瑜伽砖

○ 椅子可以用于稳定弯曲腿，为双手提供抓握点，有助于加深扭转。

注意！生理期和孕期的女性向左侧扭转。

向右侧扭转做体式：

→手杖式（*Daṇḍāsana*）坐立在一条折叠瑜伽毯上。身后放一块瑜伽砖，放在防滑瑜伽垫上。椅子放在右侧。

→屈左腿，小脚趾向前折叠，坐在左脚足弓内侧。左脚上可铺一条折叠的瑜伽毯以垫高臀部。

→屈右腿，越过左大腿。右脚踝应结实地抵靠左膝外侧。右膝外侧与椅座之间可放一块泡沫瑜伽砖，以使右小腿垂直于地面。

→向右侧扭转，左手抓住椅座后缘。

→右手撑在体后的瑜伽砖上（图2），或者撑住墙面。

◎ 左臀应落于左脚跟上，右臀落于左脚大脚趾丘上。

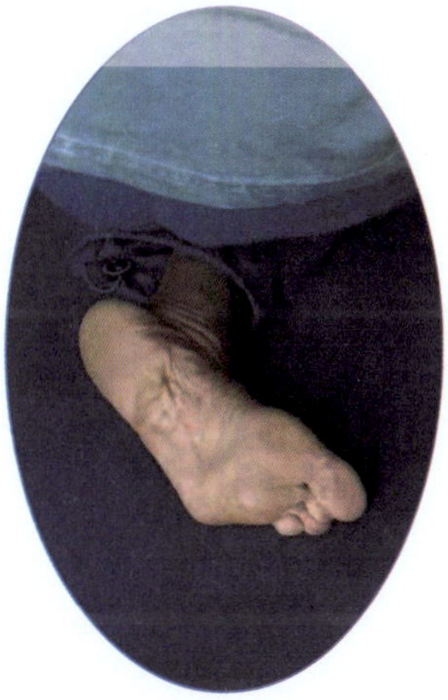

图1　半鱼王一式，小脚趾向前折叠

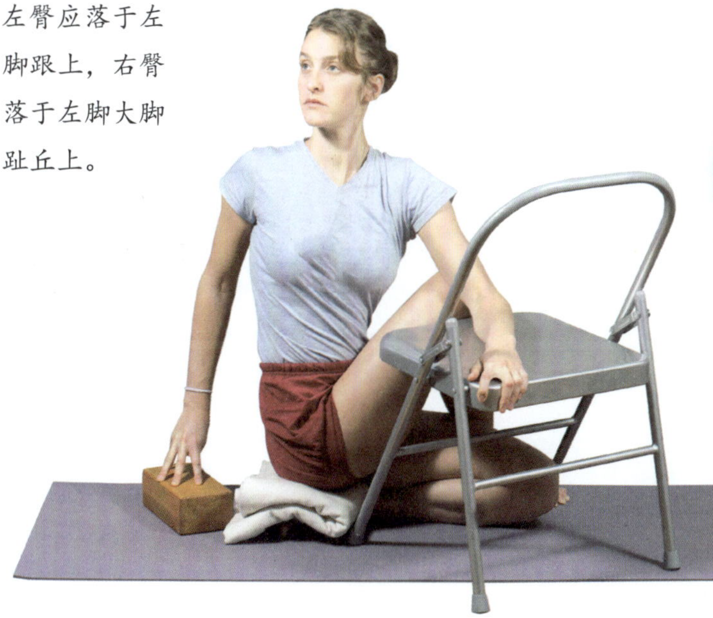

图2　半鱼王一式，借助椅子扭转

套索扭转式
（*Pāśāsana*）

（椅子在体侧）

难度：高级

可选辅具：瑜伽毯、瑜伽砖、墙面

○ 椅座的侧面可以稳定骨盆，为上半身的扭转提供了锚定处。

○ 椅背对双手的支撑有助于躯干的上提，从而加强扭转。

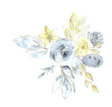

向右侧扭转做体式：

→面对椅子站立，椅子靠近身体右侧。

→向右侧扭转的同时蹲下，双手抓住椅子。

→左大臂抵靠右膝外侧。左手抓住椅背，将其拉向身前，躯干利用拮抗进行扭转。

→右小臂放在椅座上，将其向下推，右肩利用拮抗向后转（图1）。

→也可以将右手撑在体后的瑜伽砖上，或者撑住墙面（图中未示出）。

→右大腿抵靠椅子框架。

→随着每次呼气，双臂用力，进一步扭转。

→如果你有后翻的趋势，可在脚后跟下垫一条折叠的瑜伽毯。

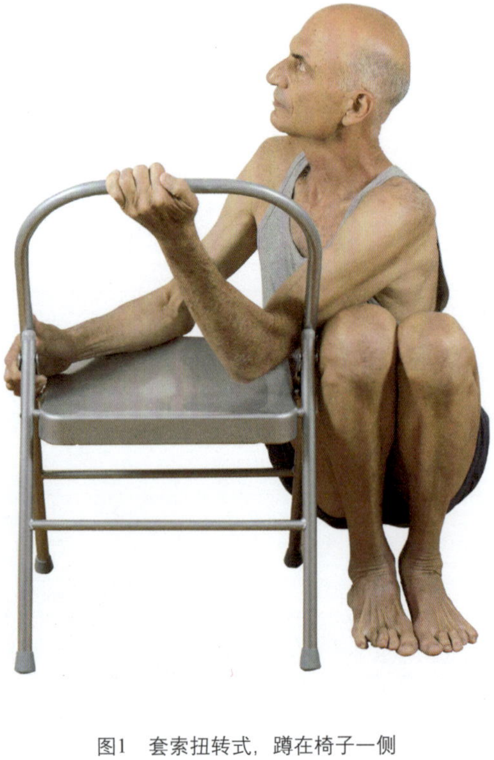

图1　套索扭转式，蹲在椅子一侧

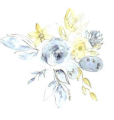

用法3　坐在地面上，椅子在体后

在扭转体式中，双臂可以辅助躯干的扭转。通常情况下，尤其是在臀部有支撑时，后方手几乎无法触地。我们通常用瑜伽砖支撑后方手，以更大程度发挥其作用。这里我们介绍如何使用椅子来达到此目的。椅子的高度和稳定性，以及提供的许多抓握处，使练习者能够将注意力集中在扭转动作的完成和加强上。

我们分两组进行介绍：

1.半扭转动作（*Pārśva*，侧向的）。将躯干转向侧面。

2.完全扭转动作（*Parivṛtta*，扭转的）。将身体转向背部。

侧吉祥式
（*Pārśva Svastikāsana*）

（椅子在体后）

难度：初级
必备辅具：瑜伽毯
可选辅具：墙面

○ 椅子为后方手提供了稳定的抓握处，有助于躯干的延伸和扭转。

建议将椅子抵靠墙面放置，使其更稳定。

向右侧扭转做体式：

→吉祥式（*Svastikāsana*）坐在一条折叠的瑜伽毯上。椅子正置，或者倒置，放在体后。

→随着呼气，身体向右侧扭转，右手抓住椅腿，左手放在右膝外侧（图1、图2）。

→随着每次呼气，双臂用力，进一步扭转。

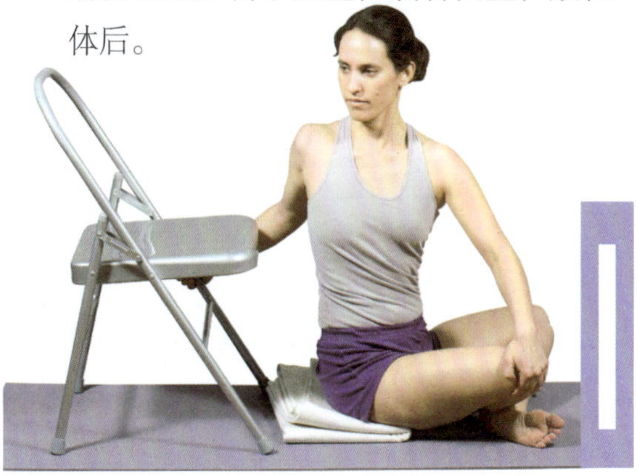

图1　侧吉祥式，椅子正置

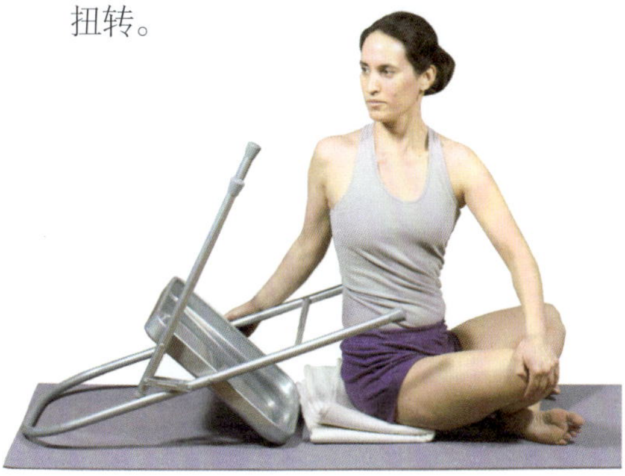

图2　侧吉祥式，椅子倒置

侧英雄式
（*Pārśva Vīrāsana*）

（椅子在体后）

难度：初级
必备辅具：瑜伽毯
可选辅具：墙面

向右侧扭转做体式：

→英雄式（*Vīrāsana*）坐立。椅子倒置，放在体后。

→随着呼气，身体向右侧扭转，左手抓住椅腿，右手抓住椅背框架。

→随着每次呼气，双臂用力，进一步扭转（图1）。

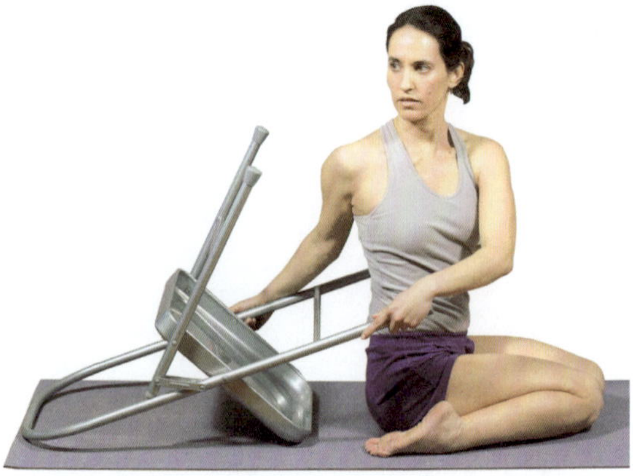

图1 侧英雄式，椅子倒置

侧束角式
（*Pārśva Baddha Koṇāsana*）

（椅子在体后）

难度：初级
必备辅具：瑜伽毯
可选辅具：墙面

向右侧扭转做体式：

→束角式（*Baddha Koṇāsana*）坐立。椅子倒置，放在体后。

→随着呼气，身体向右侧扭转，左手抓住椅腿，右手抓住椅背框架。

→随着每次呼气，双臂用力，进一步扭转（图1）。

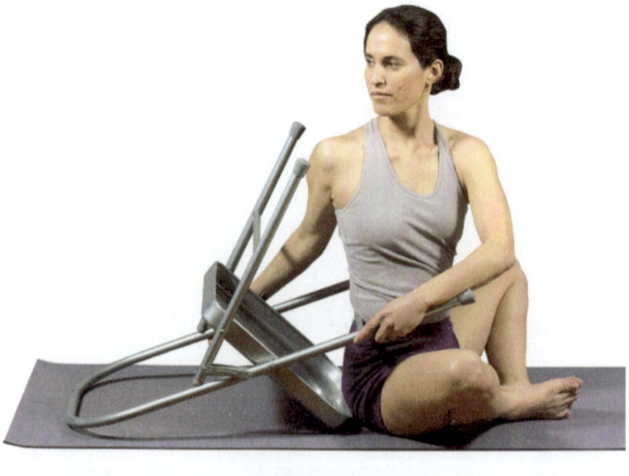

图1 侧束角式，椅子倒置

巴拉瓦伽一式
(*Bharadvājāsana* Ⅰ)

（椅子在体后）

难度：中级
必备辅具：瑜伽毯
可选辅具：墙面

○ 椅子为后方手提供了稳定的抓握处，有助于躯干的延伸和扭转。

向右侧扭转做体式：

→椅子倒置。可将椅背抵靠墙面，以增加其稳定性。

→手杖式（*Daṇḍāsana*）坐立，背对椅子，双手放在背后的椅座上，背部凹陷。

→双腿向左侧折叠，左脚踝前侧放在右脚足弓上。

→将卷起的或折叠的瑜伽毯放在右臀下方，以保持骨盆正位。

→双手抓住椅腿，将躯干调整到正位（图中未示出）。

→会阴、胸部的中心、头顶对齐，处于一条与地面垂直的直线上。扭转时，会阴、胸部的中心、头顶都不要离开此直线。

→左手放到右膝外侧，右手抓住椅座外缘。

→配合呼吸和双臂的力量，加深扭转：吸气，胸腔上提，躯干向上延展，保持正位。确保两侧腋窝等高。呼气，双臂用力，躯干向右侧扭转。

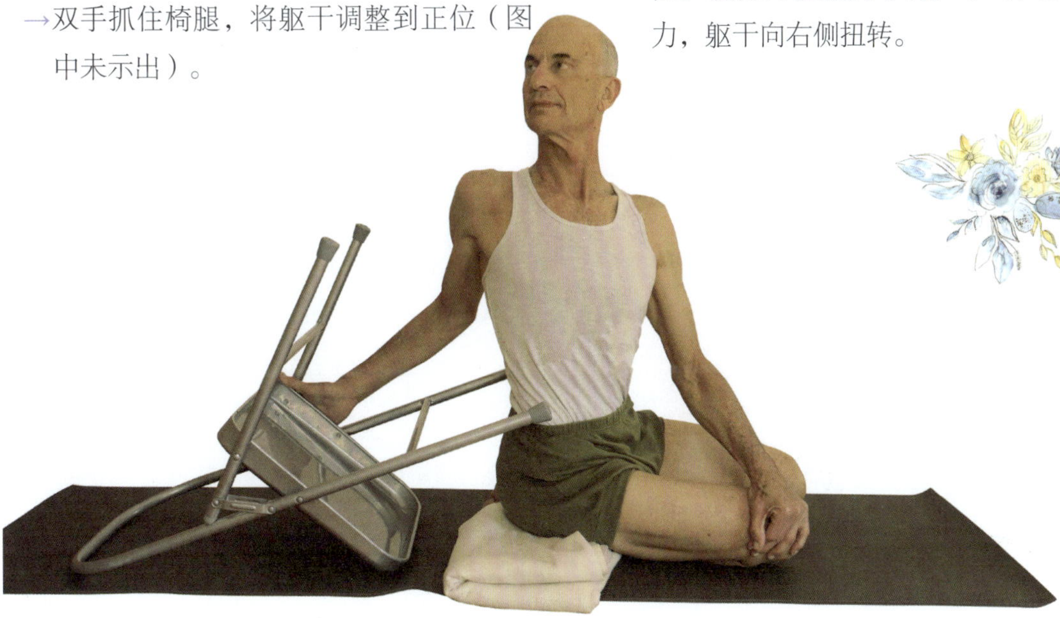

图1 巴拉瓦伽一式，倒置的椅子支撑后方手

圣哲玛里琪三式
（*Mārīcyāsana* Ⅲ）

（椅子在体后）

难度：中级
必备辅具：瑜伽毯
可选辅具：墙面

在圣哲玛里琪三式（*Mārīcyāsana* Ⅲ）中，可以用倒置的椅子支撑后方手，加深扭转（图1）。

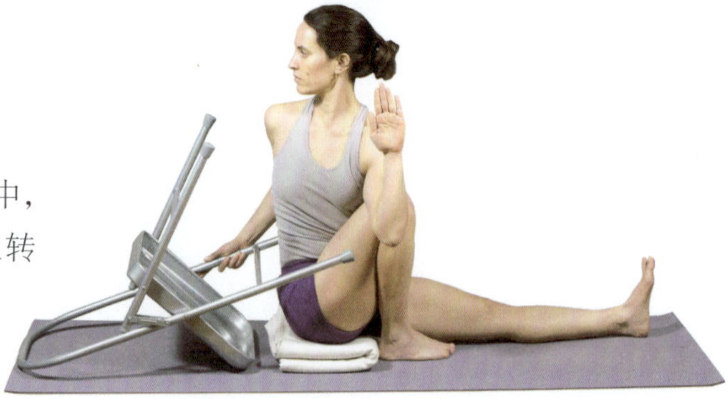

图1 圣哲玛里琪三式，倒置的椅子支撑后方手

半鱼王一式
（*Ardha Matsyendrāsana* Ⅰ）

（椅子在体后）

难度：中级
必备辅具：瑜伽毯
可选辅具：墙面

在半鱼王一式（*Ardha Matsyendrāsana* Ⅰ）中，可以将椅子正置或者倒置，支撑后方手，加深扭转（图1、图2）。

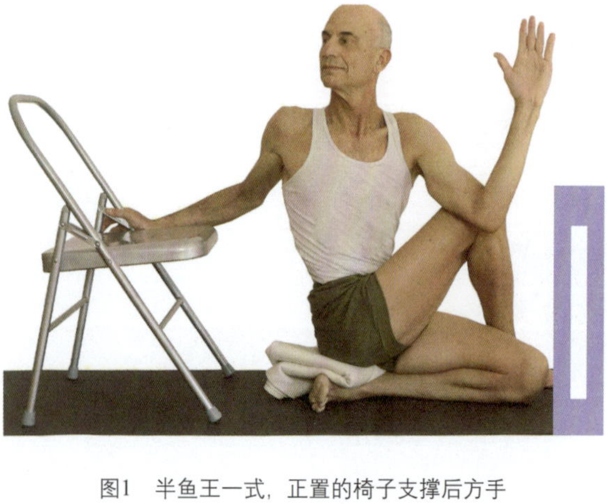

图1 半鱼王一式，正置的椅子支撑后方手

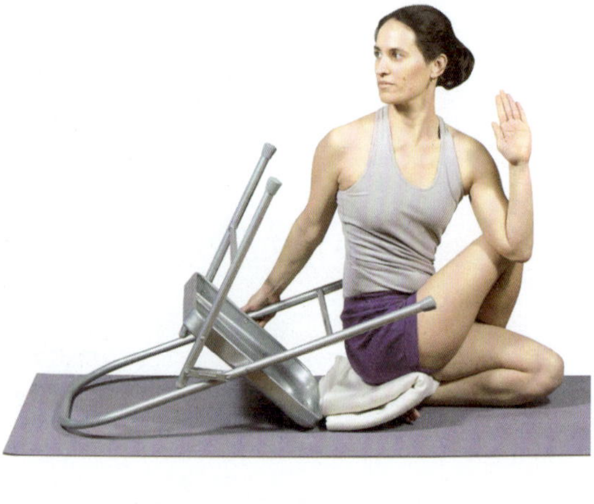

图2 半鱼王一式，倒置的椅子支撑后方手

套索扭转式
（*Pāśāsana*） （椅子在体后）

难度：高级
可选辅具：瑜伽毯

在套索扭转式（*Pāśāsana*）中，身体容易后翻，椅子支撑后方手可增加体式的稳定性（图1）。

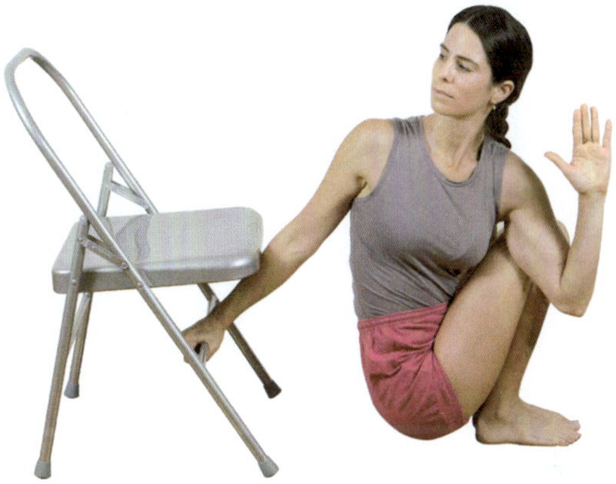

图1 套索扭转式，正置的椅子支撑后方手

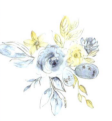

用法4 椅子支撑上抬腿

这里介绍的两个体式，也可以划分到站立体式中。

站立圣哲玛里琪三式
（*Utthita Mārīcyāsana* Ⅲ） （靠近墙面，椅子支撑上抬腿）

难度：初级
必备辅具：墙面、瑜伽砖

○ 椅子支撑上抬腿，可增加体式的稳定性。

这是圣哲玛里琪三式（*Mārīcyāsana* Ⅲ）的一个变体，是一个站立体式。（梵文 *Utthita*，意思是站立）。站立有助于脊柱的延伸。此体式将站立动作和扭转动作结合起来，对释放下背部的紧张、创建椎骨间的活动特别有效。

向右侧扭转做体式：

→椅子左侧靠墙放置。在椅座上放置一块或两块瑜伽砖。当脚放到上面时，膝关节应高于髋关节。

→面对椅子站立，身体右侧靠墙。

→右腿抬起，右脚放到瑜伽砖上。可以用一块瑜伽砖抬高左脚脚后跟。（最好是圆边的）

→躯干向右侧扭转，面向墙面，左手放在右膝外侧，右手撑墙。

→右手推墙，左手拉右膝。同时，右髋压住墙面，左大腿不要向前移动。

→吸气，躯干向上延伸；呼气，进一步扭转（图1）。

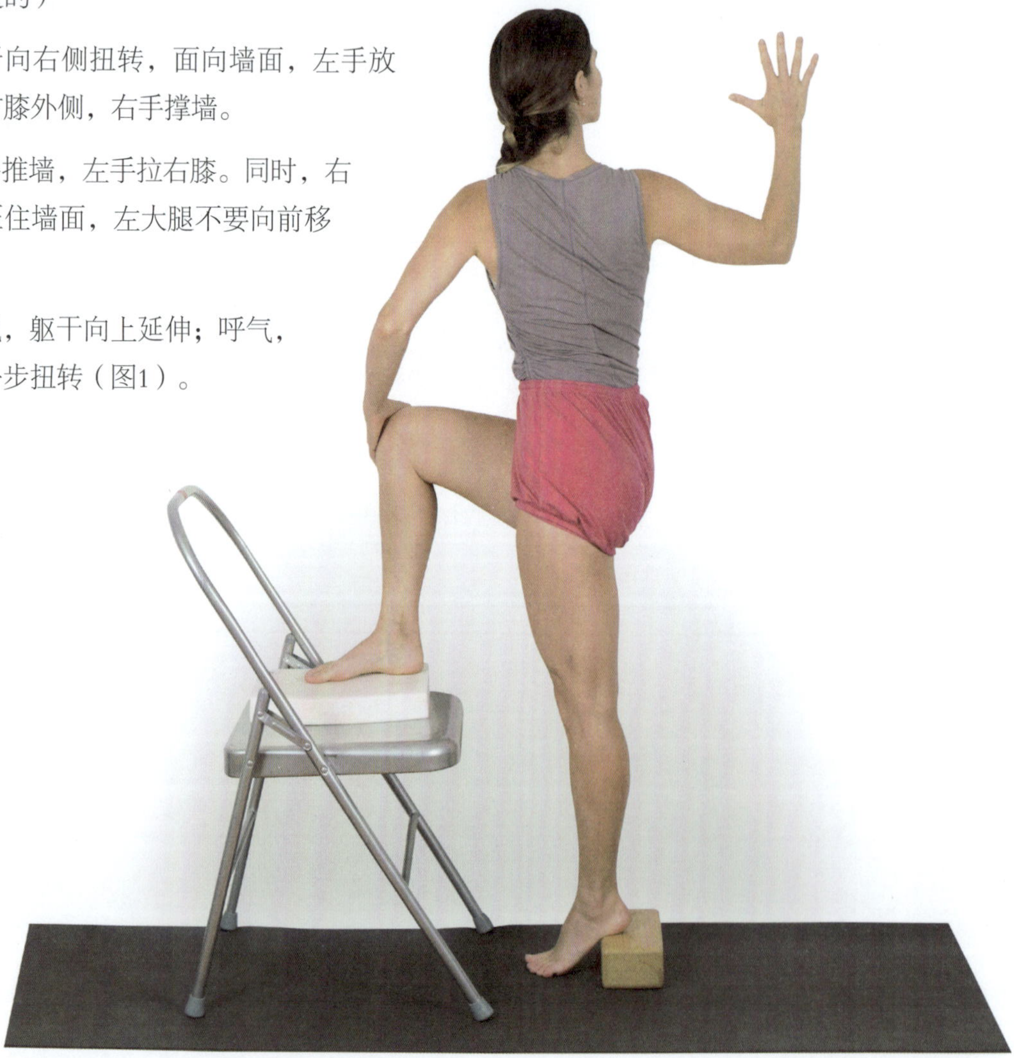

图1 站立圣哲玛里琪三式

扭转单腿站立手抓脚伸展式
（*Pārivṛtta Utthita Hasta Pādāṅguṣṭhāsana*）

变体1：靠近墙面站立

难度：中级
必备辅具：墙面
可选辅具：瑜伽毯、防滑瑜伽垫

○ 如果没有任何支撑，在此体式中保持平衡很具挑战。椅子的支撑可以增加体式的稳定性，练习者可以更好地关注扭转动作。

这是一个非常高级的扭转体式，在没有支撑的情况下，保持体式的平衡具有相当的挑战性。尽管此变体在《瑜伽之光》中并没有给出，但因为它对发展背部的灵活性非常有效，我们特别予以介绍。

向右侧扭转做体式：

→椅子左侧靠墙放置。在椅背上搭一条折叠瑜伽毯或防滑瑜伽垫。

→面对椅子站立，身体右侧靠墙。

→右腿抬起，右脚后跟放到椅背上。

◎如果椅背太低，可在其上多搭几条瑜伽毯，或者将椅子放在瑜伽砖上。如果椅背太高，则将左脚放到瑜伽砖上。

→向右扭转，右手推墙进入体式，用左手拉住右小腿外侧。

→利用呼吸加深扭转：吸气，脊柱向上延伸。呼气，脊柱向右侧扭转（图1）。

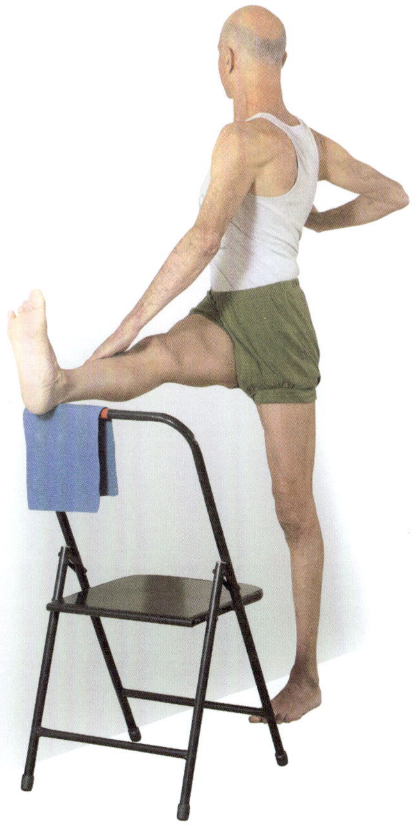

图1　扭转单腿站立手抓脚伸展式，上抬腿放在椅背上

变体2：上抬脚抵靠墙面

难度：中级
必备辅具：墙面、瑜伽带
可选辅具：瑜伽毯、防滑瑜伽垫

○ 椅子支撑上抬腿有助于保持体式的平衡。
○ 上抬脚抵靠墙面有助于体式的稳定，激活上抬腿。

向右侧扭转做体式：

→椅子靠墙放置，椅背离墙约5厘米。可在椅背上搭一条折叠的瑜伽毯，或防滑瑜伽垫。将瑜伽带做成一个小环。

→面对椅子站立，与椅背确保约一条腿的距离。

→右膝抬起，将小环套在右脚上。骨盆两侧对齐。骨盆右侧降低，调整至正位。

→右腿伸直，脚后跟后侧放到椅背上。上抬脚蹬住墙面。

→左手抓住瑜伽带，靠近右脚。将瑜伽带另一端从背后绕到身体右侧，右手抓住它，拉紧。双手用力拉，躯干向右侧扭转（图1）。

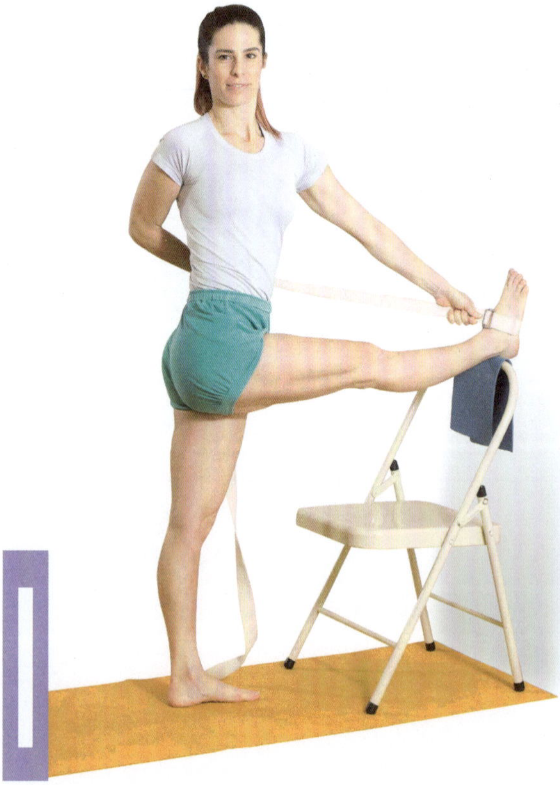

图1　扭转单腿站立手抓脚伸展式，上抬脚抵靠墙面

第六章

倒立体式

Viparīta Sthiti

“无论甘露从月亮（位于喉咙区域）流出的形式多么神圣，最终都会被太阳（位于肚脐区域）吞噬，正因如此导致我们身体的衰老。

有一个神圣的练习，可以关闭太阳的入口（位于肚脐区域）……

此练习中肚脐在上，上颚在下。这样，太阳在上，月亮在下，即倒立体式。此法由上师处习得。”

——《哈他之光》Ⅲ,77-79

以上引言形象地描述了倒立体式的非凡功效。由上面流向下面的能量被太阳吞噬，导致身体衰老。倒立体式可以逆转，至少可以减缓这个过程。倒立体式是瑜伽给予我们的独特礼物、珍贵恩惠。它带领我们踏上一段内在旅程，进入我们的内心深处，给予我们深层的碰触和疗愈；我们的恐惧隐藏在那里，同时那里也驻留着我们的力量和喜悦。

在倒立体式中椅子有许多应用。它可提供稳定性，减少在体式中停留的用力，从而可在诸如支撑肩倒立式（*Sālamba Sarvāṅgāsana*）和倒箭式（*Viparīta Karaṇī*）等体式中停留更长时间。

支撑头倒立式
(*Sālamba Śīrṣāsana*)

变体1：两把椅子支撑双肩

难度：中级
必备辅具：椅子、防滑瑜伽垫或泡沫瑜伽砖

○ 双肩承担了整个身体的重量，颈部可以自由延伸和释放。颈部疼痛或受伤的练习者可以安全地练习此变体，享受倒立体式的乐趣。

人们常将头倒立式（*Śīrṣāsana*）尊称为“体式之王”。双臂、双脚较弱或僵硬者，甚至颈部、颅骨、手臂受伤者，都可体验此体式的强大功效。

→将防滑瑜伽垫沿墙根铺开。

→两把椅子椅座相对放到瑜伽垫上，贴近墙面，彼此离开少许，以便将头部放到椅座之间。

→将另外两条瑜伽垫做成两个卷，直径、密实度尽量相同，放到椅座上，与椅座前缘对齐。也可以用两块泡沫瑜伽砖代替。

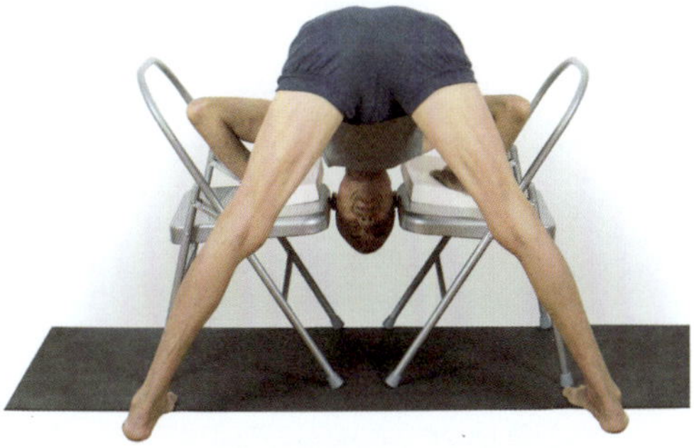

图1　准备两把椅子进入头倒立式

→面对椅子站立。前屈，头部放低，放到椅座之间，双肩放到瑜伽垫或泡沫瑜伽砖上（图1）。

→温和地将椅子拉近颈部。身体向下落，颈部两侧对称地接触瑜伽垫或泡沫瑜伽砖。

→双肩后侧贴靠墙面。

→双手手掌撑住椅座，肩胛骨内收，躯干、双腿向上提起。

→脚后跟抵靠墙面，在体式中停留。

→双肩下压椅座，保持身体上提（图2）。

→你可以在这里停留，保持双腿抵靠墙面，向上伸展。或者用双肩支撑，找到平衡，双腿离开墙面，脚后跟与后脑勺对齐。

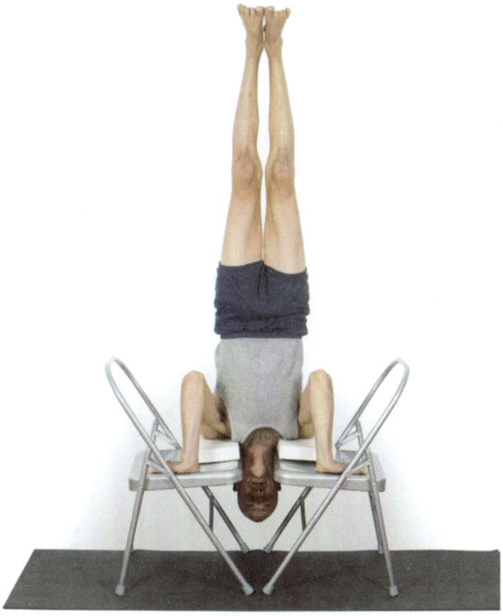

图2　进入头倒立式

变体2：头倒立式的准备

难度：中级
必备辅具：瑜伽砖、墙面、重物（如杠铃片）

○ 通过此变体可以体会如何上提肩带，移动肩胛骨，内收胸椎，以减少在头倒立式中颈部的负荷。此变体甚至在学习头倒立式（*Śīrṣāsana*）的平衡之前就应该练习。

→将3~4块瑜伽砖靠近墙面摆放。图1给出了一种常用的放置方法。你可以通过尝试找到最适合的方法。它应支撑肩胛骨和上部脊柱。

→将椅子放置到距墙约1米处。

→可以在椅座上放上约20千克的重物（如杠铃片），以便使其稳定。

→现在，双臂、头顶落地，准备进入头倒立式，双腿依次抬起，双脚落到椅座上。

→双脚向墙面方向挪，脚掌抵住椅座前缘，双腿伸直。骨盆与头部、双肩对齐，处于一个垂直地面的平面内（图2）。

→你可以将单腿抬起，脚后跟抵靠墙面（图中未示出）。

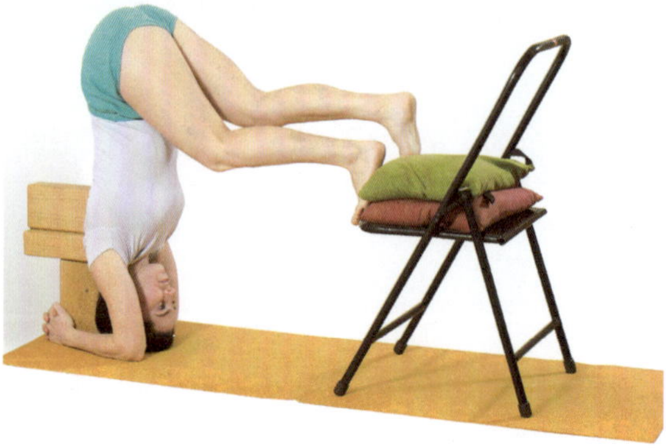

图1 头倒立式准备，首先双膝微屈

◎进入体式时，椅座前缘和瑜伽砖的近边的距离应与伸直的双腿长度相等。建议第一次做此变体时请辅助者帮忙，调整椅子的位置，稳定椅子（图3）。或者，通过尝试找到正确的距离。

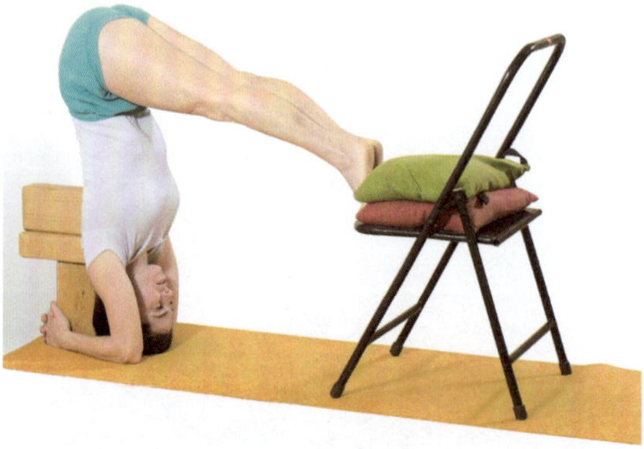

图2 头倒立式准备，双脚蹬住椅座边缘

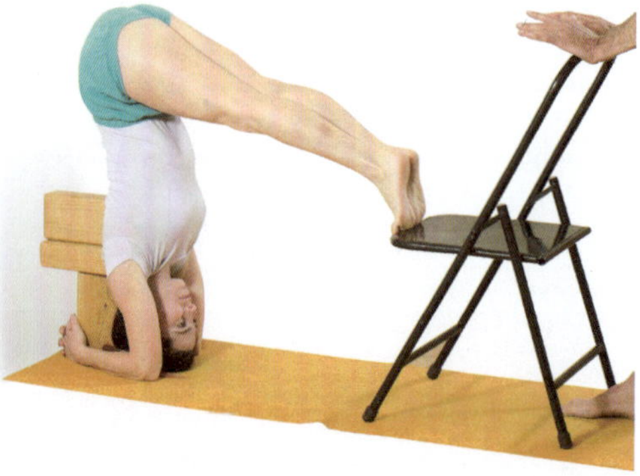

图3 头倒立式准备，辅助者帮助稳定椅子

变体3：椅座支撑肩胛骨

难度：中级/ 高级
必备辅具：墙面、瑜伽毯
可选辅具：瑜伽毯、泡沫瑜伽砖、杠铃片、瑜伽带

○ 椅座的支撑使得此体式稳定和放松。
○ 在做头倒立式（*Śīrṣāsana*）变体时，诸如侧扭转头倒立式（*Pārśva Śīrṣāsana*），或者单腿头倒立式（*Eka Pāda Śīrṣāsana*），椅子可给出肩胛骨是否稳定的反馈。
○ 此变体可说明在离墙的头倒立式（*Śīrṣāsana*）中所需的双臂、双肩、背部肌肉的力量。

在头倒立式（*Śīrṣāsana*）中，肩带必须上提，肩胛骨必须深深地收入身体，这两点非常重要，可以保护头部、颈部，避免受到过多压力。在此变体中，椅座有助于双臂、双肩区域的肌肉使肩胛骨稳定，就位。

→椅子靠墙放置，以便用椅座前缘支撑肩胛骨。

◎ 对于有些练习者来说，椅座可能太高，支撑的是背部而不是肩胛骨。这时，可用几条折叠的瑜伽毯铺到椅子的前腿之间，或者用3块泡沫瑜伽砖(图1)抬高身体。

◎ 如果椅座有折叠的倾向，则可在椅座上放上几个杠铃片等重物，或者用瑜伽带绑住。

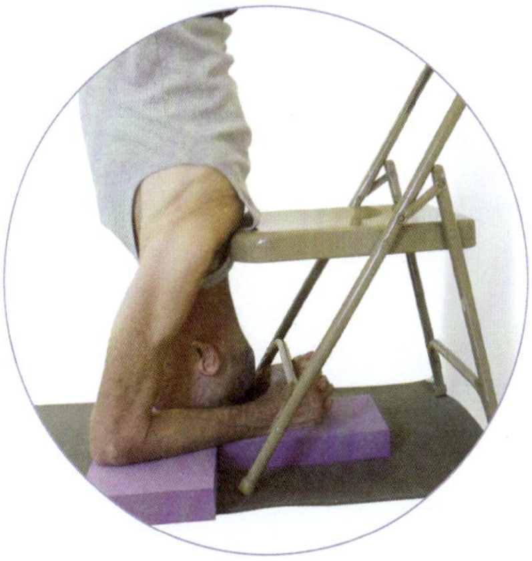

图1　在抬高的平台上进入体式

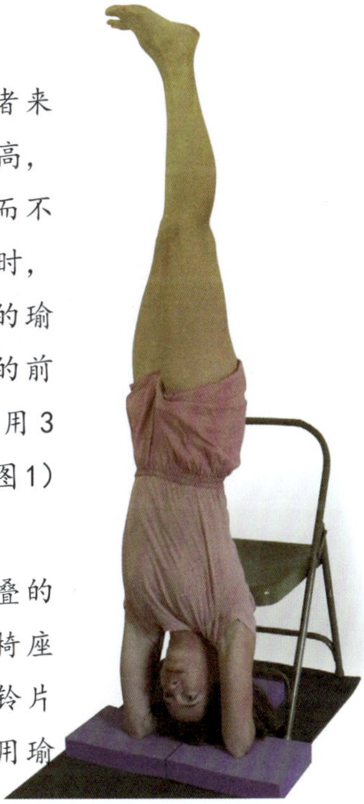

图2　侧扭转头倒立式

→十指交叉，将头顶放到瑜伽垫或者折叠的瑜伽毯上，正好位于椅座前缘下方。双腿伸直，脚跟抬起，向前挪动，直到肩胛骨触到椅座前缘。

→双腿依次抬起，进入头倒立式。

◎ 由于双腿抬起时椅子阻止了双肩的活动，使得此变体比通常的体式更难。如果对你来说难度太大，可请辅助者帮助。

→这里，可以进入其他变体，如侧扭转头倒立式（*Pārśva Śīrṣāsana*）（图2）和单腿头倒立式（*Eka Pāda Śīrṣāsana*）（图中未示出）。

变体4：倒置的椅子支撑双肩

难度：中级
必备辅具：墙面
可选辅具：瑜伽砖、瑜伽毯、防滑瑜伽垫

○ 椅背和椅座形成的框架支撑肩胛骨和双肘，使得该体式更加稳定。

○ 双肘抵住椅子框架可以激活双臂。

○ 支撑肩胛骨可以保持颈部的长度；双臂较弱或双肩或颈部有轻微伤痛者也能舒适地在此体式中停留。

○ 当进入侧扭转头倒立式（*Pārśva Śīrṣāsana*）或单腿头倒立式（*Eka Pāda Śīrṣāsana*）时，如果失去与椅子的接触（不希望出现），则说明肩带不稳，随之活动了。

在瑜伽课上，通常头倒立式（*Śīrṣāsana*）和侧扭转头倒立式作为一个小序列一起练习。我们这里也这样做。

1.头倒立式

→将椅子倒置，椅座朝下，椅腿抵靠墙面。

→如果进入体式时椅座后缘低于肩胛骨，则可将椅子放到两块瑜伽砖上（图1）；如果只有一块瑜伽砖，则将椅背抬高即可。

→十指交扣，小臂抵靠椅背框架，双脚向墙面方向挪，直到肩胛骨接触椅座后缘。

→双腿抬起，进入体式。双肘抵住椅背框架（图2）。

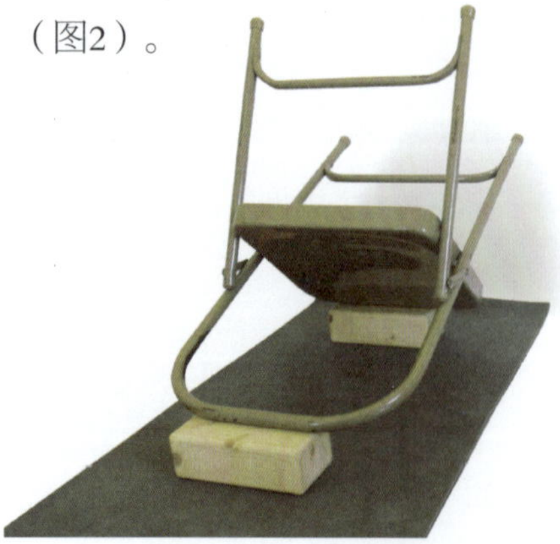

图1 用瑜伽砖抬高椅子

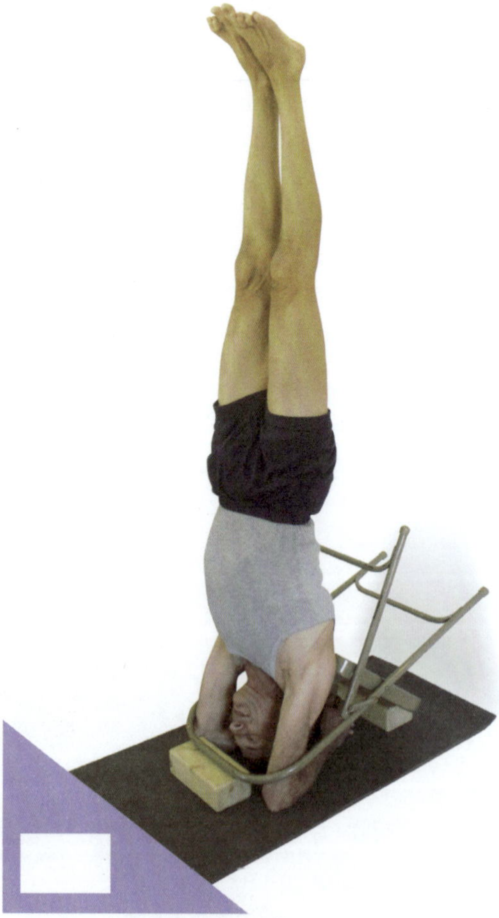

图2 头倒立式，倒置的椅子支撑

◎如果椅座后缘对肩胛骨的支撑不够，则退出体式，双手和头部更靠近墙面一些放置，或者将折叠的瑜伽毯搭在椅座后缘上（图3）。

◎如果椅背框架比肩胛骨宽，则将两条折叠的瑜伽毯或几小块防滑瑜伽垫搭在椅背两侧（图4）。

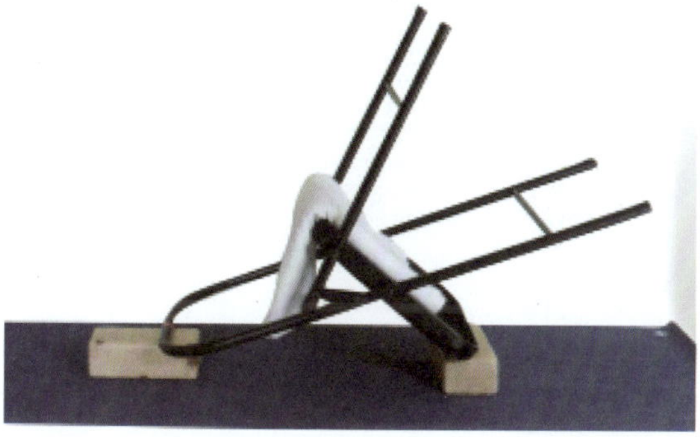

图3　将折叠的瑜伽毯搭在椅座后缘上

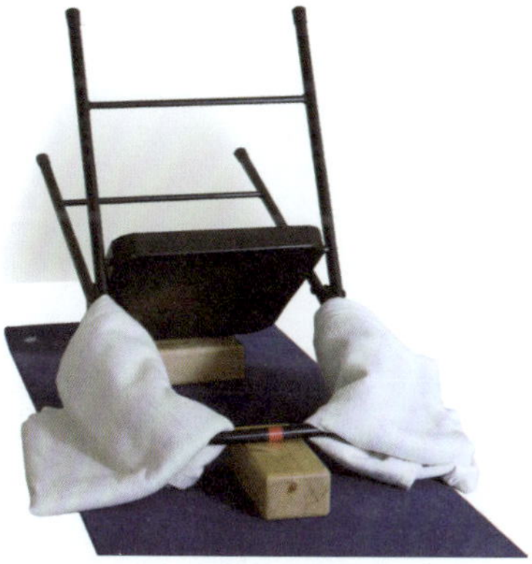

图4　将折叠的瑜伽垫搭在椅背两侧

高级练习者：可以利用这种方法离墙进入头倒立式，然后身体后弓进入倒手杖式（*Viparīta Daṇḍāsana*）。如果需要，可将椅子离墙约1米放置，身体后弓时双脚落到墙面上。

2.侧扭转头倒立式

→进入头倒立式，骨盆、双腿向右转，胸部上端、颈部和头部保持不动，面对正前方。肩胛骨两侧与椅子的接触应保持均衡（图5）。

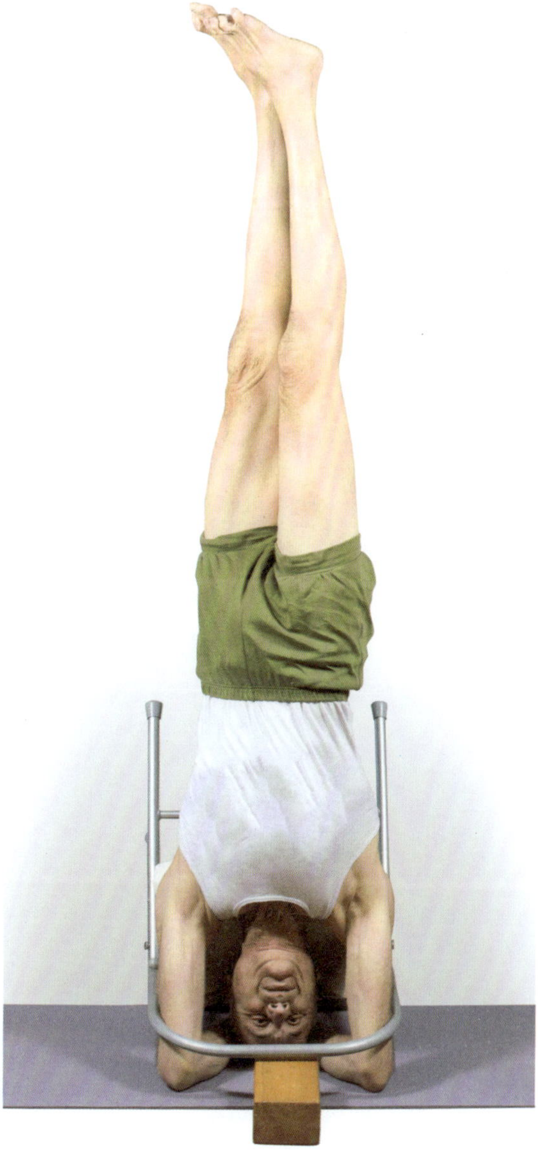

图5　侧扭转头倒立式，倒置的椅子支撑

变体5：头倒立式变体，椅座支撑双腿

难度：中级/高级

接下来的头倒立式（*Śīrṣāsana*）变体系列中，椅子放在体前或体侧，支撑单腿或双腿；椅子提供了稳定性，有助于脊柱的正位，无论是对称的还是非对称的变体。练习者可费力较少，在体式中停留更长时间，从而可以关注到动作的细节。

我们依次介绍四个变体：

1.单腿头倒立式（*Eka Pāda Śīrṣāsana*）（图1）；

2.单腿侧着地头倒立式（*Pārśvaika Pāda Śīrṣāsana*）（图2）；

3.头倒立双腿90°（*Ūrdhva Daṇḍāsana*）（图3）；

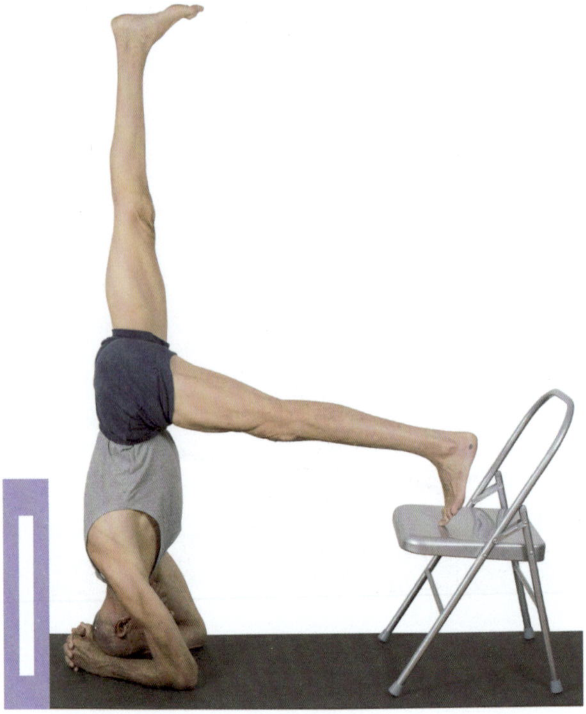

图1　单腿头倒立式

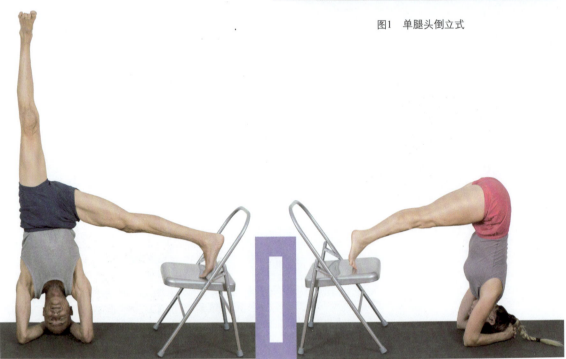

图2　单腿侧着地头倒立式

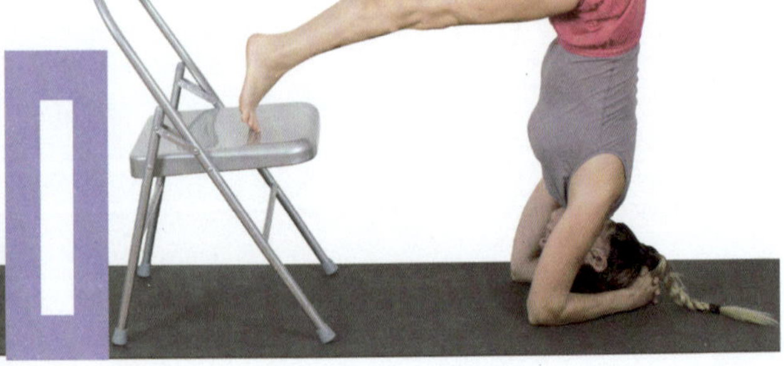

图3　头倒立双腿90°

4.胎儿头倒立式（*Piṇḍāsana in Śīrṣāsana*）（图 4~图 6）。

这是头倒立式的一个高级变体，只有在头倒立时能将双腿交盘呈莲花式才能尝试。经典的最终体式要求双腿交盘将双膝落于上臂上（《瑜伽之光》，图 218）。在这里椅子的支撑可以抬高双膝。

○ 利用椅子支撑双膝，可以在体式中放松地停留较长时间，从而逐渐掌握此具有挑战性的体式。

→首先，进入头倒立式，练习单腿的莲花式（*Padmāsana*），另一条腿保持伸直，脚趾放到椅座上（图4）。

→然后，离椅子近一些。双腿依次弯曲，进入莲花式（*Padmāsana*），双膝落于椅座上（图5）。停留一会儿后，伸直双腿，换交盘顺序，重复。

如果需要，可以将一个瑜伽抱枕放到椅座上，支撑更高一些，也更柔软一些（图 6）。

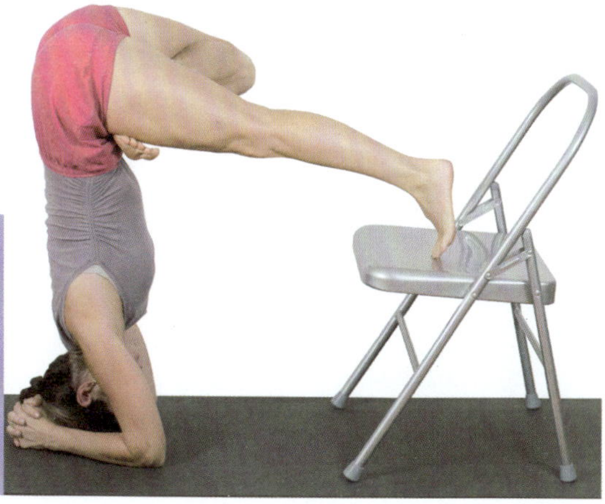

图4　半胎儿头倒立式

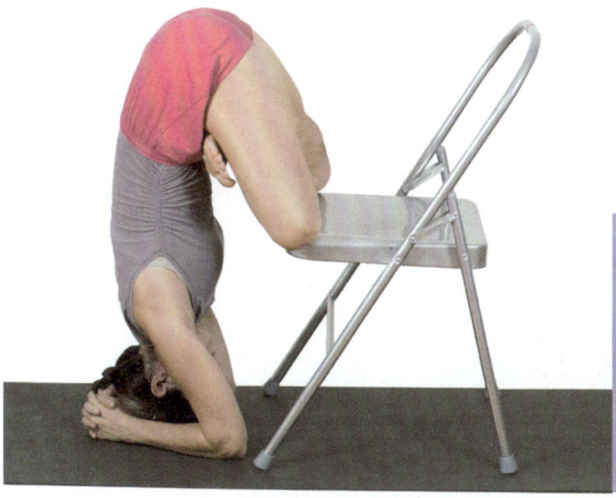

图5　胎儿头倒立式

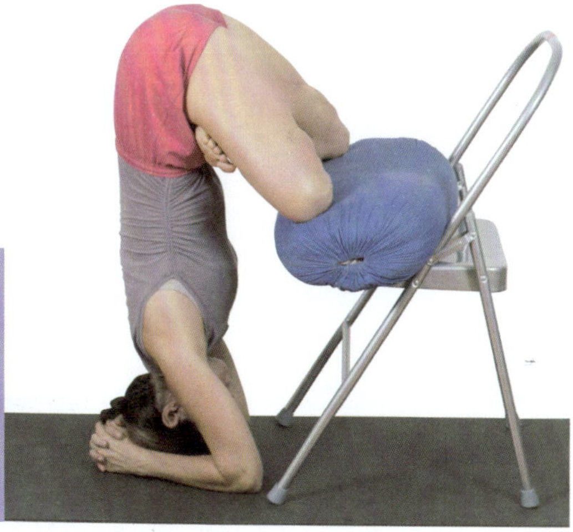

图6　胎儿头倒立式，瑜伽抱枕放在椅座上

变体6：头倒立倒箭式（*Śīrṣāsana Viparīta Karaṇī*）

难度：高级
必备辅具：瑜伽毯、防滑瑜伽垫
可选辅具：墙面

在倒箭式（*Viparīta Karaṇī*）变体中，双肩、颈后侧落地。在头倒立倒箭式（*Śīrṣāsana Viparīta Karaṇī*）中，头顶落地。此变体兼具头倒立式（*Śīrṣāsana*）和双脚内收直棍式 (*Dvi Pāda Viparīta Daṇḍāsana*)的功效。

○ 椅子的支撑可使练习者在体式中停留更长时间，这对循环系统和呼吸系统有深远影响。

注意！此高级变体需要双肩、背部的绝美平衡和扎实的柔韧性，一定要在正确的指导下尝试。

准备：

→将椅子放到防滑瑜伽垫上，椅背靠近墙面。将另一条防滑瑜伽垫折叠起来铺在椅座上（图1）。也可以将一条折叠的瑜伽毯铺到椅前的地面上（图中未示出）。

→根据你的身材调整椅座的高度：

- 上身较长者：在椅座上铺几条折叠瑜伽毯抬高椅座。（先在椅座上铺一条折叠的防滑瑜伽垫，以免瑜伽毯滑动。）
- 上身较短者：在椅前铺几条折叠瑜伽毯，支撑头部。

→身体侧坐在椅子上。转身同时双腿抬起，同时向上、背对椅面，双手握住椅背两侧，背部就势仰卧到椅座上。

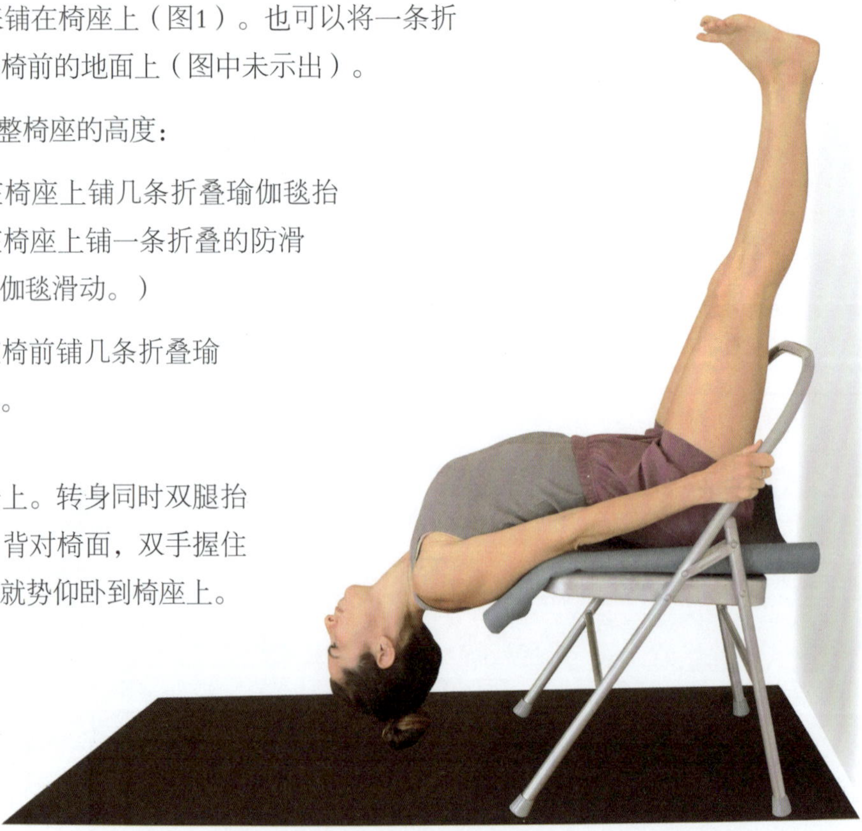

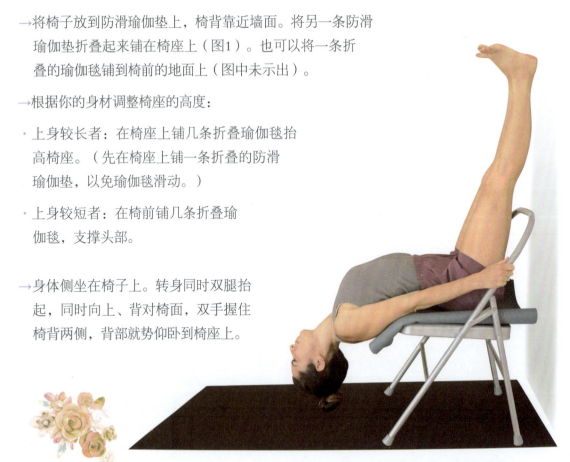

图1　准备从椅子上进入头倒立倒箭式

进入体式：

→双手用力，将身体拉向椅背，直到骨盆位于椅背下。

→身体向头顶方向滑动；同时背部后弓，头顶朝向地面（图1）。

→身体继续向地面方向滑动，直到头顶落地，或落到折叠的瑜伽毯上（图中未示出）。双腿落到椅背上。

→双手从椅背上松开，双臂向上，向后伸展。然后弯曲双臂，双手在头后十指交叉，呈杯型。双肘落地，与双肩同宽。小臂下压，提起双肩，收紧肩胛骨。

→双腿向上伸展，垂直于地面（图2）。

高级练习者可以从这里继续，双脚抵靠墙面，然后逐一离开墙面，双腿向上伸展，进入独立的头倒立式（*Śīrṣāsana*）。这是一个进入头倒立式（*Śīrṣāsana*）很好的方法，因为椅子的支撑有助于延伸颈部和脊柱，展开胸腔。不过，练习者必须有非常多的练习经验，能保持头倒立式（*Śīrṣāsana*）的平衡才可练习此方法。

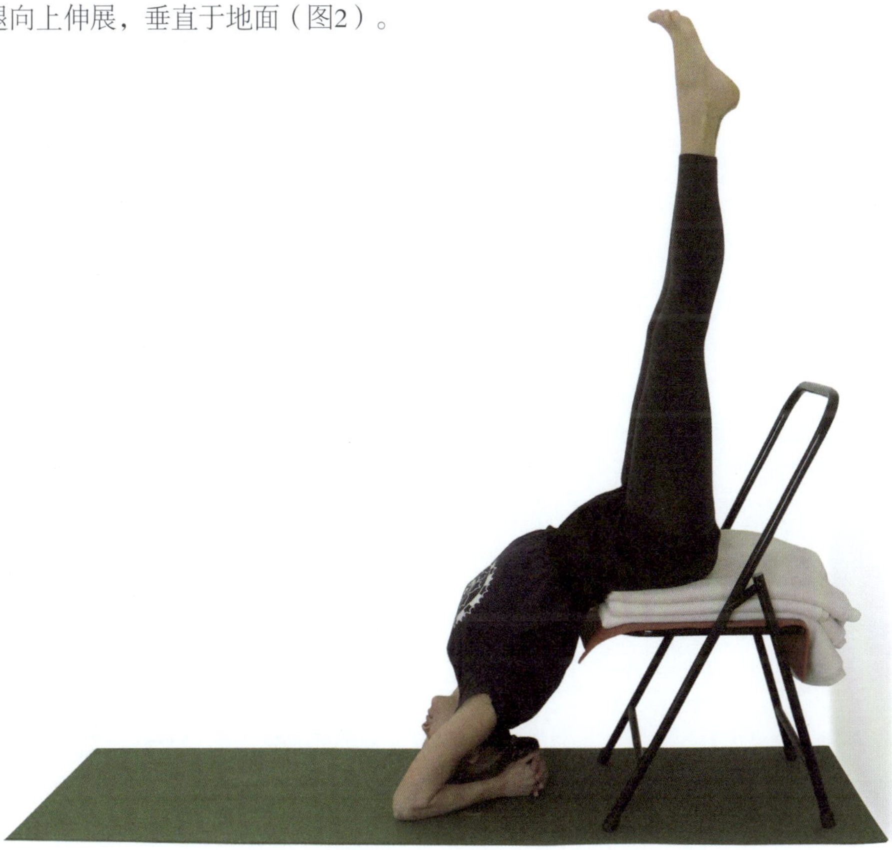

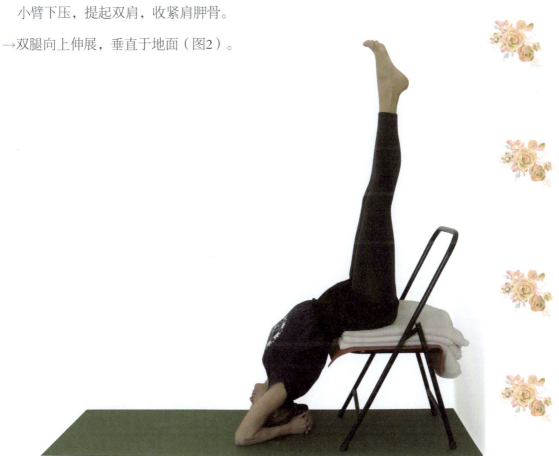

图2　用椅子进入头倒立倒箭式

支撑肩倒立式
（*Sālamba Sarvāṅgāsana*）

人们常将支撑肩倒立式（*Sālamba Sarvāṅgāsana*）称作“体式之母”。经典的独立的肩倒立式非常费力，对练习者要求很高。与之相反，椅子上的支撑肩倒立式（*Sālamba Sarvāṅgāsana*）则非常平静，具有疗愈性；可以很好地展开胸腔，为深长的呼吸做好准备。

变体1：椅座支撑骨盆（椅子肩倒立式）

难度：初级/疗愈
必备辅具：瑜伽抱枕、防滑瑜伽垫、瑜伽毯
可选辅具：墙面

- ○ 椅子的支撑可以上提、展开胸腔。双肩僵硬，颈部或双肩有轻微伤痛者也可享受到此倒立体式的强大功效。
- ○ 它是调息（*Prāṇāyāma*）的一个很好的准备体式：身体倒立、胸腔的上提使得肋骨可以自由活动，有助于双肺的扩展。
- ○ 如同其他的展开胸腔的体式，它也可以提升情绪，因而对缺乏自我认同、轻微抑郁情绪者有很好的疗愈作用。

此体式通常被称为椅子肩倒立式。它可以在房间中间完成，如果靠近墙面，则可以用其支撑双腿。下面我们将介绍这两种方式，以及其他变体。

1.椅子靠近墙面放置

→将椅子放在防滑瑜伽垫上，椅背朝墙，离墙15~20厘米。椅座上铺一条折叠的防滑瑜伽垫，再在其上铺一条折叠的瑜伽毯。

→椅前铺一条展开的瑜伽毯，再在其上横向放置一个瑜伽抱枕。

→身体侧坐在椅子上，双腿抬起，身体向后翻转仰卧到椅子上，脚后跟抵靠墙面。

◎在此阶段，可以弯曲双腿，将小腿插到墙面和椅背之间。

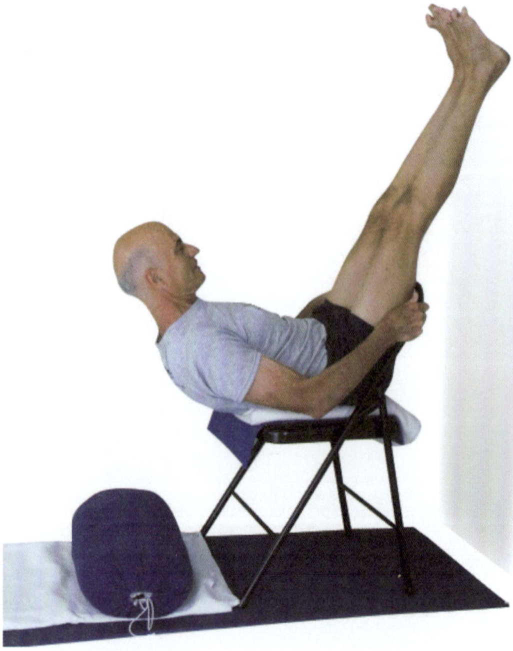

图1　躺在椅子上，准备支撑肩倒立式

→双手抓住椅背，将上身拉向墙面方向，直到臀部位于椅背下方，感觉稳定、平衡地仰卧于椅座上（图1）。

→现在，你已经安全地躺在椅子上了。双手可以松开，向下垂落。双臂插到椅座下方，两前腿之间（图2）。

◎如果可能，可以将双臂放到横档下方，更好地打开双肩。

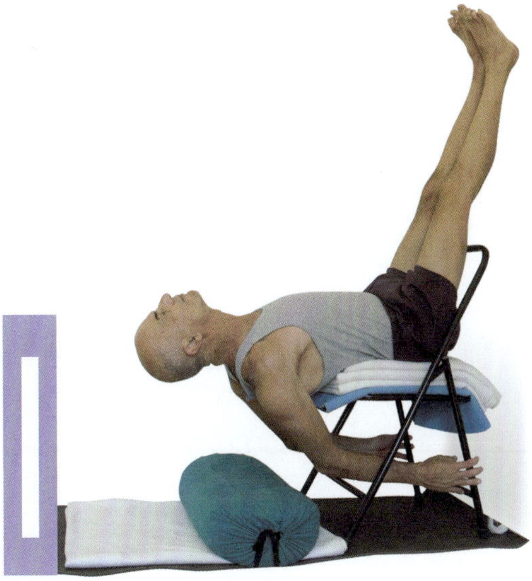

图2　将双臂插到椅座下方

→缓慢地将双肩落到瑜伽抱枕的中线上。双臂用力，将双肩向后拉，直到颈后没有任何压力地落到瑜伽抱枕的圆边上。身体的重量均衡地分配到椅子和瑜伽抱枕上（图3）。

◎在此体式中，颈部后侧应完全靠在瑜伽抱枕的前边上。

→双手掌心向上，抓住椅子的后横档。或者双手掌心向内，抓住椅腿。

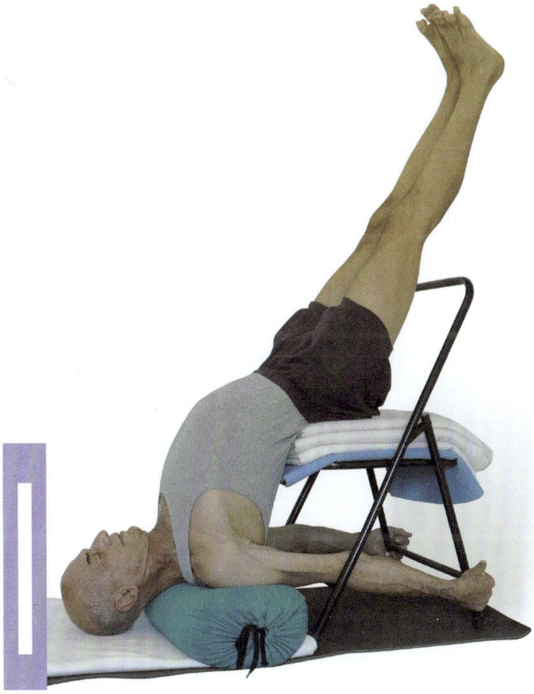

图3　椅子肩倒立式，脚后跟抵靠墙面

→你可以将脚后跟抵靠墙面（图3）；也可以将双腿向上伸展，垂直于地面（图4）；还可以双腿弯曲，双脚并拢，放到椅背上，呈束角式（Baddha Koṇāsana）。

◎如果颈部感觉有挤压，或者椅座对你来说太高，则可将一条瑜伽毯三折，铺倒瑜伽抱枕下方，将双肩抬高（图中未示出）。

◎如果椅座太低，则可将一条或几条折叠的瑜伽毯放到椅座上，支撑骶骨（图3）。

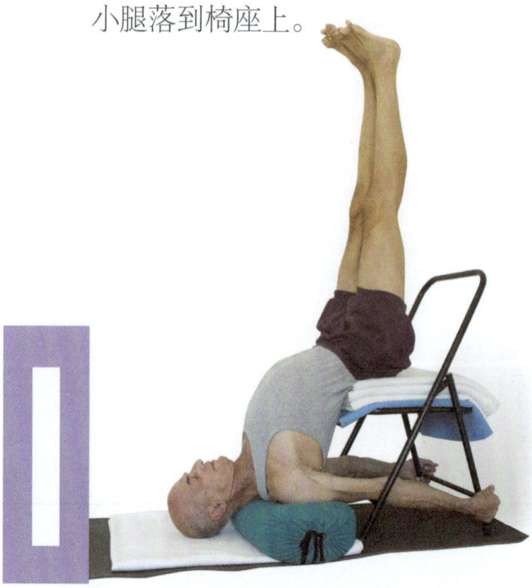

2.椅子远离墙面放置

→椅子远离墙面放置。如上所述进入体式。双腿弯曲，小腿勾住椅背，以控制身体的下滑速度。当双肩触到瑜伽抱枕时，调整双肩位置，将之落到瑜伽抱枕的中线上，颈部后侧落于瑜伽抱枕的前侧圆边上（图1）。

→然后，双肩从与抱枕接触处向上用力，双手插到前椅腿之间，抓住后椅腿，或后横档。双腿向上伸展。

→退出体式。将双腿搭在椅背上，身体向下滑动，直到臀部落到瑜伽抱枕上，背部落到地面上。

→将瑜伽抱枕挪开，背部平放到地面上，小腿落到椅座上。

图4　椅子肩倒立式，双腿垂直于地面

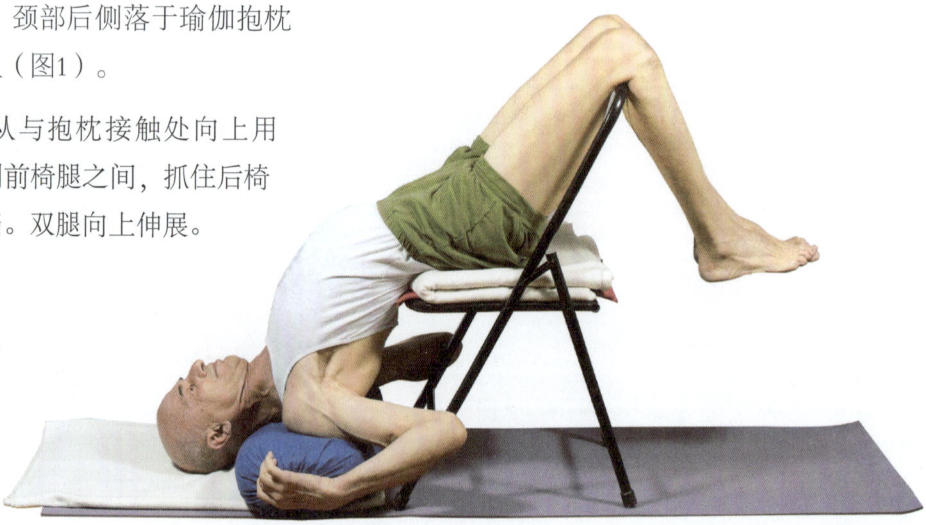

图1　调整瑜伽抱枕的位置

3.双腿的不同位置

双腿可以多种方式放在椅子的不同位置：

→双腿呈束角式（*Baddha Koṇāsana*），放于椅背上（图1），或者放于绑在椅背的瑜伽带上（图2）。

→双腿交盘呈莲花式（*Padmāsana*），放到椅背上（图3）。也可以继续进入胎儿肩倒立式（*Piṇḍāsana in Sarvāṅgāsana*）（图中未示出）。

→双脚放到椅座上，骨盆抬起。这是一个有支撑的四足支撑式（*Catus Paḍāsana*）（图4）。

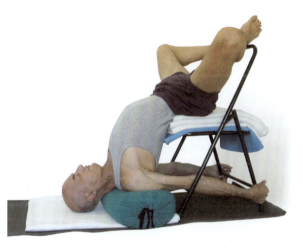

图1　双腿呈束角式，放于椅背上

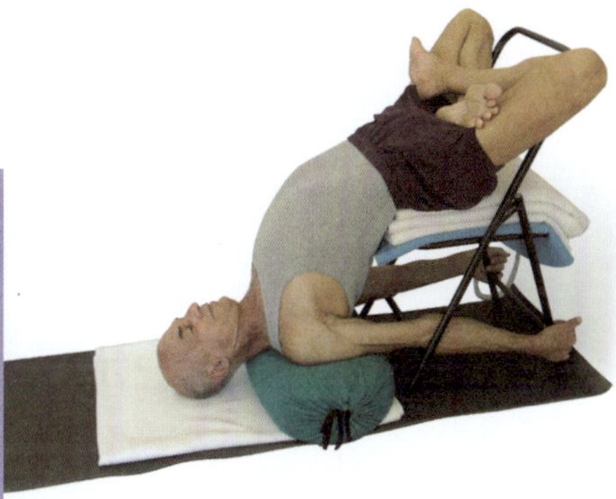

图3　双腿交盘呈莲花式，放到椅背上

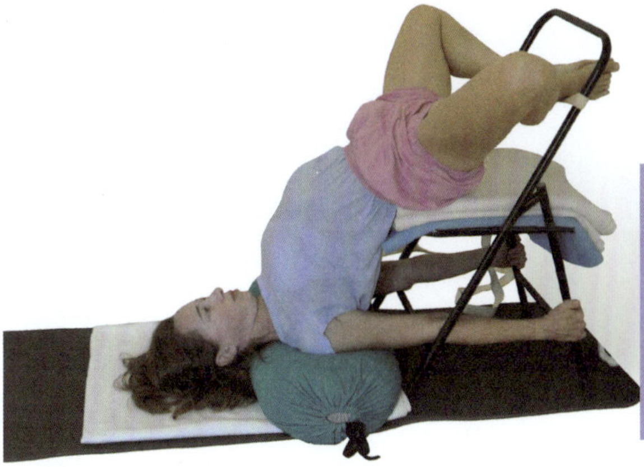

图2　双腿呈束角式，放于绑在椅背的瑜伽带上

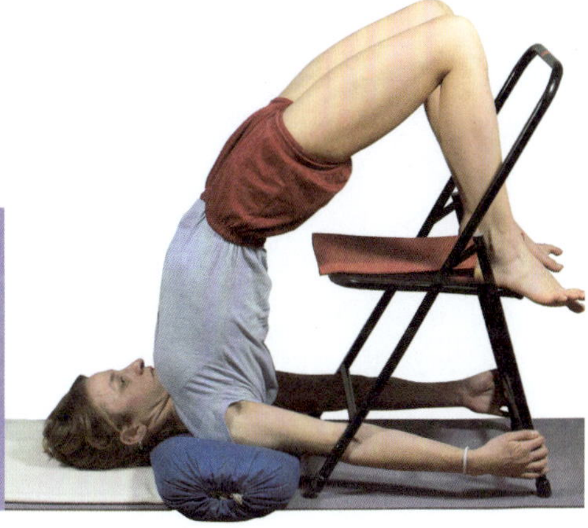

图4　四足支撑式（*Catus Paḍāsana*），双脚落到椅座上

4.双臂的不同位置

如果椅子有前横档，可以尝试将双臂插到其下方。这可以加强胸腔上端的展开。

→身体向下滑动时，将双臂插到前横档下方（图1）。

→也可以用双手支撑背部，后侧肋骨凹陷更多一些（图2）。

◎如果难以将双臂插到前横档下方，则可用纵向放置的瑜伽毯帮助。

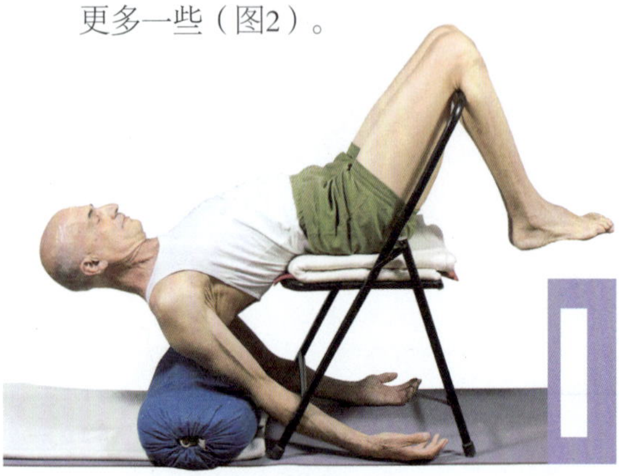

图1　将双臂插到前横档下方

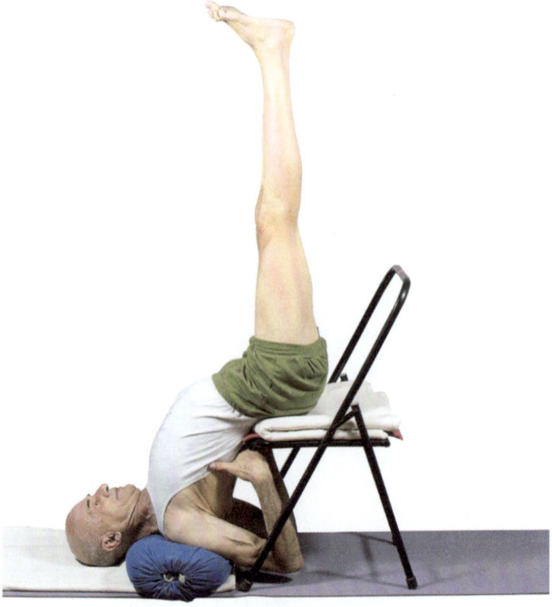

图2　双手支撑背部

5.支撑肩倒立二式

在支撑肩倒立二式（*Sālamba Sarvāṅgāsana* Ⅱ，《瑜伽之光》，图235）中，双臂向后伸展，下压地面，用拮抗提起背部，而不是直接用双手支撑背部。椅子为双手和双臂提供了很好的锚定处。

从椅子肩倒立式，继续：

→双臂向后伸展，下压地面。双手抓住后横档的同时，肩胛骨内收，躯干远离椅座，抬起骨盆和双腿。

→整个身体向上伸展，使双肩顶端支撑身体，保持平衡（图3）。

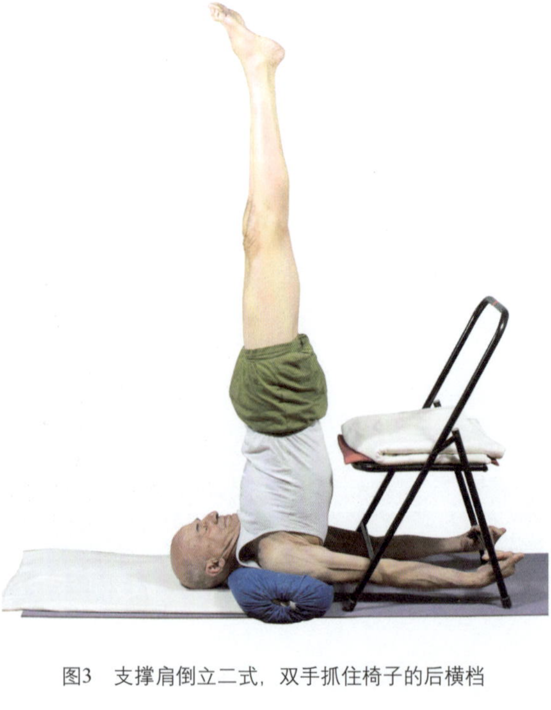

图3　支撑肩倒立二式，双手抓住椅子的后横档

6.从椅子肩倒立式进入其他变体

肩倒立式（*Sarvāṅgāsana*）变体循环可以在椅子的辅助下完成。这里介绍其中两个变体。

→单腿放下，落到地面，进入单腿肩倒立式（*Eka Pāda Sarvāṅgāsana*）（《瑜伽之光》，图250）。然后，换另一条腿，重复（图中未示出）。

→单腿向侧放下，进入单腿侧着地肩倒立式（*Pārśvaika Pāda Sarvāṅgāsana*）（《瑜伽之光》，图251）。然后，换另一条腿，重复（图中未示出）。

→回到犁式（*Halāsana*），练习其他变体，例如：膝碰耳犁式(*Karṇa Pīṇḍāsana*)，胎儿肩倒立式(*Pīṇḍāsana in Sarvāṅgāsana*)（《瑜伽之光》，图269）（图中未示出）。

→双腿大大分开，进入双角犁式（*Supta Koṇāsana*）（图1）。

→双腿再次并拢，向一侧挪动，进入侧犁式（*Pārśva Halāsana*）（图2）。

→双腿向一侧移动时，双手抓住椅子，确保双臂、双肩稳定不动。

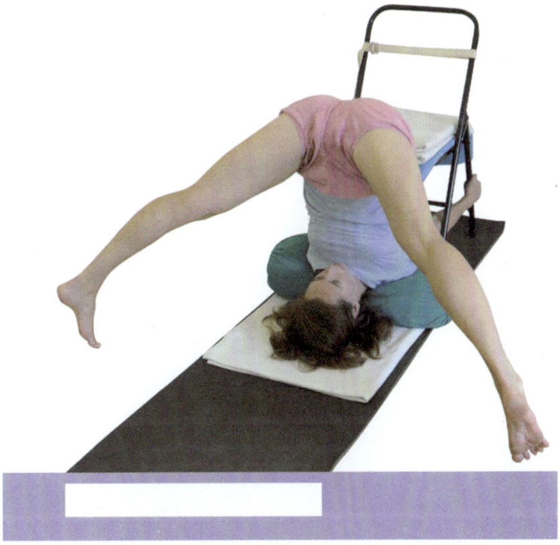

图1　双角犁式

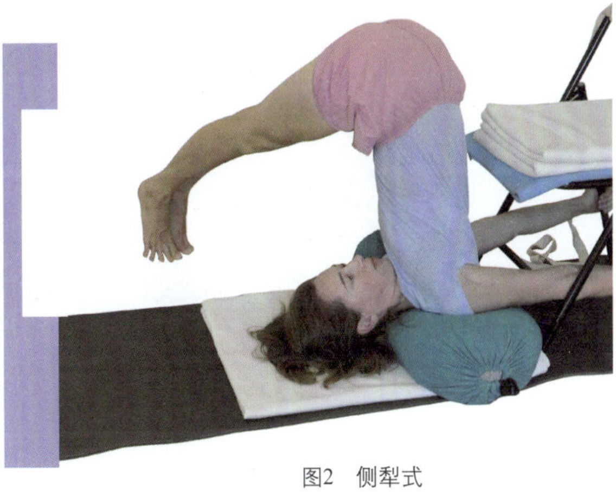

图2　侧犁式

7.双肩在纵向放置的瑜伽毯上

难度：中级
必备辅具：瑜伽毯、防滑瑜伽垫
可选辅具：椅子

○ 用窄条的瑜伽毯支撑双肩，即使前横档较低也可以将双臂插到前横档下。双肩区域可以创造更多的活动，进一步展开胸腔。

○ 可以将椅子拉得离背部更近，利用椅座的支撑进入躯干直立的肩倒立式（*Sarvāṅgāsana*）。

我们通过椅子肩倒立式、犁式（*Halāsana*）和支撑肩倒立二式（*Sarvāṅgāsana* Ⅱ）循环来演示纵向的瑜伽毯支撑的方法。

→将2~3条瑜伽毯双折，纵向叠放到椅座下方。确保瑜伽毯的中线与两侧椅腿的中线重合。

→当从椅座上向下滑动时（参见前面变体），将双臂插到前横档下方。

→双手抓住椅子的后腿，或者后横档，将双肩向后拉（图1）。

→如果可能，双臂弯曲，勾住椅子的前腿，用力将双肩进一步向后拉（图2）。

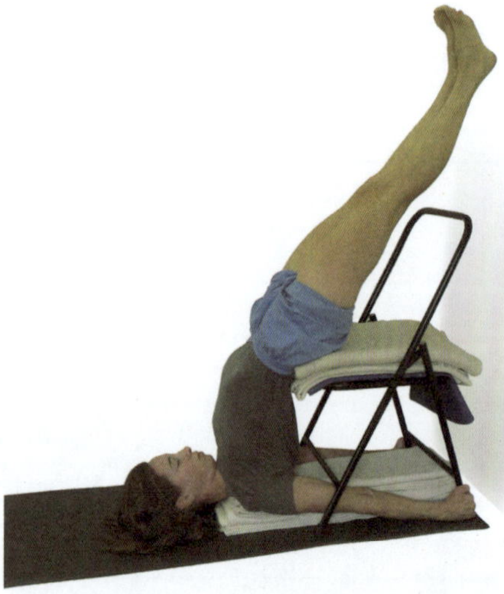

图1　椅子肩倒立式，瑜伽毯纵向放置

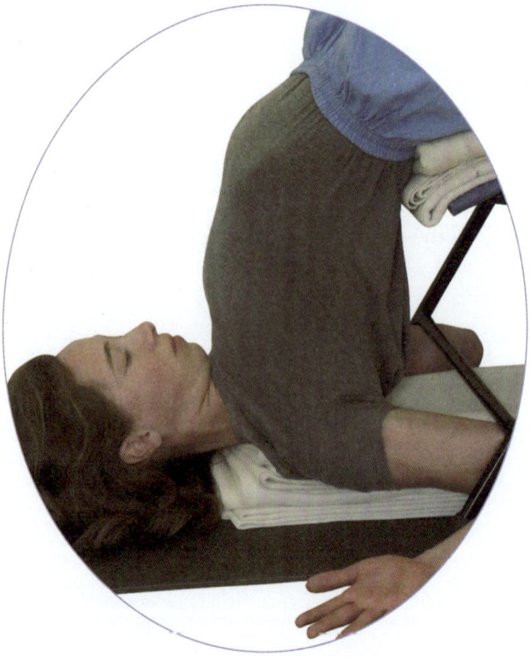

图2　瑜伽毯纵向放置，双臂弯曲，双肩后移

经典做法是在椅子肩倒立式后进入椅子辅助的犁式，作为肩倒立式循环的组成部分：

→双腿落地，进入犁式（*Halāsana*）（图3）。

→双腿伸展，脚趾尖落地。如果双脚落地难度太大，则可将双脚放到另一把椅子上。

→臀部离开椅子时，双手抓住椅子（图中未示出）。

→脚趾尖下压地面，肩胛骨内收，将背部向上延伸。

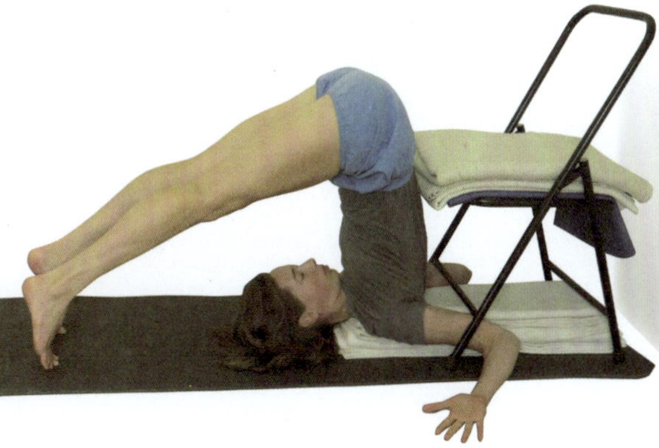

图3　从椅子肩倒立式进入犁式

→将椅子拉向背部，直到椅座边缘触到背部。

→你可以抬起小臂，双手抵住椅子的前腿。

→大臂下压地面，双腿抬起，进入直立的支撑肩倒立二式（*Sālamba Sarvāṅgāsana* Ⅱ）。如经典的体式一样，双腿向上伸展，保持身体垂直于地面（图4）。

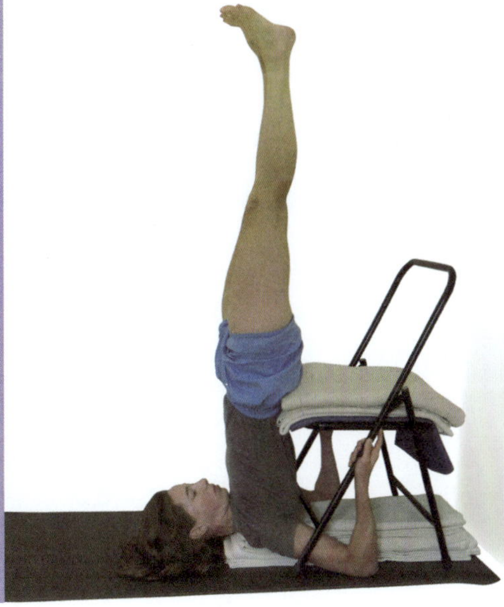

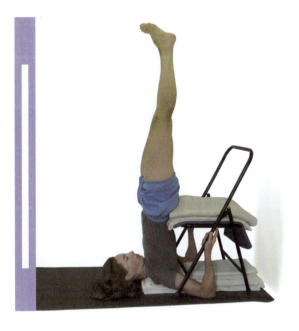

图4　支撑肩倒立二式，椅子支撑背部

变体2：折叠的椅子支撑背部

难度：中级
必备辅具：瑜伽毯或者瑜伽抱枕、防滑瑜伽垫

对于很多练习者来说，做一个完全垂直于地面的支撑肩倒立式具有相当的难度。用折叠的椅子支撑背部有助于上背部的提起。将脊柱前移，将身体的重心与双肩顶端垂直。一旦一切就位，胸腔会充分展开，呼吸自由、顺畅，获得此体式的强大力量。

所有练习者都可练习此方法，并从中获益，尤其是手腕受伤或疼痛的练习者，他们可能无法用双手支撑背部。

下面介绍使用此方法的两种方式：利用椅子的侧面、利用椅背的顶端。

1.利用椅子的侧面

○ 双手抓住椅子的侧面，比双肩略宽，肱二头肌可以外旋，有助于双肩外侧向下、向内移动，从而稳定体式的根基，尤其适合于肩带僵紧的练习者。
○ 手腕活动受限的练习者可以用双手舒适地支撑背部。

折叠的椅子可以作为支柱或平板支撑背部。

→用5~6条折叠的瑜伽毯摞起来，或者将两个瑜伽抱枕横向并排，做成一个肩倒立式（*Sarvāṅgāsana*）平台。

→在椅子的一侧搭一条折叠的防滑瑜伽垫。将椅子侧向放在平台的双腿一侧。搭瑜伽垫的一侧放在平台的边缘上（图1）。

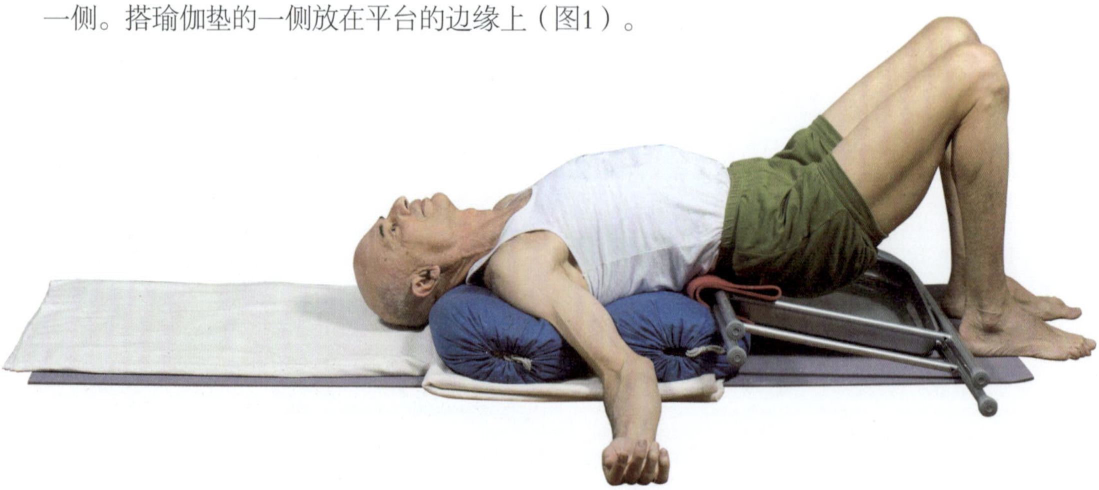

图1　准备进入肩倒立式，折叠的椅子支撑背部

→躺在平台上，双肩距平台边缘3~5厘米，头后侧落到地面上。

→进入犁式（*Halāsana*）。双手抓住椅子，双手尽量分开宽一些，支撑上背部（图2）。

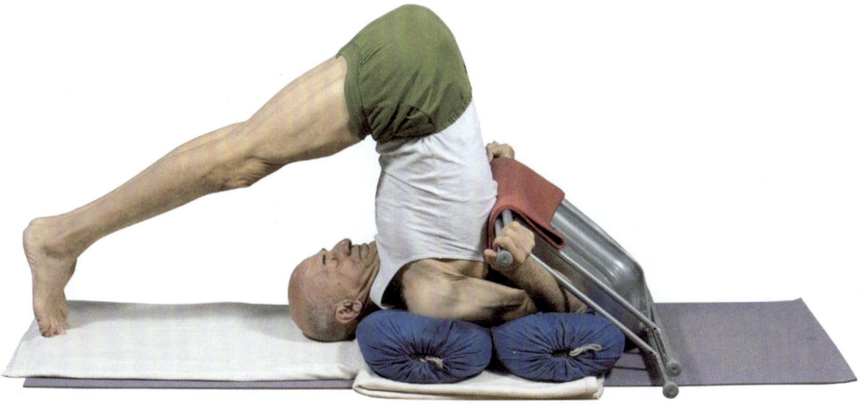

图2　犁式，折叠的椅子支撑背部

→双腿抬起，进入肩倒立式（*Sarvāṅgāsana*）。双臂用力，将椅子拉向背部，将上背部向上推平，推向胸部（图3）。

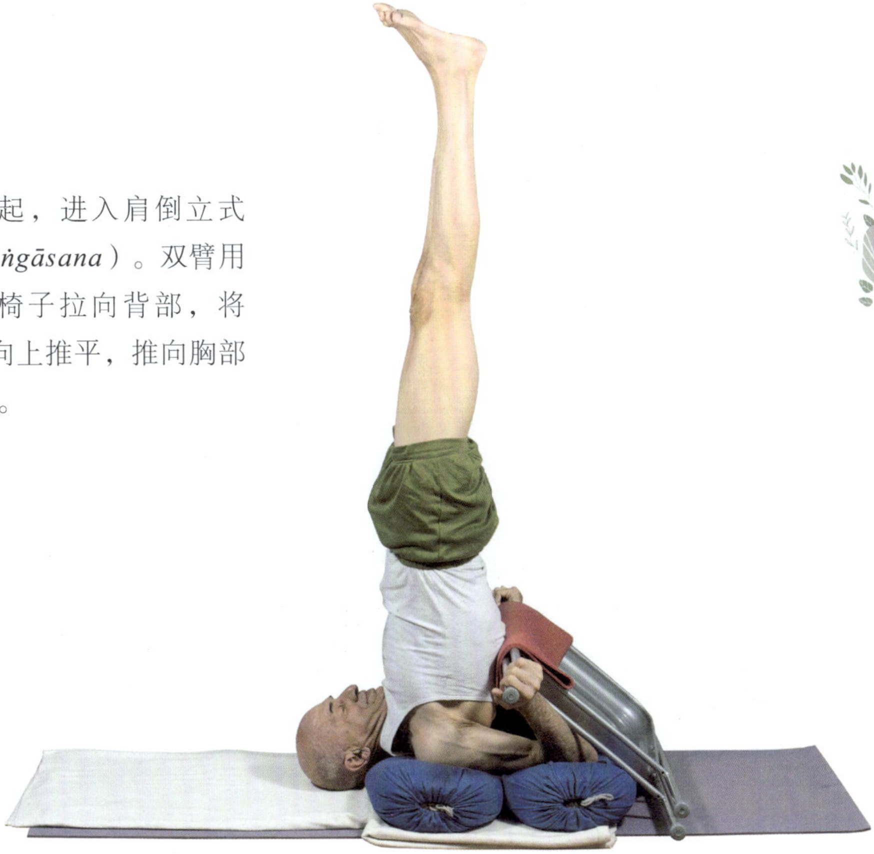

图3　支撑肩倒立式，折叠的椅子支撑背部

→在这里，可以完成几个变体，例如侧扭转肩倒立式（*Pārśva Sarvāṅgāsana*）（图4），倒箭式（*Viparīta Karaṇī*）（图5）和桥式肩倒立式（*Setu Bandha Sarvāṅgāsana*）（图6，图7）。

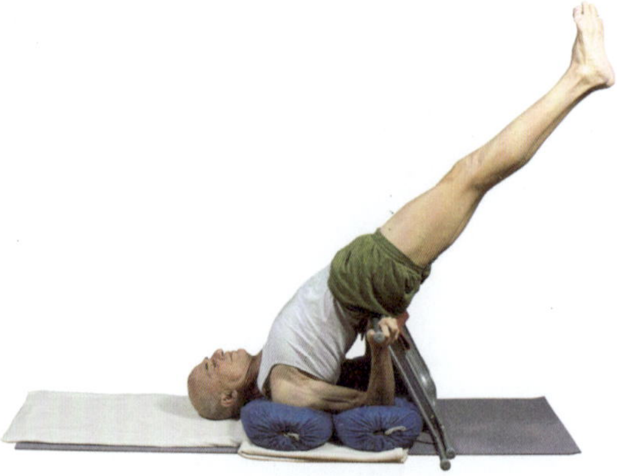

图4　侧扭转肩倒立式，折叠的椅子支撑背部

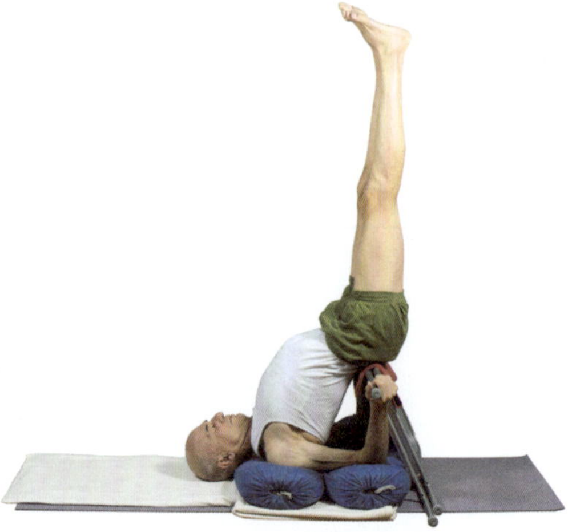

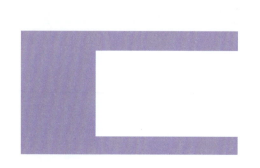

图5　倒箭式，折叠的椅子支撑背部

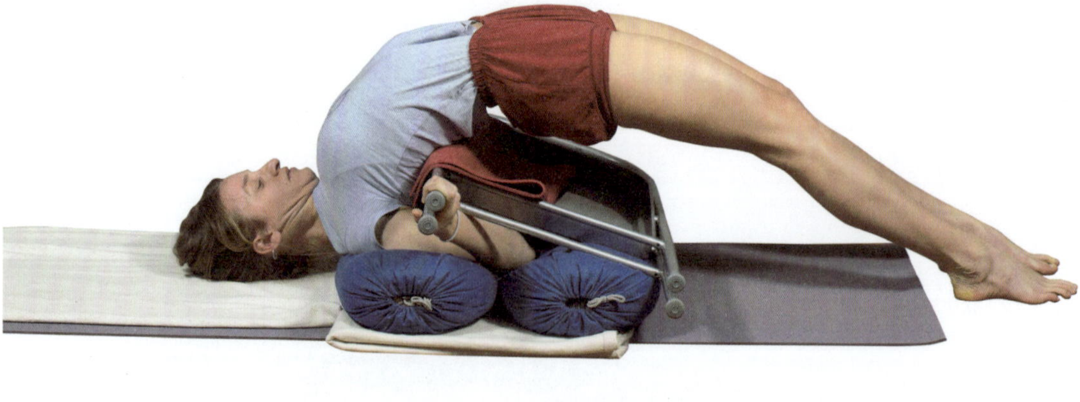

图6　桥式肩倒立式，折叠的椅子支撑上背部

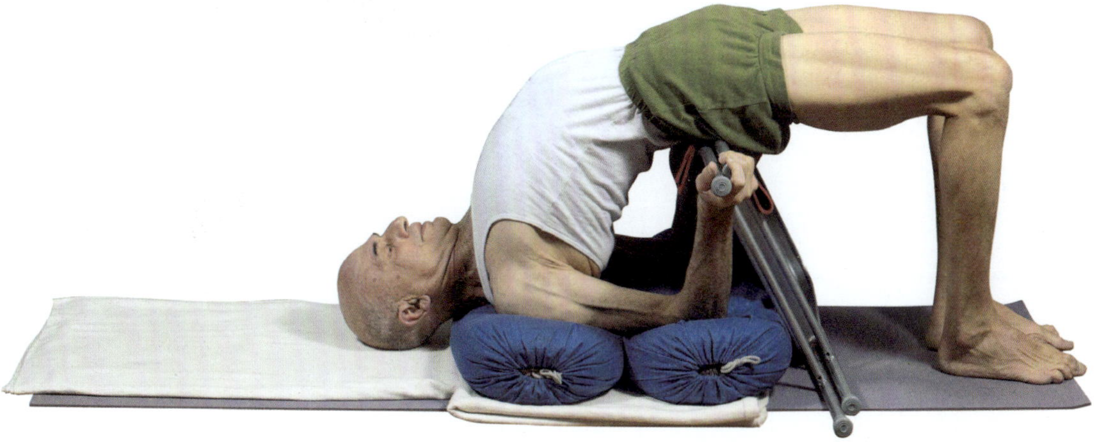

图7　桥式肩倒立式，折叠的椅子支撑骶骨

→在犁式（*Halāsana*）和侧犁式（*Pārśva Halāsana*）中，可以利用椅子的重量稳定双臂。

→双臂伸直的同时将椅子向远处推。

→双手比双肩略宽，抓住椅子，双臂压地，保持稳定（图8）。

→双腿向体侧挪，进入侧犁式（*Pārśva Halāsana*）（图9）。

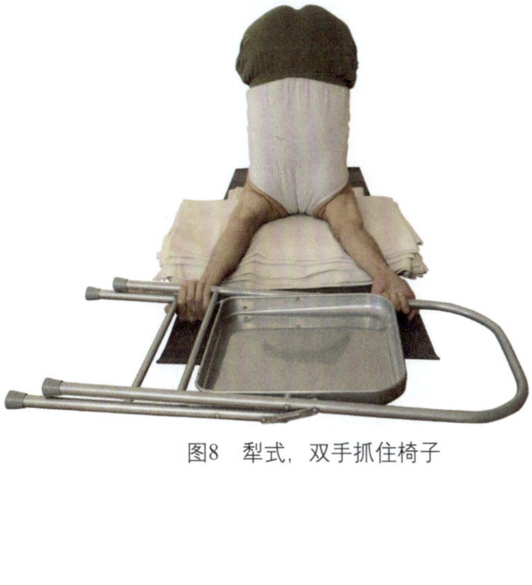

图8　犁式，双手抓住椅子

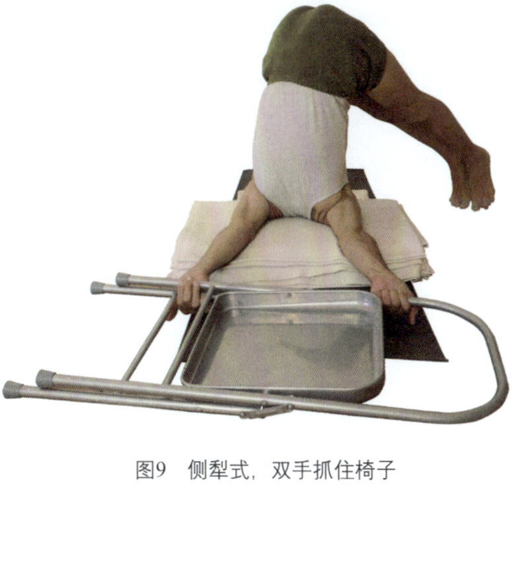

图9　侧犁式，双手抓住椅子

2.利用椅背的顶端

难度：中级
必备辅具：瑜伽毯或者瑜伽抱枕

○ 椅背支撑骨盆可以使其稳定，有助于背部上提，保持直立。

○ 双手以此方式抓住椅子可以减少双臂的用力，有助于整个背部的上提，可以在体式中安静地停留。

使用折叠的椅子抵靠背部：

→将4~6条折叠的瑜伽毯摞起来，为大臂和肩部搭建一个抬高的平台。

→将折叠的椅子放在平台的双腿一侧，椅背触到平台的边缘。仰卧在平台上（图1）。

→双腿向上、向后翻过头顶，进入犁式（*Halāsana*）。将椅背斜着抵靠在髂骨处；确保椅腿在防滑瑜伽垫上，避免滑动。

→双臂伸直，抓住椅座边缘，或者椅子的横档（图2）。

→如果抓不到椅座，可以将双臂弯曲，抓住椅腿（图3）。 继续将椅子拉向身后，保持支撑。

→稳定后，双手抓住椅子，双腿抬起，进入肩倒立式（*Sarvāṅgāsana*）。胸腔正中间、髋关节、脚踝对齐，位于与地面垂直的平面内（图4）。

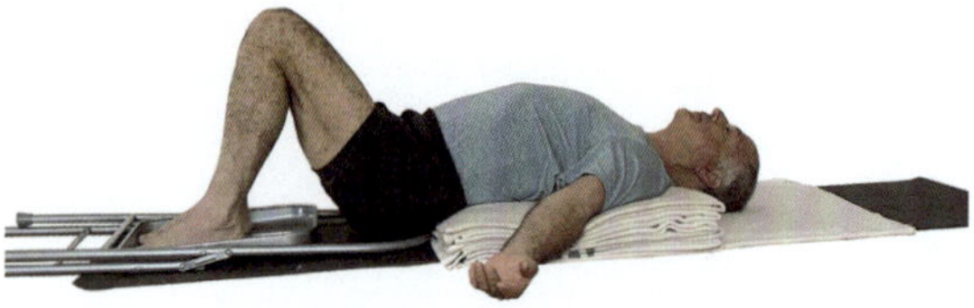

图1　准备肩倒立式，折叠的椅子平放到瑜伽垫上

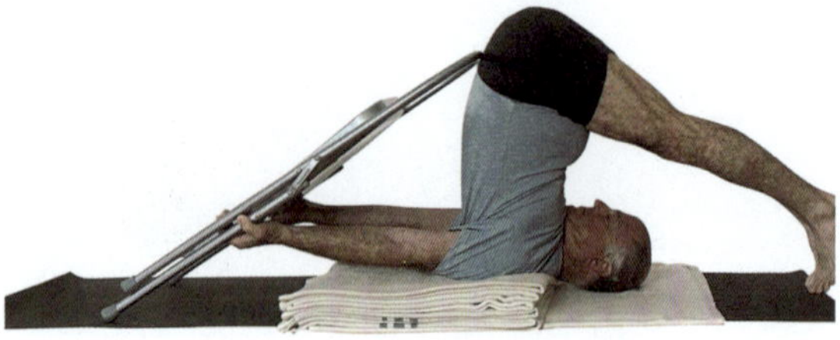

图2　犁式，椅背支撑髂骨

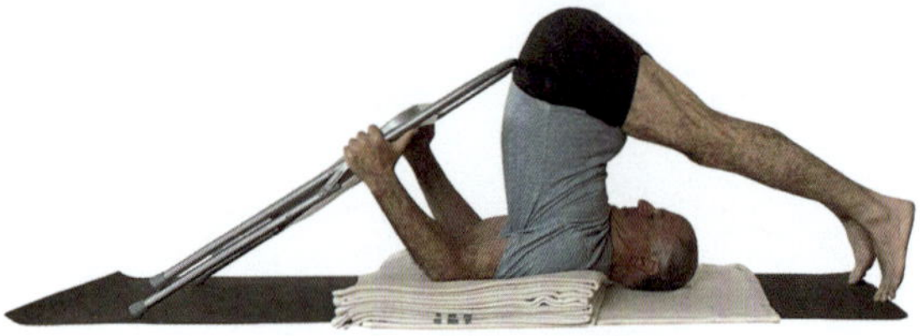

图3　双臂弯曲，双手抓住椅腿

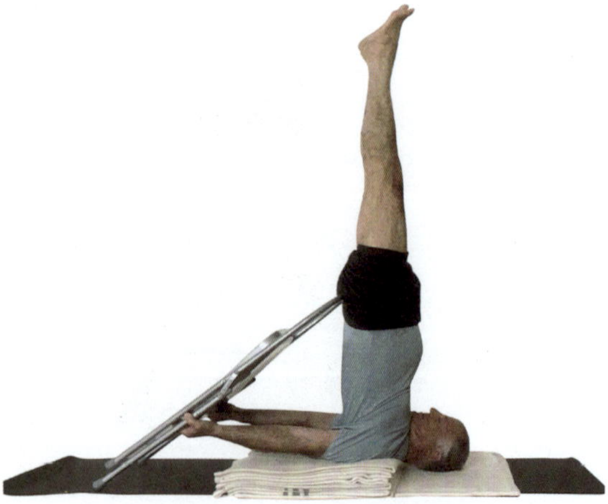

图4　肩倒立式，椅背支撑髂骨

变体3：半犁式及其变体，双脚放到椅座上

难度：初级
必备辅具：瑜伽毯
可选辅具：瑜伽抱枕

半犁式（*Ardha Halāsana*）有疗愈性变体。

许多初学者在犁式中很难将上背部提起，无法将重量落在双肩顶端。椅子的支撑有助于学习肩倒立式（*Sarvāṅgāsana*）中上背部和双肩的动作。

建议先练习半犁式（*Ardha Halāsana*），为肩倒立式（*Sarvāṅgāsana*）做准备，也可以由此进入犁式（*Halāsana*）的某些变体。

在传统的犁式（*Halāsana*）中，也称完全犁式，脚趾着地。在半犁式（*Ardha Halāsana*）中，脚趾放在抬高的平台上，背部保持直立时用力较少。

○ 椅子的支撑，使双脚高于双肩，背部更易直立，胸腔也更易展开。

→将4~6条折叠的瑜伽毯摞起来，为大臂和肩部搭建一个抬高的平台。建议在平台放置头部的一侧下方再铺一条瑜伽毯，头部会更舒服一些。

→将椅子放在平台的头部一侧。仰卧在平台上，双肩位于平台边缘，双臂向上伸展，双手将椅子向远处推，直到双臂完全伸直（图1）。这就是椅子的正确位置。也可以手杖式（*Daṇḍāsana*）坐立，面对椅子，坐骨坐在平台边缘，双脚在椅座下方，由此确定椅子的位置（图中未示出）。

→仰卧在平台上，双肩在平台上，距边缘3~5 厘米，头部落到瑜伽垫（或者瑜伽毯）上。

◎对于大多数练习者，双肩离开平台边缘3 指宽就可确保进入体式时双肩不会滑离平台。

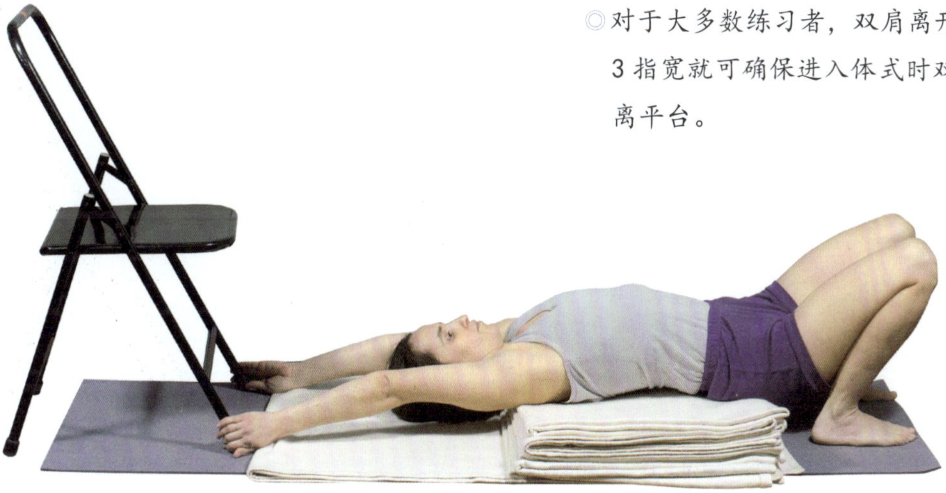

图1　确定椅子的位置

→臀部、背部抬起，向后翻，直到脚趾落到椅座上（图2）。

◎如果臀部、背部抬起有困难，可在尝试进入体式前于骨盆下放一个瑜伽抱枕。

→双臂在背后伸展，十指交扣，双肘压地。

→脚趾尖下压，双腿伸展，大腿前侧上提，双膝收紧。

→臀部向脚后跟方向转，与颈部底端对齐。

◎此体式也可以被动完成，使背部得到延伸、放松，双臂、双腿不必强烈拉伸。（参见第十一章疗愈性的半犁式相关内容）

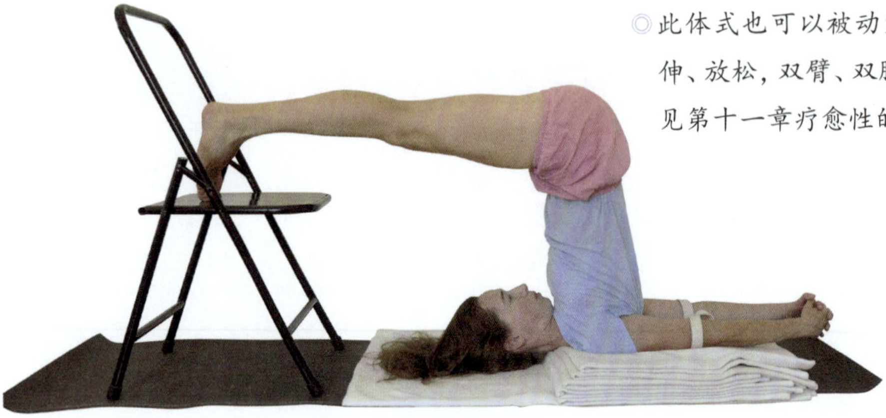

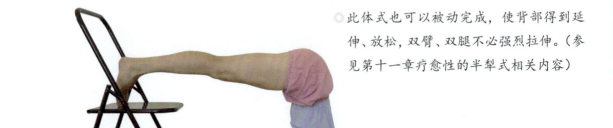

图2 半犁式，脚趾落到椅座上

在半犁式（*Ardha Halāsana*）中停留几分钟后，可以尝试其他变体：

→双掌支撑背部，向上伸直双腿，进入肩倒立式。

→大臂下压，保持胸腔的展开；一条腿抬起，向上伸展，与地面垂直，进入单腿肩倒立式（*Eka Pāda Sarvāṅgāsana*）（图3）。然后，上抬腿落回椅座上，回到犁式（*Halāsana*），换另一条腿，重复。

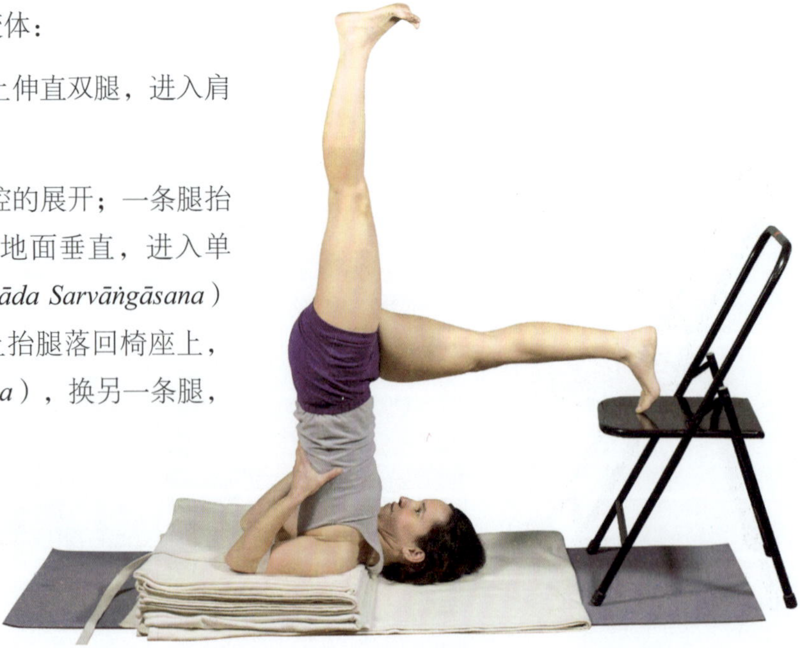

图3 从半犁式进入单腿肩倒立式

→也可以将双腿依次抬起，进入肩倒立式（*Sarvāṅgāsana*）（图中未示出）。

→从这里弯曲双腿，利用椅子的支撑进入半膝碰耳犁式（*Ardha Karṇa Pīṇḍāsana*）（图4）。如果需要，可以将椅子拉近一点。

→如果你可以将两腿交盘呈莲花式（*Padmāsana*），则可进入 胎儿肩倒立式（*Pīṇḍāsana in Sarvāṅgāsana*）（图5）。如果需要，可以将椅子拉近一些。

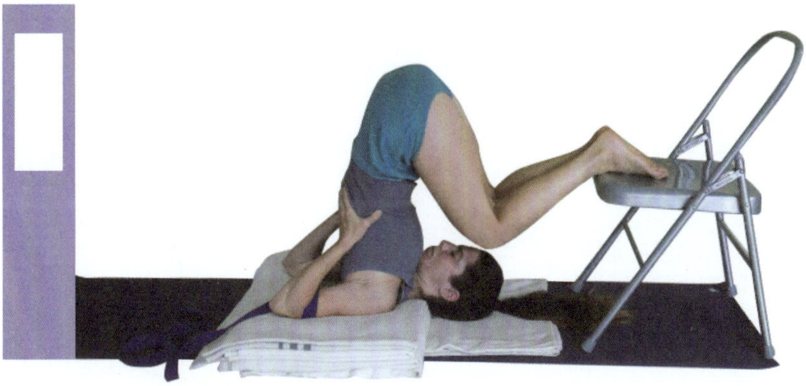

图4　半膝碰耳犁式，脚趾尖落到椅座上

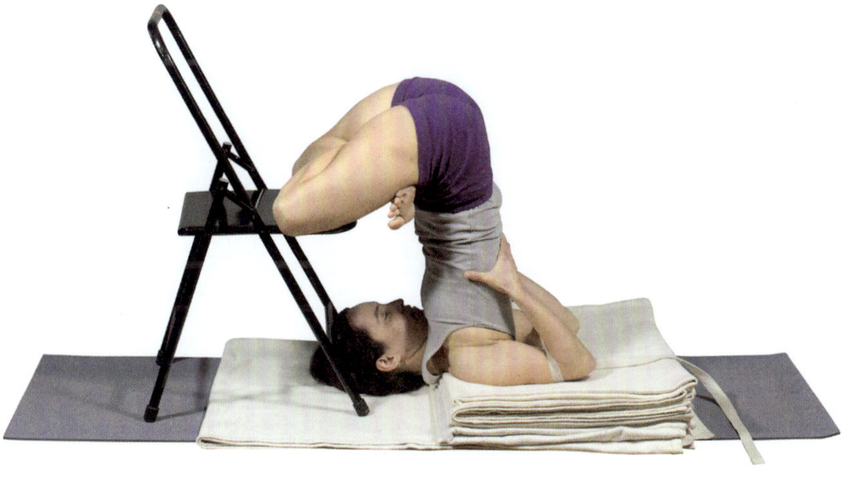

图5　胎儿肩倒立式，双膝落到椅座上

变体4：双腿放到两把椅子上

难度：初级
必备辅具：瑜伽毯、椅子

接下来的肩倒立式（*Sarvāṅgāsana*）循环的两个变体需要两把椅子，各支撑一只脚。

→按前一变体所述准备一个平台。

→在平台两侧斜前方各放一把椅子。

→进入肩倒立式（*Sarvāṅgāsana*），将一条腿放低，脚趾放到椅座上，进入单腿侧着地肩倒立式（*Pārśvaika Pāda Sarvāṅgāsana*）（图1）（图中只有一把椅子，放在身体右侧。如果只有一把椅子，可请辅助者将椅子挪到另一侧）。

→停留1分钟左右，换另一条腿，重复。

→双腿大大地分开，放低，双脚各落到同侧的椅座上，进入半双角犁式（*Ardha Supta Koṇāsana*）（图2）。

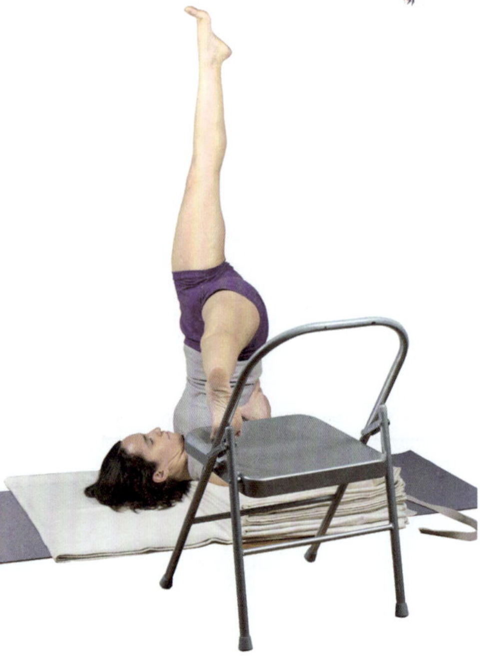

图1　单腿侧着地肩倒立式，脚趾放到椅座上

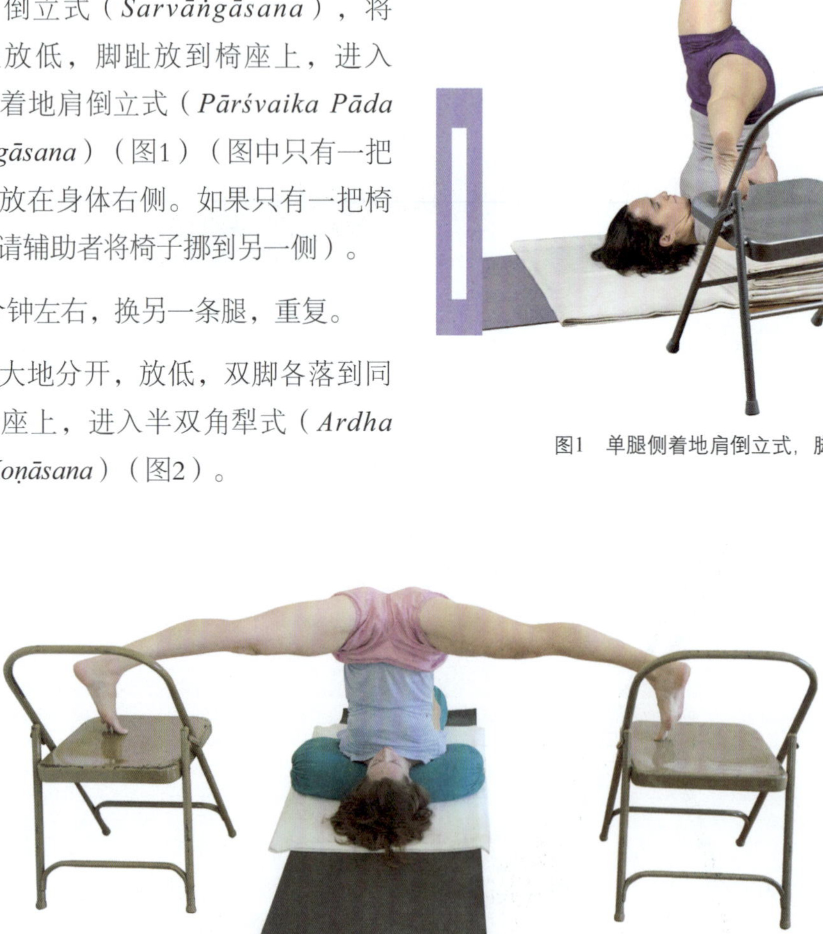

图2　半双角犁式，脚趾放到椅座上

变体5：椅子支撑，身体前侧朝向墙面

难度：中级
必备辅具：墙面、瑜伽抱枕、瑜伽毯

○ 椅子有助于双臂、双肩稳定，从而使胸腔上提，并保持展开。

这里，进入肩倒立式（*Sarvāṅgāsana*）时身体前侧朝向墙面。椅子有助于进入体式以及双臂的下压。利用同样的辅具放置，还可以完成一系列变体。

从椅子上进入体式：

→椅子正对墙面放置，离墙约60厘米。

→展开一条瑜伽毯，铺到椅前，其上再横向放置一个瑜伽抱枕。瑜伽抱枕和墙面之间要为头部、颈部留出足够空间。

→坐在椅子上，身体向下滑，进入体式。

→躯干抬离椅子，向上伸展，脚趾抵墙（图1）。

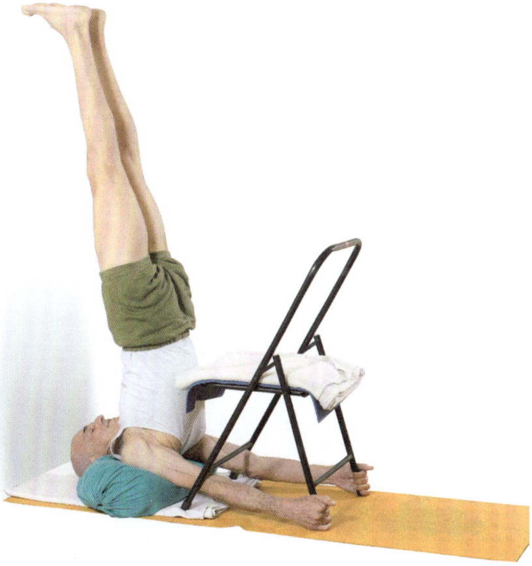

图1　脚趾抵靠墙面

→然后，双腿垂直向上伸展，进入支撑肩倒立二式（*Sālamba Sarvāṅgāsana* Ⅱ）（《瑜伽之光》，图235）（图2）。

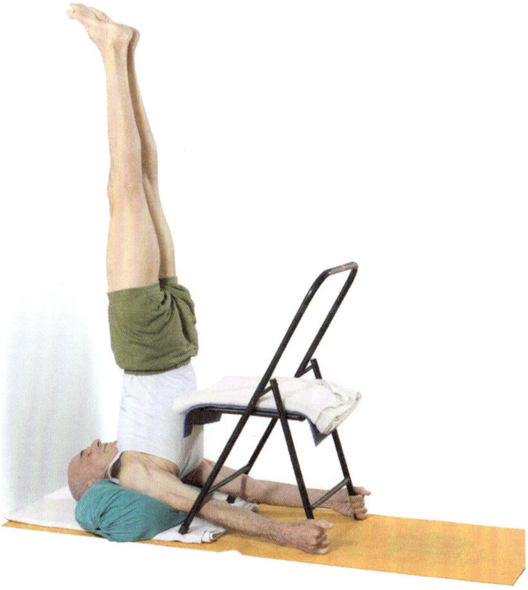

图2　支撑肩倒立二式，身体前侧朝向墙面

由此，可以利用椅子和墙面完成膝碰耳犁式（*Karṇa Pīṇḍāsana*）和双角犁式（*Supta Koṇāsana*）：

→双膝弯曲，脚背抵靠墙面，小腿尽量接近墙面（图3），在此停留1分钟左右。

→然后，将双腿大大地分开，进入双角犁式（*Supta Koṇāsana*），臀部转向墙面（图4）。

→退出体式时，双臂松开，释放，身体转向右侧。起身前至少停留1分钟。

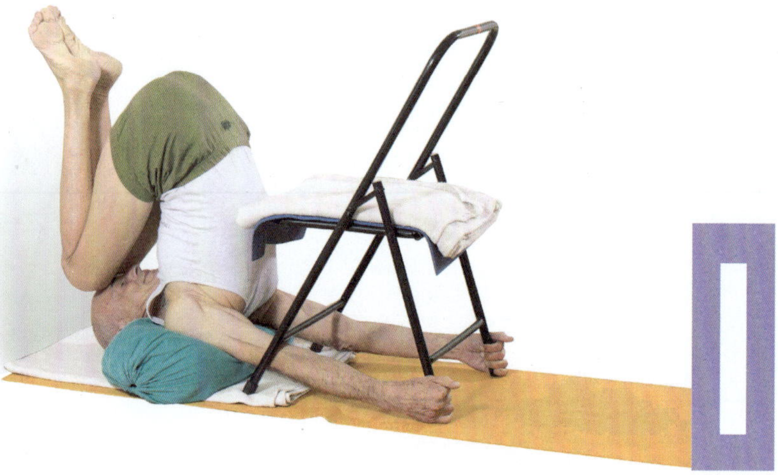

图3　膝碰耳犁式，脚背抵靠墙面，双手抓住椅腿

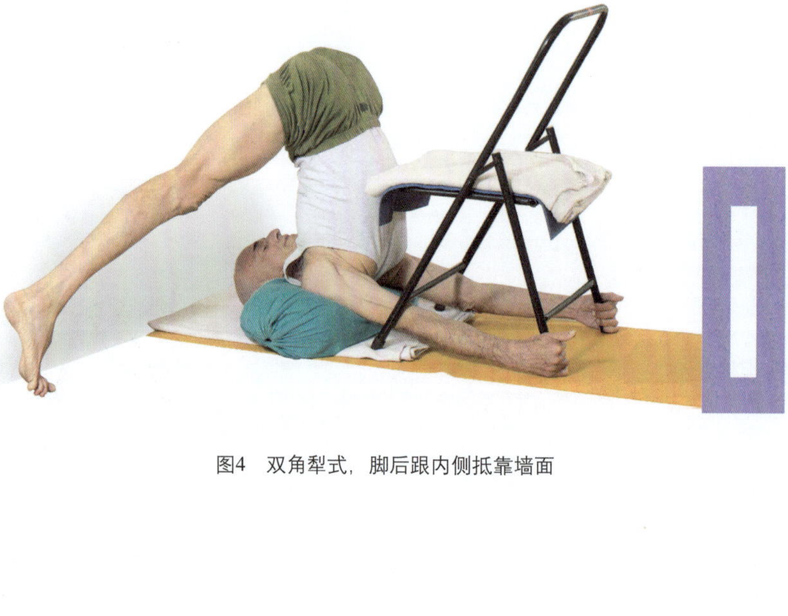

图4　双角犁式，脚后跟内侧抵靠墙面

变体6：椅子支撑，背部抵靠墙面

难度：中级
必备辅具：墙面、瑜伽抱枕、瑜伽毯
可选辅具：泡沫瑜伽砖（或其他支撑物）

支撑肩倒立式（*Sālamba Sarvāṅgāsana*）也可以背部抵靠墙面练习。虽然可以从地面上进入体式，但是这是很困难的。椅子的支撑可以降低此难度，还可以借助椅子在犁式（*Halāsana*）及其变体中支撑双腿。

1.支撑肩倒立二式（*Sālamba Sarvāṅgāsana* Ⅱ）（背部抵靠墙面）

○ 背部抵靠墙面令人非常放松。

从椅子上进入体式：

→将椅子面对墙面放置，离墙约50厘米。

→展开一条瑜伽毯，铺到椅前，其上再横向放置一个瑜伽抱枕。瑜伽抱枕应靠墙跟放置。如果瑜伽抱枕太低，则将瑜伽毯三折，垫到下面，增加高度。

→可以准备一块泡沫瑜伽砖（或其他支撑物），放在瑜伽抱枕旁边。

→在椅子上跪立，双手放到瑜伽抱枕上（图1）。

→身体慢慢下落，双手撑住瑜伽抱枕，控制下降的速度。

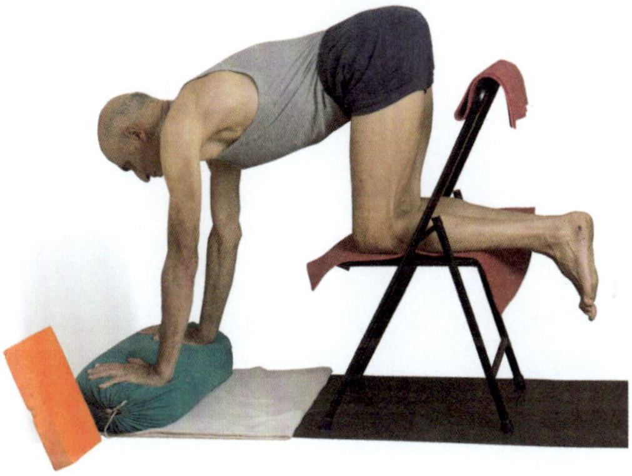

图1　从椅子上下落，进入犁式，背部抵靠墙面

→头部收向锁骨，双肩落到瑜伽抱枕上。双肩向墙面方向挪，背部抵靠墙面。颈部后侧落到瑜伽抱枕的前侧圆边上（图2）。

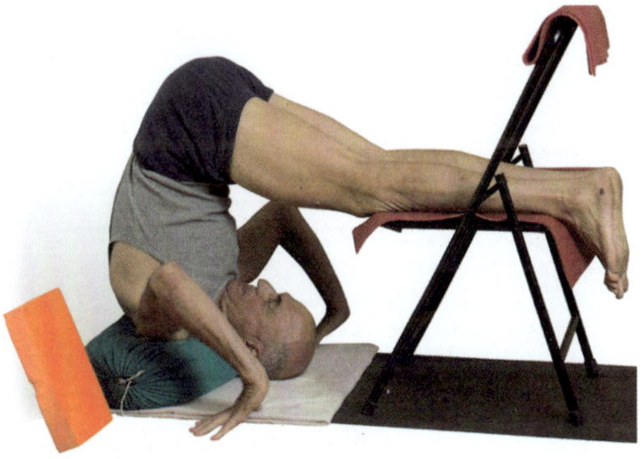

图2　双肩落到瑜伽抱枕上

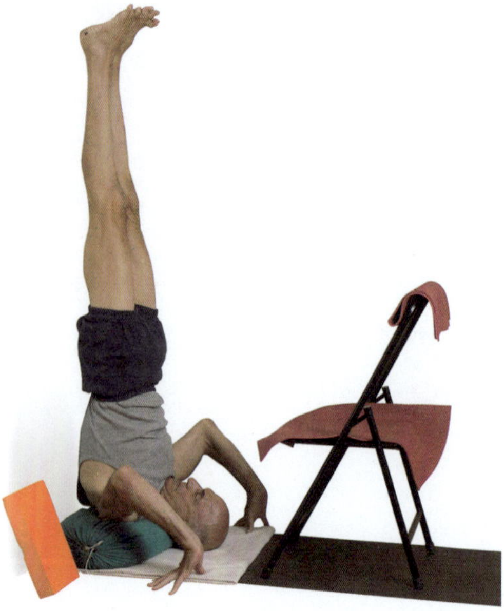

图3　无支撑肩倒立一式，身体背面完全抵靠墙面

→停留几分钟后，背部抵靠墙面，双腿抬起，进入无支撑肩倒立一式（*Nirālamba Sarvāṅgāsana* Ⅰ）（图3）。

→可以将泡沫瑜伽砖塞到骶骨和墙面之间。这有助于躯干垂直正位，也可加强颈部的拉伸。

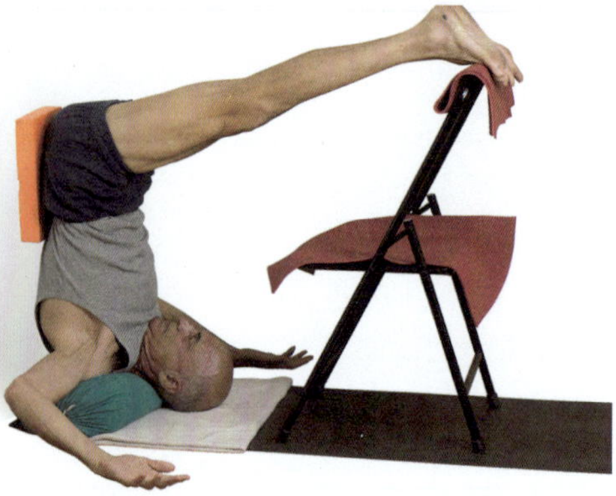

图4　半犁式，背部抵靠墙面，脚背落到椅背上

→将小腿落到椅座上，或者将脚背落到椅背上，进入半犁式（*Ardha Halāsana*）（图4）。

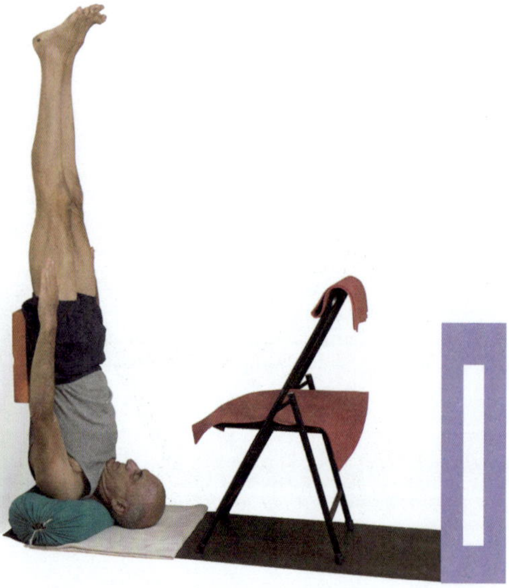

图5　无支撑肩倒立二式

→现在，双臂沿体侧向上伸展，进入无支撑肩倒立二式（*Nirālamba Sarvāṅgāsana* Ⅱ）（图5）。

由此可以完成某些变体。

2.单腿肩倒立式(*Eka Pāda Sarvāṅgāsana*)（背部抵靠墙面）

→单腿落到椅子上，进入单腿肩倒立式（*Eka Pāda Sarvāṅgāsana*）（图6）。

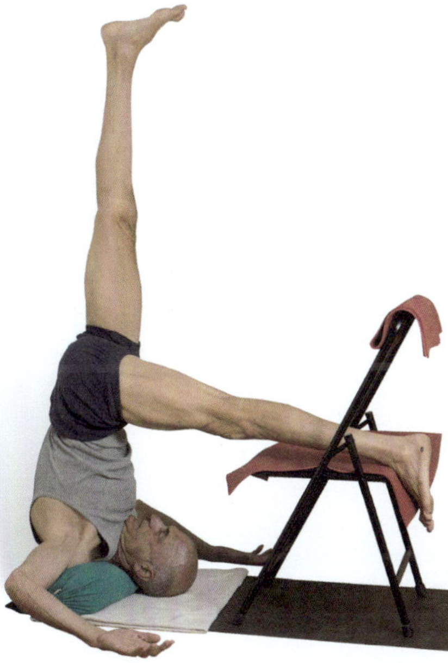

图6　单腿肩倒立式，背部抵靠墙面

3.疗愈性犁式（*Halāsana*）（背部抵靠墙面）

→双腿下落，双膝、小腿落到椅子上，进入疗愈性犁式（*Halāsana*）（图7）。

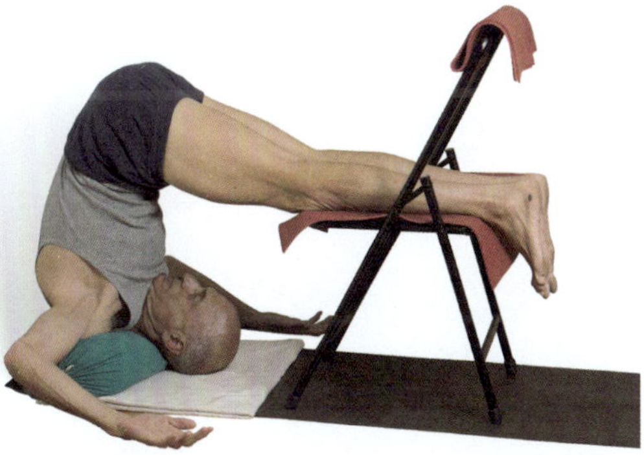

图7　疗愈性犁式，背部抵靠墙面，双膝落到椅座上

4.膝碰耳犁式(*Karṇa Pīṇḍāsana*)（背部抵靠墙面）

→双腿弯曲，进入膝碰耳犁式（*Karṇa Pīṇḍāsana*）（图8）。

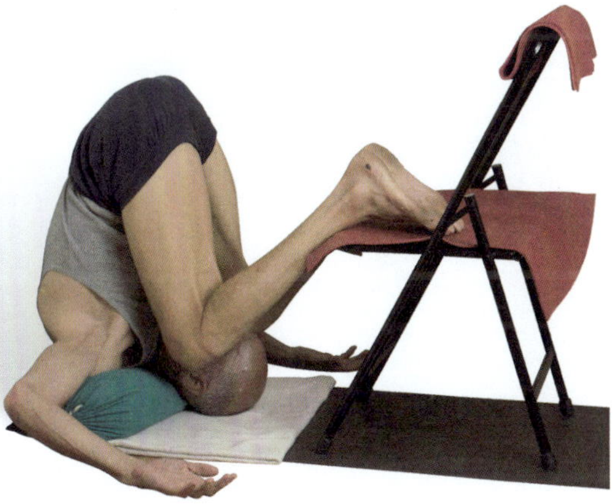

图8　膝碰耳犁式，背部抵靠墙面，脚背落到椅座上

桥式肩倒立式
（*Setu Bandha Sarvāṅgāsana*）

桥式肩倒立式（*Setu Bandha Sarvāṅgāsana*）是肩倒立式（*Sarvāṅgāsana*）循环的一部分。将双脚放到椅座上可以抬高双腿。

变体1：从肩倒立式落到桥式肩倒立式

难度：高级
必备辅具：瑜伽毯、防滑瑜伽垫、瑜伽抱枕
可选辅具：瑜伽带

高级练习者可以从支撑肩倒立一式（*Sālamba Sarvāṅgāsana* Ⅰ）后弓进入此体式。椅子有助于逐步学习这一动作。

◎建议做以下序列时请一位辅助者帮助，在练习过程中随时调整辅具的位置。

○ 椅子为双腿提供了较高的支撑，双腿下落时可以在中间位置停留，不必直接落地。

→用瑜伽毯准备一个肩倒立式平台。

→在平台放置双腿的一侧放一把椅子，将折叠的防滑瑜伽垫铺在椅座上。如果练习者想在双肘上套一根瑜伽带，则将其准备好放在平台附近。

◎确定椅子的正确位置：以手杖式（*Daṇḍāsana*）坐立在平台中间，背对平台放置头部一侧，且放在双脚之上。椅子应放在防滑瑜伽垫上，以免滑动。也可以将椅子抵靠墙面放置，这样会更安全一些，但这不是必需的。

→将一个瑜伽抱枕纵向放在椅子下方，与平台放置双腿一侧连在一起。

→面对椅子坐在瑜伽抱枕上，进入支撑肩倒立式（*Sālamba Sarvāṅgāsana*）（图中未示出）。上背部抬起，尽量高。

→现在，双手向内转，手指朝向臀部，后弓。开始时可以双腿依次落下。重复几次，每一次都尝试将背部再抬高一点。

→然后，双膝弯曲，后弓，将双脚落到椅座上（图1）。

◎一个完美的桥式肩倒立式（*Setu Bandha Sarvāṅgāsana*），上背部应保持与地面垂直，像肩倒立式（*Sarvāṅgāsana*）中一样，而骶骨带则变为与地面水平。

→双腿伸直。如果椅子靠墙放置，则将双脚抵靠墙面，这将增加后弓的幅度，进一步展开胸腔。如果可能，双腿并拢。

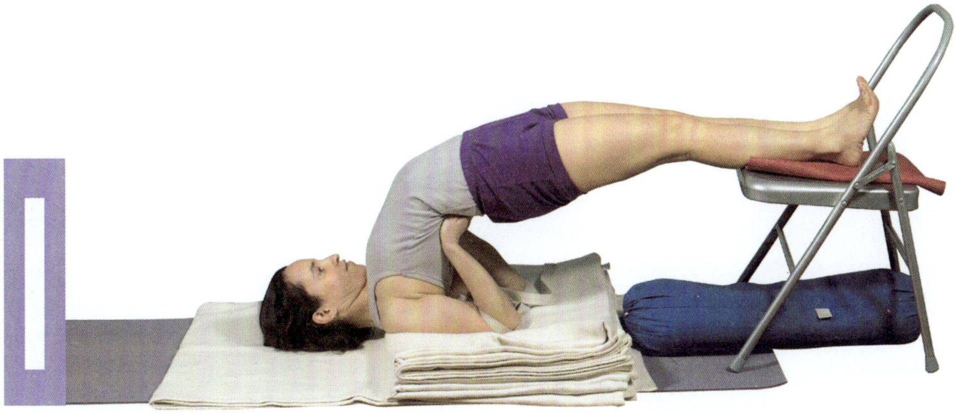

图1　桥式肩倒立式，双腿放到椅子上

在这里可以继续完成一些有趣的变体。下面给出几个示例。

1.单腿桥式肩倒立式（*Eka Pāda Setu Bandha Sarvāṅgāsana*）（下方腿放到椅座上）

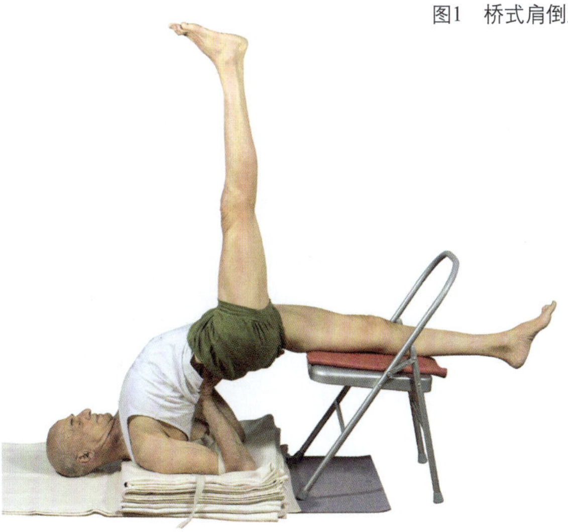

图1　单腿桥式肩倒立式，椅子支撑下方腿

→抬起一条腿，进入单腿桥式肩倒立式（*Eka Pāda Setu Bandha Sarvāṅgāsana*）（《瑜伽之光》，图260）（图1）。

2.加强莲花孔雀式（*Uttāna Padma Mayūrāsana*）（双腿放到椅座上）

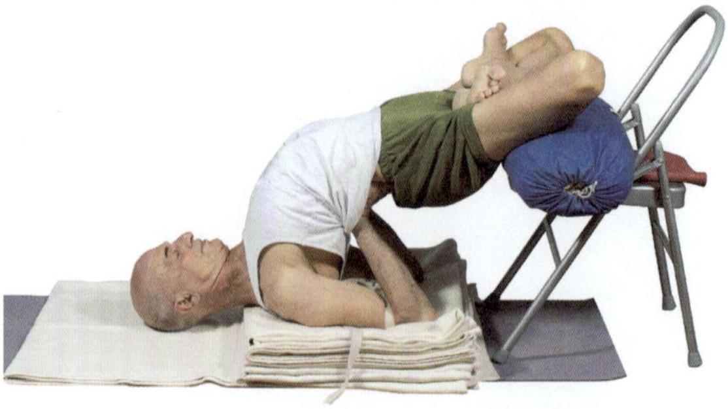

图2　加强莲花孔雀式，椅子支撑双腿

→双腿交盘，呈莲花式（*Padmāsana*），后弓，将双膝落到椅座上，进入加强莲花孔雀式（*Uttāna Padma Mayūrāsana*）。此体式的最终阶段非常具有挑战性（《瑜伽之光》，图267），需要将双膝落到地面。在椅座上横向放置一个瑜伽抱枕会使此体式更容易一些（图2）。

3.侧扭转肩倒立式（*Pārśva Sarvāṅgāsana*）（双腿放到椅座上）

→可以将椅子放在侧前方，在侧扭转肩倒立式（*Pārśva Sarvāṅgāsana*）（图3）（《瑜伽之光》，图254）、单腿侧着地桥式肩倒立式（*Pārśvaika Pāda Setu Bandha Sarvāṅgāsana*）（图4）中支撑双腿或下方腿。可以准备两把椅子，或者请辅助者将椅子从一边挪到另一边。

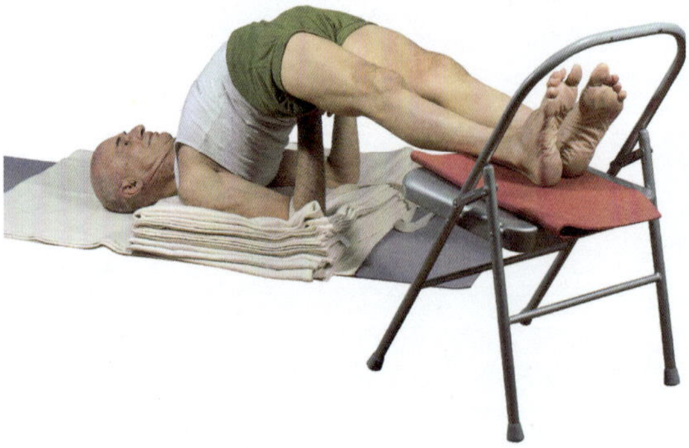

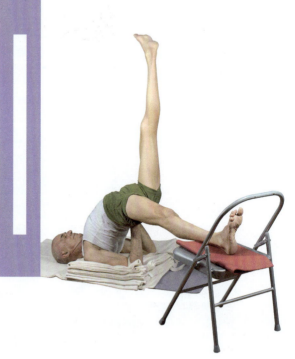

图3　侧扭转肩倒立式，椅子支撑双腿

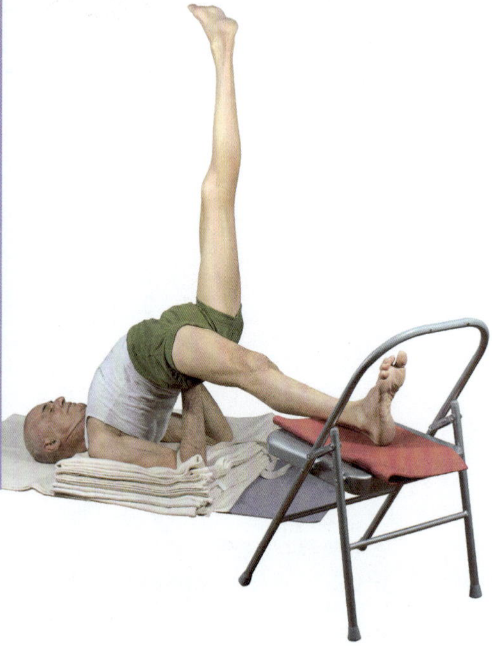

图4　单腿侧着地桥式肩倒立式，椅子支撑下方腿

变体2：瑜伽砖支撑骶骨

难度：中级/疗愈

必备辅具：瑜伽砖、瑜伽毯

○ 用瑜伽砖支撑骨盆，使得此体式更加放松，练习者可以在体式中停留更长时间，从而更好地关注呼吸。

○ 胸腔被更好地上提，展开，特别是支撑的瑜伽砖较高时，此作用更加明显，可将呼吸深入倒置后的胸腔顶端，一般情况下呼吸很难到达此处。

和前一变体一样，椅子支撑双腿；在此变体中，骶骨落到瑜伽砖上。这是一个非常放松的桥式肩倒立式（*Setu Bandha Sarvāṅgāsana*）。

→将瑜伽毯三折，横向放到椅子前方，支撑双肩（不是头部）。准备两块瑜伽砖放在旁边。

→仰卧，双肩落到瑜伽毯上，双脚放到椅座上（图1）。

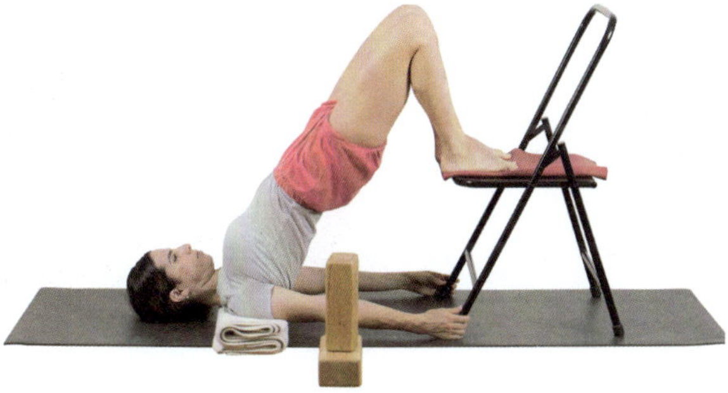

图1　有支撑的四足支撑式（*Supported Catus Paḍāsana*）

◎ 可以使用标准的木质瑜伽砖（约23厘米高）。但推荐使用高一些的，例如，约30厘米高的瑜伽砖，可以更进一步展开胸腔。也可以使用两块瑜伽砖摞起来（图2）。

→双脚下压椅座，抬起骨盆和躯干，进入四足支撑式（*Catus Paḍāsana*）（图2）（双手可以抓住椅腿，但这一点并不重要）。

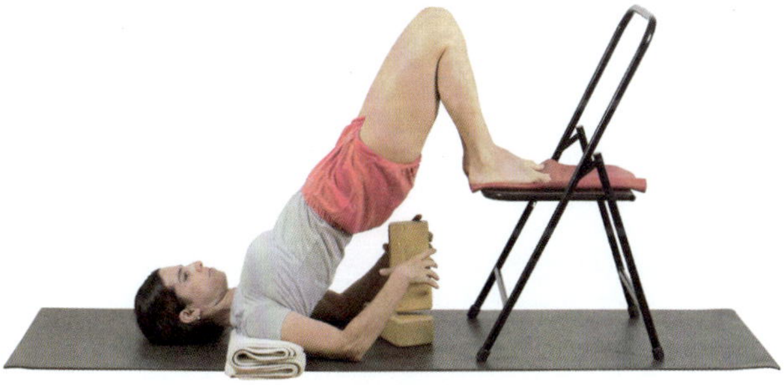

图2　放置瑜伽砖

→将瑜伽砖放到骨盆下方。

→上背部抬起，后弓时顺势将骶骨落到瑜伽砖上。

→骨盆落到瑜伽砖上后，双腿伸直，放松（图3）。

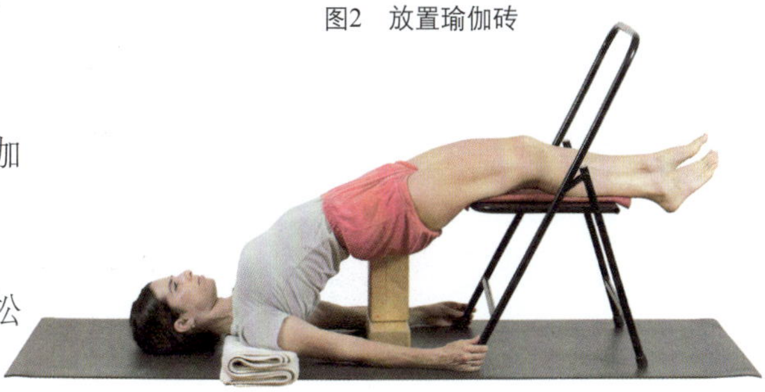

图3　桥式肩倒立式，瑜伽砖和椅子支撑

→调整椅座的位置，将小腿，而不是脚后跟，放到椅座上。这会使双腿更加放松。

→深长地呼吸。双手可以抓住椅腿，也可以将双臂向两侧自然打开，还可以放在肋骨处，感受呼吸的起伏。

→可以将双腿弯曲，呈束角式（*Baddha Koṇāsana*）或莲花式（*Padmāsana*）（图4），也可将双腿抬起，呈倒箭式（*Viparīta Karaṇī*）（图5）。

→退出体式时，双腿落回椅座，臀部抬起，将瑜伽砖撤开，背部放回地面。

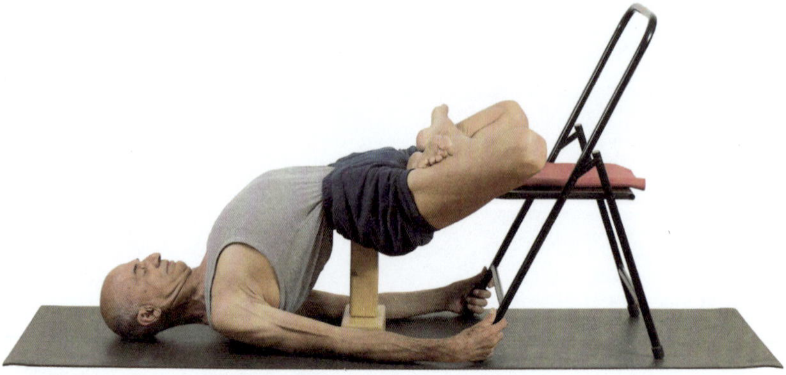

图4　双腿交盘，呈莲花式

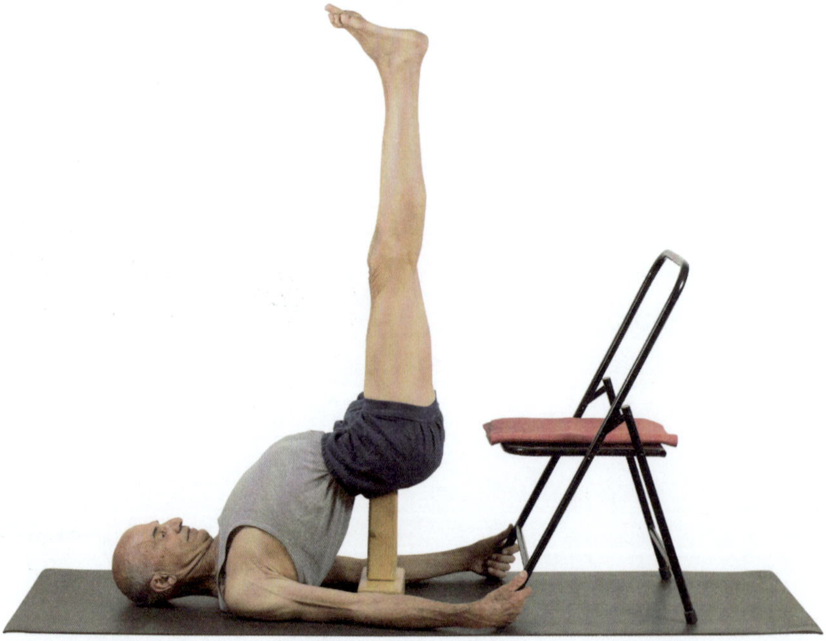

图5　倒箭式，骶骨落到瑜伽砖上

手倒立式
(*Adho Mukha Vṛkṣāsana*)

对大多数练习者来说，独立的手倒立式（*Adho Mukha Vṛkṣāsana*）都是极具挑战的。即使靠墙练习，对练习者的要求也相当高，需要肩部稳定，双臂强壮有力。椅子的支撑可帮助逐渐练习相关动作。

变体1：从椅子上跳入体式

难度：中级
必备辅具：墙面

○ 双腿抬起，放到椅座上，跳入体式时身体会更加轻盈。

→将椅子放到防滑瑜伽垫上，离墙约1米。

→双手撑地，双手距离与肩同宽，离墙近一点。

→双腿依次抬起，双脚放到椅座上（图1）。

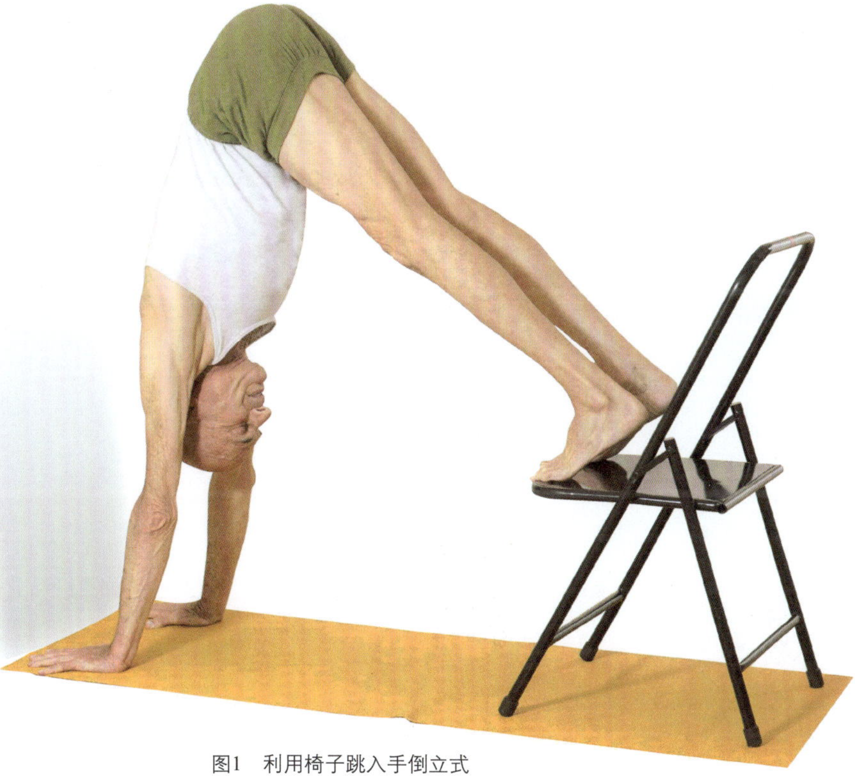

图1　利用椅子跳入手倒立式

→一条腿抬起，向上伸展（图2）。

→另一条腿弯曲，利用其蹬直的拮抗将身体向上摆动，直到两脚后跟抵靠墙面。

→双腿沿墙面向上伸展，双臂伸展，肩胛骨内收（图3）。

注意！退出体式时双腿一定要弯曲，以免撞到椅子。

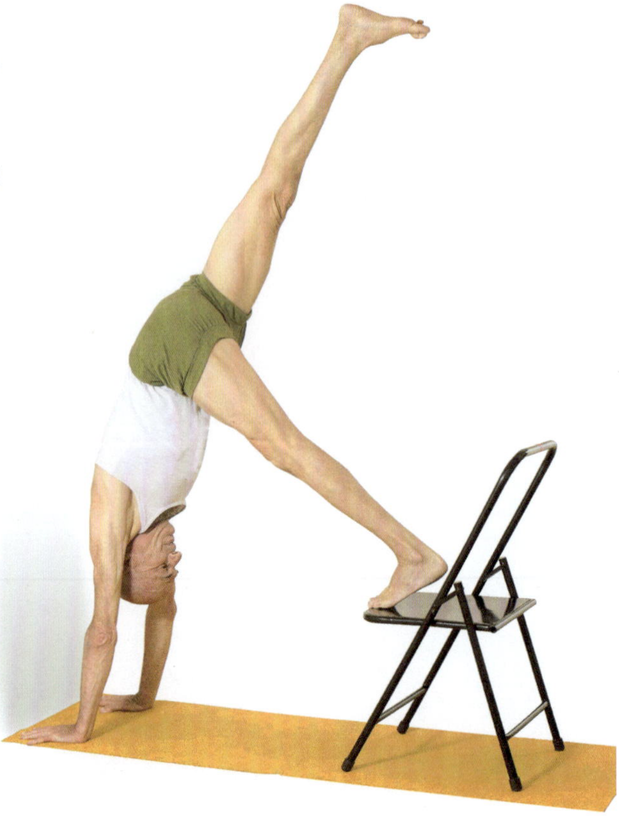

图2　一条腿抬起

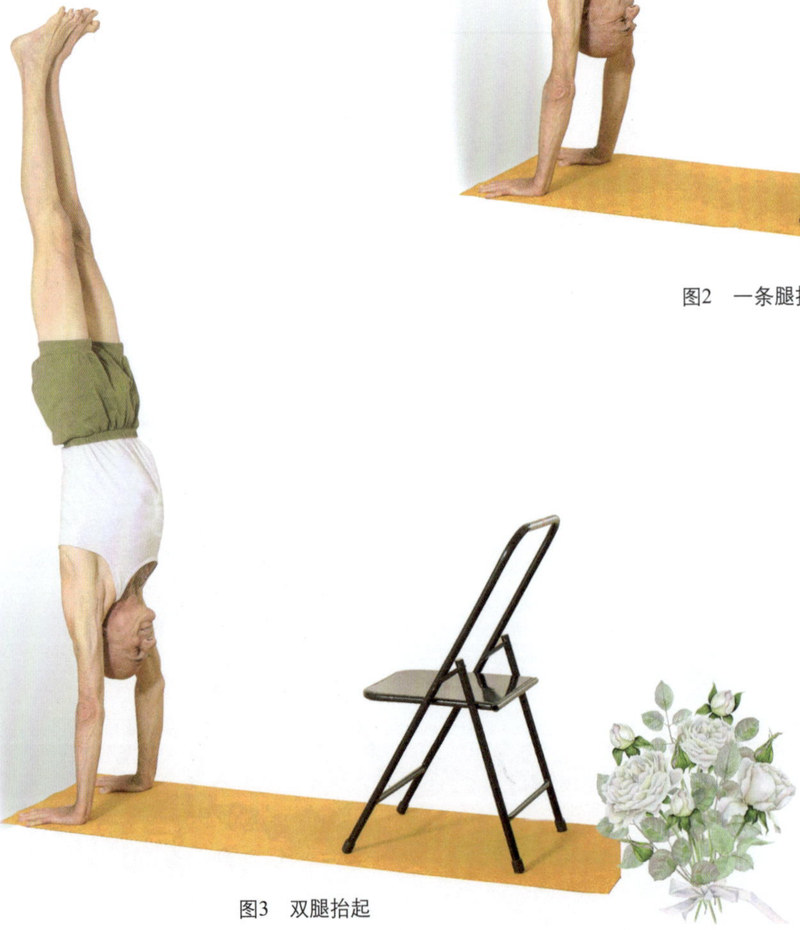

图3　双腿抬起

变体2：双肩抵靠两把椅子

难度：中级

必备辅具：椅子、墙面

- ○ 利用椅子稳定大臂，从而稳定双肩区域。
- ○ 椅子的支撑有助于离墙时找到平衡，从而可以练习此体式的相关单腿变体。
- ○ 可以更好地活动双肩，展开胸腔。

→将两把椅子的椅背抵墙放置。椅子之间相距约20 厘米，为头部留出空间。

◎ 在瑜伽课堂上，可以将椅子排成一排，相距约 20 厘米。所需椅子的数量为练习者人数加 1。

◎ 如果使用一把椅子练习此变体，要确保头部不要撞到椅座（图中未示出）。

→面对椅子之间的空隙，跪立。

→双手放到椅座下方。大臂抵靠椅座时双臂应与地面垂直。

→进入手倒立式（*Adho Mukha Vṛkṣāsana*）（图1）。

可以利用此方式练习离墙的平衡，也可以将一条腿落下，进入单腿手倒立式（*Eka Pāda Adho Mukha Vṛkṣāsana*）（图中未示出），或者双手支撑做倒箭式（*Viparīta Karaṇī*），为后弯做准备（图 2）。

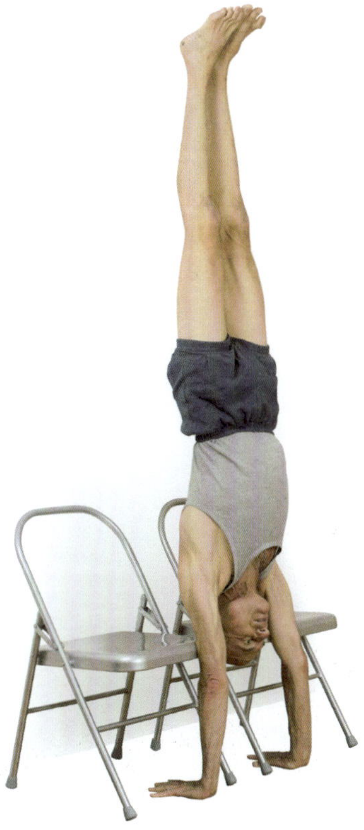

图1　利用椅子的支撑找到平衡，离开墙面

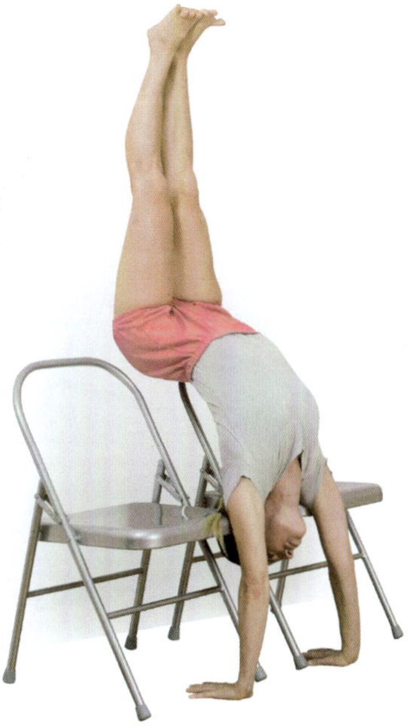

图2　倒箭手倒立式（*Viparīta Karaṇī in Adho Mukha Vṛkṣāsana*）

孔雀起舞式
（*Piñca Mayūrāsana*）

孔雀起舞式（*Piñca Mayūrāsana*）（《瑜伽之光》，图 357）对双肩的活动要求较高。下面两个变体可以帮助训练双肩的动作，为最终体式做准备。

变体1：双肘放到椅座上（准备）

难度：中级
必备辅具：木质瑜伽砖

○ 瑜伽砖有助于肱三头肌的延伸，有助于双肩区域的活动。

→面对椅子，跪立。双手外侧夹一块瑜伽砖，掌心朝后。双肘落到椅座上，双手保持与肩同宽。

→胸骨远离椅子，上背部内凹。胸骨不要推向地面方向，腰椎不要向下坍塌（图1）。

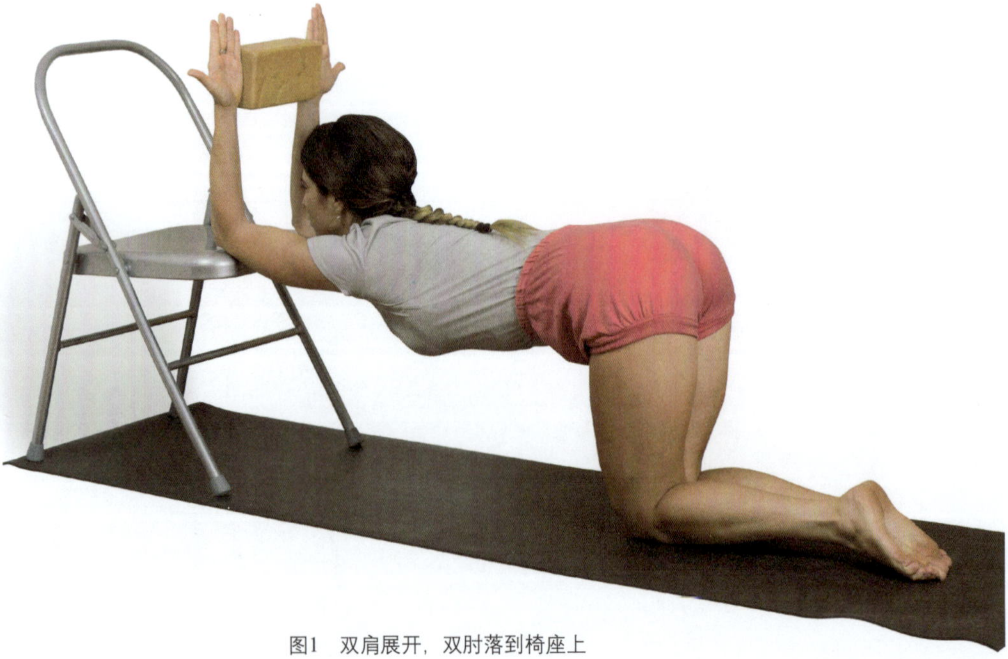

图1 双肩展开，双肘落到椅座上

变体2：肩胛骨落到椅子上（准备）

难度：高级
可选辅具：瑜伽带、瑜伽毯

○ 此变体可以使双肩灵活，为进入孔雀起舞式（*Piñca Mayūrāsana*）做准备，其中，大臂和小臂呈90°。

→上背部躺到椅座上，头部、双臂穿过椅背。如果练习者的大臂较长，可用一条或两条瑜伽毯将椅座垫高。

→双肘弯曲，双手抓住椅子的后横档或后腿。双手、双肘分开，与肩同宽。

→如果双手找不到横档，则可请辅助者帮忙，或者用一只手帮助另一只手。完成这一动作可能需要尝试多次。还可以在进入体式前在后横档上绑一根瑜伽带，进入体式后抓住它。

→骨盆上提，双腿伸直。臀部保持上提。

→双肘内旋，保持与肩同宽（图1）。

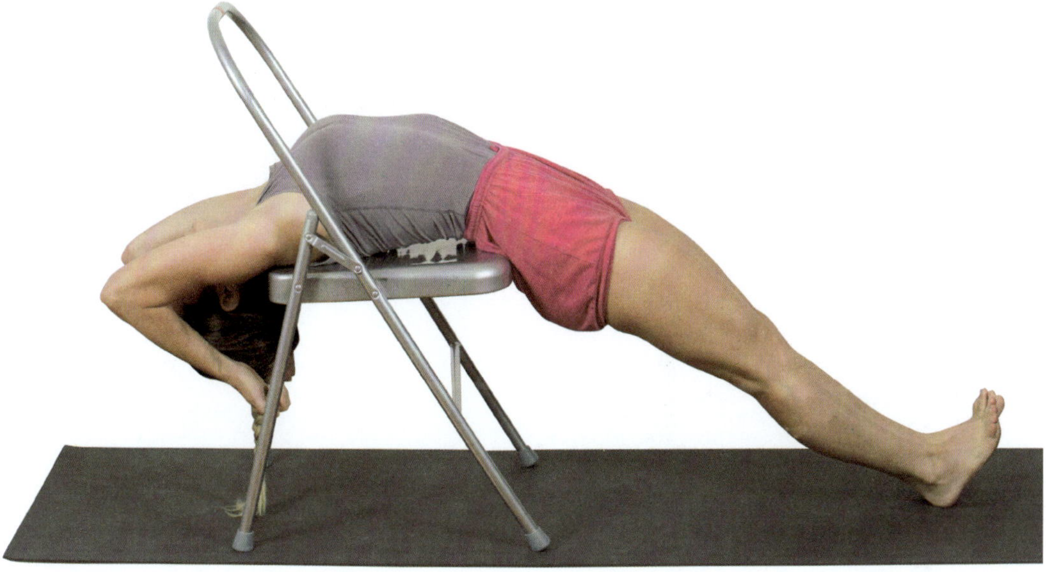

图1　准备孔雀起舞式，双肩打开

变体3：椅座支撑上背部

难度：高级
必备辅具：墙面
可选辅具：瑜伽带

○ 椅座为肩胛骨和上背部提供了很好的支撑。
○ 抓住横档可以稳定双臂。

→椅子放躺，椅背朝下，椅腿靠墙（图1）。

→小臂分开，与肩同宽，放到椅前的垫面上。双手滑到椅子下方，小臂外旋，掌心朝上，抓住椅子的后横档。

◎掌心朝上抓住后横档，有助于双肘外侧内旋，并且保持与肩同宽。

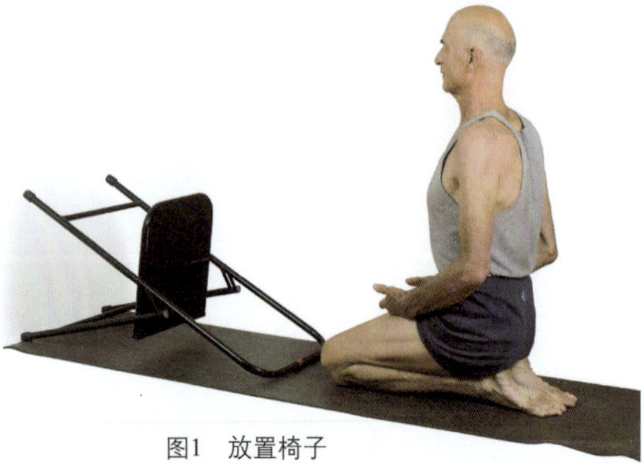
图1 放置椅子

→如果椅子框架宽于双肩，双肘会有向外滑动的趋势。可以用瑜伽带套在双肘上，保持其宽度。

→双膝伸直，双脚向前挪，直到上背部触到椅座（图2）。

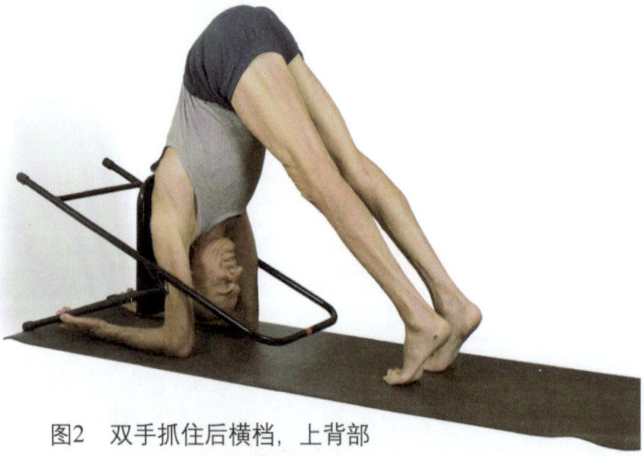
图2 双手抓住后横档，上背部触到椅座

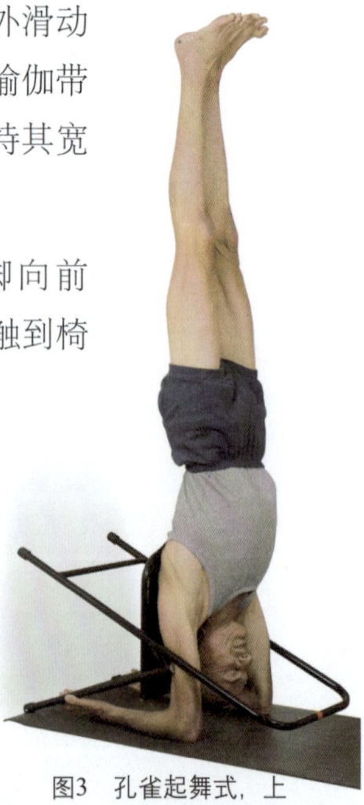
图3 孔雀起舞式，上背部抵靠椅座

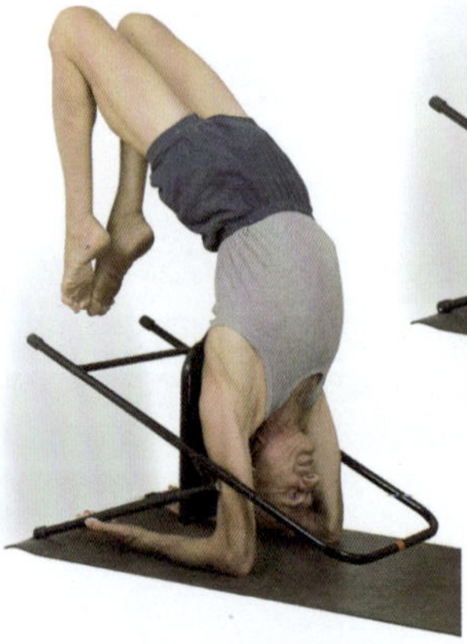
图4 后弓，小腿贴靠墙面

→双腿向上，或者一条腿带动另一条腿向上，跳入体式（图3）。

→后弓，小腿贴靠墙面，加强胸腔的展开（图4）。

→退出体式时，双脚蹬墙，落回垫面。（双腿同时落下，或者一条腿带动另一条腿依次落下）

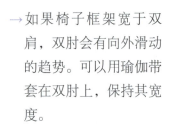

变体4：肩胛骨抵靠椅座

难度：高级
必备辅具：墙面、瑜伽砖、瑜伽带

○ 椅座分担了双臂和双肩的部分负荷，有助于肩胛骨保持内收，身体保持直立。
○ 以这种方式练习，有助于展开胸腔，增加双肩区域的活动。

将整个身体提起与地面垂直，这个动作很具挑战性。肩胛骨、臀部往往会向后塌，而假肋则会向前凸出过多。利用椅座前缘支撑肩胛骨，有助于控制整个身体。

→将椅子靠墙放置，椅背朝墙。如果椅背和墙面之间有空隙，则用一块泡沫瑜伽砖或其他物品塞满。

→可在双肘上套一根瑜伽带，双手之间放一块瑜伽砖，以保持两小臂相互平行，与肩同宽。

→小臂落地，放到椅座下方的垫面上。

→双脚向前挪动，上身位置随之调整。当大臂与地面垂直时，椅座的前缘应触到肩胛骨（图1）。

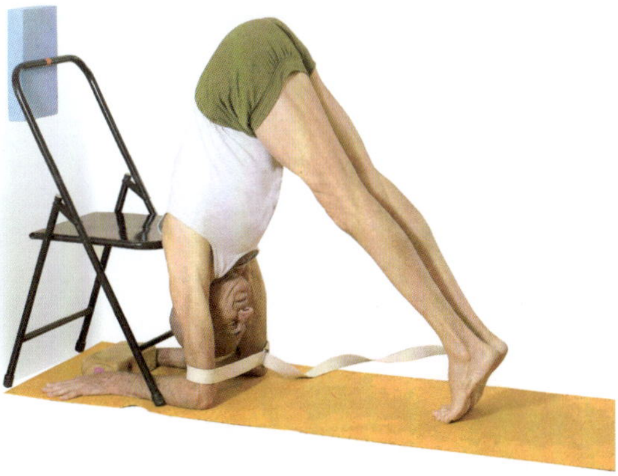

图1　上背部抵靠椅座前缘

→跳入孔雀起舞式（*Piñca Mayūrāsana*），脚后跟抵靠墙面（图2）。

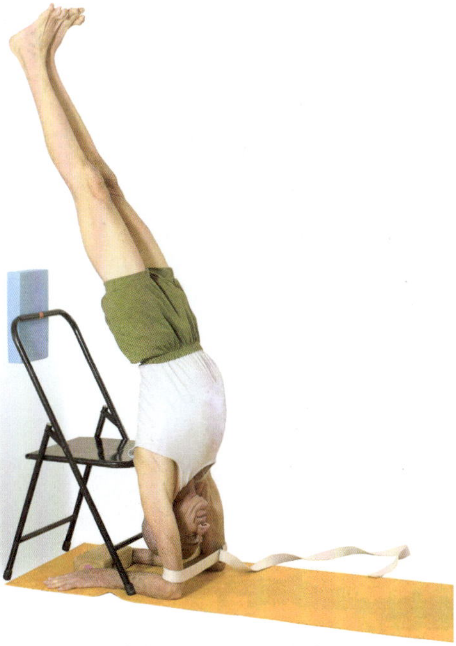

图2　孔雀起舞式，脚后跟抵靠墙面

→小臂支撑，找到平衡：两脚后跟依次离开墙面。整个身体向上伸展。保持此体式（图3）。

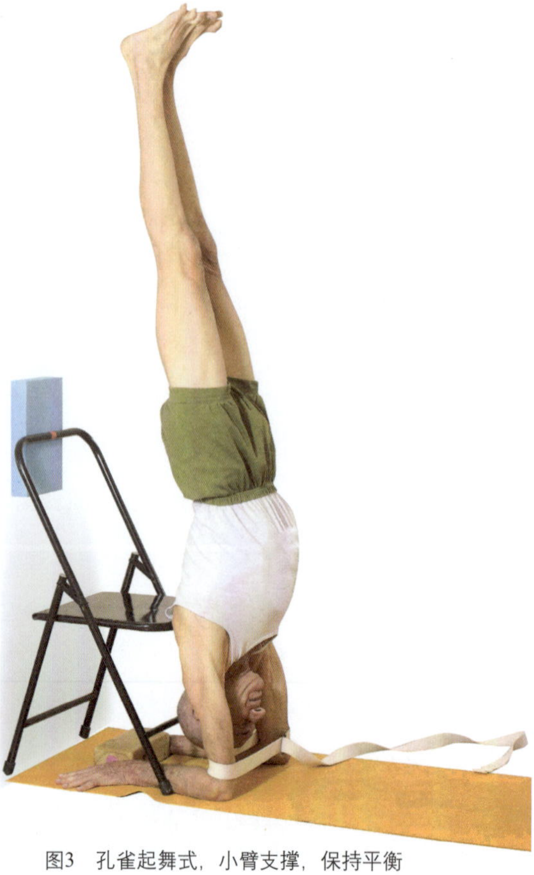

图3　孔雀起舞式，小臂支撑，保持平衡

→辅助者可坐在椅子上。轻柔地将前侧下方的肋骨回收，向上提。椅座的支撑可保持肩胛骨内收，避免双肩下坠（图4）。

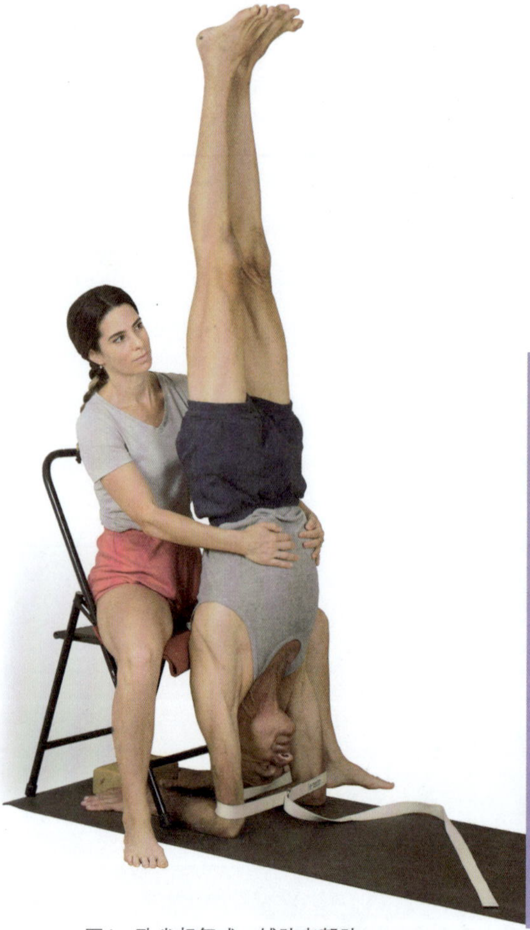

图4　孔雀起舞式，辅助者帮助

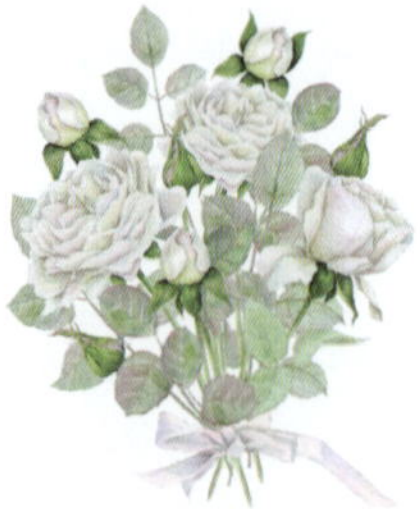

第七章

后伸展体式

Pūrva Pratana Sthiti

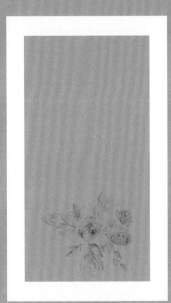

后伸展（后弯）体式，使人充满活力和激情。这是一个未知的领域，总是有几分神秘的。人们为之兴奋，但也有所惧怕。后伸展（后弯）体式可引领我们进入这一神秘的领域，直面本能的恐惧，帮助我们建立信心，培养对我们的身体后侧的觉知和敏感，有助于进入深层次的冥想。

展开胸腔，心轮（*anāhata cakra*）所在之处，在瑜伽中视为灵魂的居所，对我们的情绪影响深远。波比·克蕾奈尔（Bobby Clennell）曾写道：“抑郁和焦虑会降低免疫力，最好远离这些负面情绪。后弯可以引导头脑向外，上提胸腔，提升情绪，振作精神，令人积极向上。”

椅子可以极大地加强后弯的体验。几乎所有人都可以体会到上弓式（*Ūrdhva Dhanurāsana*）和倒手杖式（*Viparīta Daṇḍāsana*）等高级后弯体式的功效。如果没有辅具，对某些练习者来说这是不可能完成的。但有了辅具的帮助，配合深长的呼吸，练习者则可以在这些体式中保持数分钟。椅子的辅助也有助于学习正确的后弯体式中的众多动作。

蝗虫式
（*Śalabhāsana*）

变体1：双手放到椅座上

难度：初级/中级
可选辅具：椅子

○ 在蝗虫式（*Śalabhāsana*）的这一变体中，双臂向前伸展，椅座支撑双手，可明显缓解下背部的疼痛，减小腰椎的负荷，很好地激活背部肌肉。

○ 椅座的支撑可使练习者在体式中停留较长时间，使上半部身体抬得更高，从而可以逐渐地增强背部肌肉的力量，灵活脊柱。

→俯卧，椅子在体前。大腿前侧向后延伸。腹部微微抬起，前移，建立骨盆前侧的长度。

→骶骨内收，耻骨压向地面。

→从双手放到椅子的前横档上开始（图1）。髋骨保持不动，双手下压，提起胸腔，同时上背部后弓。

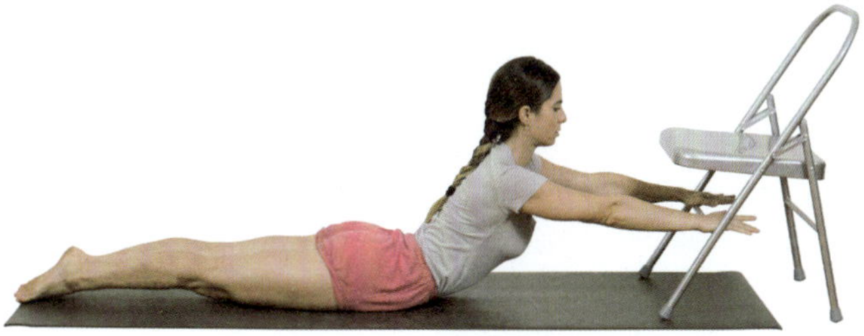

图1　蝗虫式，双手放到前横档上

→下巴抬起，稍微向上，目视前方。

→然后，将双手挪到椅座上。再次抬起下巴，目视前上方（图2）。

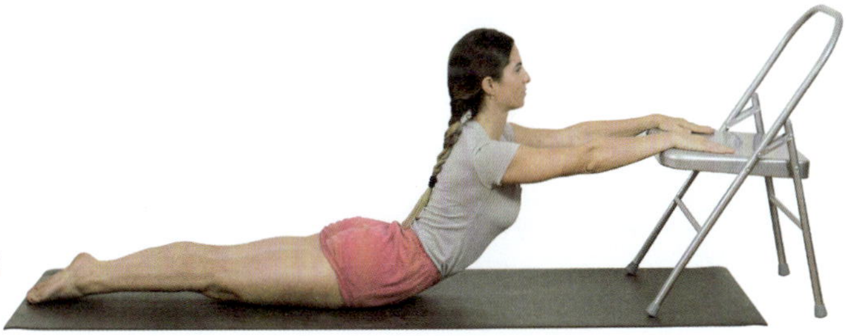

图2　蝗虫式，双手放到椅座上

→对此变体熟悉后，可将双脚放到另一把椅子的椅座上（图3）。

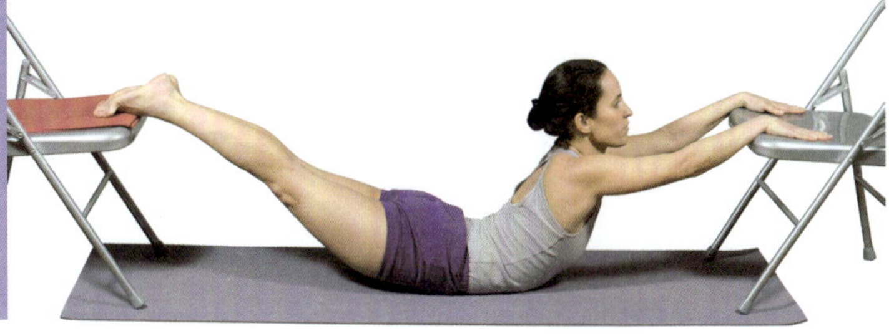

图3　蝗虫式，双手、双脚都放到椅座上

上犬式
（*Ūrdhva Mukha Śvānāsana*）

此体式中，我们用双臂提起、展开胸腔。许多练习者都感到做此动作时双臂太短，这正是椅子的用武之地。

变体1：双手放在正置的椅子上

难度：中级/高级

○ 抬高双手有助于展开胸腔，使背部的后弓、胸腔和脊柱的上提有了更多的自由。也可以减小下背部的负荷。

○ 与经典体式相比，在此变体中双臂的负荷减小，胸腔更容易上提，练习者可以专注于腿部动作。

○ 双手放到地面时，手腕疼痛的练习者可以做此变体。

下面介绍使用椅子的几种方法，椅子正置，或者倒置，来抬高双手。练习者可以从双手握住椅背（双手位置最高）开始，逐渐地降低高度，直到双手落地，完成经典体式。

此体式的基本动作：

· 双腿保持延伸，双膝后侧打开。

· 双脚向后伸展，双脚顶部着地。

· 利用双手的提升使身体向前滑，胸部随之向前，位于两大臂之间，同时，双肩向后、向下旋。

· 臀部延伸，远离腰部，臀部中段内收。

· 用双手的下压延伸双臂。肱二头肌外旋。

· 斜方肌、肩胛骨下拉，胸骨上提。

· 整条脊柱向上延伸，颈椎延展。下巴抬起，向上看。

下面具体介绍几种支撑双手的方式。

1.双手握住椅背

→面对椅背站立。

→双手握住椅背，骨盆向前移动，直到腹股沟前侧触到椅背。

→胸腔提起，背部后弓，尾骨内收。整条脊柱，包括颈椎，向上延伸，眼睛向上看。双肩向后、向下旋。双膝收紧，保持双腿的延伸（图1）。

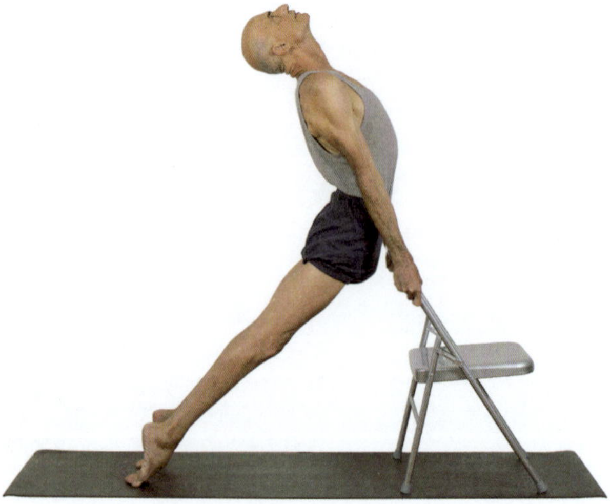

图1　上犬式，双手握住椅背

2.双手放到椅座上

→面对椅座站立。双手放到椅座上。骨盆向前移动，直到腹股沟前侧触到椅座。背部后弓。

→按照前述基本动作进入体式。

→双手可以朝外，以帮助双肩后旋（图2）。

→胸部前移，位于两大臂之间。

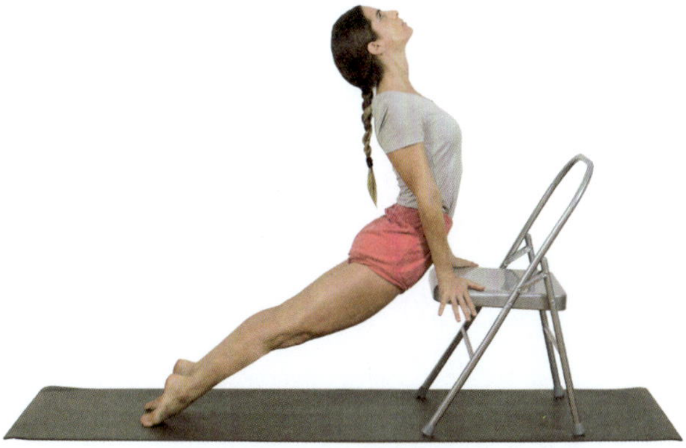

图2　上犬式，双手放到椅座上

→如果椅座窄于胸部，可在椅座上放一块斜木板，双手放到斜木板两端。斜木板下面要垫一条折叠的瑜伽毯，以免其滑动（图3）。

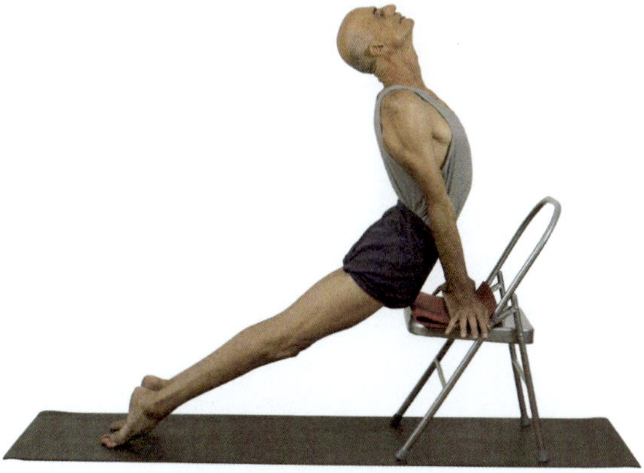

图3　双手放到斜木板上

3.双手放到椅座上，椅背在体后

这是一个有趣的方法：将上身穿过椅背中空，双手放到椅座上。背部后弯，浮肋接触椅背，如此支撑下背部，且有助于肾脏向内深入腹腔。

→面对椅背，跪立在地面，将上背部穿过椅背中空。

→双手放到椅座上接近后背框架处，向下压实椅座，提起胸腔，背部后弓（图4）。

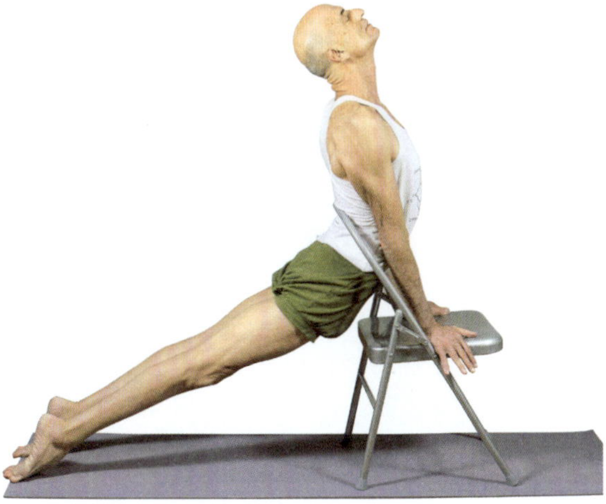

图4　上犬式，双手放到椅座上，椅背在体后

变体2：双手放到倒置的椅子上

难度：中级
可选辅具：防滑瑜伽垫或瑜伽毯

○ 倒置的椅子提供了多个支撑点，练习者可以从将双手放到较高的支撑点开始，逐渐降低支撑高度，一步步接近地面。

◎如果需要，可以用防滑瑜伽垫或瑜伽毯垫在支撑点上。

我们下面介绍三种方式：将椅子倒置；椅背朝下；椅腿朝上。

面对椅腿站立。

→双手放到椅子的后腿头上，进入体式（图1）。

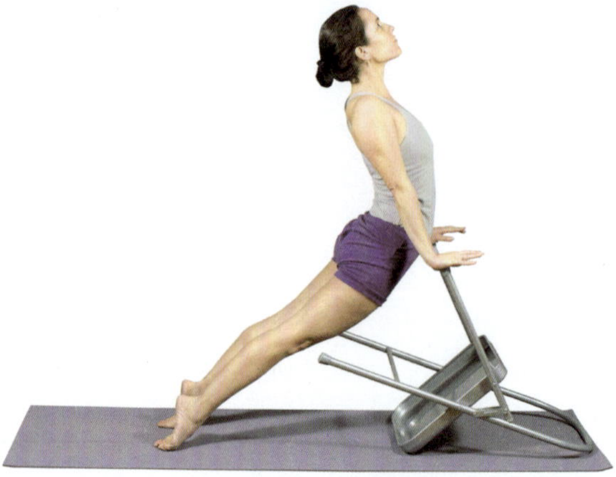

图1 上犬式，双手放到椅子的后腿头上

→然后，将双手挪到椅子后横档上，保持体式（图2）。

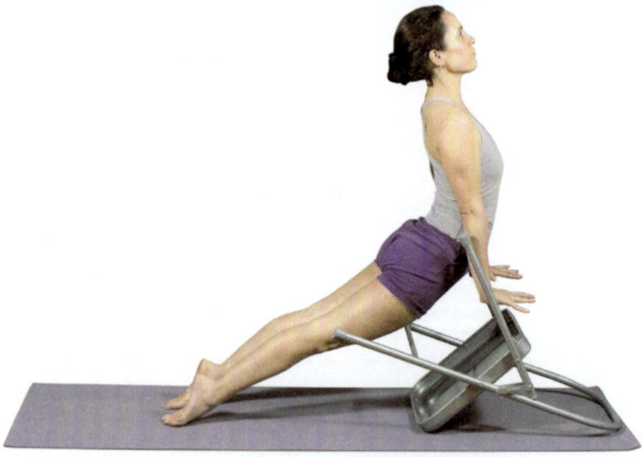

图2 上犬式，双手放到后横档上

→最后，将双手放到椅子的前腿接近椅座处（图3）。

◎双手不要放到前腿接近顶头部分，以免椅子翻转。

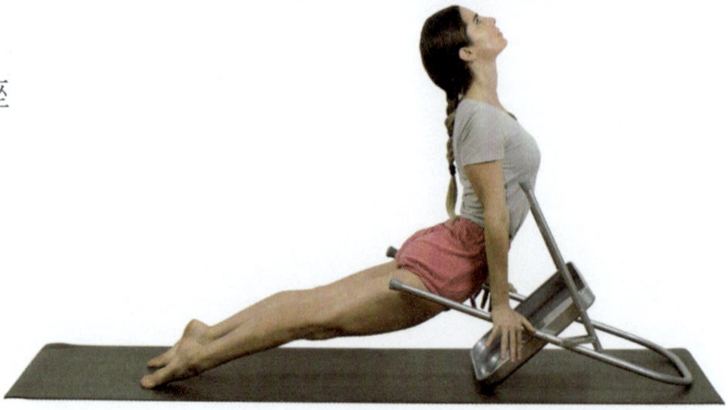

图3 上犬式，双手放到椅子的前腿接近椅座处

弓式
(*Dhanurāsana*)

最终体式是俯卧在地面上，背部后弯呈弓状，双手抓住脚踝，双臂就是弓弦（《瑜伽之光》，图 63）。双腿用力将双臂、肩膀向后拉，从而使身体后弯，上提。此体式很费力气，椅子的支撑可以减小用力。

变体1：骨盆抵靠椅座

难度：中级
必备辅具：瑜伽抱枕

○ 椅子支撑上身，可以减小双腿的用力。

○ 可以体验到较小用力时双肩的活动和身体的后弓，从而在地面上做此体式时可以更好地关注双肩和脊柱的活动。

→将瑜伽抱枕纵向靠在椅座前缘。面对瑜伽抱枕跪立，身体前倾，抵靠瑜伽抱枕。

→尝试几次，调整身体，找到稳定、舒适的位置。

→双腿弯曲，双手抓住靠近脚踝的跗骨，双腿向后蹬，将身体向后弯，呈弓状（图1）。

→另一种方法是将瑜伽抱枕横放，双膝放到其上，用椅座边缘支撑骨盆（图2）。

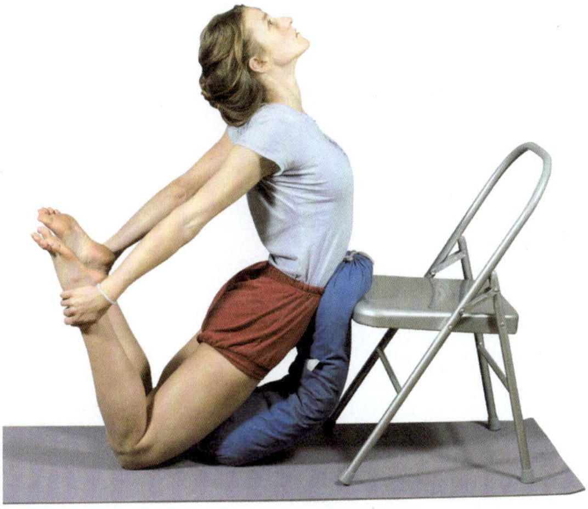

图1　弓式，将骨盆、腹部放到瑜伽抱枕上

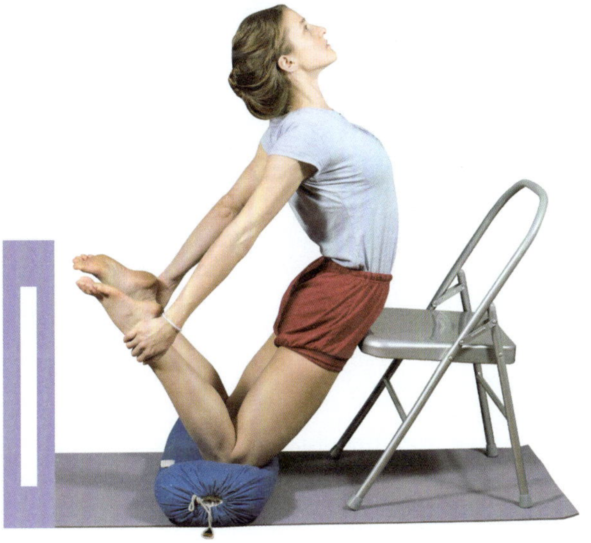

图2　弓式，双膝放到瑜伽抱枕上，椅座边缘支撑骨盆

玩偶瑜伽
（*Yoga Kurutna*）

变体1：墙绳一式（***Rope***-I），椅子支撑

难度：中级
必备辅具：墙绳、瑜伽抱枕、防滑瑜伽垫

墙绳一式（*Rope*-I）是一个增大双肩活动的好方法，也是一个非常基本的后弯准备体式。

大多数艾扬格瑜伽中心都配有墙绳。墙绳有很多有趣的用法，这里我们着重介绍墙绳与椅子的配合使用方法。

- ○ 椅子可以分担双肩的负荷，练习者可以在体式中停留更长时间，从而关注双肩的活动，以及胸腔的上提和展开。
- ○ 椅子支撑骨盆有助于下背部的延伸。

→椅子对墙放置，离有墙绳的墙面约2米。

→将折叠的防滑瑜伽垫铺到椅座上，再在其上横向放置一个瑜伽抱枕，斜靠到椅背上。

→双手各抓住一个绳结，掌心相对。身体前屈，胸部画一个圆弧，向上提起，骨盆前移，身体后弓（图1）。

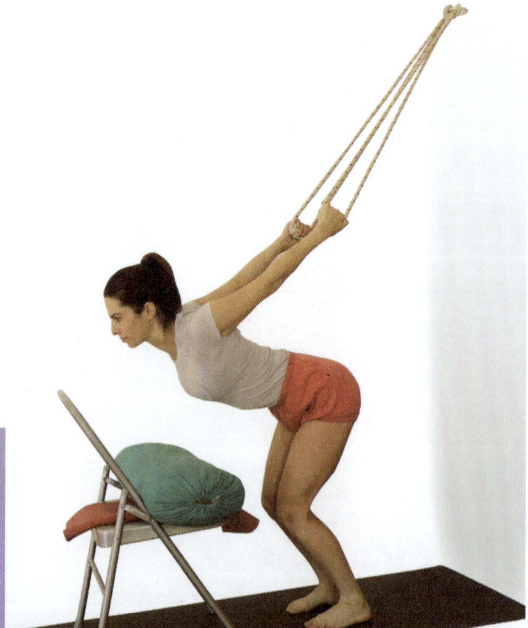

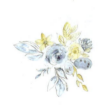

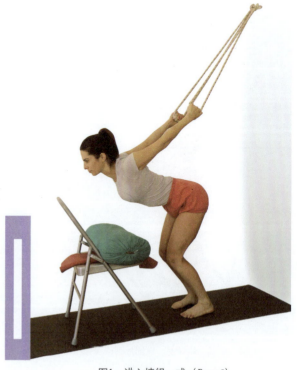

图1　进入墙绳一式（*Rope*-I）

→尾骨内收，腹部从耻骨处开始上提。大腿前侧或双膝抵靠瑜伽抱枕（图2）。

◎如果需要，调整椅子的位置。

→胸骨上提，眼睛向上看。保持肩胛骨的内收；双肩释放，使其自然后旋。

→也可以将瑜伽抱枕纵向靠在椅背上，用于支撑腹部（图3）。

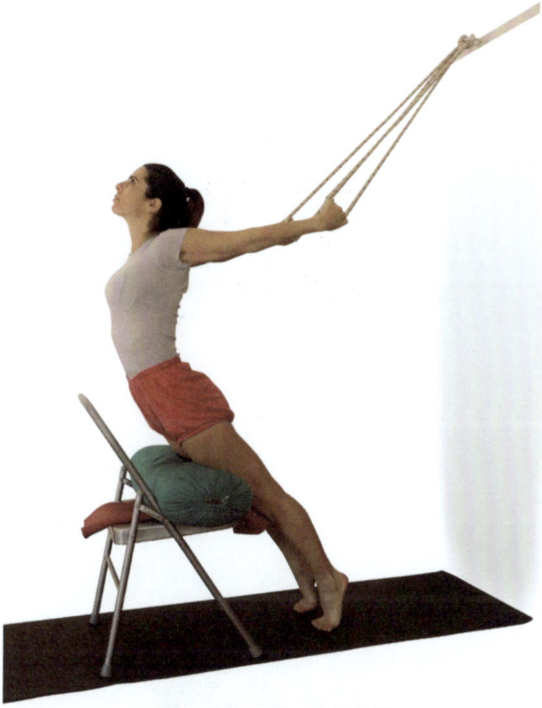

图2 墙绳一式，椅子支撑

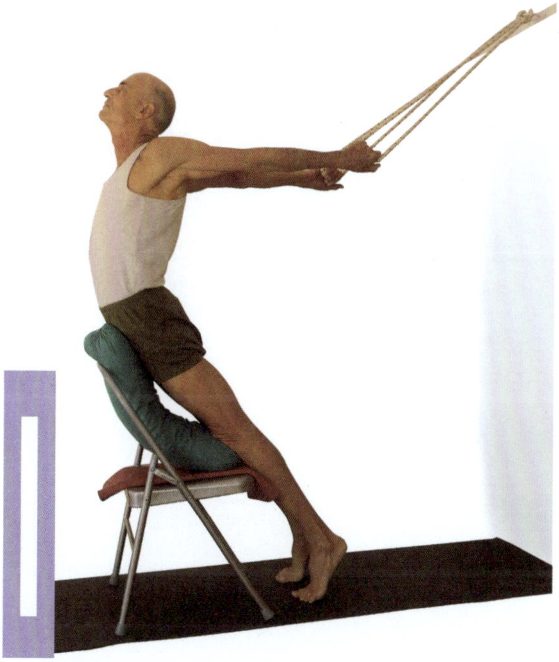

图3 将瑜伽抱枕纵向靠在椅背上

榻式
（*Paryaṅkāsana*）

榻式（*Paryaṅkāsana*）（《瑜伽之光》，图 97）是英雄式（*Vīrāsana*）循环的一部分。它将后仰和后弯绝妙地结合在一起。.

变体1：倒置的椅子的前横档支撑背部

难度：中级
必备辅具：瑜伽毯
可选辅具：墙面、瑜伽带、防滑瑜伽垫

○ 支撑臀部和胸部可以减少上提、展开胸腔的用力；可以在体式中深长地呼吸，保持更长时间。

○ 将臀部抬高，放到后横档上，可以减少双膝的负荷，这样双膝疼痛或股四头肌较短者也可以练习此体式。

→将椅子倒置，放到防滑瑜伽垫上，可将折叠的瑜伽毯搭在后横档上。

→跪立在椅腿之间，臀部坐在前横档上，呈英雄式（*Vīrāsana*）（图1）。

◎如果椅子没有前横档，可在其前腿上绑一根瑜伽带代替。

◎如果需要，可在椅座背面铺一条或一小块防滑瑜伽垫，以便两脚背放到上面时更舒服一些。

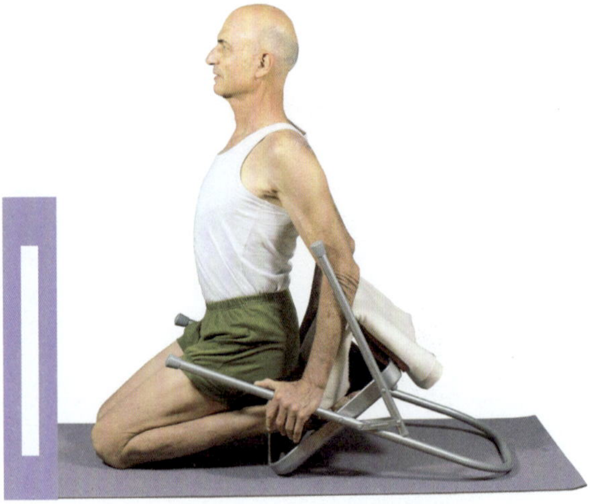

图1 英雄式坐在前横档上

→双手抓住椅腿，脚背下压椅座的同时，身体后仰，后背放到搭有瑜伽毯的后横档上。

→保持胸腔的展开，骨盆释放，向下，臀部落到前横档上（图2）。

→双臂在头顶，互抱手肘。如果靠近墙面，则可将双臂向上伸展，双手撑住墙面。

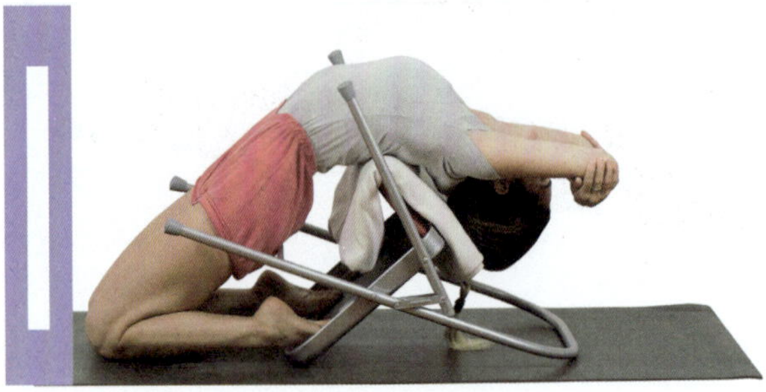

图2 榻式，倒置的椅子支撑，互抱手肘

→双手抓住椅背，可以进一步后弓（图3）。

→双手也可抓住椅腿，以便减少用力（图中未示出）。

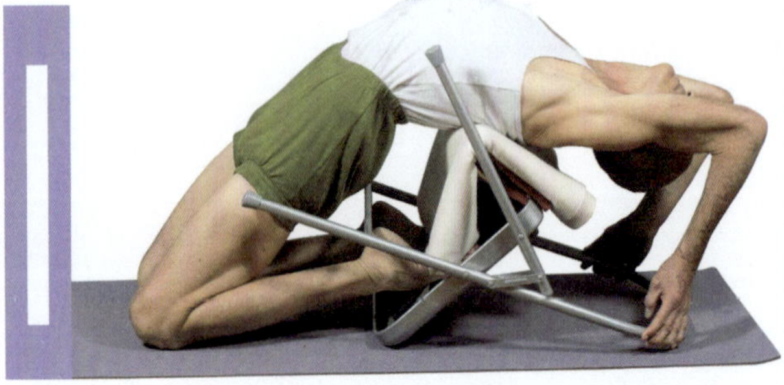

图3 榻式，倒置的椅子支撑，抓住椅背

后仰支架式
（*Pūrvottānāsana*）

此体式的疗愈性变体见第十一章。

这是一个有挑战性的体式，经典体式（《瑜伽之光》，图 171）中骨盆、胸腔都要提起。椅子有助于学习这些动作。

变体1：椅座支撑背部

难度：中级
可选辅具：瑜伽砖

○ 椅子的支撑可减少在体式中停留时的用力，练习者可关注其他动作，诸如增大双肩的活动，展开胸腔，伸展双腿等。

→面对椅背坐在椅子上，将双腿穿过椅背下方。

→仰卧，双臂向下延伸，双手撑地。

→双腿伸直，并拢，大腿前侧内旋（图1）。

◎如果双手难以着地，可将其放到瑜伽砖上（图中未示出）。

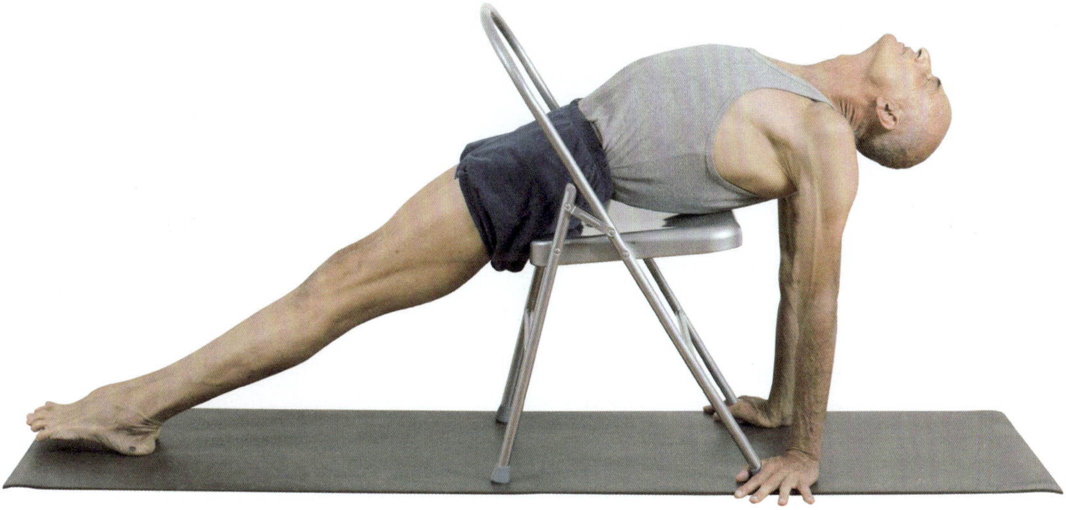

图1　后仰支架式，椅座支撑臀部

变体2：椅座支撑双手

难度：中级

○ 双手抬高，放在椅座上，可以减少完成此体式时的用力，从而增加双肩的活动。

→坐在椅座前部，双手放在椅座后部。

→双腿依次伸直，双脚下压地面。

→骨盆抬离椅座。

→躯干保持上抬，颈部延伸，头向后仰（图1）。

→也可以将椅子倒置。双手放在椅座背面（图2）。或者抓住椅子的后横档（图中未示出）。

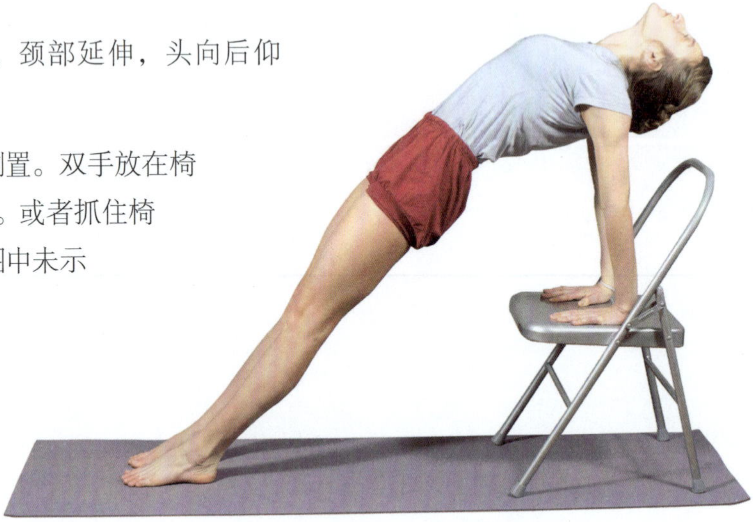

图1 后仰支架式，双手放到椅座上

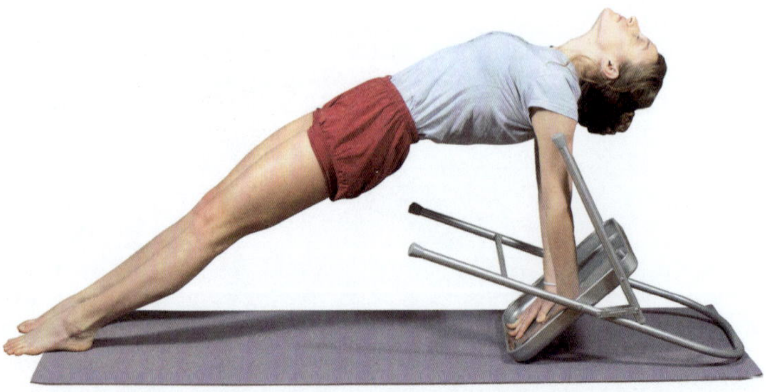

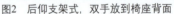

图2 后仰支架式，双手放到椅座背面

四足支撑式
(*Catus Paḍāsana*)

变体1：颈部放在椅座边缘后仰

难度：初级/中级
必备辅具：椅子、瑜伽毯或者瑜伽垫
可选辅具：瑜伽带

○ 颈部后仰的同时延伸其后部，可以释放颈部的紧张，有助于消除颈部疼痛。
○ 当骨盆抬起进入四足支撑式（*Catus Paḍāsana*）时可以增强此效果。

当颈部有支撑、延伸时后仰，可以放松颈部肌肉，减少颈部和双肩集聚的紧张。如果经常练习，可以消除颈部的疼痛。此变体需要仰卧在平台上完成，头部、颈部伸出平台边缘。用2或3把椅子并排放置可以代替此平台。

→将两把椅子并排放置。将一条瑜伽毯或瑜伽垫卷起来，直径4~5厘米，放在椅子旁边。

→仰卧在椅子上，胸部在第一把椅子上，骨盆在另一把椅子上，双脚放在地面上。

→将瑜伽毯或瑜伽垫卷放到颈后。身体向头顶方向滑动一点，头部、颈部伸出椅座边缘，后仰。

→调整身体的位置，颈后舒适地落到瑜伽毯或瑜伽垫卷上。

→在此停留5~10分钟（图1）。

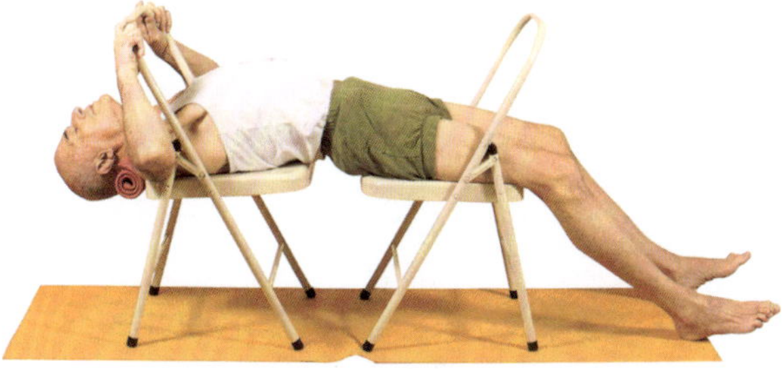

图1　颈部后仰，瑜伽毯或瑜伽垫卷支撑颈后

◎ 如果双手难以抓住脚踝，可用瑜伽带套住脚踝，双手抓住瑜伽带。

从这里可以进入四足支撑式（*Catus Paḍāsana*），颈部进一步后仰，释放：

→双腿弯曲，双脚落到第二把椅子的椅座上。

→双手抓住脚踝，或者椅腿，骨盆抬起，进入四足支撑式（*Catus Paḍāsana*）。背部后弓，展开、上提胸腔（图2）。

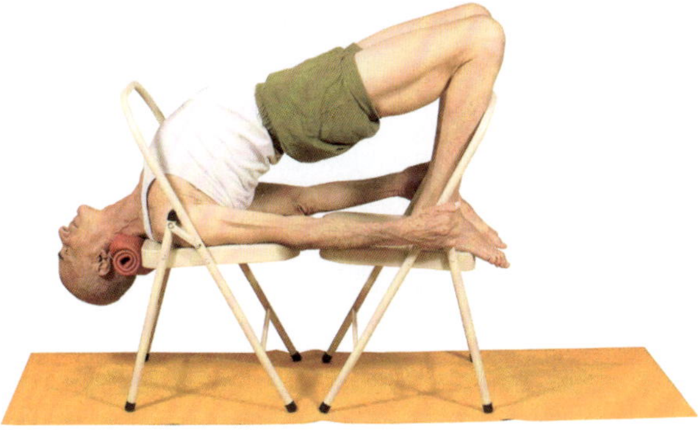

图2　进入四足支撑式（*Catus Paḍāsana*）

骆驼式
(*Uṣṭrāsana*)

骆驼式（*Uṣṭrāsana*）（《瑜伽之光》，图 41）可以作为基础后弯向高级后弯的过度。我们这里介绍几种用椅子辅助的方式，从而可学习高级后弯体式所需的动作。

变体1：骆驼式（*Uṣṭrāsana*）的准备

难度：初级/中级

○ 双手在体后抓住椅座后缘有助于胸腔的展开，提高双肩的灵活性，增大其活动幅度。
○ 动态地上抬身体可以学习通过小腿、双脚的下压抬起身体进入体式。

→雷电式（*Vajrāsana*）坐立在椅前，双手在体后抓住椅座后缘。

→胸腔上提，胸腔两侧前移，胸骨、下巴上提，双肩后旋。

→在此停留几分钟（图1）。

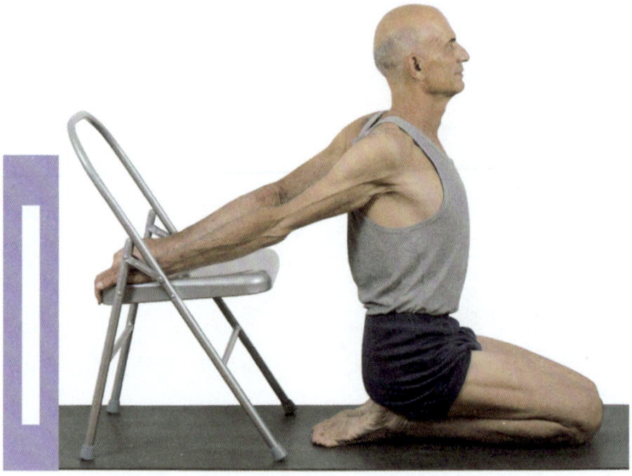

图1　抓住椅座后边缘

→然后，双手仍然抓住椅座，小腿下压，躯干上提。尾骨内收，骨盆前移。身体后弓。

→重复几次（图2）。

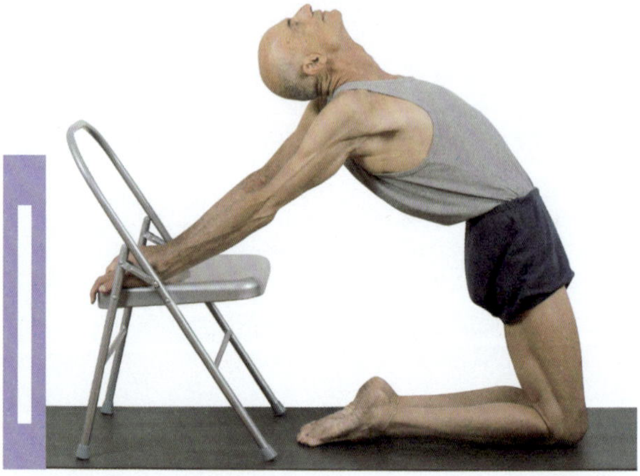

图2　双手抓住椅座，提起身体，为进入骆驼式做准备

变体2：双手放到倒置的椅子上

难度：中级
必备辅具：瑜伽毯

○ 椅子提供的对双手的支撑更宽、更稳固。（比瑜伽砖稳固很多）
○ 斜面的支撑可以更好地激活背部肌肉，进一步展开胸腔。
○ 椅子提供了多处支撑，可以根据情况方便地调整支撑高度。

骆驼式（*Uṣṭrāsana*）的挑战之一是将双手放到双脚上，来支撑双臂，上提胸腔，同时大腿还要保持垂直于地面。如果手掌没有稳固地放到双脚上，则双臂的动作会打折扣，躯干就会向后坍塌。抬高双手的支撑有助于学习双臂的正确动作以及胸腔的上提。

这里介绍两种使用倒置的椅子的方法。

使用椅子的前腿：

→将椅子倒置，放到防滑瑜伽垫上。背对椅腿跪立。

→身体后弓，双手在体后抓住椅子的前腿。只是抓住椅腿，不要向后抵靠，以免使椅子倾翻。利用双手的支撑将双肩进一步后旋，胸腔上提。

→也可以将脚趾放到椅座底部（图中未示出）。 脚背下压。观察十只脚趾是否都均匀下压，包括小脚趾（图1）。

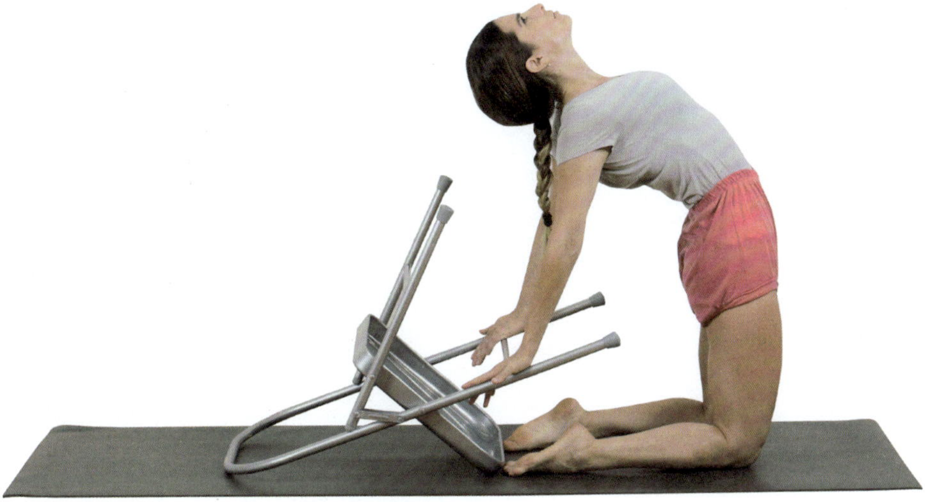

图1　双手放到倒置的椅子前腿上，进入骆驼式

使用椅座背部：

→将椅子倒置，放到防滑瑜伽垫上。背对椅背跪立。

→双腿向后挪，将两小腿、双脚放到椅背框架内（可在腿下垫瑜伽毯）。如果你的小腿较长，可将双脚伸出椅座。

→两小腿下压，身体后弓，进入体式。

→双手放到倾斜的椅座背面，下压，胸腔上提，展开（图2）。

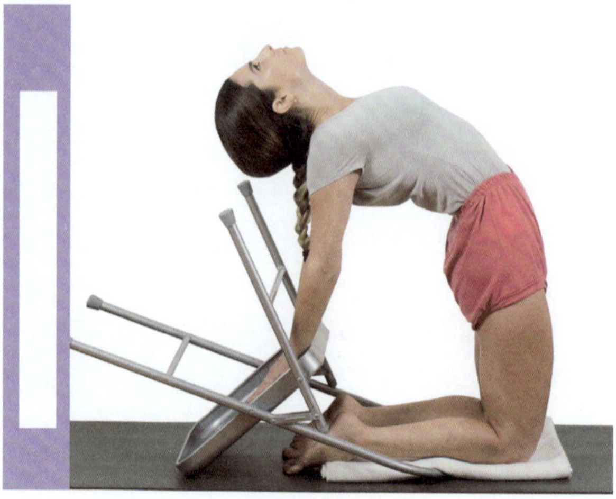

图2　双手放到倒置椅子的椅座背面，进入骆驼式

变体3：椅背支撑胸部

难度：中级/ 高级
可选辅具：墙面

○ 椅背支撑胸椎有助于保持胸腔的上提和展开。

→将椅子放到瑜伽垫上。背对椅背跪立。

→身体后弓，中背部落到椅背上。椅背的支撑位置应正好位于肩胛骨下方。如果需要，可以倾斜椅子来调整椅背的高度（图1）。

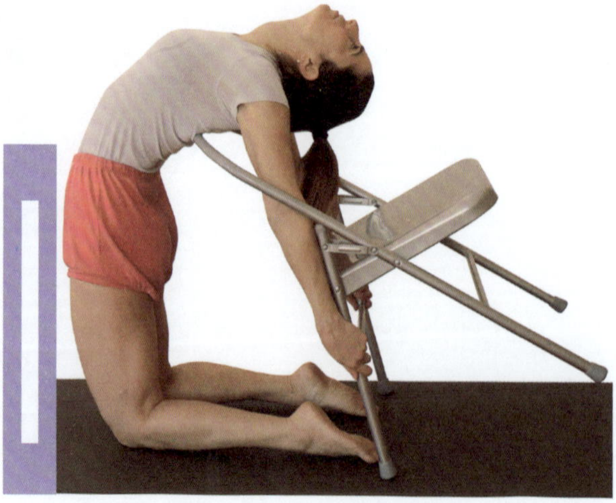

图1　骆驼式，椅背支撑背部

变体4：折叠的椅子支撑身体

难度：中级/ 高级
必备辅具：墙面

○ 支撑骶骨有助于将其内收，从而在身体后弓时保证腰椎没有任何负荷。

○ 支撑胸骨可以保持胸腔的上提和展开。

○ 将折叠的椅子靠墙放置可以保持椅子的稳定，为后弯动作提供了一个很好的支点。

→将椅子折叠，椅腿抵墙。椅座正面朝下。

→背对墙面跪立在椅子前方。用椅背抵住骨盆，使其支撑骶骨带（图1）。

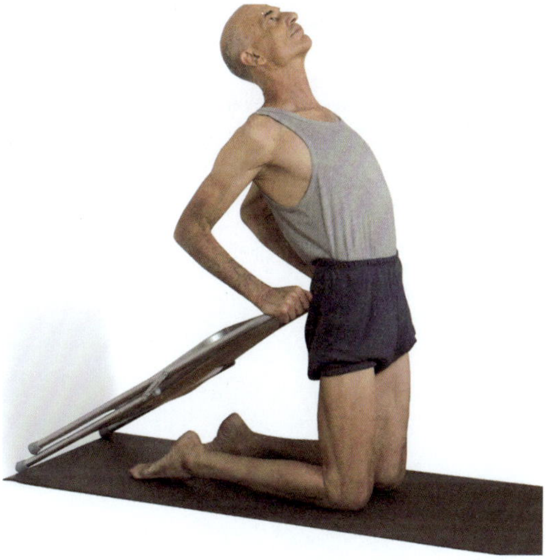

图1　椅背支撑骶骨带

→身体后弓，将双臂插入椅背和椅座之间（图2）。

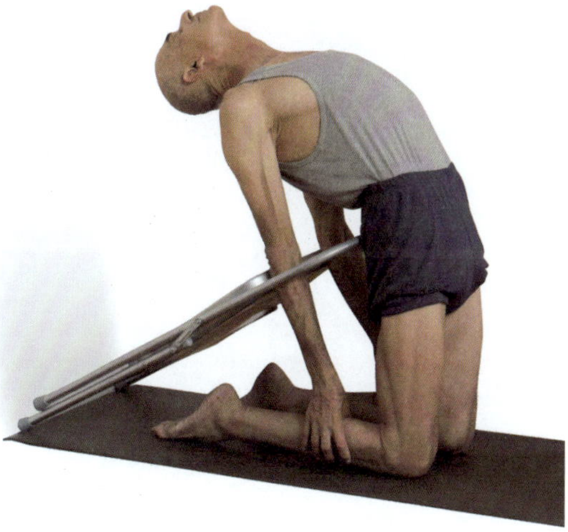

图2　骆驼式，椅背支撑骶骨带

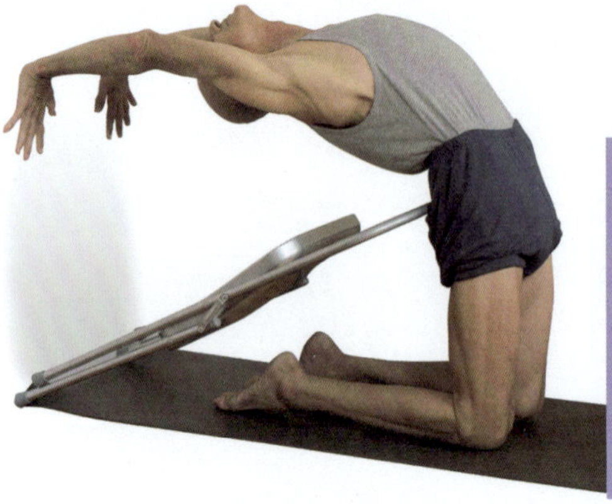

图3　骆驼式，双手推墙

→如果可能，将手掌放到小腿肚上，或者双脚上；或者双臂向后伸展过头，双手推墙（图3）。

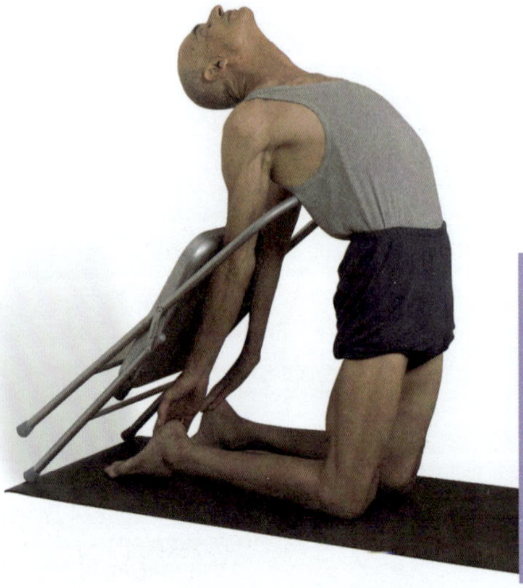

图4　骆驼式，椅背支撑胸椎

→起身，将椅子微微抬起，使椅背支撑胸椎。身体再次后弓，进入体式（图4）。

变体5：耻骨抵靠椅座

难度：中级

○ 耻骨与椅座的接触可以训练尾骨保持内收，大腿保持垂直于地面，从而激活双腿和骨盆。

○ 双手抓住椅子有助于内收肩胛骨，上提、展开胸腔。

→面对椅子跪立，双手将椅子向身前拉，直到椅座边缘接触耻骨前侧。

→从双手抓住椅背开始，将椅子向身前拉。尾骨内收的同时耻骨抵靠椅座（图1）。

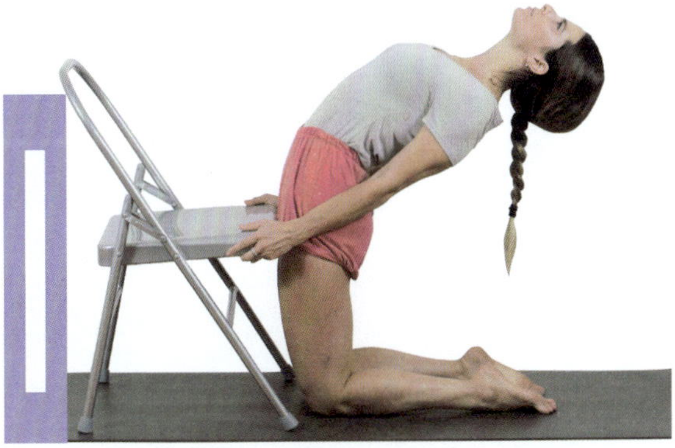

图2　双手抓住椅座，身体后弓，进入骆驼式

→身体后弓的同时上提胸腔，双手向下滑，抓住椅座（图2）。

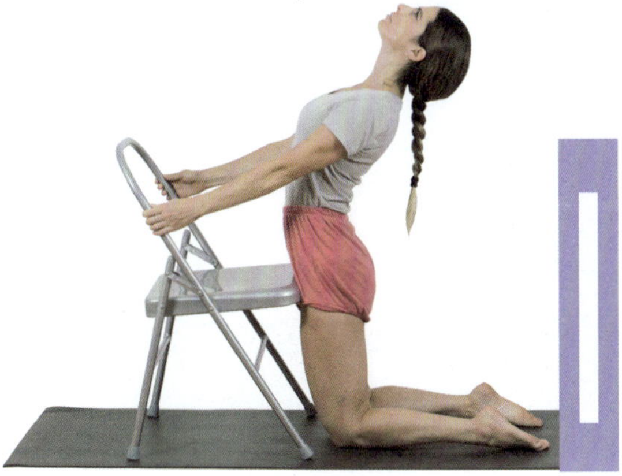

图1　面对椅子跪立，双手抓住椅背

→最后，保持耻骨与椅座的接触，双手继续向下、向后，放到双脚上（图3）。

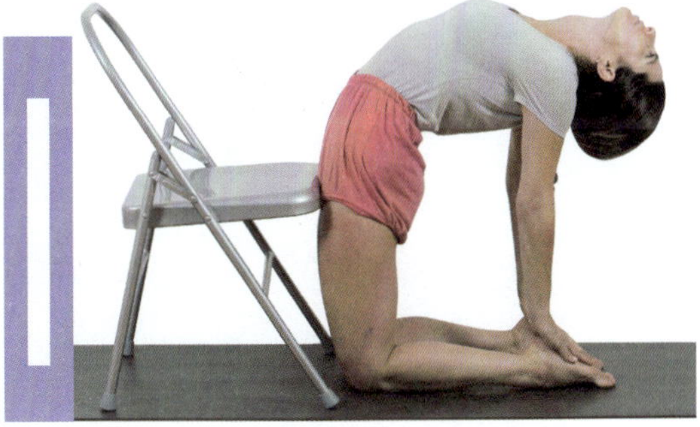

图3　骆驼式，耻骨抵靠椅座

变体6：椅背支撑颈部

难度：中级/ 高级
必备辅具：瑜伽毯
可选辅具：墙面

○ 椅背承担了头部的负荷，从而可减少颈部肌肉的用力。

有些练习者在骆驼式（*Uṣṭrāsana*）中头部后仰时感到颈部疼痛，借助椅背的支撑，可以没有压力地在体式中停留。

→将折叠的瑜伽毯搭在椅背上。背对椅背跪立。

◎根据需要调整椅背的高度。如果椅背太高，可跪立在折叠的瑜伽毯上；如果椅背太低，则在其上搭一条或两条折叠的瑜伽毯。

→将折叠的瑜伽毯搭在椅背上。背对椅背跪立。

→身体后弓，进入体式。调整颈部后侧在椅背上的位置。

→保持颈部的长度。胸腔上提，深长地呼吸（图1）。

◎如果颈部仍然感觉受到挤压，不适，则在椅背上再多搭几条折叠的瑜伽毯。

你可以靠近墙面做此体式，使耻骨保持与墙面的接触（图中未示出）。

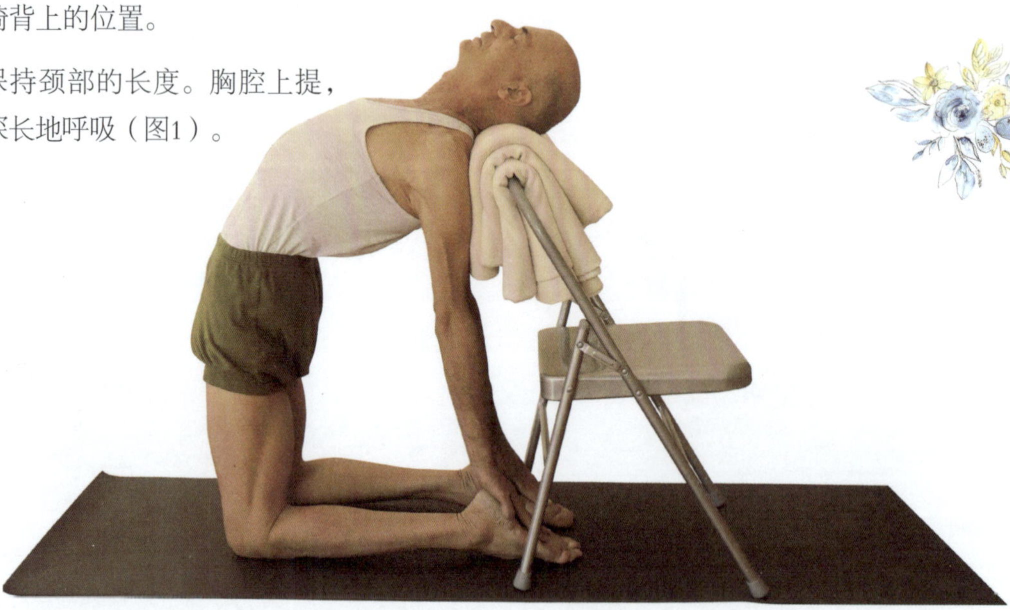

图1　骆驼式，椅背支撑颈部

变体7：将瑜伽抱枕放到椅座上支撑背部

难度：中级/ 高级
必备辅具：瑜伽抱枕、瑜伽毯
可选辅具：墙面

○ 瑜伽抱枕的支撑可以上提、展开胸腔；从而加深呼吸。

○ 利用瑜伽抱枕可同时支撑头部和背部，减少练习者的费力程度，从而在体式中停留更长时间。

虽然有支撑，但此变体的后弯动作仍然比较强烈。需要根据自己的身材和柔韧性调整椅座。不过，支撑使此体式具有疗愈性。尝试时，一旦进入体式，则可在体式中停留较长时间，感受胸腔的强烈展开，以及气息渗透进入整个胸腔。

→将两个瑜伽抱枕叠放到椅座上。背对椅座跪立。双脚、小腿向后，挪动到椅座下方。

→小腿下压，身体后弓，背部靠在瑜伽抱枕上。如果你的身材较高，头部可落到椅背上（图1）。否则，可将一条瑜伽毯卷起来，或者另一个瑜伽抱枕放到颈部后侧支撑颈部和头部（图2）。

→双手抓住椅背。

→也可以将双臂向后延伸过头，双手撑墙（图3）。

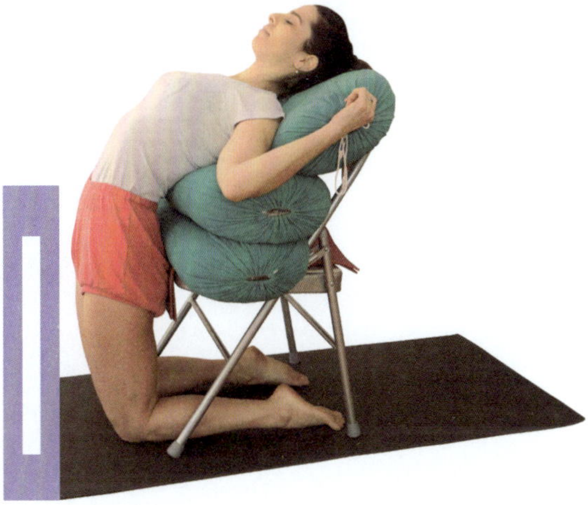

图2　骆驼式，瑜伽抱枕支撑颈部和头部

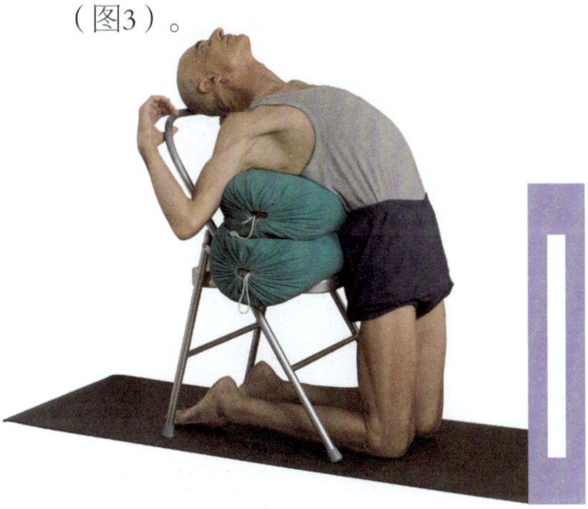

图1　有支撑的骆驼式

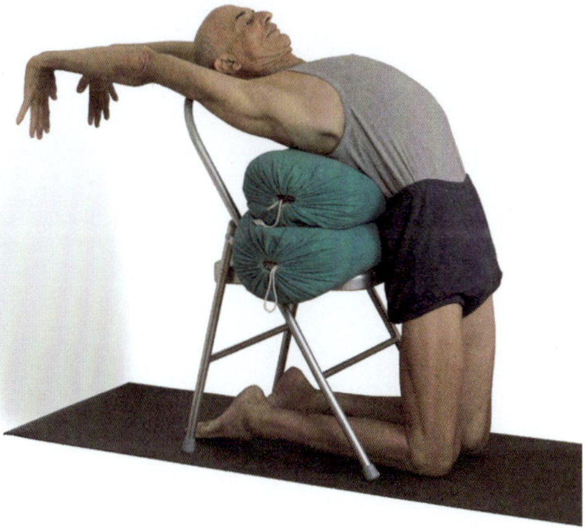

图3　骆驼式，双臂伸展过头，推墙

上弓式
（*Ūrdhva Dhanurāsana*）

上弓式（*Ūrdhva Dhanurāsana*）（《瑜伽之光》，图 482）是一个典型的后弯体式。椅子可以辅助进入体式，在体式中更舒适地停留。椅子的使用方法有多种。下面介绍的变体主要用于：

- 准备，辅助进入体式。
- 提供支撑，在体式中停留更长时间。
- 改变体式的几何形状，获得不同的效果。

变体1：椅座支撑背部

难度：初级/疗愈
必备辅具：瑜伽抱枕、防滑瑜伽垫
可选辅具：椅子

○ 对背部较高、较长的支撑使大多数练习者都可在后弓中停留，从而展开胸腔，深长地呼吸。
○ 对于最终体式，这是一个很好的热身动作。难以进入最终体式的练习者可以练习此变体。
○ 双臂伸展过头，双手撑墙，可以活动双肩。

身体仰卧在椅子上后弓是放松的，同时也是身心愉悦的。本书中介绍的很多变体使用任何椅子都可完成。我们在此用一个日常使用的没有扶手的椅子进行演示。

→将椅子侧面朝墙放置，离墙约75厘米。椅座上横向放置一个瑜伽抱枕（平行于椅背）。

→仰卧在瑜伽抱枕上，头部接近墙面，利用瑜伽抱枕支撑背部和臀部。

→双膝保持弯曲，双手向上伸展过头，手掌或指尖找墙（图1）。

→熟悉此后弓动作后，可以将双腿依次伸直，延展，脚后跟下压地面。

→如果背部需要较宽的支撑，可将两把椅子相对并拢放置，将2~3个瑜伽抱枕横向放到两个椅座上（图2）。

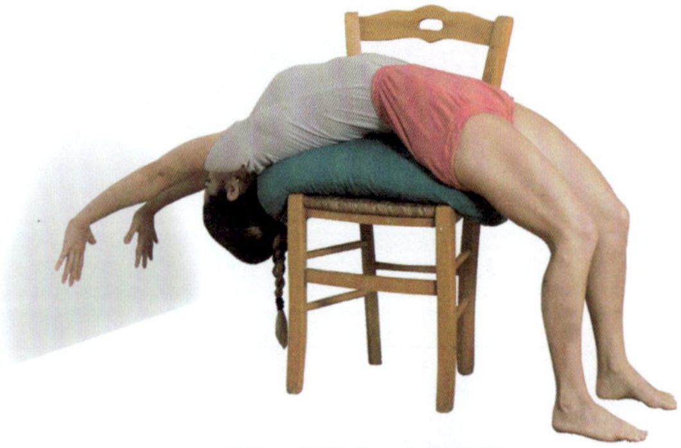

图1　上弓式，疗愈性的

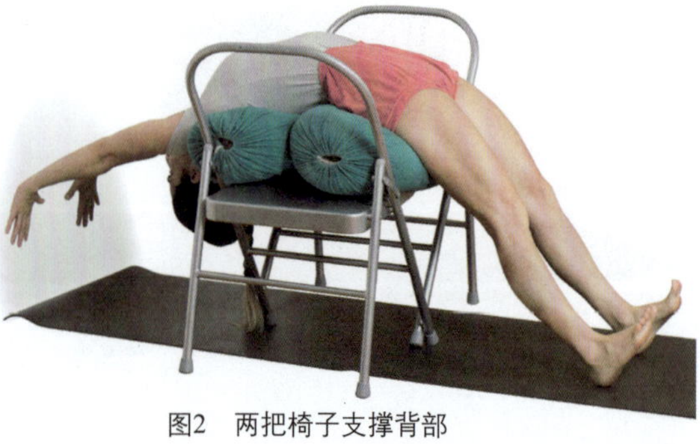

图2　两把椅子支撑背部

变体2：椅子辅助抬起身体（双手抓住椅背）

难度：中级
必备辅具：瑜伽抱枕

○ 对于双手的支撑较高，身体更易上提，进入体式。

我们请摄影师（瑜伽初学者）尝试一下，他比较轻松地把自已抬了起来，没有任何困难。图 1~3就是他的演示。

→椅背靠墙放置。椅子前面横向放置一个瑜伽抱枕。

→坐在瑜伽抱枕上，身体后倾，背部贴靠椅座边缘，双手向后抓住椅背（图1）。

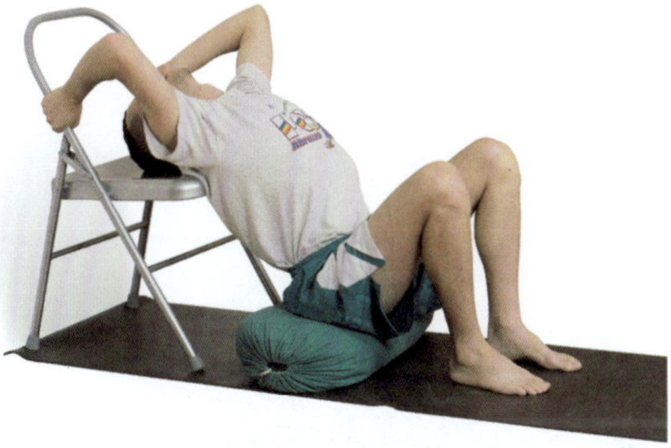

图1　准备进入上弓式

→现在，进一步抬起身体，头顶放到椅座上（图2）。

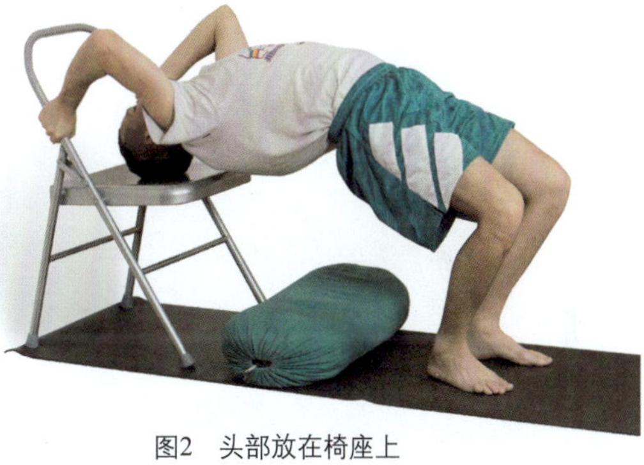

图2　头部放在椅座上

→双脚向下踩地，双手抓住椅背框架，身体抬起，进入体式。双臂伸直，身体后弓（图3）。

→退出体式时，双臂、双腿弯曲，将身体落到椅子上。然后，坐到椅子前方的瑜伽抱枕上（图中未示出）。

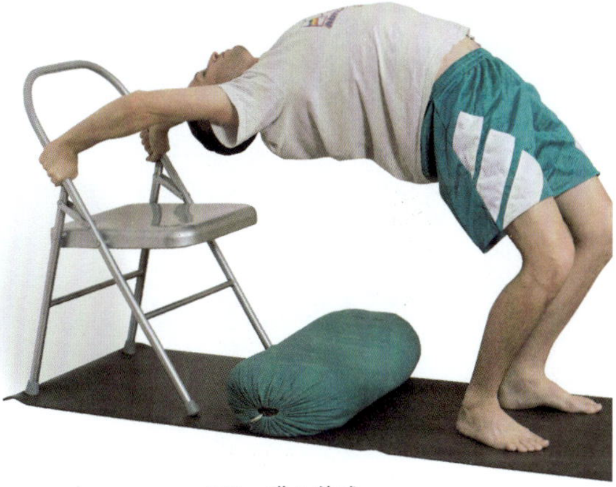

图3　进入体式

变体3：倒置的椅子辅助抬起身体（双手撑墙）

难度：中级
必备辅具：瑜伽抱枕、瑜伽砖

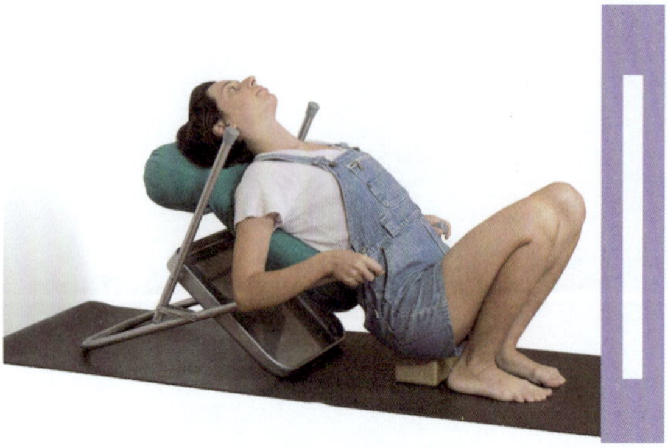

图1　准备进入上弓式

这是进入上弓式（*Ūrdhva Dhanurāsana*）的另一种方式，此变体使用倒置的椅子辅助。

→椅子倒置，将一个瑜伽抱枕纵向放到前后横档上。

→坐在一块瑜伽砖上，身体后倾，靠在瑜伽抱枕上（图1）。

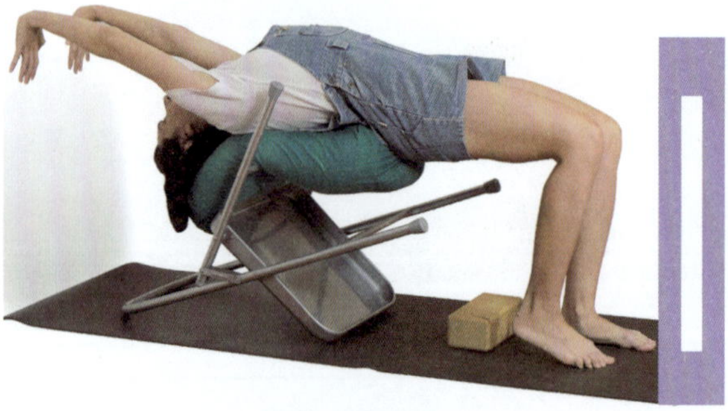

图2　双手撑墙

→双臂向后伸展，双手撑墙，臀部抬起（图2）。

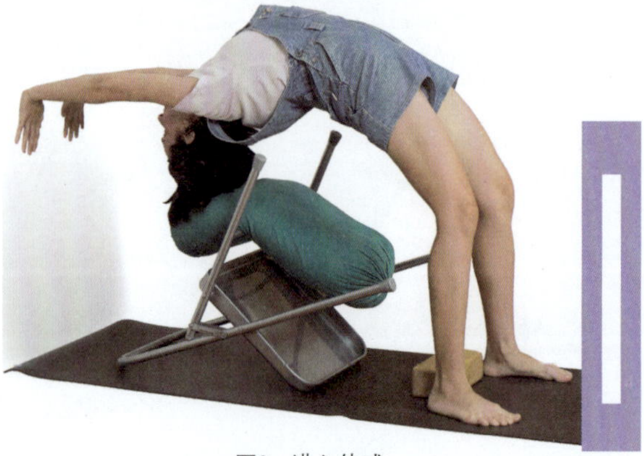

图3　进入体式

→然后，双脚踩地，双臂、双腿伸直，身体进一步抬起，进入体式（图3）。

变体4：从椅子上抬起身体

难度：中级/ 高级
可选辅具：防滑瑜伽垫、墙面、木质瑜伽砖

○ 躺在椅子上有助于抬起身体，进入体式。

○ 利用耻骨找椅背，给出进入体式的正确方向；训练延伸下背部，保持体式的平衡。其中，从肚脐区域划分，有两个均衡的弓形：一个是从肚脐到双手；另一个是从肚脐到双脚。

从地面直接抬起身体进入体式，对大多数练习者来说都有难度，可从椅子上进入体式开始练习。

→将椅子放在防滑瑜伽垫上，椅座上铺一条折叠的瑜伽垫，或一小块瑜伽垫。

→双腿伸到椅背下方，背部躺到椅座上。

→双脚、双手靠向椅子，同时下压，抬起身体，进入上弓式（*Ūrdhva Dhanurāsana*），双肘伸直（图1）。

→下背部延伸，骨盆上提，利用耻骨找椅背。

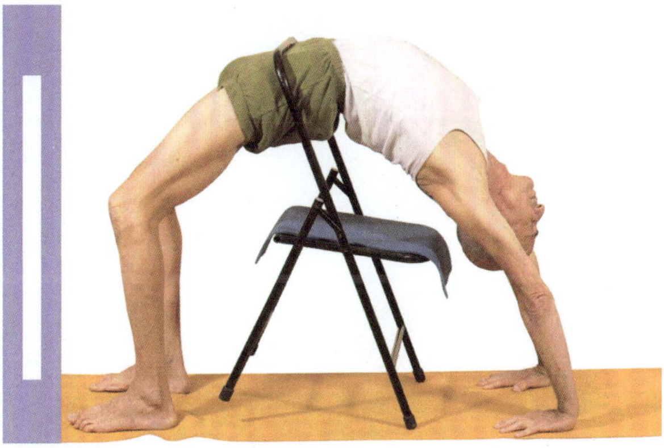

图1　从椅子上抬起身体进入上弓式

如果抬起身体进入体式有困难，双手不稳定，则可将瑜伽砖斜靠在墙面支撑双手：

→将椅子面对墙面放置，椅座朝向墙面，离墙适当距离。将两块木质瑜伽砖斜靠墙面放置。

→躺在椅座上，双手放到瑜伽砖上（图2）。

→双手下压，抬起身体，进入体式，伸直双肘（图3）。

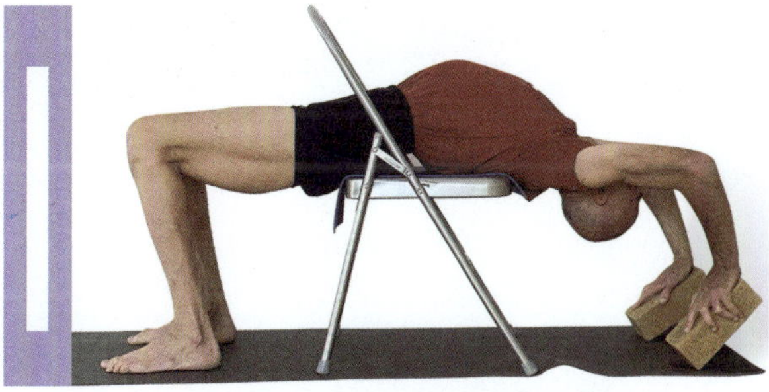

图2　准备进入上弓式，双手放到瑜伽砖上

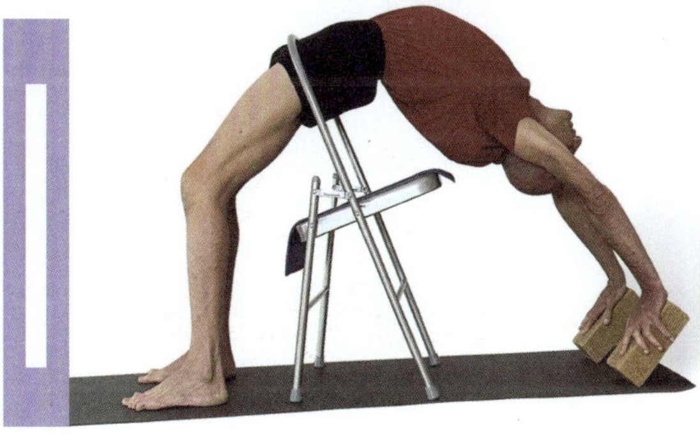

图3　进入上弓式，双手放到瑜伽砖上

变体5：椅背支撑背部，双手撑墙

难度：中级/高级
必备辅具：瑜伽垫
可选辅具：墙面、瑜伽带、瑜伽抱枕、椅子

○ 背部抵靠椅背，可以较少用力，在体式中保持较长时间。
○ 可以关注上背部的柔韧性。若想身体上半部后弓更深入，上背部必须足够柔软。

这是另一种较容易的方式，可在体式中停留较长时间。

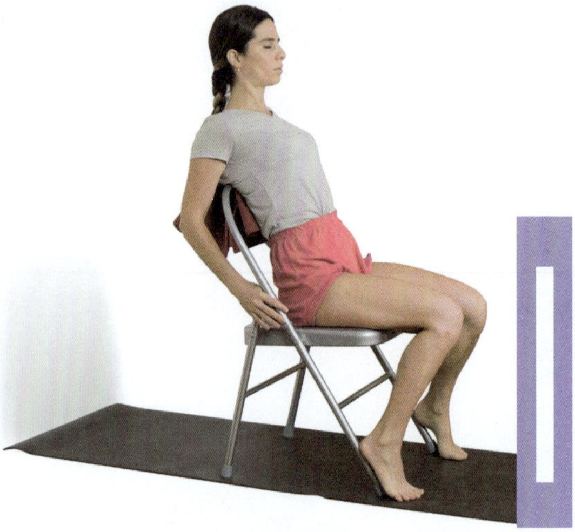

图1 坐在椅子上，背部抵靠椅背，准备进入上弓式

→椅子朝墙放置，距墙约1米。将一条折叠的瑜伽垫搭在椅背上。坐在椅子上。

→两个脚后跟放到椅子的前腿上，以防止椅子后翻（图1）。

→背部后弓，同时抬起上体（图2）。

→将中背部放到椅背上。双臂向上伸展过头，双手撑墙（图3）。

◎此变体也可以远离墙面练习。墙面有助于激活双臂，展开胸腔。

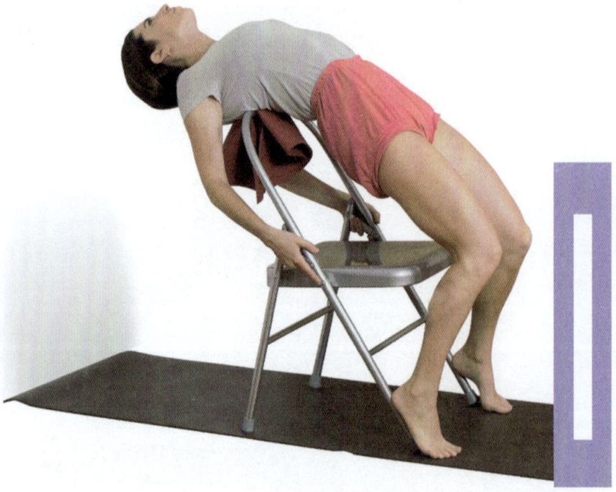

图2 抬起上体

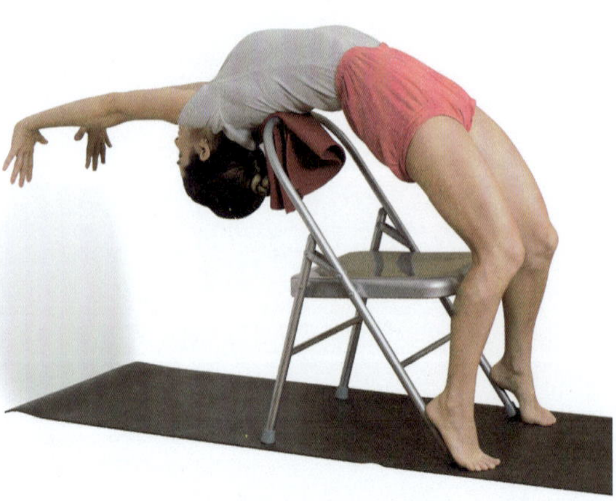

图3 双臂向上伸展，后弓

→身体进一步后弓，双手依次沿墙面向地面方向挪。

→随着练习的深入，尝试将椅子离墙更近一些，后弓更多一些（图4）。

→也可以将一个瑜伽抱枕纵向搭在椅背上，支撑头部（图6）。

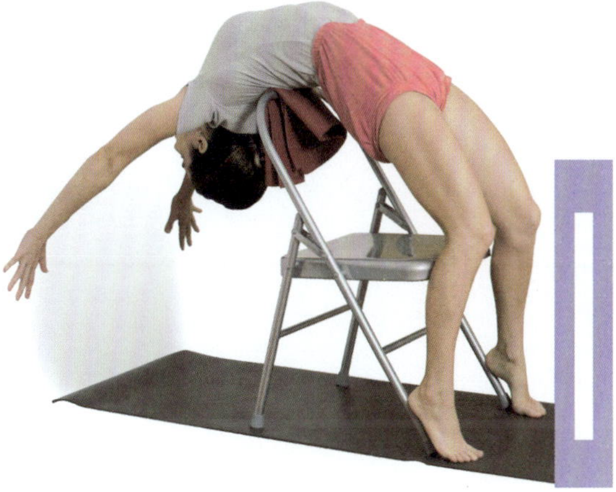

图4　双手沿墙面向地面方向挪

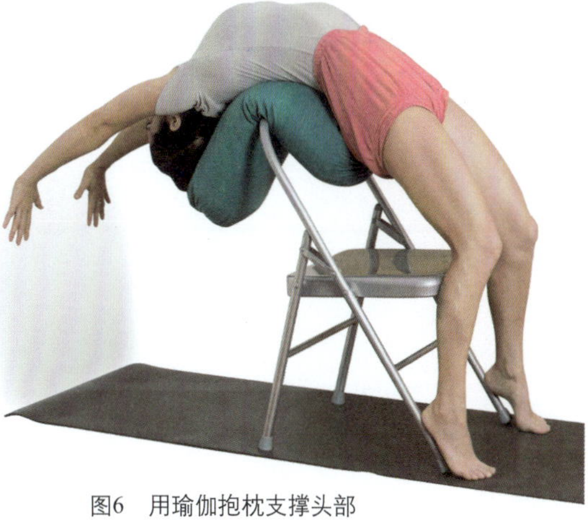

图6　用瑜伽抱枕支撑头部

→如果颈部敏感，头后仰时可能会感觉不适，可以在大臂上套一根瑜伽带，支撑头部（图5）。

→还可以将两把椅子背对背放在一起，双手抓住椅腿（图7）。

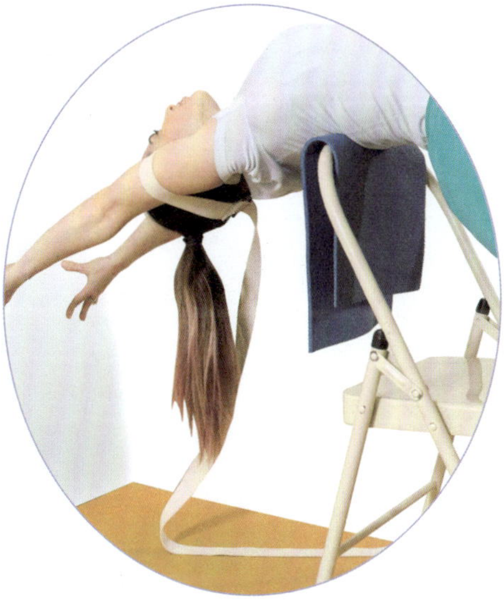

图5　用瑜伽带支撑头部

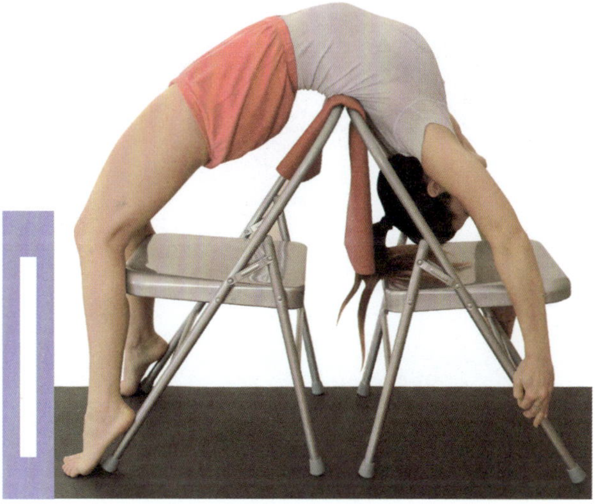

图7　双手抓住椅腿

变体6：椅背支撑骶骨

难度：高级
必备辅具：墙面、瑜伽毯
可选辅具：瑜伽抱枕、瑜伽砖

○ 椅背支撑骨盆，保持骶骨的内收。可以拉长下背部，进一步后弯。

○ 椅子支撑骶骨带和头部，使此体式更放松，从而可以在体式中停留更长时间。

○ 双手抓住椅腿可以增大双肩的活动幅度。

→椅背朝墙放置，离墙50~80厘米。将一条折叠的瑜伽毯搭在椅背上。

→面对墙面，站在椅子前方。

→将骶骨带落到椅背上，延展腰骶区域。可以站在瑜伽砖上，或者双腿自然离地，小腿抵靠墙面，保持体式的稳定。

→双手抓住椅背框架，后弓（图1）。

→进一步后弓，头部落到椅座上。如果需要，可以在椅座上放一个瑜伽抱枕支撑头部（图中未示出）。

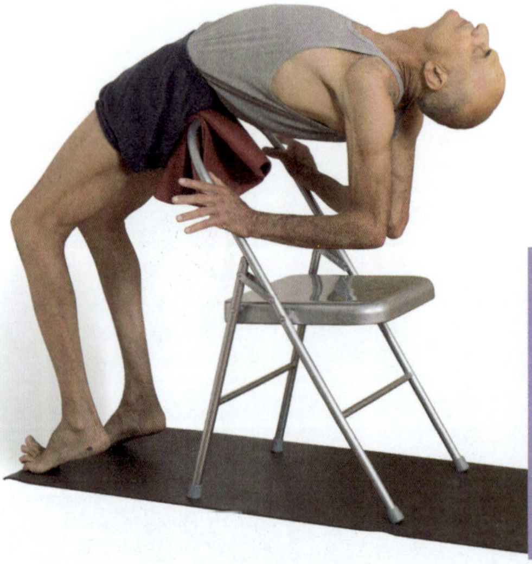

图1　双手抓住椅背框架，后弓

→双臂向上伸展过头。如果可能，抓住椅子的前腿。

→双膝、双肘内旋，身体两侧保持，平行（图2）。

→两条小腿抵靠墙面（图3）。

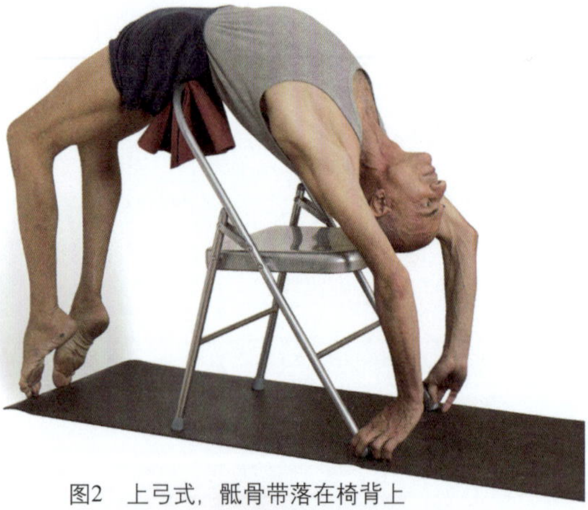

图2　上弓式，骶骨带落在椅背上

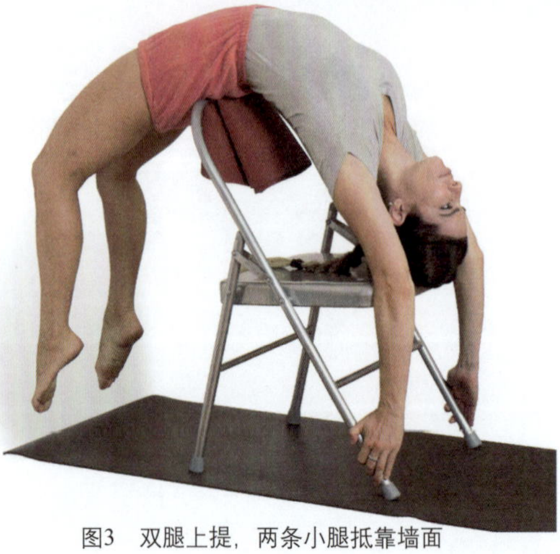

图3　双腿上提，两条小腿抵靠墙面

变体7：双手抓住椅腿

难度：中级/高级
必备辅具：墙面、瑜伽带
可选辅具：瑜伽抱枕、泡沫瑜伽砖

○ 双手抓住椅腿有助于将身体上提进入体式，也有助于双肘内旋，保持与双肩同宽。
○ 根据自身情况，双手可以抓住椅腿的不同位置。
○ 身体上提后头部落到椅座上，可以放松片刻。也可以拉长脊柱的后侧，支撑展开的胸腔。
○ 双手落地做此体式手腕感到疼痛的练习者，可以毫无困难地以这种方式练习。

在此体式中，双手抓住椅腿，而不是平放在地面上，有助于完成双臂的动作。

→用一根瑜伽带绑住椅背和后横档，防止椅子折叠。

→椅背靠墙放置。如果椅背和墙面之间有空隙，则用泡沫瑜伽砖或其他物品填充。

→在椅子前方仰卧。双腿弯曲，脚后跟靠近臀部。双腿分开，与髋同宽，相互平行。

◎如果双肩僵硬，仰卧时离椅子稍远一点，进入体式会容易一些。否则，头部位于椅座下的前腿之间。

→双手抓住椅腿。试验几次，找到适合你的抓握点（图1）。

◎开始时，双手可以抓住椅腿的较高处，逐步接近地面。

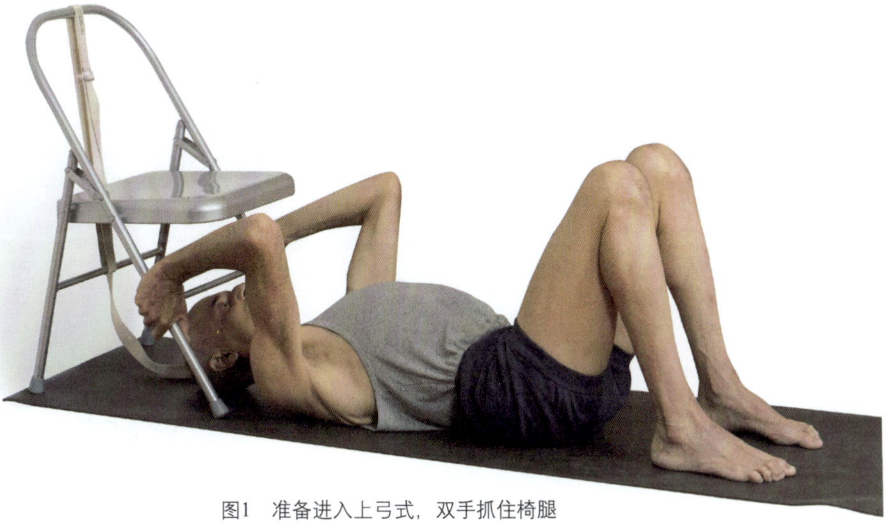

图1　准备进入上弓式，双手抓住椅腿

→双手、双脚向下用力，抬起整个身体，头顶着地。肩胛骨内收，上背部后弓。

→双手抓紧椅腿，进一步向下用力，进入体式。头顶落到椅座上。在此停留一会儿，使呼吸恢复平稳。

→腹部柔软，在体式中放松（图2）。

→大臂内旋（肱三头肌转向面部），使小臂接触椅座两侧。

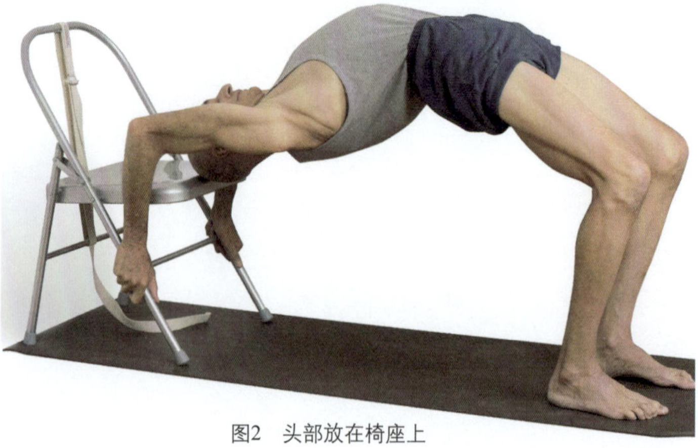

图2 头部放在椅座上

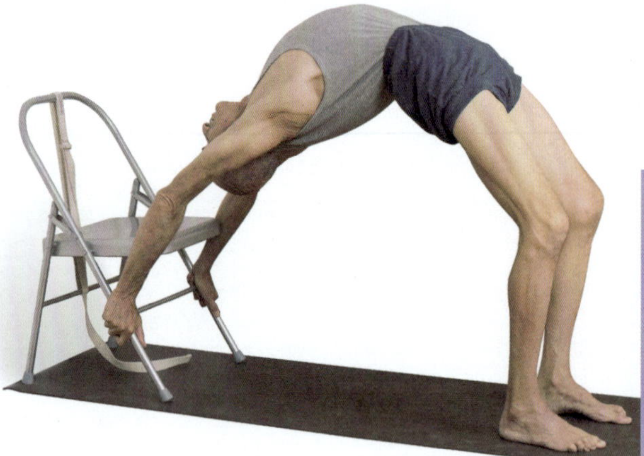

图3 双臂伸直，进入体式

→如果可以，双臂伸直，头部抬离椅座（图3）。

◎如果从地面上提身体有困难，开始时可躺在瑜伽抱枕上（图中未示出）。

→现在，双肘不要弯曲，双脚向双手方向挪动，进一步上提胸腔。

→然后，双手再次降低。尝试将手掌放到前腿的底端。

→出体式时，将头部降低，放到椅子的两前腿之间，延伸下背部。在此停留一会儿（图4）。

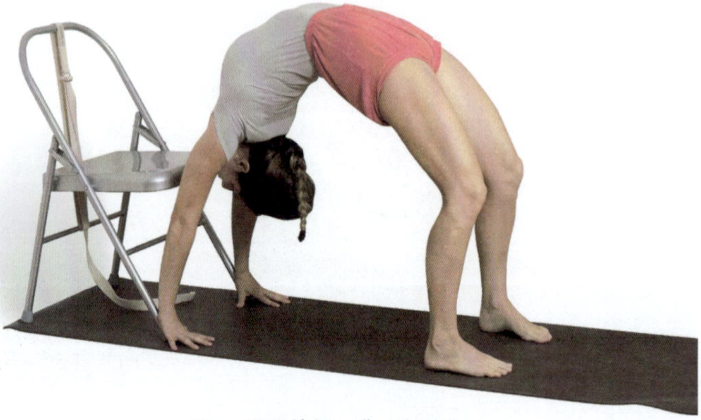

图4 双手放低，进一步后弓

变体8：双手抓住折叠的椅子

难度：中级/ 高级
必备辅具：墙面、防滑瑜伽垫

○ 益处与前一体式的相同。

→将椅子折叠，斜靠墙面放置，椅背抵靠墙面，椅腿放在防滑瑜伽垫上。将另一条折叠的防滑瑜伽垫或者一小块防滑瑜伽垫搭在椅背上。

→推几次，确保椅子稳固（图1）。

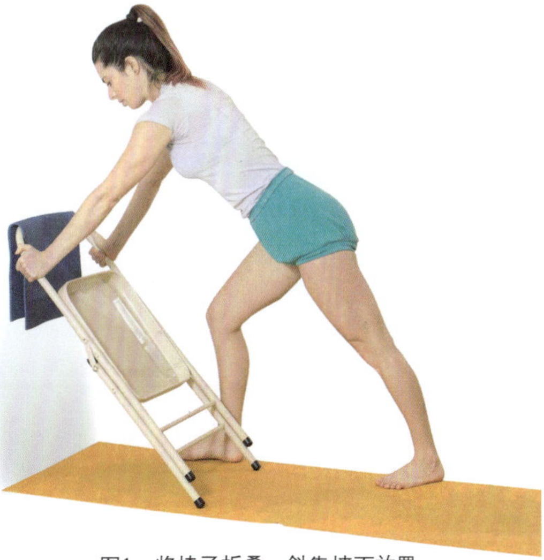

图1 将椅子折叠，斜靠墙面放置

→在椅子前方仰卧。双腿弯曲，脚后跟靠近臀部。双腿分开，与髋同宽，相互平行。

→双手抓住椅腿，双手、双脚向下用力，身体上提，进入体式（图2）。

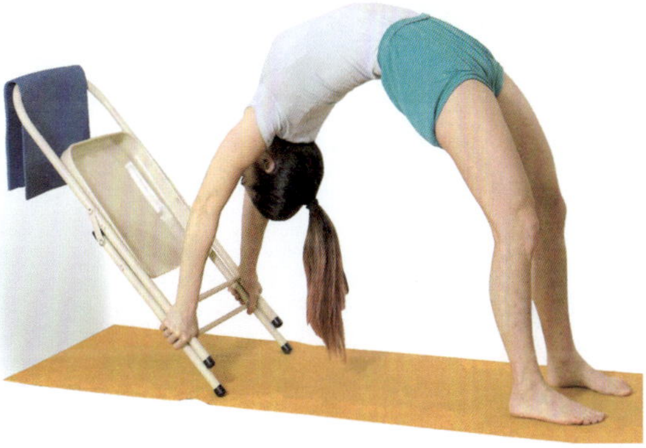

图2 上弓式，双手抓住折叠的椅子的椅腿

变体9：双脚抬高

难度：中级/ 高级
可选辅具：防滑瑜伽垫

○ 抬高双脚有助于双臂伸直，胸腔展开。

○ 骨盆（耻骨）水平，下背部没有任何挤压，腹部可以保持柔软、放松。

此变体将双脚抬高，从而改变了经典的上弓式（*Ūrdhva Dhanurāsana*）的几何形态。双脚抬高，放到椅座上，进入体式时对双臂的力量要求较高。不过，与经典体式相比，一旦进入体式，在体式中停留，包括保持双肘伸直、肩胛骨内收、胸腔展开等都比较容易。

这里介绍双脚放在正置的椅子上的变体。与此类似，也可将椅子倒置。（稍后有介绍）

→将椅背近墙放置。可将一条折叠的防滑瑜伽垫铺到椅座上。

→躺在瑜伽垫上，双腿靠近椅子，将双脚放到椅座上。

→双脚、双手用力将身体抬起，头顶着地（图1）。

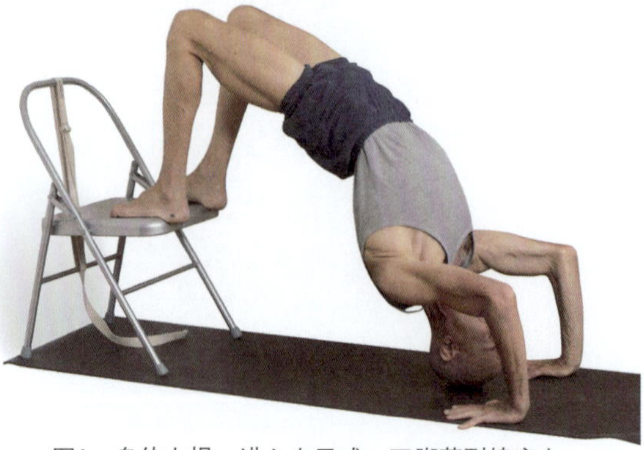

图1　身体上提，进入上弓式，双脚落到椅座上

◎如果从地面上提身体有困难，开始时可躺在瑜伽抱枕上（图中未示出）。如果仍然难以完成，可请辅助者帮助进入和退出体式。一旦进入体式，在体式中保持则不需太费力。

→吸气。呼气时再用力一点，双臂伸直（图2）。

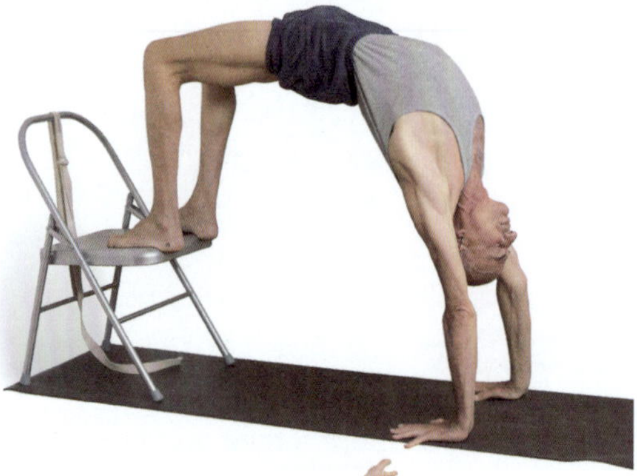

图2　双臂伸直

→如果感觉稳定，可以提起一条腿，尝试单腿上弓式（*Eka Pāda Ūrdhva Dhanurāsana*）（《瑜伽之光》，图501）（图3）。

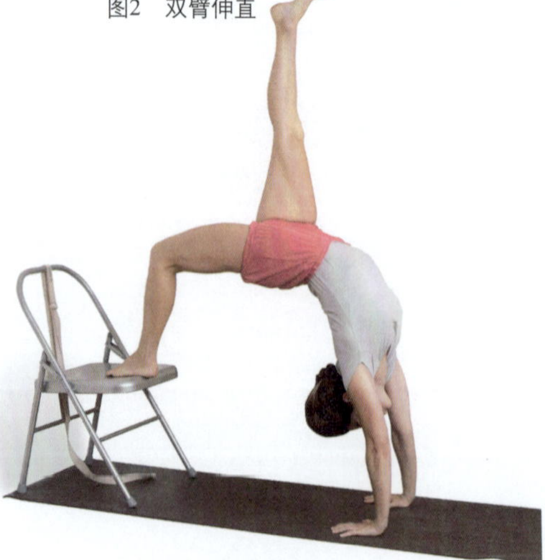

图3　抬起一条腿

双脚内收直棍式
（*Dvi Pāda Viparīta Daṇḍāsana*）

双脚内收直棍式（*Dvi Pāda Viparīta Daṇḍāsana*，简称倒手杖式）是一个高级的后弓体式（《瑜伽之光》，图 516）。不过，有了椅子的辅助，几乎任何人都可以练习此体式，享受由此带来的诸多益处。

在体式中停留时，人们就会意识到为什么艾扬格大师在《瑜伽之光》中会写道："这种令人振奋的体式能够使脊柱保持健康，而且胸腔展开。……这个体式对于头脑有很好的舒缓作用，因此，受到情感困扰的人会发现他的益处。"艾扬格大师本人在晚年时也常常在此体式中停留较长时间，以保持大脑的清新。

变体1：躺在椅子上，双腿放在椅背下方

难度：中级/ 高级
必备辅具：瑜伽带、防滑瑜伽垫、瑜伽砖、墙面
可选辅具：瑜伽毯、瑜伽抱枕、杠铃片

○ 有了椅子的支撑，大多数练习者都可以完成此体式，并在体式中停留更长时间。这可以温和地刺激心脏，改善血液循环。

此变体是利用椅子练习倒手杖式（*Viparīta Daṇḍāsana*）的常用方式，也称作椅子上的倒手杖式（*Viparīta Daṇḍāsana*）。在普纳，普尚·艾扬格（Prashant Iyengar）的一些瑜伽课上，此体式甚至会持续1小时以上。

◎在此变体中，骨盆需要放到椅背和椅座之间；瑜伽椅的椅背是空的，只有框架，没有靠背。如果身边没有瑜伽椅，可将普通椅子的靠背卸掉。如果不行也没关系，下面还会介绍使用常规的、有靠背的椅子的练习方法。

1.利用瑜伽椅

→将椅子直接放在地面上，不要放在防滑瑜伽垫上，椅背朝向墙面。预估所需距离，进入体式后，双脚应蹬住墙面。

→将一条折叠的瑜伽垫铺到椅座上，也可以再铺上一条瑜伽毯。准备一块瑜伽砖放在墙边。

◎如果椅子在地面上不能顺畅地滑动，可将其放到折叠的瑜伽毯上，以便进入体式后方便调整椅子的位置。

→双腿伸到椅背下方，面对墙面坐在椅子上。大腿上端捆绑一根瑜伽带。

→双手抓住椅背，胸腔上提，展开。然后躺在椅座上，肩胛骨与椅座的前缘对齐（图1）。

→肩胛骨激活，内收，保持胸腔的上提和展开。

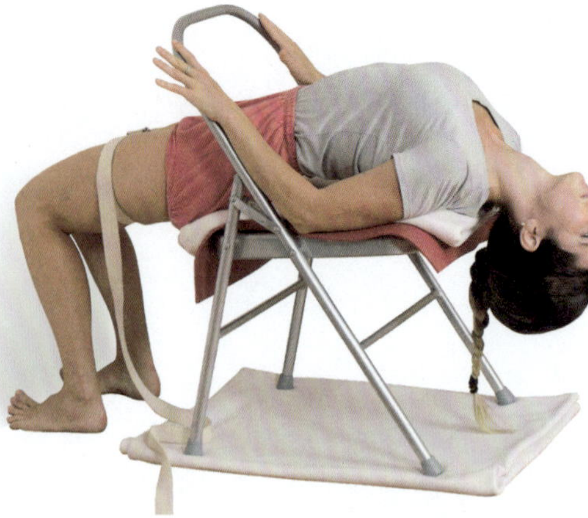

图1　准备进入椅子上的倒手杖式

→在此停留一会儿，两小臂压实椅背框架，脊柱延伸。

→身体向头的方向进一步滑动，直到肩胛骨超过椅座前缘，只有肩胛骨底端的尖角处抵靠椅座。

→双臂插到椅子的前腿之间，掌心向上，抓住椅子的后横档（图2），或者后腿。

→双腿伸直，脚后跟后侧放到瑜伽砖上。

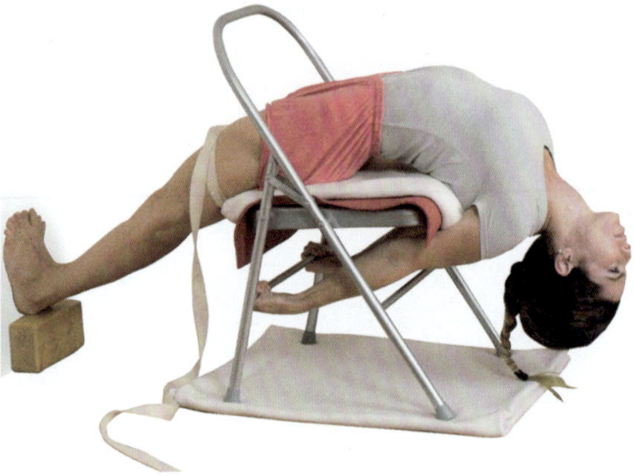

图2　椅子上的倒手杖式，脚后跟放到瑜伽砖上

◎如果需要，微调椅子的位置。双腿伸直时，双脚脚掌保持贴墙，不动，将椅子远离墙面一点。这个动作可以激活双腿。

→双脚蹬墙，大腿前侧向地面方向下压。

→在此停留几分钟后，双手松开，双臂向上伸展过头，互抱手肘。双肘彼此远离，放低（图3）。

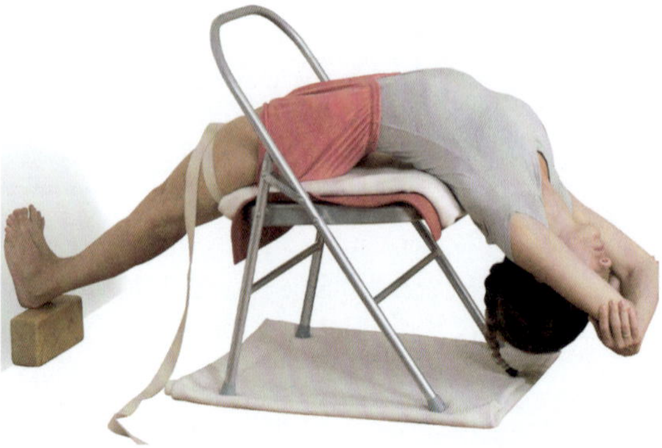

图3　互抱手肘

→双臂向上伸展，双手落到地面上（图4）。

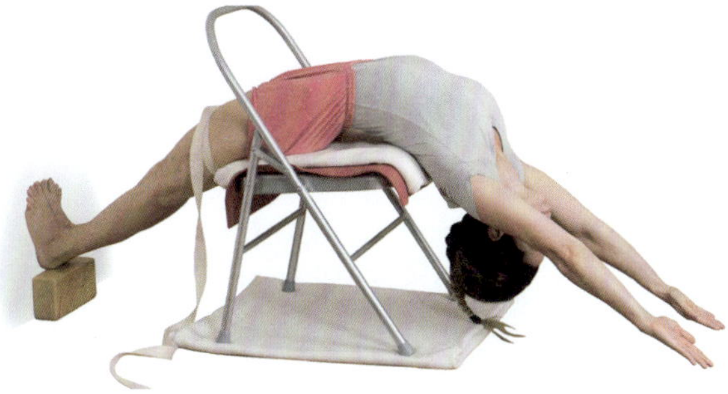

图4　双臂向上伸展

→逐渐地，身体可以继续向上、向头的方向滑动，伸展背部各个区域。双脚随之离开墙面。

→如果可能，双臂插到椅子前腿之间，弯曲双肘，勾住前腿（图5）。

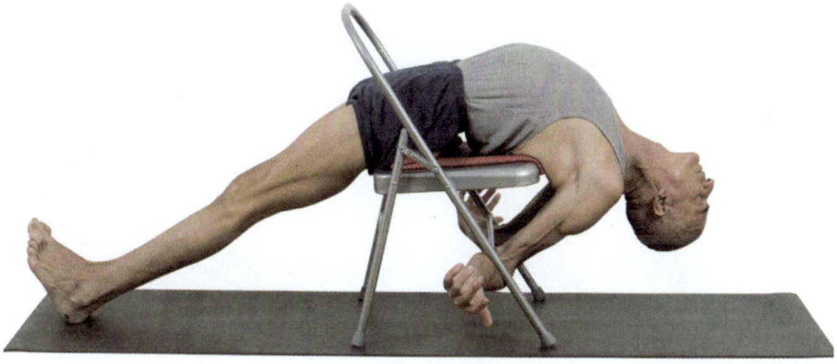

图5　双肘勾住椅腿

→你也可以继续向上滑动，头顶落地，或者落到折叠的瑜伽毯上，十指交扣，像头倒立式（*Śīrṣāsana*）（图6）和独立的倒手杖式（*Viparīta Daṇḍāsana*）中那样。

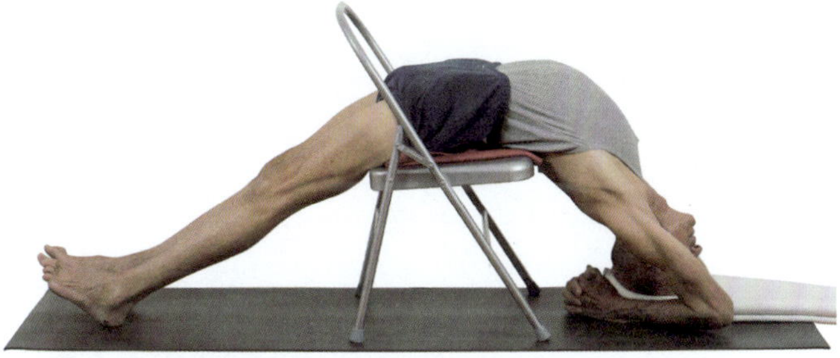

图6　十指交扣，如头倒立式中那样

→也可以将双手靠近椅子，抓住椅子的前腿（图7）。

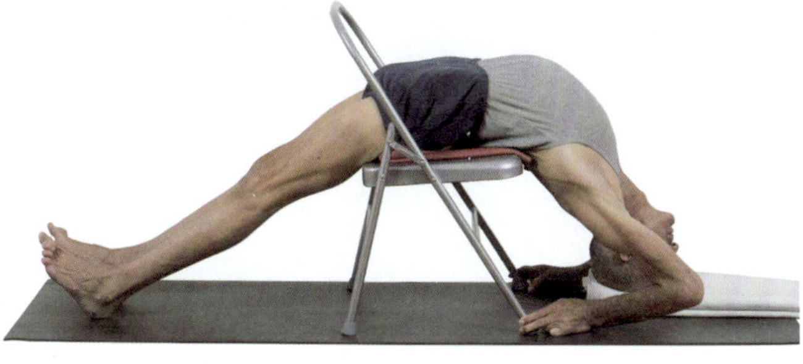

图7　抓住椅子的前腿

2.利用普通的椅子

→你可以利用普通的没有扶手、座位平整且较宽的椅子练习。将椅子侧向放置（图1）。

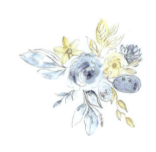

→也可以将瑜伽抱枕纵向放到椅座上，双手撑墙（图2）。

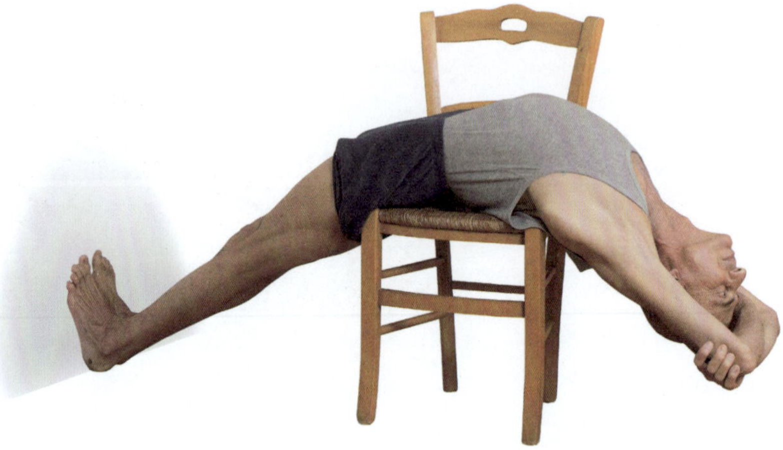

图1　倒手杖式，利用普通的椅子

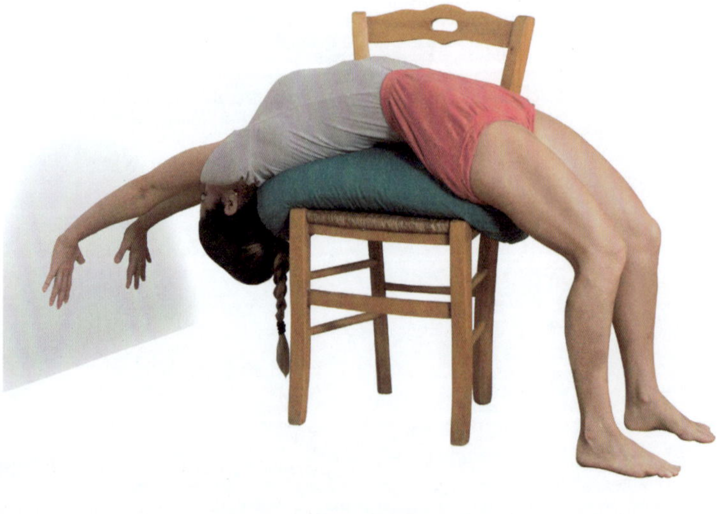

图2　倒手杖式，利用普通的椅子，瑜伽抱枕放在椅座上

下面几个选择可以增强椅子上的倒手杖式的某些特别的功效。

3.用瑜伽带上提骨盆

- ○ 有些练习者在做此体式时下背部会感到疼痛，用瑜伽带上提骨盆可缓解此问题。
- ○ 这是一个很好的热身练习，特别适合由于分娩或生病等使得后弯练习中断一段时间后的重新练习者。

利用瑜伽带可以使骨盆上提多一点。

→将一条解开扣的瑜伽带展开，横放到椅座上。

→双腿插到椅背下方，坐在椅子上。将瑜伽带绕在骶骨带，绑到椅背上（图1）。

→双脚下压地面提起骨盆，将瑜伽带绑紧。

◎如果双脚着地有难度，则可将双脚放到瑜伽砖上。

→然后躺到椅座上，后弓。双臂向上伸展过头，互抱手肘（图2）。

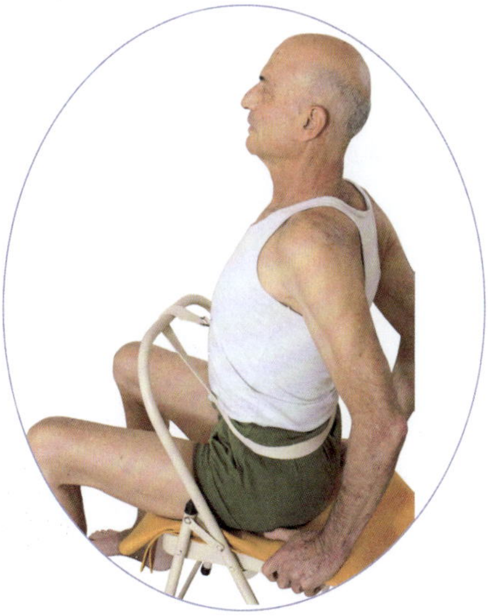

图1　将骨盆绑到椅背上

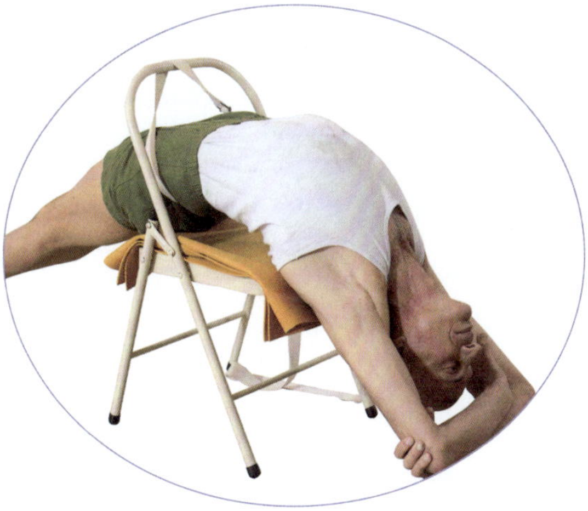

图2　倒手杖式，用瑜伽带上提骨盆

4.利用卷起来的瑜伽垫

将防滑瑜伽垫卷起来支撑不同部位，可以消除完成体式的某些问题，增强相关功效。这里介绍三种方式：

· 支撑骶骨、尾骨区域（可以缓解下背部的压力）

→将防滑瑜伽垫卷起来，纵向放在椅座上，支撑尾骨和下部脊柱（图1）。

→辅助者可以温和地将其拉向双腿方向，进一步延伸骶骨区域。

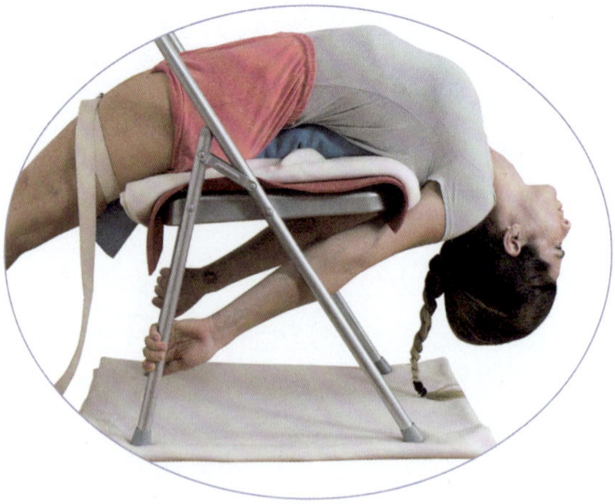

图1　将卷起来的防滑瑜伽垫纵向放置，支撑尾骨和下部脊柱

· 支撑胸部（可以有效上提、展开胸腔）

→将防滑瑜伽垫卷起来，横向放在椅座前端，支撑胸部接近腰椎区域，正好位于肩胛骨之下（图2）。

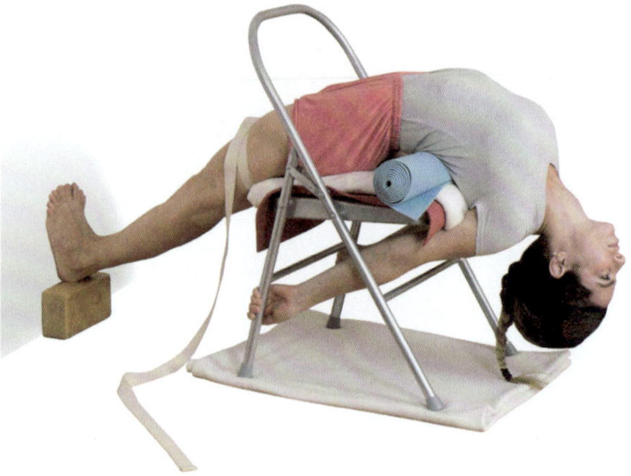

图2　卷起来的防滑瑜伽垫横向放置，支撑胸部

· 支撑骨盆或腰椎（可以放松腰部，释放此区域的紧张）

→将防滑瑜伽垫卷起来，横向放在椅座后端，支撑骨盆或腰椎区域（图3）。

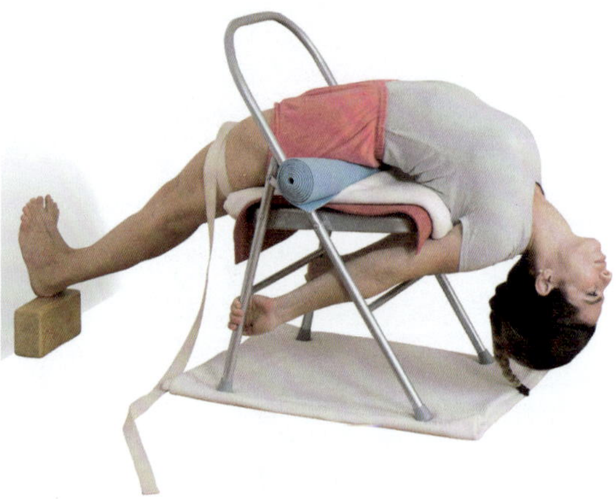

图3　卷起来的防滑瑜伽垫横向放置，支撑骨盆

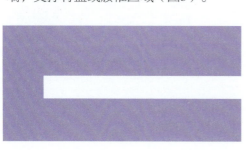

5.大腿上放置杠铃片等重物

在体式中停留时，大腿前侧需要压向地面方向，双腿后侧向墙面方向延伸。可以请辅助者在你的大腿前侧放上杠铃片，加强这些动作。注意，一定要在大腿前侧先铺上折叠的防滑瑜伽垫，然后将杠铃片放到瑜伽垫上，以免杠铃片滑动，发生危险。或者请辅助者直接站在你的大腿上（图 1）。大腿上额外的重量有助于进一步展开胸腔，令人非常愉悦。

我在教这个体式时，发现自己经常从一个学生的大腿上直接走到了另一个学生的大腿上。

图1　站在学生的大腿上

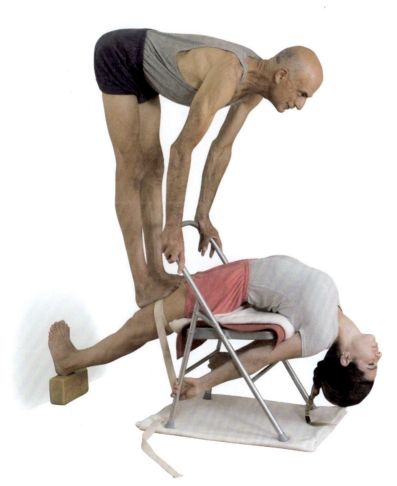

6.用瑜伽带固定大腿

也可以用瑜伽带将大腿固定就位：

→面对椅背，坐在椅子上。用瑜伽带将大腿绑到椅子的后横档上（图1）。

→拉紧瑜伽带，进入体式（图2）。

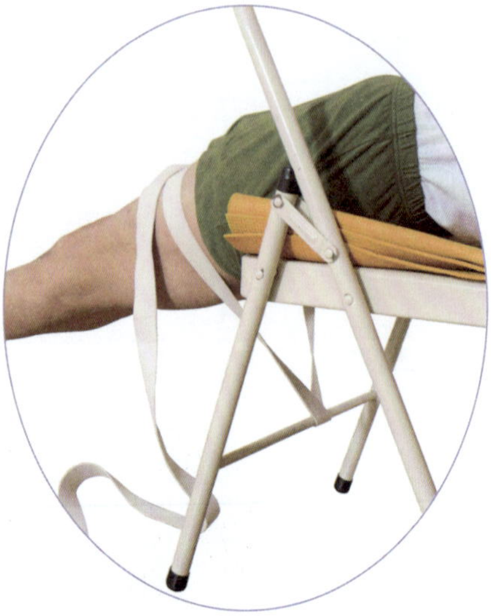

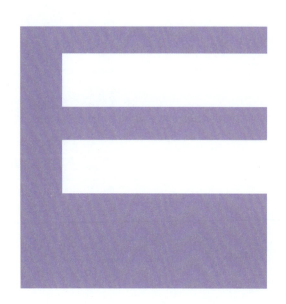

图1　将大腿绑到后横档上

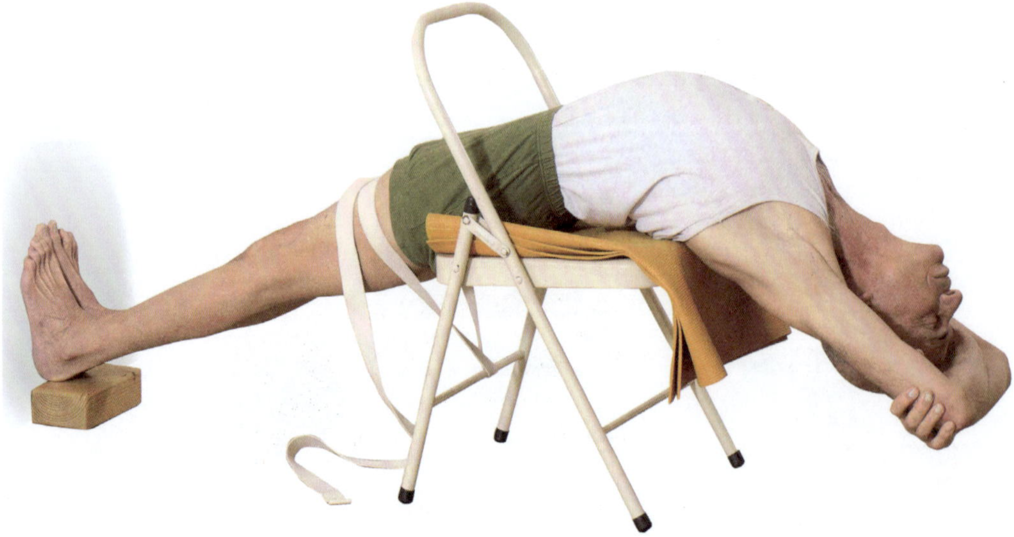

图2　进入倒手杖式

变体2：从椅子上的倒手杖式继续

难度：高级
必备辅具：瑜伽带、防滑瑜伽垫
可选辅具：瑜伽砖、瑜伽毯

在此变体中，我们演示从椅子上的倒手杖式（*Viparīta Daṇḍāsana*）继续进入其他体式的几种方式。

◎如果计划从椅子上的倒手杖式继续练习其他体式，请提前准备一个瑜伽抱枕放在旁边，并将一条折叠的防滑瑜伽垫搭在后横档上。

1.进入飞轮式（*Cakra Bandhāsana*）（《瑜伽之光》，图524）

→身体向下滑出椅子多一点。

→双肘弯曲，双手抓住椅子的前腿（图1）。

→如果双手难以抓住前腿，则在前腿上套一根瑜伽带，抓住它（图中未示出）。

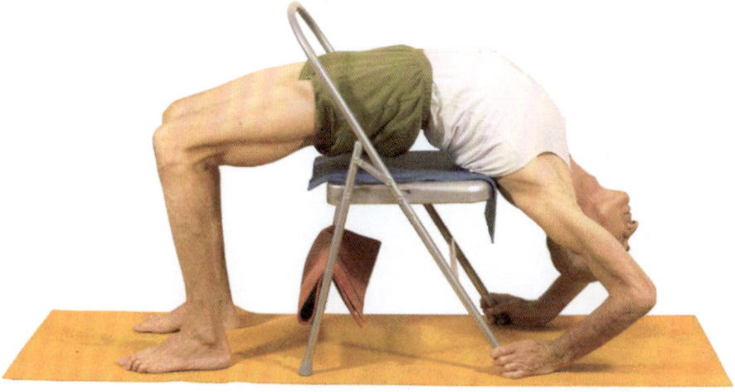

图1　身体下滑，进入飞轮式

2.进入鸽子式（*Kapotāsana*）（《瑜伽之光》，图512）

→将折叠的瑜伽垫或瑜伽毯搭在椅子的后横档上。

→双膝弯曲，用脚踝前侧或小腿勾住后横档。

→双臂在头顶互抱手肘（图2），或者将双臂伸到椅子的前腿之间，抓住同侧脚踝（图中未示出）。

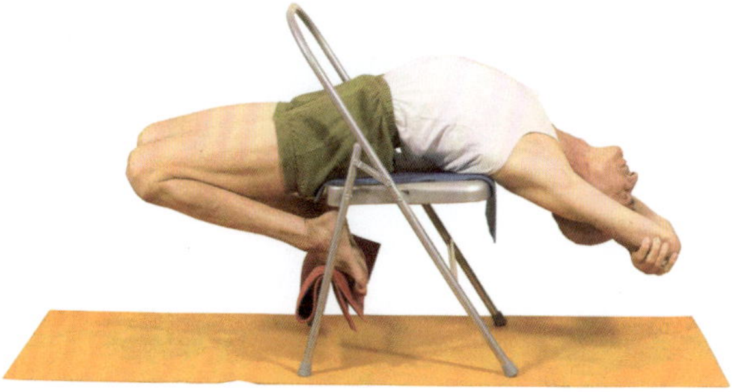

图2　双膝弯曲，用脚踝前侧勾住后横档，准备进入鸽子式

→如果需要，可以用瑜伽抱枕或者其他物品支撑头部和双肘。

→如果可能，双膝进一步弯曲，将脚背放到前横档上（图3、图4）。

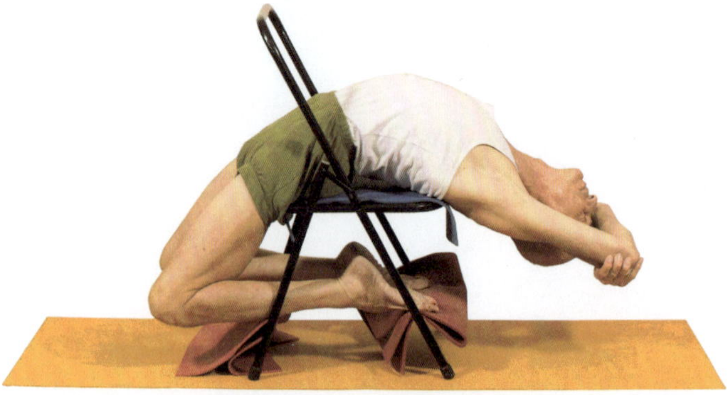

图3 脚背勾住前横档（高椅）

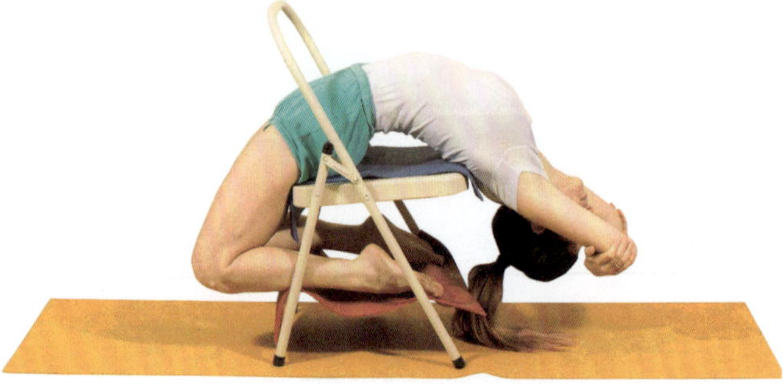

图4 脚背勾住前横档（标准椅）

3.进入上弓式（*Ūrdhva Dhanurāsana*）（《瑜伽之光》，图482）

→从倒手杖式（*Viparīta Daṇḍāsana*）开始，弯曲双腿，双脚落地，接近椅子的后腿。

→双手落地，尽量接近椅子的前腿。

→躯干上提，离开椅座，用耻骨区域向上找椅背。如果可能，用耻骨将椅子抬离地面（图5）。

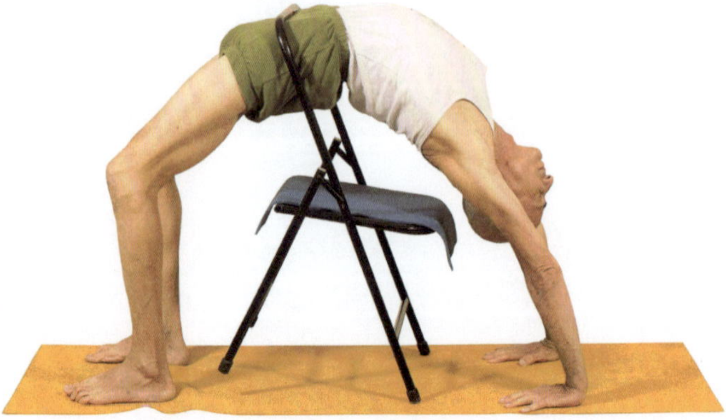

图5 用耻骨将椅子抬离地面

变体3：倾斜的椅子上的倒手杖式

难度：中级/ 高级
必备辅具：防滑瑜伽垫
可选辅具：木质瑜伽砖或者瑜伽抱枕、墙面

在双脚内收直棍式（*Dvi Pāda Viparīta Daṇḍāsana*）（《瑜伽之光》，图 516）中，耻骨和腹股沟前侧是体式的最高处。对于某些练习者，如变体 2那样将骨盆放到水平的椅座上会导致下背部的疼痛。背部靠在倾斜的椅子上则可消除这一问题。

倾斜的椅子的效果与倒手杖凳类似。倒手杖凳是专为此体式设计的，在许多艾扬格瑜伽中心都可见到。

在此变体中，上身而不是双腿，位于椅背下方。此方法还有其他优点：

· 可以轻松地抬起一条腿，进入单脚内收直棍式（*Eka Pāda Viparīta Daṇḍāsana*）。

· 可以将倒手杖式（*Viparīta Daṇḍāsana*）编排到椅子支撑的后弯序列中。（参见第十二章，练习序列 7）

○ 倾斜的椅子可以上提尾骨，拉长下背部和腹部。这是令人非常愉悦和健康的。

○ 与变体2相比，背部的形态更接近经典的无支撑体式。

注意！尽管已经有数百位练习者证明此方法是有趣且安全的，仍然建议第一次尝试时请辅助者帮忙。确保将双臂和头部穿过椅背中空部分，而不是双腿！这一点非常重要，如果将双腿穿过去，椅子可能会翻倒。

→将一条折叠的防滑瑜伽垫铺到椅座上。

→背部躺到椅座上，头部朝向椅背。

→双臂、头部穿过椅背中空部分，继续向下滑，直到臀部上端落到椅座的前缘处。

→确保骶骨压住椅子的前缘（图1）。双手抓住椅背，双脚踩地，将椅子向后倾斜。

◎如果椅子倾斜时臀部会滑落，则需仔细调整骨盆的位置，使骶骨“压住”椅子的边缘。还有一点，椅座上要铺有防滑瑜伽垫。

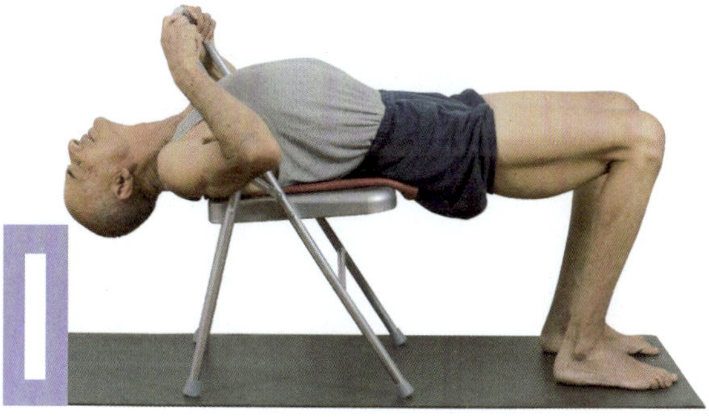

图1　双臂、头部穿过椅背中空部分

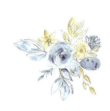

→双手抓住椅背，双脚踩地，抬起椅子的前腿，使其向后倾斜。

→一旦椅子倾斜，而且感到骶骨可以控制平衡，稳定了，则可以松开双手，双臂向上伸展过头，或者互抱手肘（图2）。

→如果躺到椅子上时双脚不能轻松地落地，则可用两块木质瑜伽砖（图3）或者一个瑜伽抱枕靠在墙边支撑双脚。

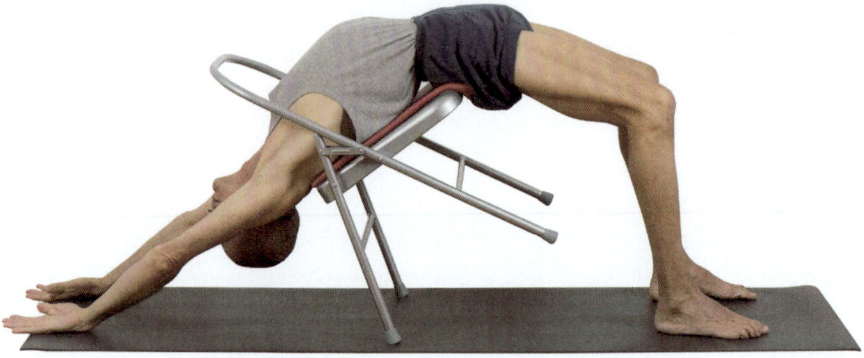

图2　倒手杖式，倾斜的椅子支撑骶骨，双脚落地

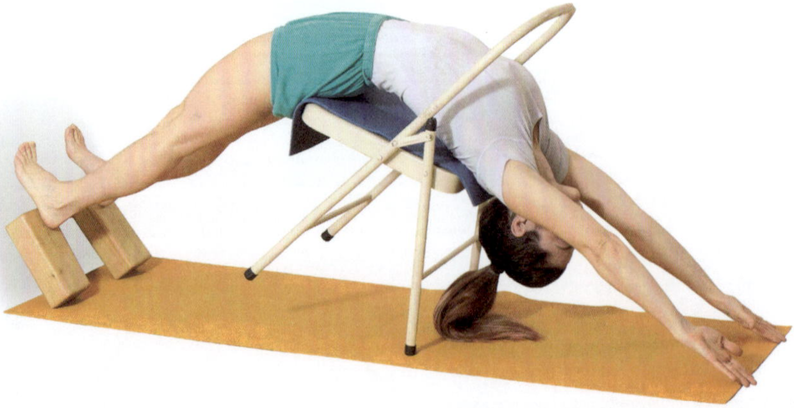

图3　倒手杖式，倾斜的椅子支撑骶骨，双脚放在瑜伽砖上

变体4：双脚放到倒置椅子的椅座上

难度：高级
必备辅具：墙面
可选辅具：杠铃片、瑜伽带

○ 倾斜的支撑面使得双脚更容易用力。

→椅子倒置，椅背抵靠墙角，椅座前缘着地。

→仰卧，双脚放到椅座背面，分开，与髋同宽。

→双手推地，抬起身体，进入上弓式（*Ūrdhva Dhanurāsana*）。肩胛骨上提，展开胸腔（图1）。

◎ 如果从地面抬起身体太费力，则可请辅助者帮忙。如果没有辅助者，可尝试在椅子前方先进入上弓式（*Ūrdhva Dhanurāsana*），然后再逐一将两脚放到倾斜的椅座上。

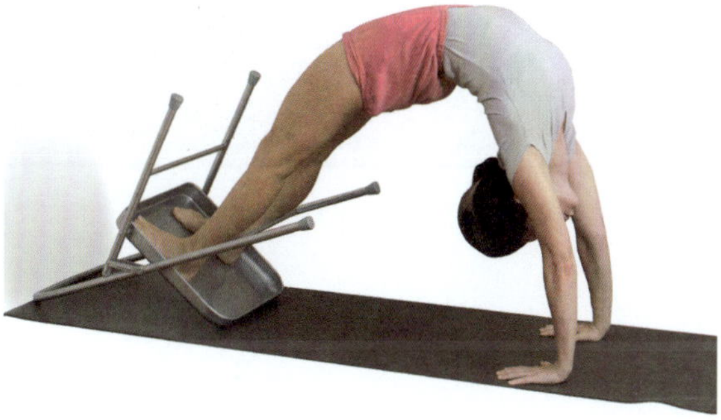

图1 上弓式，双脚放到椅座背面

→保持胸腔的上提，双臂弯曲，小臂落到瑜伽垫上。双手呈杯状撑住头的后部，像头倒立式（*Śīrṣāsana*）那样。

→双脚下压椅座，增加身体的曲度。

→如果可能，双腿伸直，然后并拢（图2）。

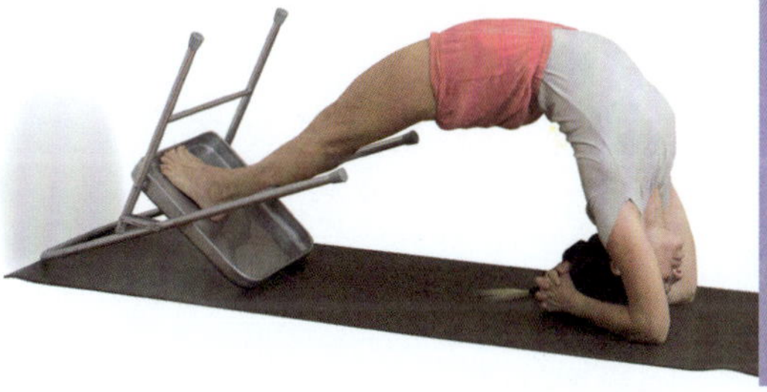

图2 倒手杖式，双脚放到椅座背面

→如果双肘有滑动的趋势，则可在椅子上绑一根瑜伽带，进入体式后双手抓住它（图中未示出）。也可请辅助者坐在你面前，用足弓抵住你的双肘，使其稳定（图3）。

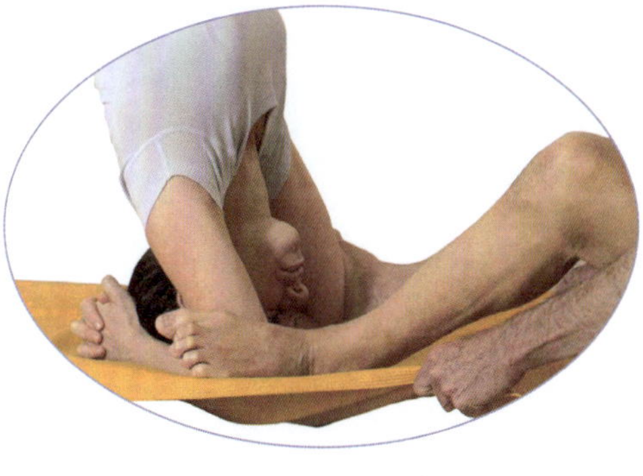

图3 辅助者帮忙稳定双肘

→也可以在用杠铃片抵住双肘（图4）。

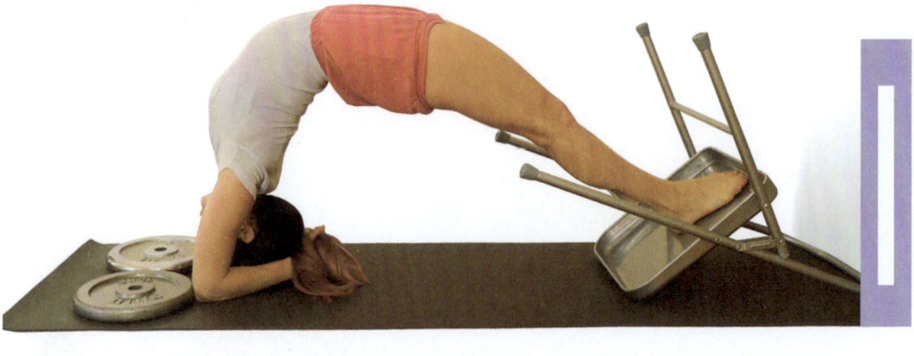

图4　用杠铃片抵住双肘

变体5：单脚内收直棍式

难度：中级/ 高级
必备辅具：防滑瑜伽垫、瑜伽带
可选辅具：墙面、瑜伽砖、瑜伽毯

○ 瑜伽带有助于双臂向上伸展的同时激活上抬腿。

单脚内收直棍式（*Eka Pāda Viparīta Daṇḍāsana*）（《瑜伽之光》，图 521）是一个要求较高的体式。椅子的辅助使得大多数练习者都可尝试。

双腿抵靠墙面不是必需的，但有助于保持双腿的动作。

可以如图 1所示将双腿插到椅背下方后进入椅子上的单脚内收直棍式（*Eka Pāda Viparīta Daṇḍāsana*）。不过，这样做会给双腿的交换增加难度。我们推荐如图 2那样将双臂和头部穿过椅背，这样做双腿的交换更容易，而且也可以继续进入接下来的变体。

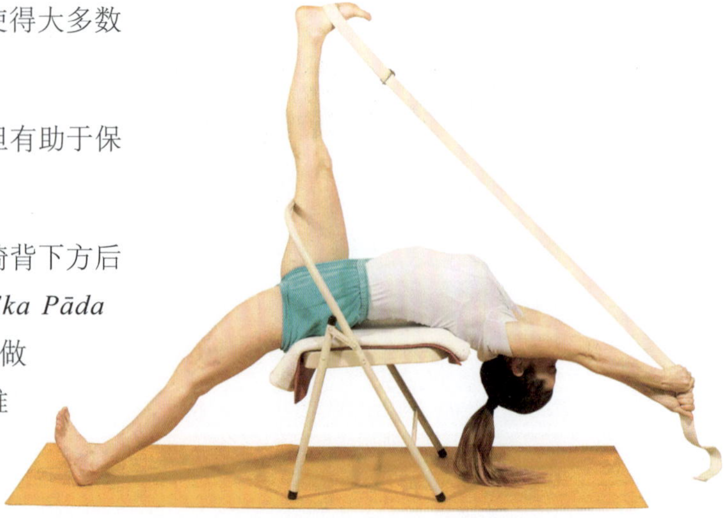

图1　单脚内收直棍式，双腿在椅背下方

右腿上提做体式：

→将折叠的防滑瑜伽垫或瑜伽毯铺到椅座上。背部躺到椅座上，双臂、头部穿过椅背。身体向头顶方向滑，直到肩胛骨接触椅座边缘。

→右腿弯曲，将瑜伽带套到右脚后跟上。

→右腿向上伸展，双手拉瑜伽带，使右腿垂直于地面。双臂向头顶方向伸展，拉紧瑜伽带（图2）。

◎可以将下方的左脚抵墙，以激活左腿。

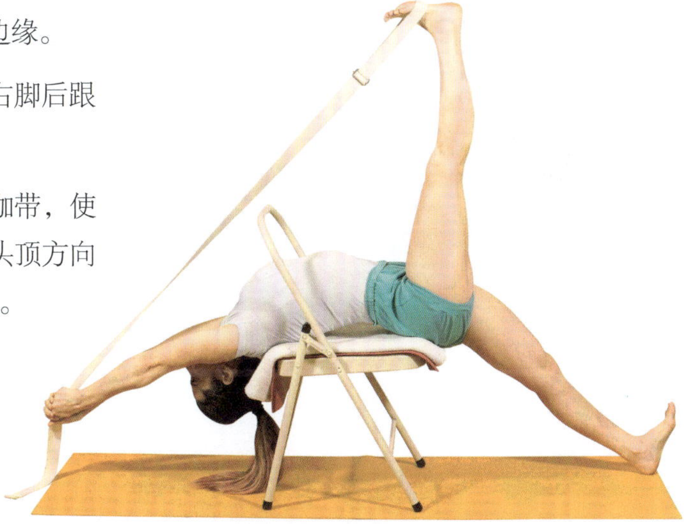

图2 单脚内收直棍式，双手拉紧瑜伽带

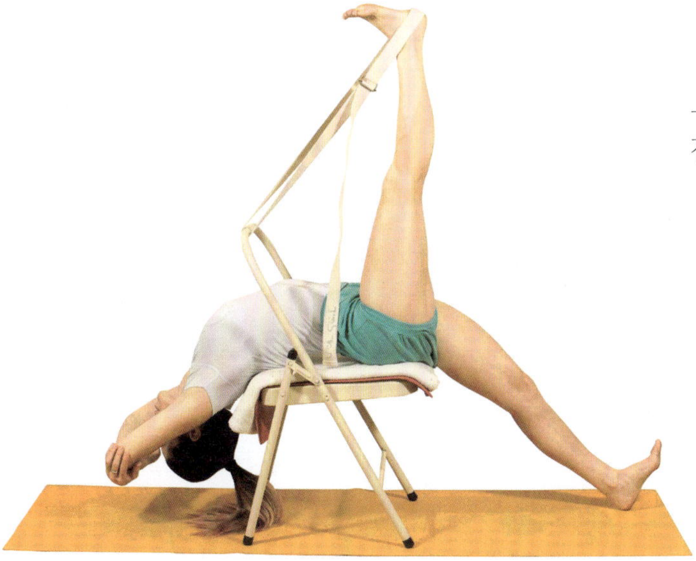

图3 单脚内收直棍式，瑜伽带绑在椅背上，套住右脚后跟

也可以用一根瑜伽带绑到椅背上，套在右脚后跟上，使此体式具有疗愈作用：

→进入体式前，先将一根瑜伽带绑到椅背上。

→如上所述进入体式。

→右腿弯曲，将之前准备好的瑜伽带套到右脚后跟上。右腿向上伸展，绷紧瑜伽带（如果需要，调整瑜伽带的长度）。

→双臂可以在头顶互抱手肘（图3）。

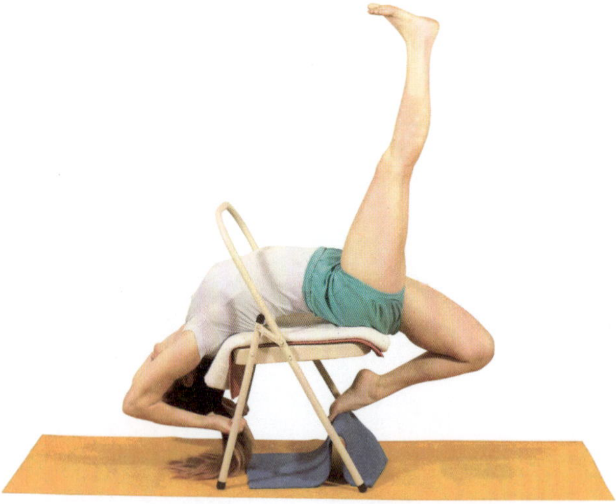

图4 单脚内收直棍二式，下方脚勾住椅子的前横档

也可以将双腿抬起，进入倒箭式（*Viparīta Karaṇī*）（图中未示出）。还可以继续进入单脚内收直棍二式（*Eka Pāda Viparīta Daṇḍāsana* Ⅱ）（《瑜伽之光》，图 523）：

→左腿弯曲，脚背勾住椅子的前横档（可以在前横档上搭一条折叠的防滑瑜伽垫）。可以如前所述，用一根瑜伽带绑到椅背上，套在右脚后跟上（图中未示出）。

→双肘弯曲，双手抓住椅子的后横档（图4）。

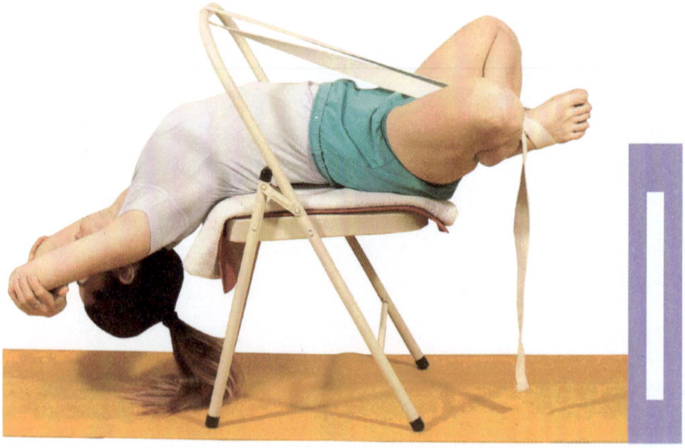

图5 双脚内收直棍式，呈束角式

由此继续，进入椅子上的卧束角式（*Supta Baddha Koṇāsana*）：

→调整瑜伽带的长度，使双脚与椅座同高。

→双臂在头顶互抱手肘（图5），或者向上伸展过头。

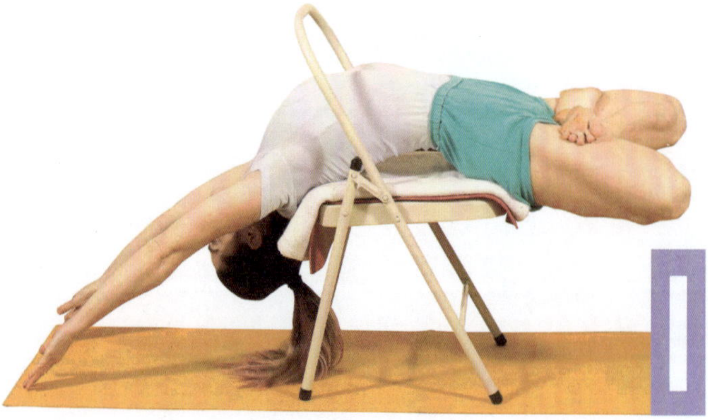

图6 双脚内收直棍式，呈莲花式

→最后，可以将双腿交盘呈莲花式（*Padmāsana*），双臂伸展过头（图6）。

→退出体式时，双腿松开，身体向双腿方向滑动。

由此，可以继续进入卧英雄式（*Supta Vīrāsana*）（参见第十二章，练习序列 6）。

变体6：倒置的椅子支撑背部

难度：高级
必备辅具：瑜伽抱枕、瑜伽毯
可选辅具：瑜伽带

○ 椅子横档为背部的后弓提供了很好的支撑。

○ 椅子的支撑可以使呼吸更深长，在体式中停留更长时间。

此变体中椅子是倒置的，利用椅子的横档支撑背部。下面先介绍倒手杖式（*Viparīta Daṇḍāsana*），我们利用其中的椅子放置方法，练习其他变体。

→椅子倒置，放在防滑瑜伽垫上。

→根据椅子后横档的高度以及练习者的柔韧性，将折叠的瑜伽毯或抱枕搭到后横档上。

◎如果没有前横档，则可在椅子的前腿间捆绑一根瑜伽带替代。如果椅子倒置时横档太低（就是说椅子正置时横档太高），可在横档上搭上瑜伽抱枕和几个瑜伽毯。

→将骶骨带落到椅子的后横档上（图1）。

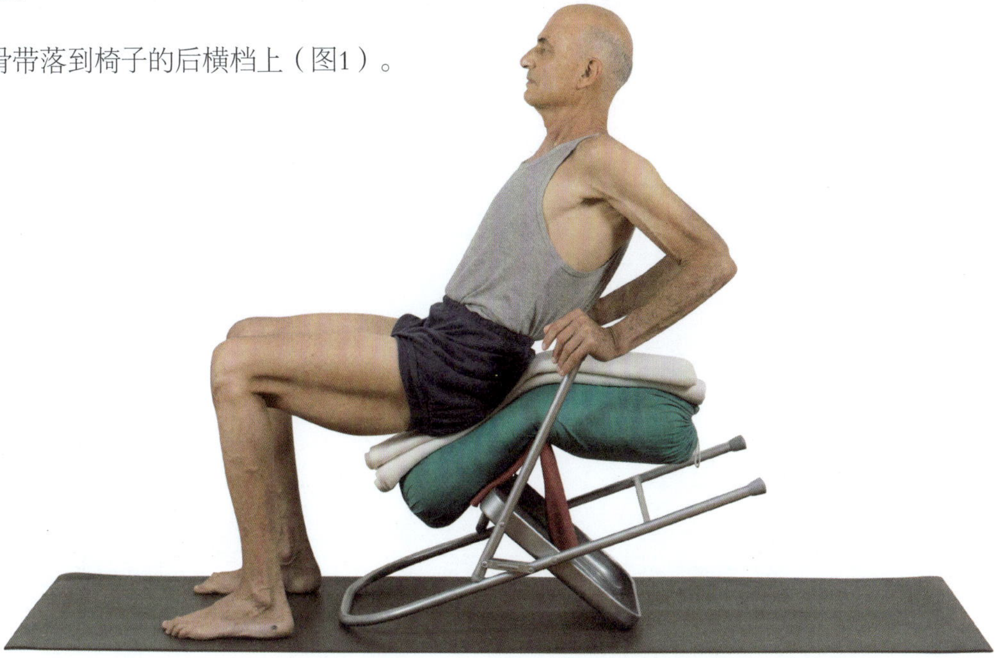

图1　准备进入倒手杖式，骶骨带落到后横档上

→背部后弓，肩胛骨落到前横档上（图2）。

→如果可能，两小臂落地后，双手抓住椅座的边框（图3）。

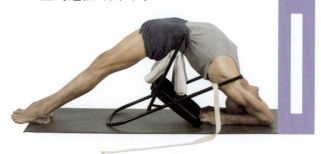

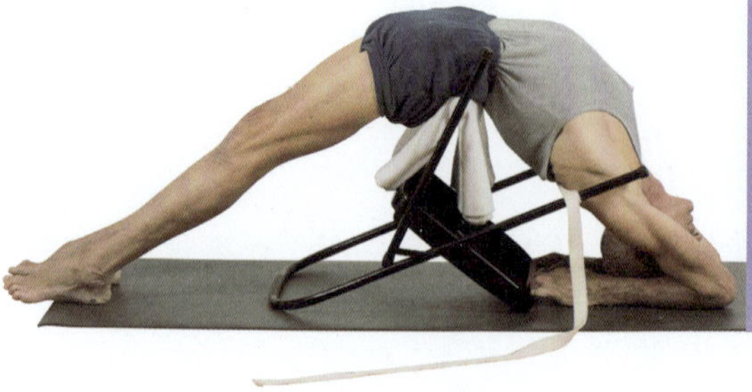

图2　倒手杖式，后横档较高

→你可以用此椅子的放置方式练习头倒立倒箭式（*Śīrṣāsana Viparīta Karaṇī*）（图4）。

→由此继续，将双腿前移，直到双脚落地（图5）。

→要想回到倒手杖式（*Viparīta Daṇḍāsana*），则可将双腿上提，骶骨带落到瑜伽抱枕上（图6）。

→然后双腿向后伸展，双脚落地即可（图7）。

图3　倒手杖式，后横档较低

图5　从头倒立倒箭式，将双腿下落

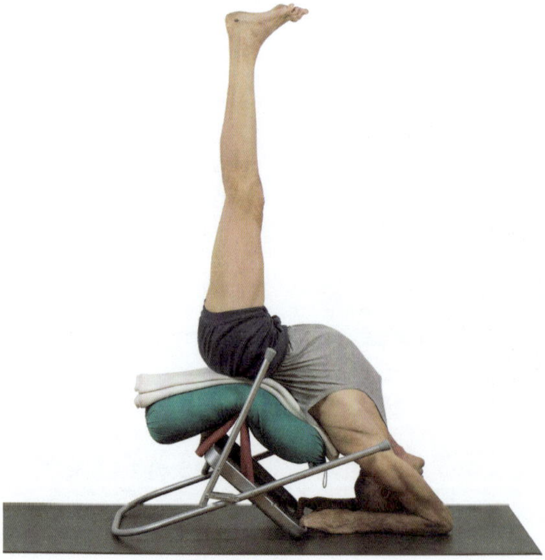

图4　头倒立倒箭式

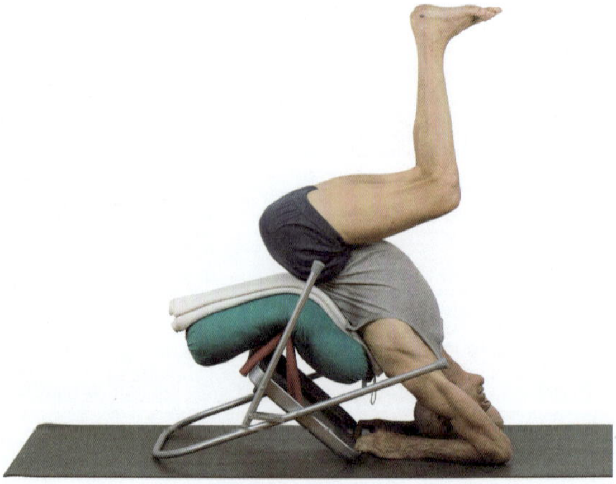

图6　背部后弓进入倒手杖式

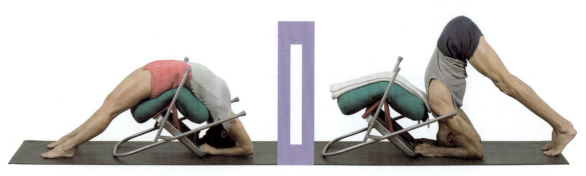

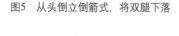

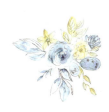

你可以做动态练习，由图 2、图 4、图 5、图 6，再回到图 2。这将克服由头倒立式（*Śīrṣāsana*）直接进入倒手杖式（*Viparīta Daṇḍāsana*）时产生的恐惧心理。

→退出体式时，身体向头顶方向滑动，双肩落地，骨盆落到瑜伽抱枕上（图7）。

→可以将双脚并拢，呈束角式（*Baddha Koṇāsana*），在此放松几分钟（图8）。

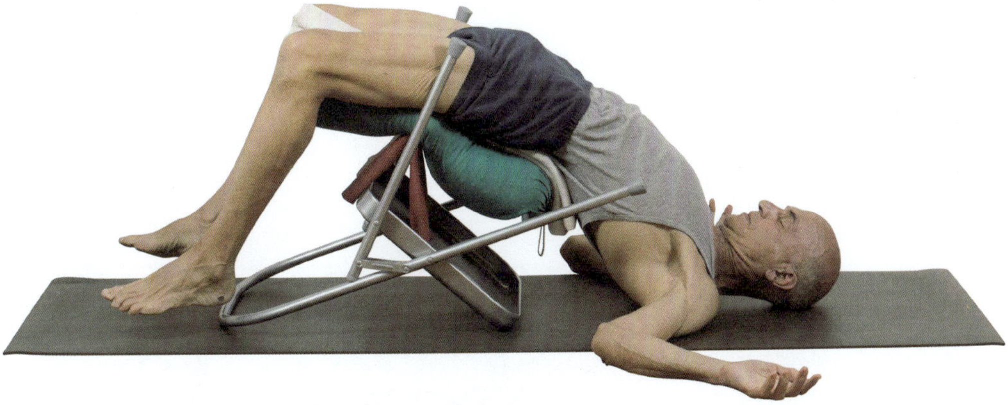

图7　向下滑动

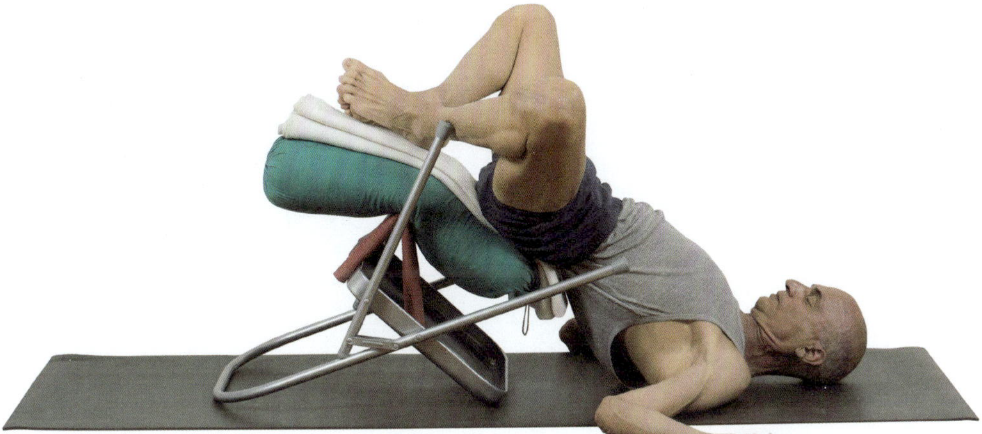

图8　双脚并拢，呈束角式

变体7：从头倒立式到双脚内收直棍式

难度：高级
必备辅具：墙面

○ 椅子为双脚提供了支撑处，使得背部用力较少，也减少了初学者的恐惧。

从头倒立式（*Śīrṣāsana*）（《瑜伽之光》，图 517~图 520）后弓，需要很好的平衡性、控制力和柔韧性。借助椅子有助于逐渐体会相关细节。要将双脚落到椅座上，必须将椅子放到适当距离处，离开头部约 1米即可。可以让辅助者引导你，确保双脚落到正确的位置。一旦熟悉，则可独自练习。

→背对椅子进入头倒立式（*Śīrṣāsana*），离开椅子适当距离。

→双膝弯曲，双脚朝向椅子。

→背部后弓，同时双肩要保持上提，肩胛骨、上半部脊柱要保持内收（图1）。

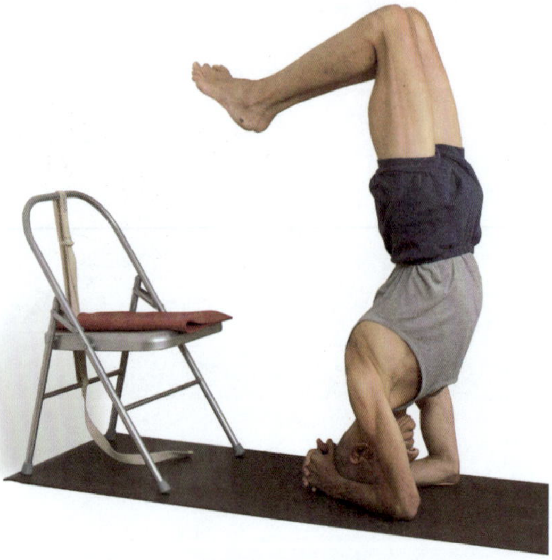

图1 从头倒立式后弓，准备进入倒手杖式

→进一步后弓，直到双脚落到椅座上。

→两小臂压地，双脚不要离开椅座，加大身体的曲度（图2）。

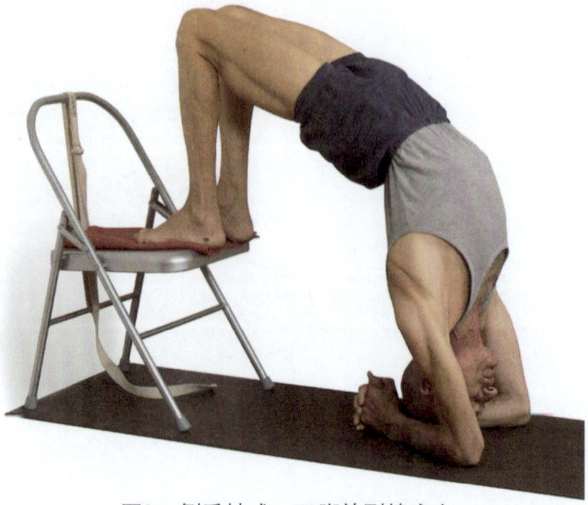

图2 倒手杖式，双脚放到椅座上

上弓二式
（*Ūrdhva Dhanurāsana* Ⅱ）

变体1：从山式后弓

难度：高级

○ 椅子为双手提供了支撑处，有助于在身体后弓的同时保持胸腔的上提。

《瑜伽之光》图 483~图 486演示了从山式（*Tāḍāsana*）到上弓式（*Ūrdhva Dhanurāsana*）的过程；艾扬格大师写道：“用这种方式学习此体式时，辅助者或墙面都可提供帮助。”此处椅子可以代替墙面。

除了为双手提供支撑，椅子还有助于突破心理障碍，克服后弓时产生的恐惧。双臂的动作与上弓式（*Ūrdhva Dhanurāsana*）有些不同；不过，椅子的确有助于胸腔的上提以及背部肌肉的激活，此变体不失为一个有效的准备动作。

→背对椅子站立，双手在背后抓住椅背框架。双腿分开，与髋同宽。

→胸腔上提，开始后弓。双手下推椅子，胸腔保持提起，肩胛骨内收。

→利用椅子的支撑，胸腔保持上提的同时进一步后弓（图1）。

→双膝微屈，胸腔上提，将双手放到椅座上（图2）。

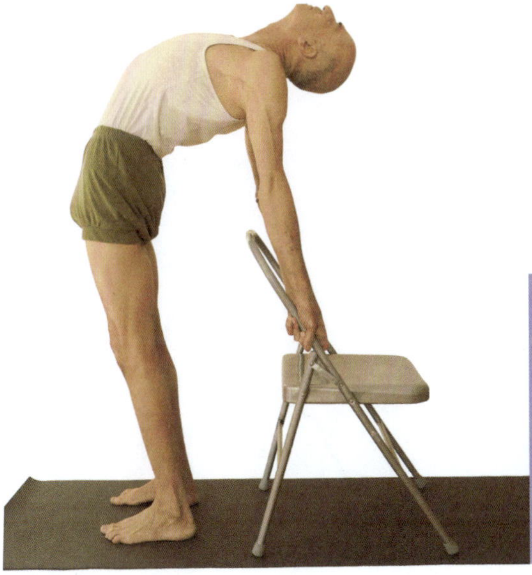

图1　后弓，进入上弓二式，双手抓住椅背

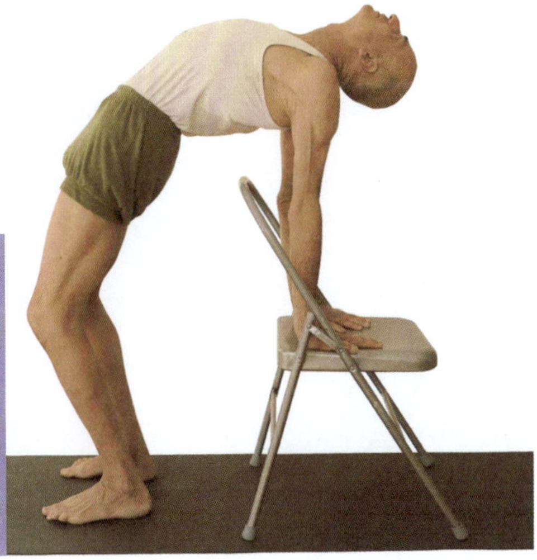

图2　进一步后弓，双手放到椅座上

翻转轮式
（*Viparīta Cakrāsana*）

变体1：从手倒立式后弓

难度：高级
必备辅具：墙面
可选辅具：瑜伽抱枕或其他支撑物、瑜伽毯

○ 借助墙面可以完成手倒立式（*Adho Mukha Vṛkṣāsana*）的高级练习者，可以利用椅子和墙面的支撑学习后弓。

○ 椅背的支撑有助于骶骨保持应有的高度，从而释放下背部的紧张。练习者可以在体式中舒适地停留。

翻转轮式（*Viparīta Cakrāsana*）是一个循环序列，练习者动态地从手倒立式（*Adho Mukha Vṛkṣāsana*）到上弓式（*Ūrdhva Dhanurāsana*），再回到手倒立式（《瑜伽之光》，图 488~图 499）。这对身体、心理两方面都极具挑战。

利用椅子和墙面，练习者可以在此序列过程中停留、休息两次。

→椅子面对墙面放置，尽量接近墙面。身材较高的练习者需要在椅背上搭几条折叠的瑜伽毯。

→双掌落地，离开椅子少许（图1）。

→双腿向上，跳入手倒立式（*Adho Mukha Vṛkṣāsana*），后弓，双脚落到墙面上（图2）。

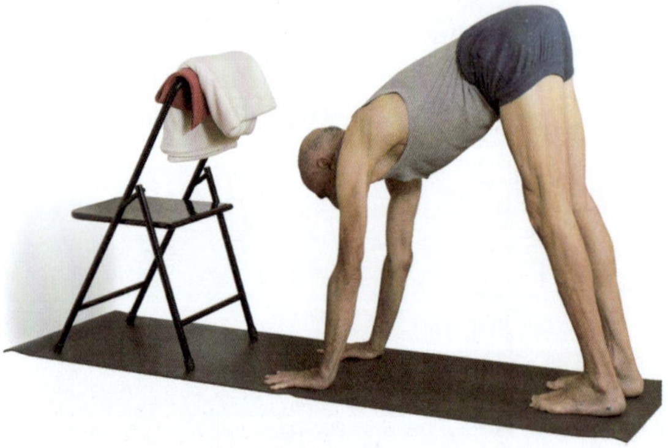

图1　准备跳入手倒立式

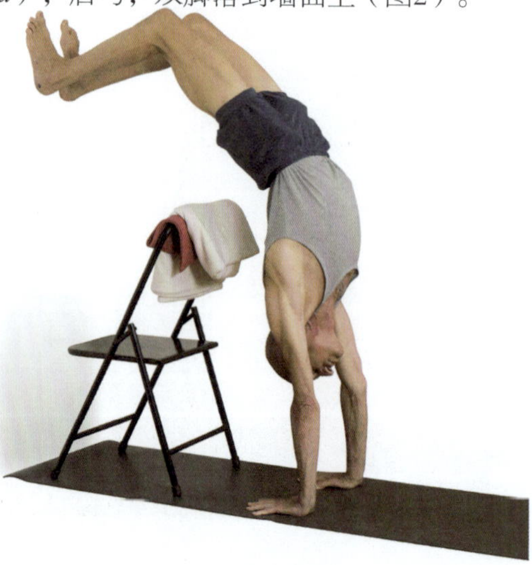

图2　双脚抵靠墙面

→保持后弓，双脚向下挪，放到椅座上，骶骨带落到椅背上（图3、图4）。

→在此停留几分钟，轻柔、深长地呼吸。

→从椅子上退出时，双脚沿墙面向上挪，然后跳到站立前屈式（*Uttānāsana*）（图中未示出）。

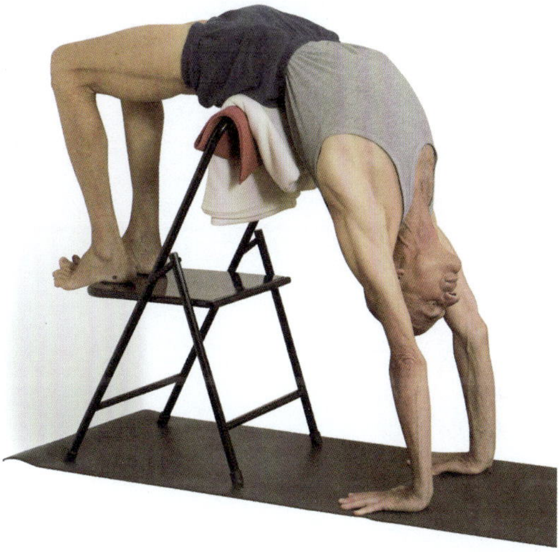

图3　上弓式，双脚落到椅座上，骶骨带落到椅背上

◎你可能需要试验几次，找到椅背的正确高度，以及双手的正确位置。进入体式时，椅背应能很好地支撑骶骨带。

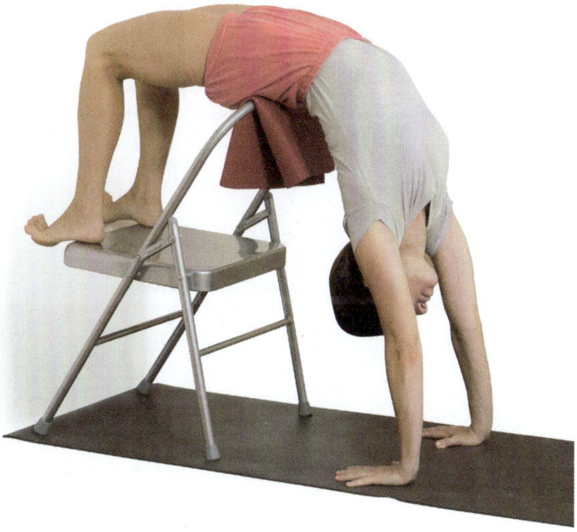

图4　上弓式，利用较低的椅子

蝎子一式
（*Vṛścikāsana* Ⅰ）

难度：高级
可选辅具：墙面

○ 椅座为双脚提供了一个支撑处，有助于准备进入最终的、更具挑战性的体式。

○ 椅座的支撑也有助于保持体式的平衡。

蝎子式（*Vṛścikāsana*）是一个高级体式（《瑜伽之光》，图 536、图 537），对大多数练习者来说，都极具挑战。有了椅子的支撑，有助于练习者敢于尝试此体式。后弓动作像上面介绍的倒手杖式（*Viparīta Daṇḍāsana*），但是，这里我们从孔雀起舞式（*Piñca Mayūrāsana*）而不是由头倒立式（*Śīrṣāsana*）开始。

→身体前屈，小臂落地，双手抓住椅子的前腿。双腿抬起，进入孔雀起舞式（*Piñca Mayūrāsana*）。

→双膝弯曲，双脚指向椅子。

→后弓，同时双肩保持上提，肩胛骨内收。

→进一步后弓，直到双脚落到椅背上。

→然后，双脚放低，落到椅座上。胸部保持前移，双脚向身后挪动（图1）。

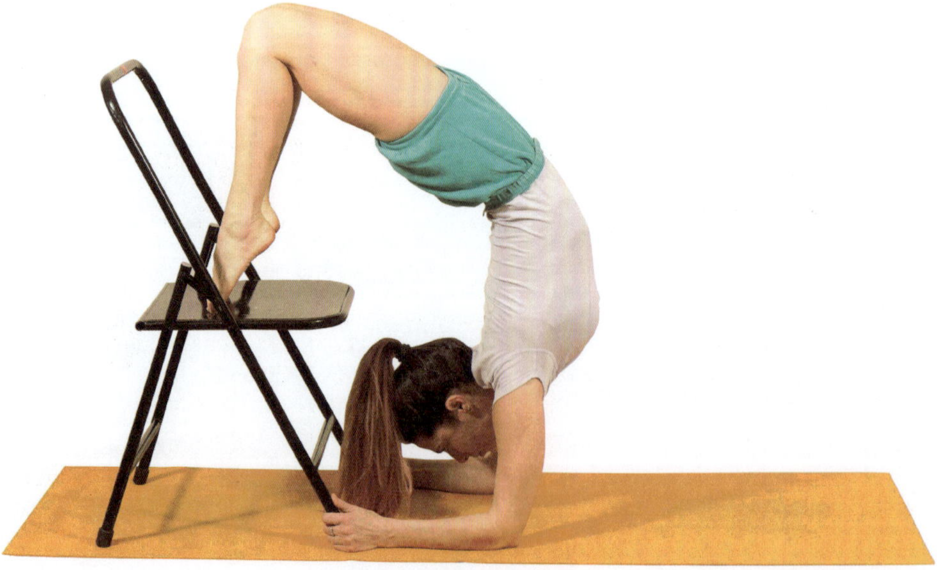

图1　为蝎子式做准备

鸽子式
(*Kapotāsana*)

鸽子式（*Kapotāsana*）（《瑜伽之光》，图 507、图 512）是一个高级的后弯体式。下面介绍两个变体，使用椅子辅助练习此体式。

变体1：从椅子上滑落

难度：高级
必备辅具：防滑瑜伽垫
可选辅具：瑜伽抱枕

- ○ 椅座支撑背部，中级水平的练习者可以培养胸腔的强烈展开，脊柱的深度后弯，为最终体式做好准备。
- ○ 可以在体式中深长地呼吸，停留更长时间。
- ○ 这是一个逐步退出椅子上的倒手杖式（*Viparīta Daṇḍāsana*）的很好方式。

鸽子式是一个具有挑战性的后弯体式。椅子为后背分担了部分负荷，使得练习者可以关注体式所需的其他动作，为进入独立的体式做好准备。

此鸽子式（*Kapotāsana*）变体从椅子上的倒手杖式（*Viparīta Daṇḍāsana*）开始。

- ◎ 退出椅子上的倒手杖式（*Viparīta Daṇḍāsana*）的通常方法是从深度的后弯起身坐立。
- ◎ 不过，在头部后仰几分钟后上提躯干起身会影响此体式的某些功效。
- ◎ 身体下滑，进入椅子上的鸽子式（*Kapotāsana*）是另一个选择，对体式的功效影响较小。

→从椅子上的倒手杖式（*Viparīta Daṇḍāsana*）开始，身体向双腿的方向滑。

→双膝弯曲，一脚脚背插到椅座下，脚趾向后伸展（图1）。

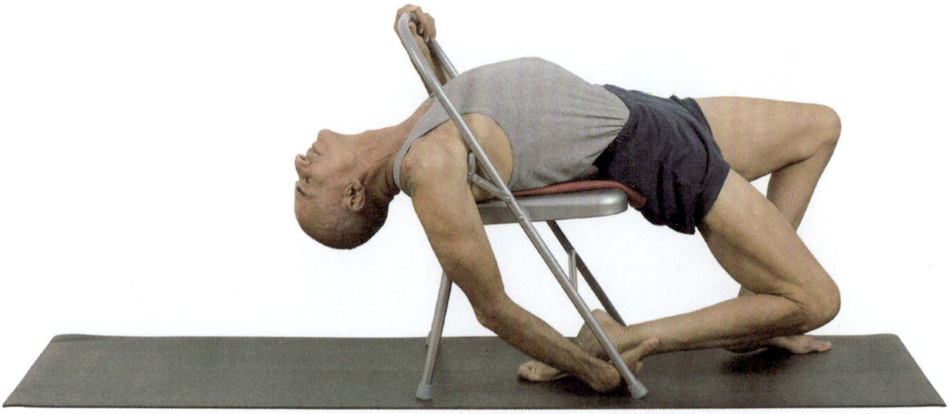

图1 从椅子上下滑，为鸽子式做准备

→身体继续向下滑，直到双膝落地。背部躺到椅座上，双臂在头后互抱手肘。如果双膝难以落地，则用瑜伽抱枕支撑。

→躯干伸展的同时，双臂互抱手肘（图2）。

→退出时，躯干前移，进入俯英雄式（*Adho Mukha Vīrāsana*），休息。

◎此循环可与卧英雄式（*Supta Vīrāsana*）结合到一个练习序列中。参见第十二章。

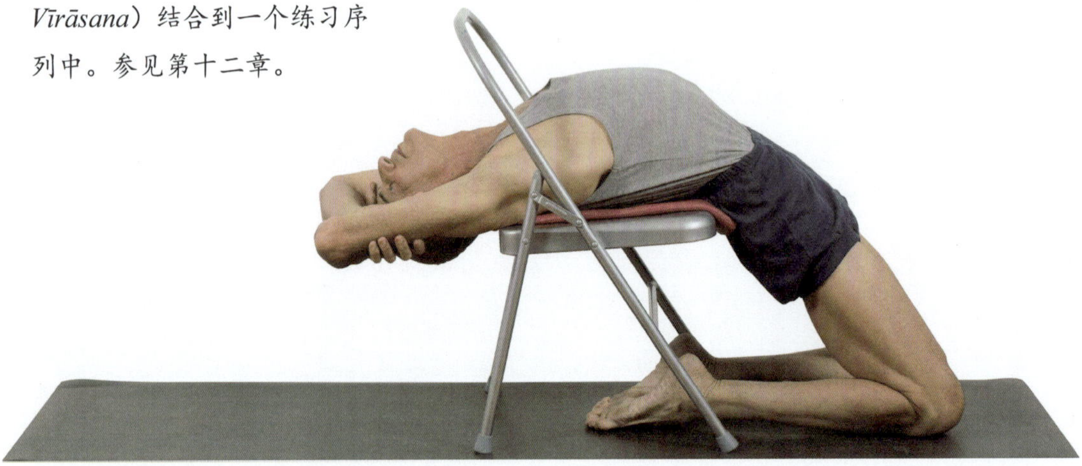

图2 有支撑的鸽子式，背部躺到椅座上

变体2：两把椅子上

难度：高级

必备辅具：椅子、瑜伽毯、防滑瑜伽垫

○ 椅背提供了支撑，可以在此困难的体式中停留较长时间。

○ 可以培养最终体式所需的柔韧性和力量。

→将两把椅子背靠背放在防滑瑜伽垫上。将一条折叠的防滑瑜伽垫铺到其中一个椅座上。将一或两条折叠的瑜伽毯搭到两个椅背上。

→跪立在铺有瑜伽垫的椅座上，开始后弓。

→骶骨向后倾靠椅背（图1）。

→继续后弓，直到双手可以落到另一把椅子的椅座上（图2）。

→双手向双脚方向挪，试着抓住双脚（图3）。

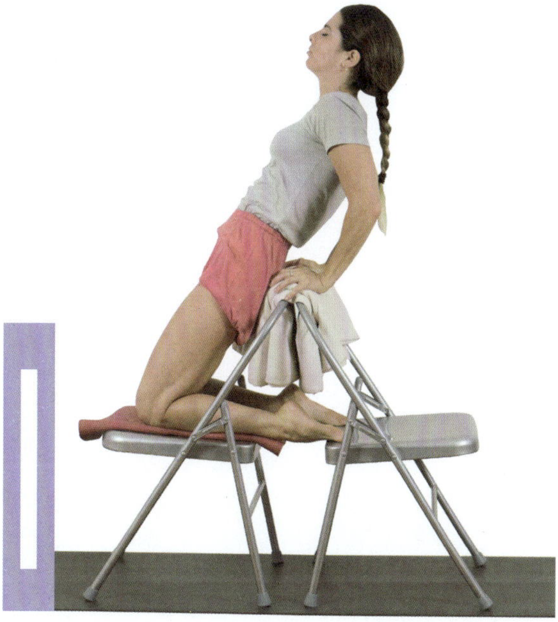

图1　准备两把椅子上的鸽子式

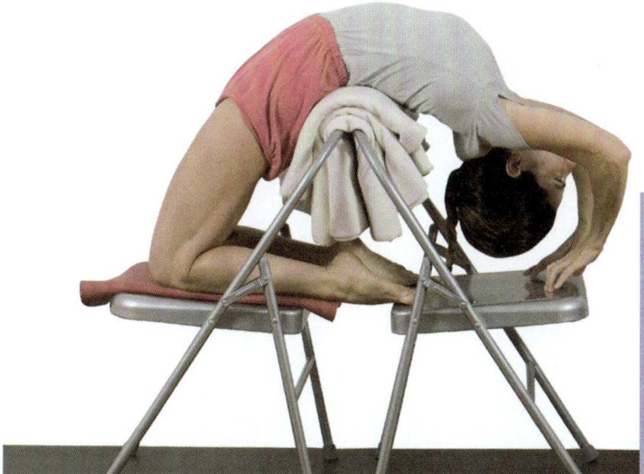

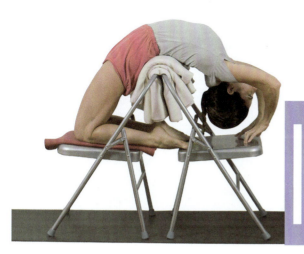

图2　进一步后弓

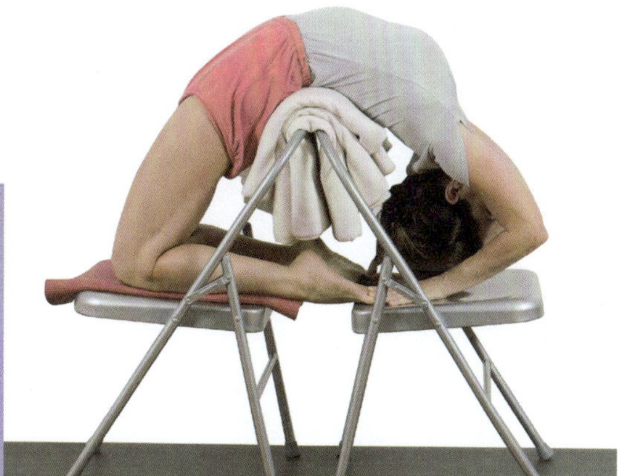

图3　鸽子式，双手抓住双脚

单腿鸽王式
(*Eka Pāda Rājakapotāsana*)

单腿鸽王式（*Eka Pāda Rājakapotāsana*）（《瑜伽之光》，图 542~ 图 547）是一个高级的后弯体式，股四头肌和腰肌得到伸展，这里需要脊柱具有灵活性。根据前方腿的不同位置有四个变体。椅子可以提供几种辅助方式，为此体式做准备。

变体1：后方腿抵靠倒置的椅子

难度：高级
必备辅具：瑜伽毯

○ 双手抓住椅座，将骨盆前移，从而将双肩向后拉，胸腔展开，有助于后弯。

○ 可以伸展、拉长后方腿的股四头肌。

我们从单腿鸽王二式（*Eka Pāda Rājakapotāsana* Ⅱ）（《瑜伽之光》，图 545）开始，前方腿脚掌落地。

右腿在前做体式：

→椅子倒置，椅背朝前放在体后。将一条瑜伽毯搭到椅子的后横档和椅座后缘上，以便小腿抵靠时更舒适一些。

→左膝落地，靠近椅子，左小腿抵靠椅座边缘，或者后横档。如果需要，将另一条瑜伽毯铺到地面上，盖住椅背，为膝关节提供缓冲（图1）。

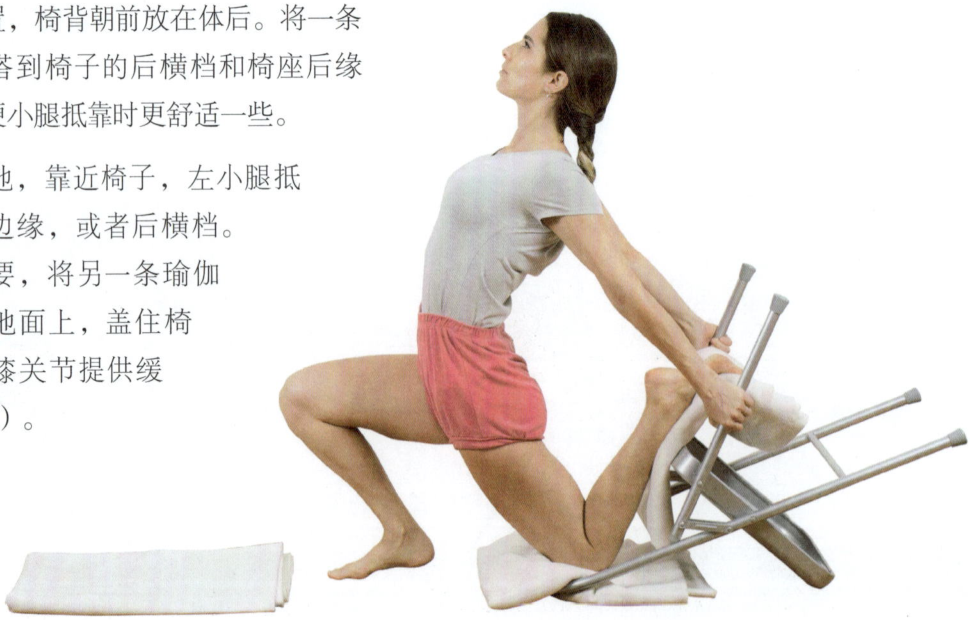

图1　单腿鸽王二式，中间阶段

→后弓，双手抓住椅腿。骨盆前移，上提胸腔，逐渐加深再加深后弓，同时双手保持抓住椅腿（图2）。

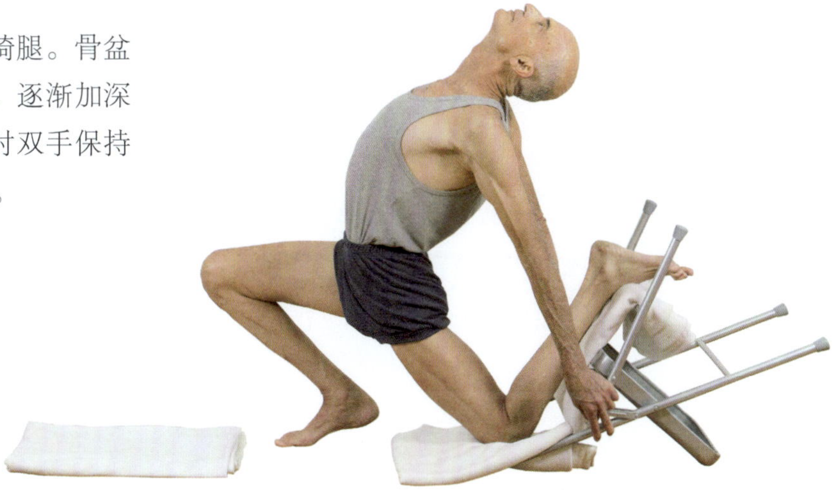

图2　单腿鸽王二式，加深后弓

→进入单腿鸽王四式（《瑜伽之光》，图547），右腿伸直，脚后跟向前滑（图3）。

→也可以尝试其他两个变体。

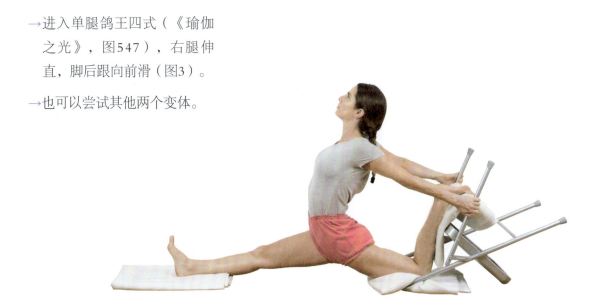

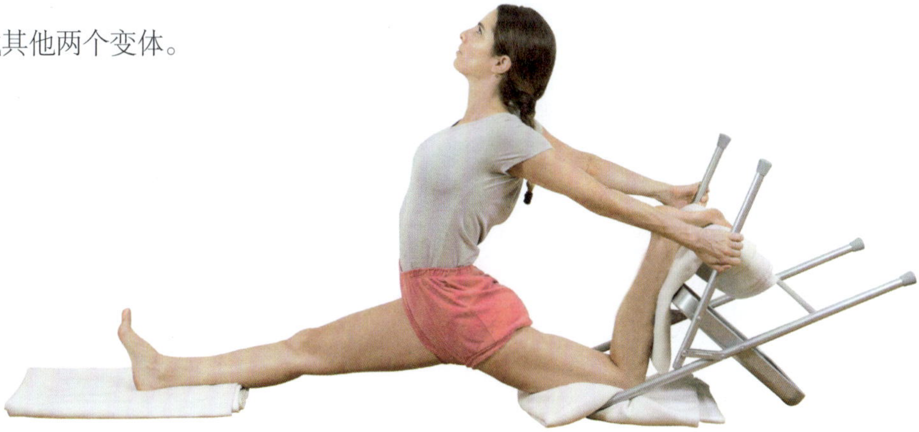

图3　单腿鸽王四式

变体2：正置的椅子支撑后方腿

难度：高级
必备辅具：瑜伽毯、防滑瑜伽垫
可选辅具：墙面、椅子、瑜伽抱枕、瑜伽砖、瑜伽带

○ 后侧腿在椅子支撑下可以保持稳定，双手抓住身后的椅子有助于完成高级体式中的强烈伸展。
○ 可以很好地伸展后侧腿的股四头肌和腰肌。

在最终体式中双手抓住后方腿需要极好的柔韧性，大多数练习者都难以完成。抓住椅背则简单多了，尤其是用瑜伽带套在椅背上辅助，更加简单。这里，后方的小腿抵靠椅座前缘。我们从单腿鸽王二式（*Eka Pāda Rājakapotāsana* Ⅱ）（《瑜伽之光》，图545）开始，然后演示单腿鸽王一式（*Eka Pāda Rājakapotāsana* Ⅰ）。

右腿在前做体式：

→椅子正置，椅座朝前放在体后。用一条折叠的瑜伽毯（在下面垫一个防滑瑜伽垫）盖住椅座前缘。

→右脚落地，左腿向后，弯曲，左膝落地，左脚踝前侧抵靠椅座前缘。

→双手抓住椅腿，骨盆前移（图1）。

→后弓，双手抓住椅背（图2），或者套在椅背上的瑜伽带（图3）。

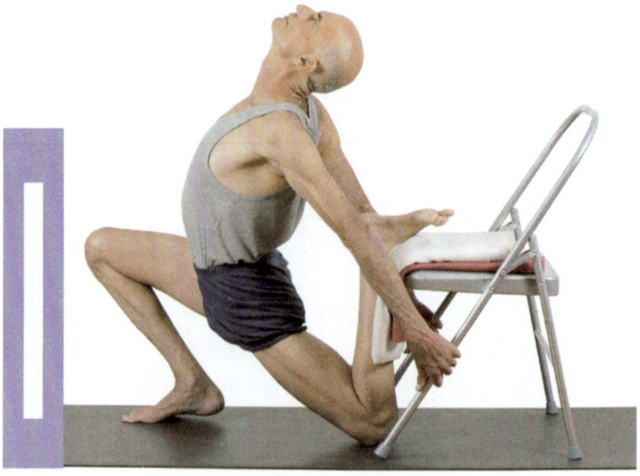

图1　单腿鸽王二式，中间阶段

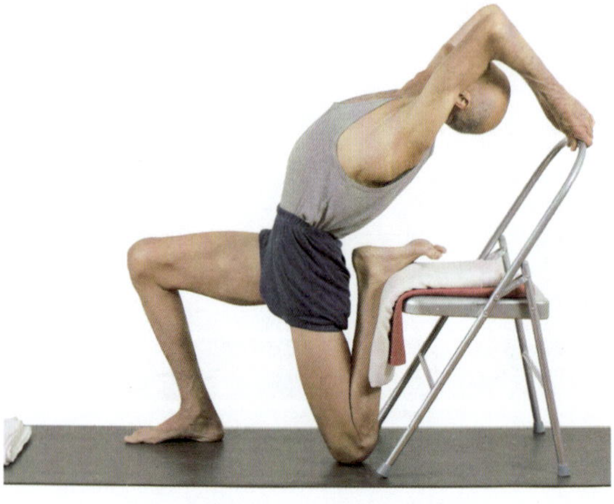

图2　单腿鸽王二式，双手抓住椅背

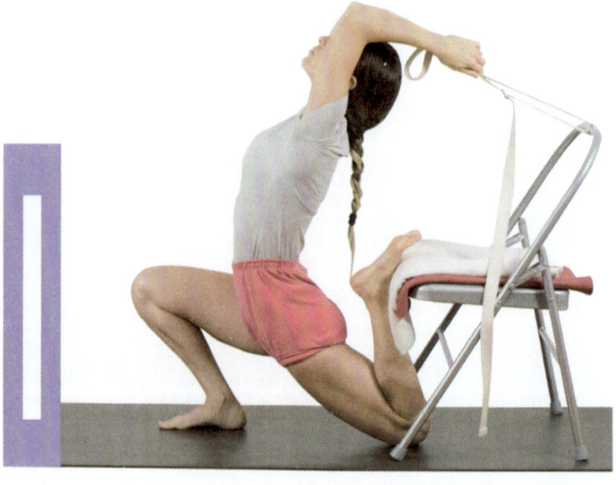

图3　单腿鸽王二式，双手抓住瑜伽带

◎如果椅子滑动，则将后方的椅背抵靠墙面。

练习单腿鸽王一式（*Eka Pāda Rājakapotāsana* Ⅰ），（《瑜伽之光》，图542）：

→右腿弯曲，落于体前。如前所述，左腿弯曲，落于体后，后弓。

→可将另一把椅子放在体前，双手下压椅座，上提胸腔（图4）。

→也可用一个瑜伽抱枕、一块瑜伽砖，或者一条折叠的瑜伽毯支撑左臂（图中未示出）。

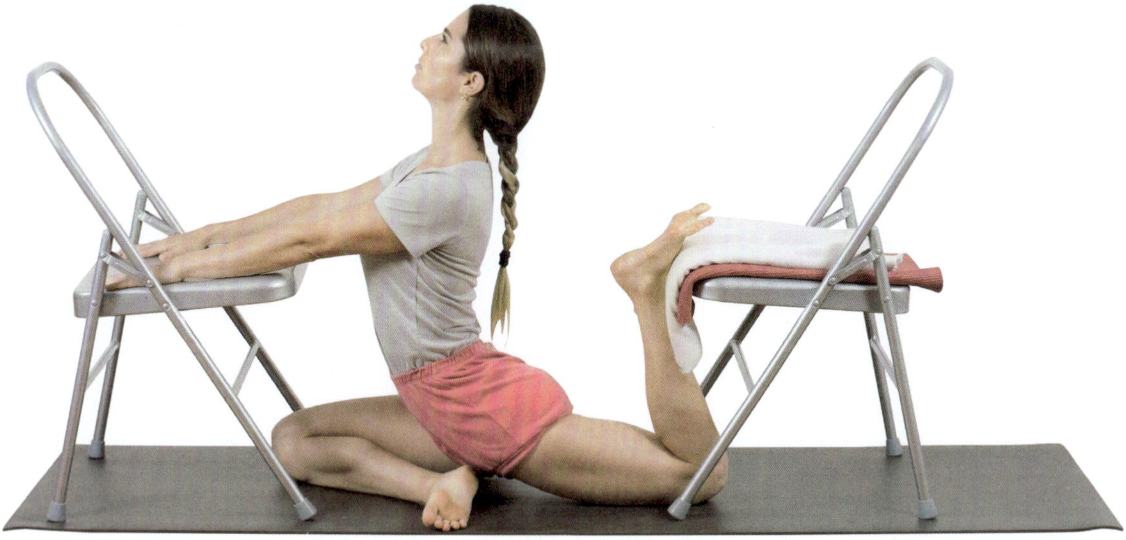

图4　单腿鸽王一式，双手下压体前的椅座，上提胸腔

舞王式
（*Naṭarājāsana*）

变体1：后腿放到椅背上

难度：高级
可选辅具：墙面、瑜伽带、瑜伽砖、杠铃片、瑜伽毯

○ 椅子有助于尝试这个优雅的高级体式（《瑜伽之光》，图590）。

右腿站立做体式（以右腿为前腿）：

→站在椅子右侧。

→将瑜伽带套在左脚上。左手抓住瑜伽带，身体微微前倾，左腿抬起，左膝放到椅背上。

→左肘画一个圆弧，向上抬起，拉紧瑜伽带，左脚抬高一些。胸腔上提，身体后弓。

→现在，右手抬起，双手抓住瑜伽带（图1），或者双手直接抓住左脚（图2）。

◎上抬腿的膝关节应与骨盆同高。如果椅背太低，则用折叠的瑜伽毯搭在椅背上（图 1）。

◎如果椅背太高，则可站在瑜伽砖上（图 2）。

◎如果椅子不稳，可在椅座上放置一个 10 千克的杠铃片，防止倾翻。

◎如果难以保持平衡，则可面对墙站立，右手撑墙，增加稳定性。

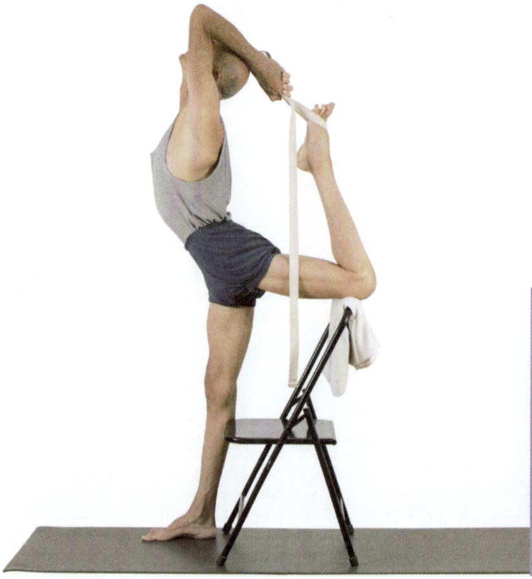

图1　舞王式，膝关节放到椅背上，双手抓住瑜伽带

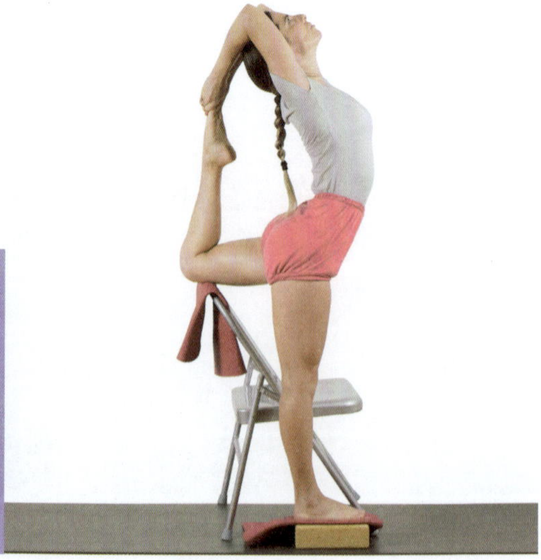

图2　舞王式，膝关节放到椅背上，双手抓住双脚

第八章

腹部收缩体式

Udara Ākunchana Sthiti

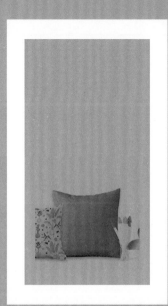

腹部收缩体式可以锻炼腹部肌肉，按摩腹部器官，强化核心区域。关注核心区域，对解剖学结构有很好的了解是瑜伽练习的重要组成部分。

这些体式可以减少腰部的脂肪，但是，更重要的是，可以调理腹部器官，改善这些器官的功能。

完全船式
（*Paripūrṇa Nāvāsana*）

对很多人来说，在此体式中保持 30 秒都很难。有了椅子的支撑，可以逐渐增强力量和耐力，为习练经典体式做好准备。

下面介绍两个变体。

变体1：在两把椅子之间

难度：疗愈
必备辅具：椅子

○ 在此变体中，身体完全由两把椅子支撑，可以在体式中保持更长时间，更好地展开胸腔。

→两把椅子相对放置，距离适当。

→坐在一把椅子上，将小腿中下部放在另一把椅子上。

→双手撑住椅座，将骨盆稍微前移，离开椅座，向地面方向下落（图1）。

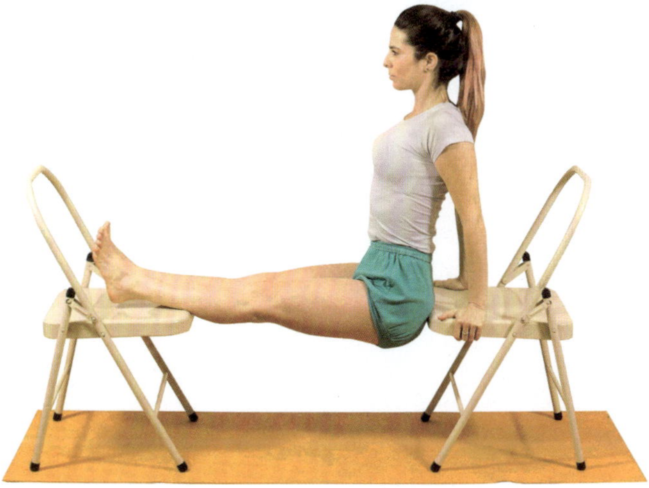

图1　臀部离开椅座，向地面方向下落

→缓慢下降，直到臀部落地，背部倾靠椅子。双手在背后抓住椅腿。双肩后移，背部凹陷。

→停留一会儿后，双臂可以向前伸展，与地面平行（图2）。也可以尝试将双腿离开椅子几秒钟。

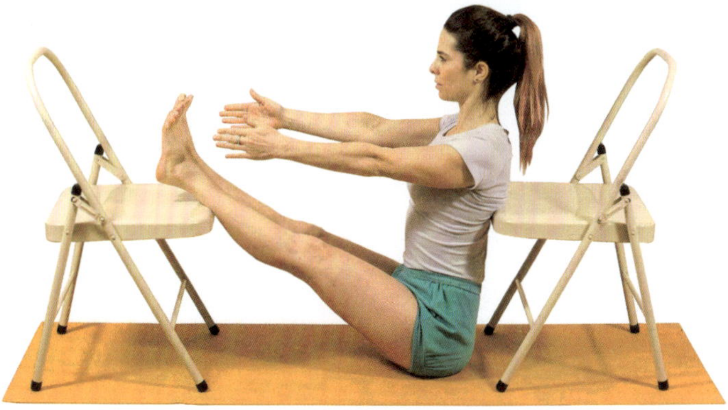

图2　双臂向前伸展

变体2：小腿抵靠椅座

难度：中级

○ 利用椅子支撑小腿，双手抓住椅座，使得练习者可以完成此体式中的几乎所有动作，包括：下背部上提，背部凹陷，胸腔展开。

→面对椅子，坐在地面上。

→双腿抬起，小腿中部抵靠椅座前缘。双手抓住椅座，将椅子向身前拉，与双腿形成拮抗。

→骶骨上提，远离地面，胸腔展开，背部凹陷（图1）。

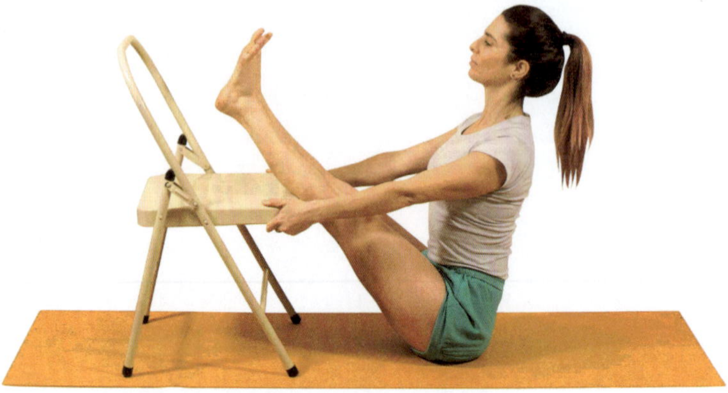

图1　完全船式，双手抓住椅座

→保持一会儿后，双手松开，双臂向前伸展，与地面平行（图2）。双臂、双腿伸展，同时保持背部的曲度。

→在这里，可以将上背部拱起，进入半船式（*Ardha Nāvāsana*）（图中未示出）。尝试返回完全船式（*Paripūrṇa Nāvāsana*），再进入半船式，完成几轮。

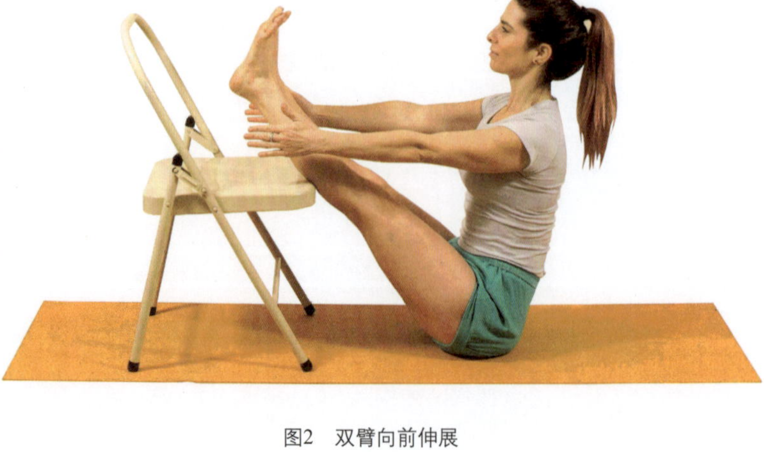

图2　双臂向前伸展

上伸腿式
（*Ūrdhva Prasārita Pādāsana*）

变体 1：双腿抵靠椅背

难度：疗愈
可选辅具：瑜伽毯、瑜伽带

○ 椅子的支撑有助于保持骶骨带的长度，并保持其在地面上，同时可以逐渐地拉长腘绳肌，强化核心区域的肌肉。

○ 最后阶段，双膝后侧搭在椅背上，拉伸双膝的韧带。如果是双膝疼痛者，经常练习此变体对消除此疼痛非常有效。

有些人常常由于腘绳肌较短，或者腹部肌肉较弱，双腿难以垂直于地面（《瑜伽之光》，图 272）。这些人可能会弯曲双腿，或者与地面夹角小于 90° ，或者将骶骨抬离地面。有了椅子，大多数人都可以完成此体式，而不承受任何压力。最终，双腿就有可能做到与地面垂直。

→双腿弯曲，面对椅背，坐在地面。仰卧，背部着地。

→双腿抬起，双手抓住椅子，将其拉近，支撑双腿后侧。

→臀部抬起，将骶骨放到椅子的后横档上（图1）。

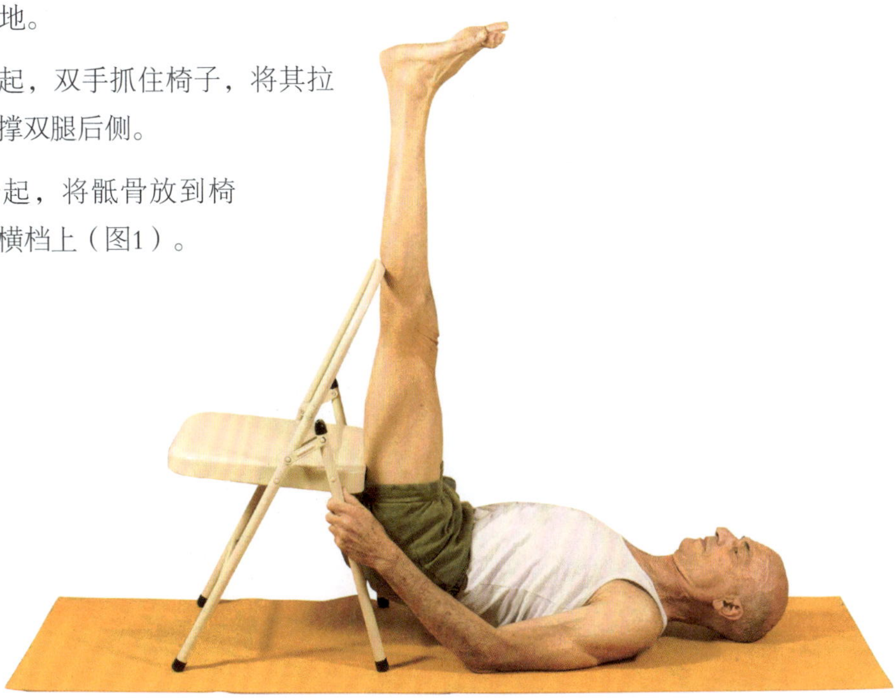

图1　上伸腿式，臀部落在后横档上

→保持一会儿后，臀部向下滑，骶骨带着地。保持椅子对双腿的支撑，双腿垂直于地面（图2）。

→逐渐地，腹部肌肉用力，双腿离开椅子。

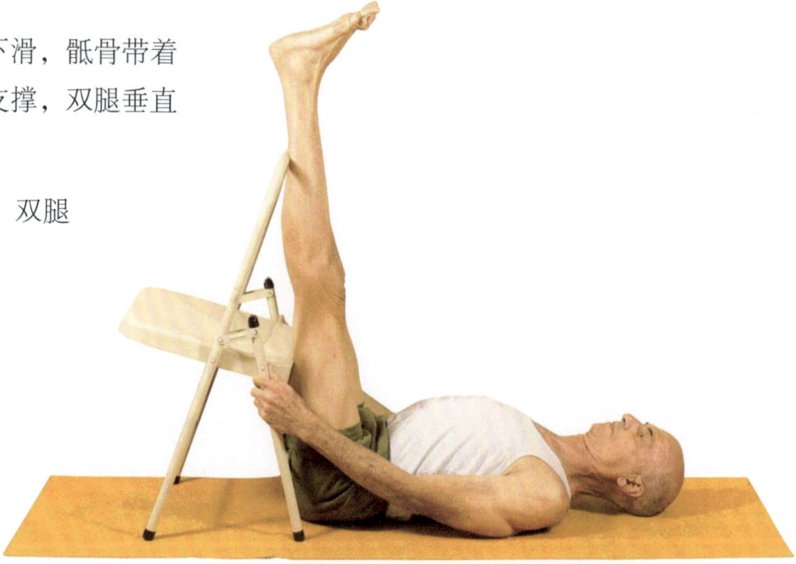

图2　上伸腿式，双腿由椅子支撑

另一个选择是从双膝后侧搭在椅背上开始。这对缓解双膝的疼痛特别有益。

→将瑜伽毯折叠得厚一些，搭在椅背上。准备一根瑜伽带放在身旁。

→同上所述，双腿抬起。然后，双手抓住椅子，将身体抬起，双腿弯曲，将小腿搭在椅背上。

→将瑜伽带向前抛，套住脚踝。双手用力，借助瑜伽带将小腿向头顶方向拉，双膝窝落到椅背上（图3）。

→在此停留一小会儿，双手松开，臀部放低，慢慢落地。尝试将双腿向上伸直。

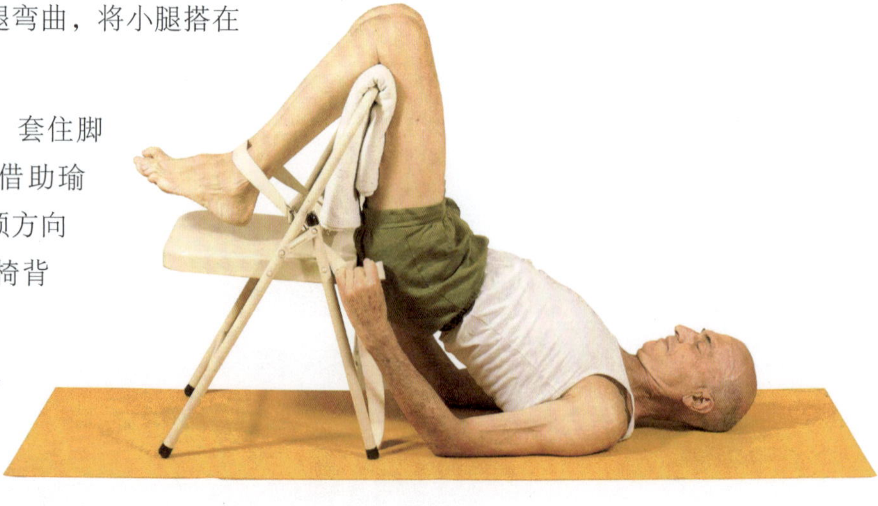

图3　双膝窝落到椅背上

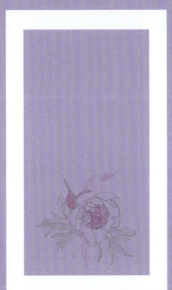

第九章

腿伸展体式

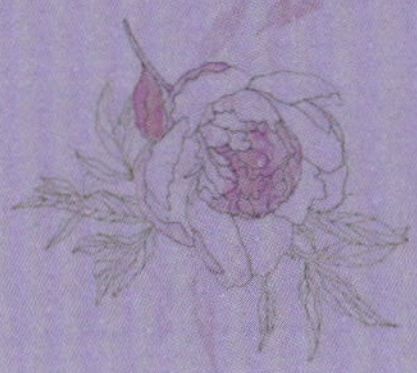

Leg Stretches

本章我们介绍三个体式的变体，用于伸展腿部肌肉：卧手抓脚趾伸展式（*Supta Pādāṅguṣṭhāsana*）、拉弓式（*Ākarna Dhanurāsana*）和神猴哈奴曼式（*Hanumanāsana*）。

卧手抓脚趾伸展式（*Supta Pādāṅguṣṭhāsana*），这是一个很重要的体式，可以锻炼双腿，打开膝关节，延伸腘绳肌及下背部。掌握此体式，就可以完成许多其他体式。

拉弓式（*Ākarna Dhanurāsana*），可以灵活髋关节，伸展双腿。

神猴哈奴曼式（*Hanumanāsana*），这是一个高级体式，可以拉伸双腿的前侧和后侧，从而为骨盆和髋关节创造充足空间。

卧手抓脚趾伸展式
(*Supta Pādāṅguṣṭhāsana*)

这里给出卧手抓脚趾伸展式（*Supta Pādāṅguṣṭhāsana*）（图 284、图 285、图 287）的三个变体，其中两个在《瑜伽之光》中有介绍。还有一个是扭转动作，可称作卧手抓脚趾扭转伸展式（*Parivṛtta Supta Pādāṅguṣṭhāsana*）。

变体1：卧手抓脚趾伸展式，椅子折叠

难度：初级/中级

通常，我们用瑜伽带套在上抬腿的脚后跟上做卧手抓脚趾伸展式（*Supta Pādāṅguṣṭhāsana*）。这里，我们用折叠的椅子引导双腿的伸展。

- ○ 椅子框架给双手提供了稳固的抓握点，有助于向上抬腿，并向头的方向拉。双手距离与肩膀同宽，与用瑜伽带相比，胸腔的展开更容易。
- ○ 与平整的椅座接触使得上抬腿后侧更敏感，可清晰地指出需要进一步拉伸的部位。

右腿抬起做体式：

→卧山式（*SuptaTāḍāsana*）仰卧。事先准备一把椅子折叠起来放在身旁。

→双腿充分伸展，下压地面。

→左腿保持不变，屈右腿，靠近躯干，然后向上伸展。

→将折叠的椅子放在右腿后侧，椅座抵靠大腿和膝关节后侧（图1）。

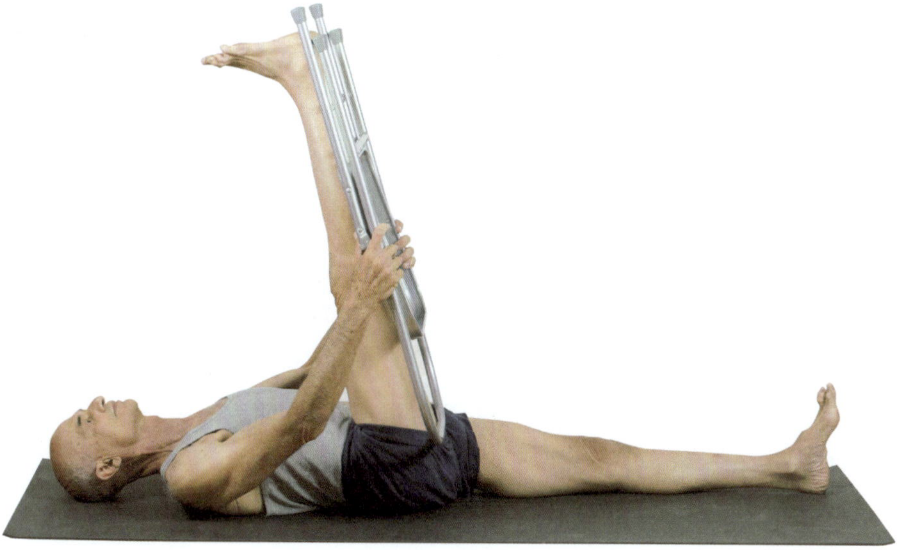

图1　上抬腿后侧抵靠折叠的椅子

→双手握住椅子，双腿保持伸直的同时，用力将椅子及右腿拉向躯干的方向。

→右腿上抬的同时，右髋关节保持就位，与右大腿上端形成拮抗，右大腿后侧肌肉放松，延展。

→右膝后侧打开，尽量接近椅座。观察右腿后侧与椅子的接触情况，检查右腿是否均匀地接触椅子。

→同时，左腿要保持延伸，压实地面。不要缩短，不要抬离地面，也不要向两侧转（图2）。

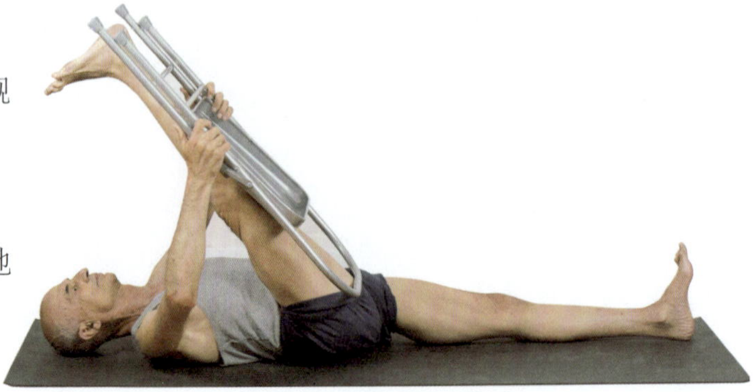

图2　左腿保持延伸，压实地面。

→从这里，右腿向右侧打开。保持对椅子的拉力和右腿对椅子的拮抗（图3）。

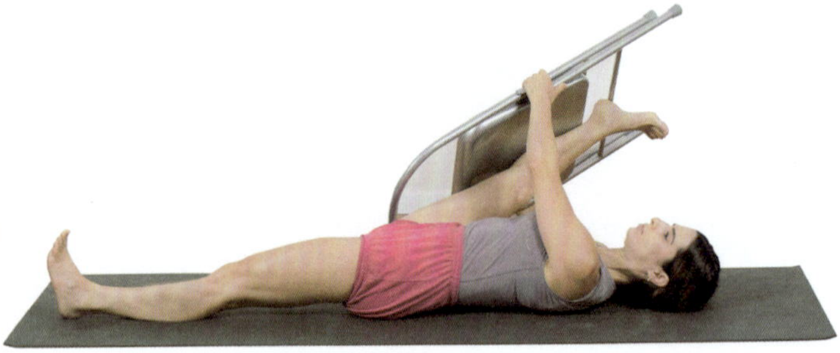

图3　卧手抓脚趾侧伸展式，或卧手抓脚趾伸展二式

→继续，将右腿移向左侧。同时，骨盆和左腿转向左侧。

→腹部、胸部从右向左转（图4）。

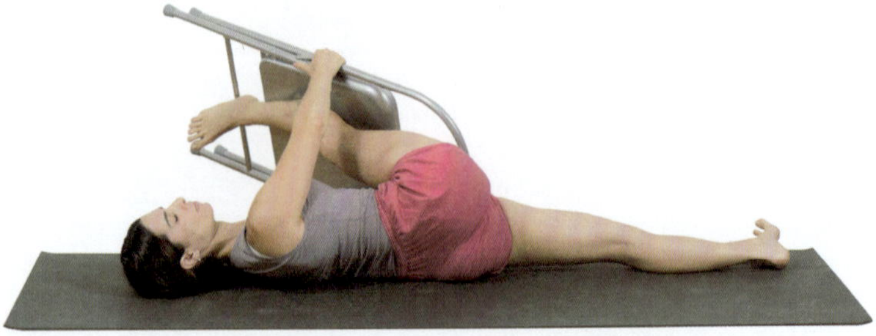

图4　卧手抓脚趾扭转伸展式，或卧手抓脚趾伸展三式

拉弓式
(*Ākarna Dhanurāsana*)

拉弓式（*Ākarna Dhanurāsana*）（《瑜伽之光》，图 173），是一个高级的腿伸展体式，上抬脚要靠近耳朵。

变体1：上抬腿放在椅座上

难度：高级
可选辅具：瑜伽毯、瑜伽抱枕

○ 椅座的支撑有助于将脚拉向耳朵时上抬腿向上、向后移动。

右腿抬起做体式：

→将椅子放在瑜伽垫右侧。手杖式（*Daṇḍāsana*）坐立，右腿靠近椅子。

→臀下铺一条折叠的瑜伽毯。瑜伽毯位于骨盆和大腿下方。这样，当身体向前移动时，臀部仍然保持在瑜伽毯上。

→右腿上抬，尽量高（图1）。

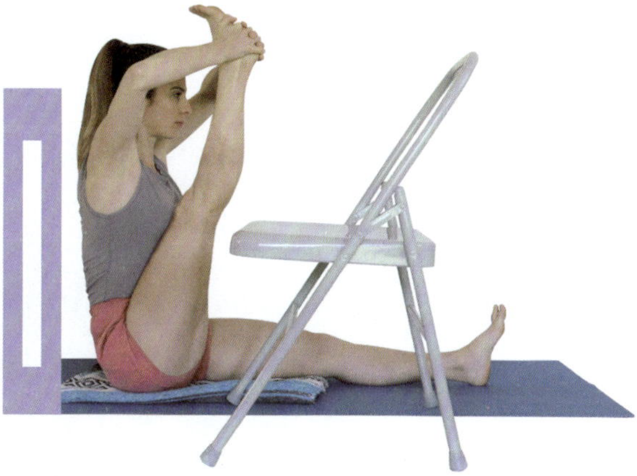

图1 右腿抬起

→屈右腿，将其后移。右手辅助，将右脚放到椅座上（图2）。

→左手压地，身体向前挪。右手稳定住右脚，不要挪动（图3）。其目的是将右腿向后移。

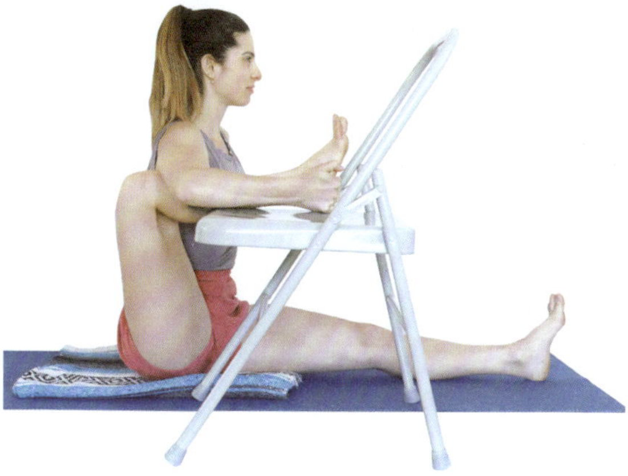

图2 右脚放到椅座上

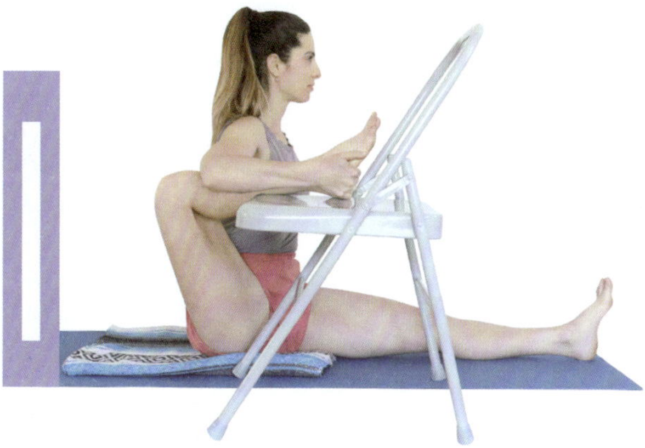

图3 身体向前挪

→左臂向前伸展，左手抓住左脚大脚趾，目视前方（图4）。

→如果需要，在椅座上放一个瑜伽抱枕，抬高右脚（图5、图6）。

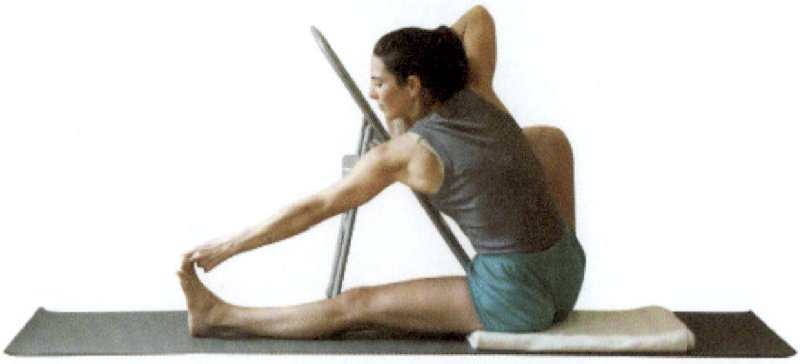

图4 拉弓式，上抬腿放在椅座上

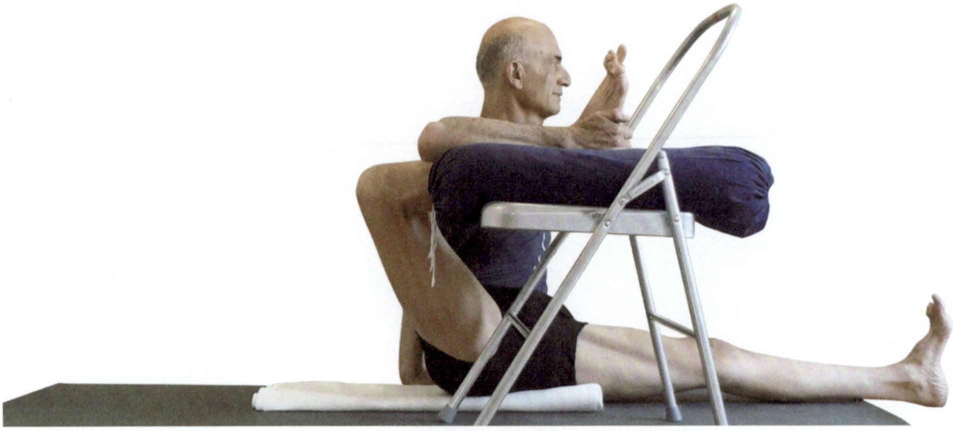

图5 用瑜伽抱枕抬高椅座

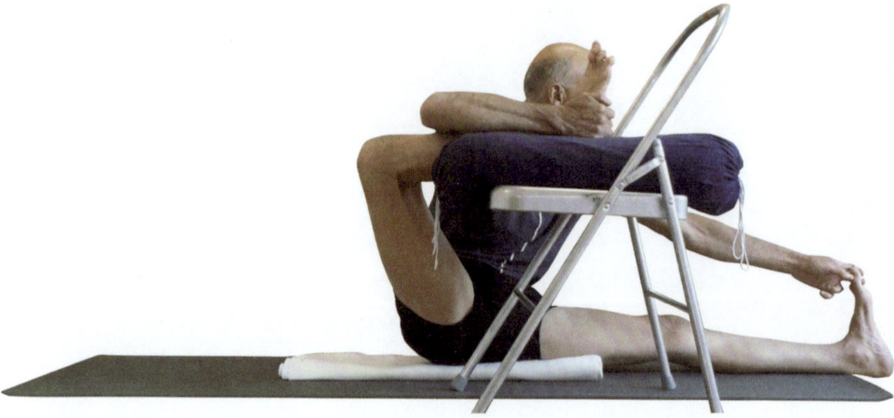

图6 拉弓式，右脚放在瑜伽抱枕上

神猴哈奴曼式
（*Hanumanāsana*）

神猴哈奴曼式（《瑜伽之光》，图 476）是一个具有挑战性的体式。我们这里介绍如何用一把或者两把椅子辅助，逐渐地接近此体式。在神猴哈奴曼式的变体中不要使用防滑瑜伽垫，而是在前方脚后跟下铺一条折叠的瑜伽毯，另一条放在后方腿的膝关节下，以便双腿的活动更容易。

◎要谨慎有耐心，不要过度拉伸肌肉。用呼吸使肌肉放松，变柔软；用足够的时间热身，让肌肉活跃起来，温和地展开、延伸。这是一个非常好的练习“*Ahiṃsā*”（非暴力）的机会，练习用非暴力对待自己。

变体1：在两把椅子之间

难度：中级/ 高级
必备辅具：椅子、瑜伽毯
可选辅具：瑜伽抱枕

○ 椅子的辅助可以安全地、逐步地接近最终体式。

右腿在前做体式：

→两把椅子相对，椅背相互远离，放在身体两侧。双手下压椅座，撑起身体，左腿向后，左膝落到后面的瑜伽毯上；右腿向前，脚后跟落到前面的瑜伽毯上（图1）。

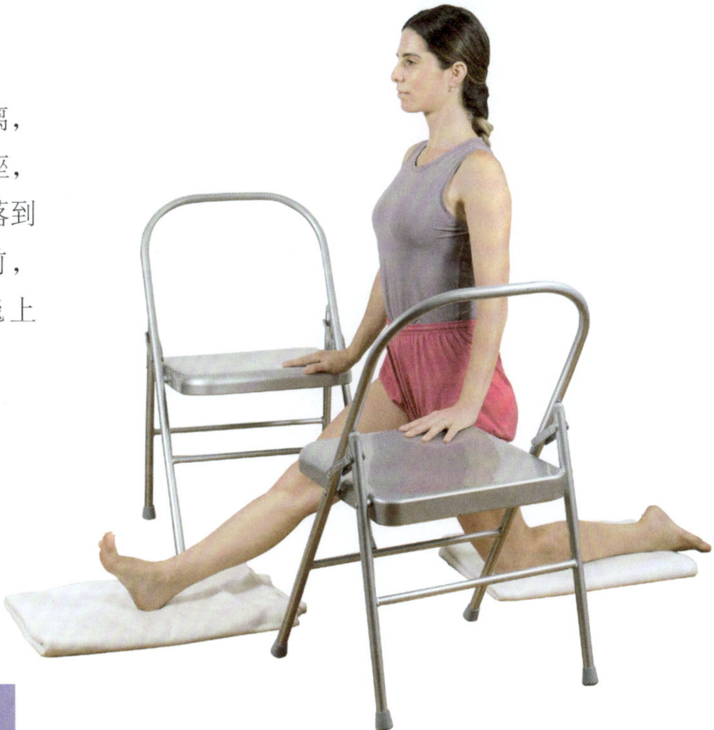

图1　用两把椅子支撑身体，准备进入神猴哈奴曼式

→逐渐地、有控制地松开双手，随着身体的下落，分开双腿。左膝向后滑，右脚后跟向前滑。

→左臀拓宽，骨盆左侧前移，以保持骨盆两侧正位，均衡地朝前。

→随着身体的下落，变换双臂支撑椅座的位置。如果可能，小臂放到椅座上，下压，以承担部分负荷，并且上提胸腔（图2）。

→也可以在臀下放一个瑜伽抱枕（图3）。

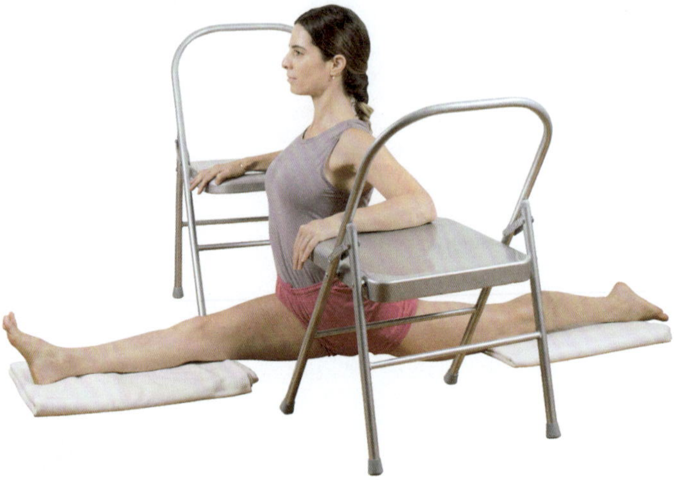

图2　进入神猴哈奴曼式

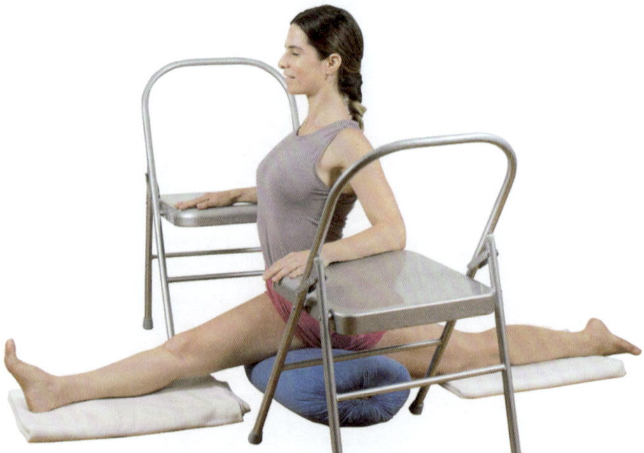

图3　用瑜伽抱枕支撑臀部

变体2：前方腿在椅座下

难度：高级
必备辅具：瑜伽毯

○ 椅子的辅助可以有控制地、逐步接近最终体式。

右腿在前做体式：

→准备两条折叠的瑜伽毯，垫在右脚后跟和左膝下。

→将椅子放在体前，右腿插到椅座下方。双手撑住椅座，承担身体的部分重量。

◎如果椅子的前横档太低，右腿无法放到椅座下方，则可将椅子侧放，将右腿放到椅座下方的前腿和后腿之间（图中未示出）。

→随着身体有控制的下落，左膝向后滑，右脚后跟向前滑。

→双手保持下压椅座，以承担部分负荷，并且上提胸腔（图1）。

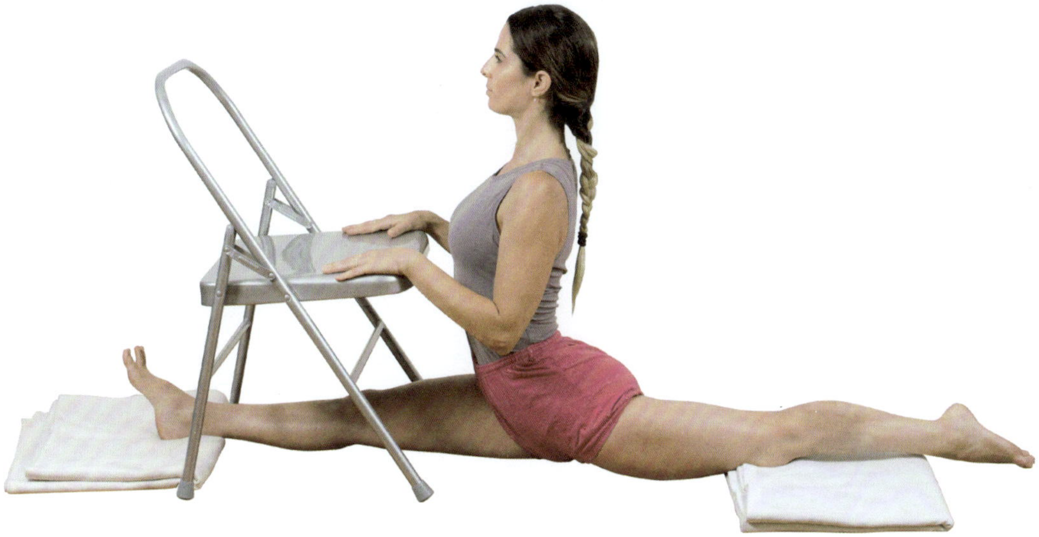

图1　神猴哈奴曼式，右腿在椅座下方

变体3：前方腿放在椅座上

难度：高级

必备辅具：瑜伽毯、瑜伽砖

○ 此变体可以非常好地伸展前方腿。

这是一个高级变体；只有完成前两个变体的练习后才能尝试。

右腿在前做体式：

→椅子放在体前，身体两侧各放一块瑜伽砖。

→双手撑住瑜伽砖，将右脚后跟放到椅座上。

→双手继续撑住瑜伽砖，将左膝温和地向后滑，双腿进一步分开（图1）。

→随着练习的深入，如果可能，尝试松开双手，双臂向上伸展，进入最终体式（图2）（《瑜伽之光》，图476a）。

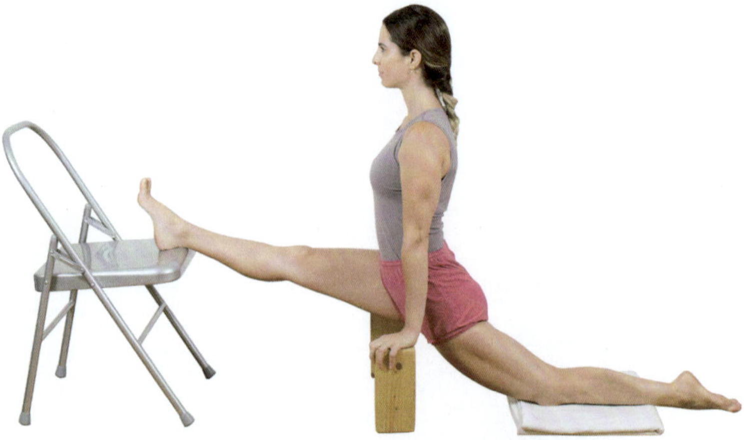

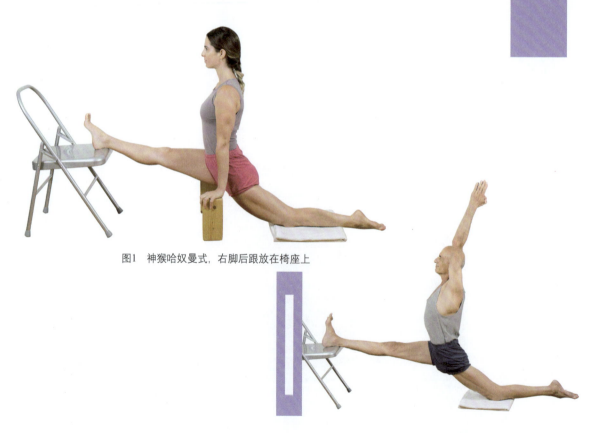

图1　神猴哈奴曼式，右脚后跟放在椅座上

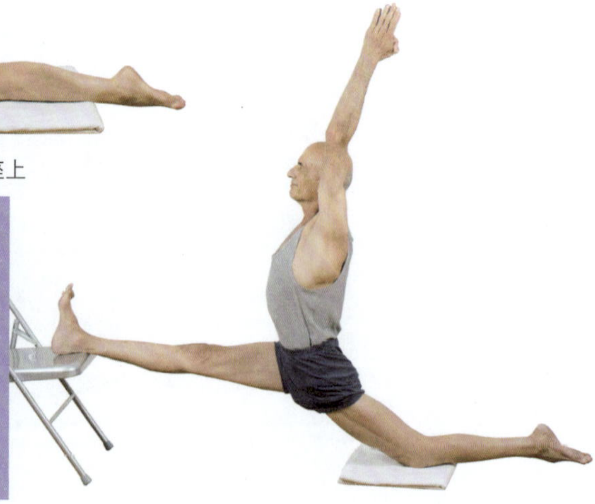

图2　神猴哈奴曼式，双臂向上伸展

第十章

手臂平衡体式

Hasta Tolana Sthiti

手臂平衡体式可以培养核心力量，保持骨骼强健，提高心理素质。这些体式都很有挑战性，需要练习者具有较强的力量和较好的柔韧性。手臂负重有助于预防骨质疏松，增强上半身的力量。此外，练习手臂平衡体式还可以提高平衡反应能力。骨质疏松、加上平衡反应能力弱，会导致跌倒，甚至骨折。对于老年人来说，这种情况一旦发生，可能会导致严重的并发症。

侧板式
（*Vasiṣṭhāsana*）

在侧板式（*Vasiṣṭhāsana*）（《瑜伽之光》，图398）中，用一只手、一只脚支撑身体，保持平衡。双臂垂直于躯干，而不是地面。

变体1：椅子支撑髋部

难度：中级
必备辅具：防滑瑜伽垫
可选辅具：瑜伽砖

○ 利用椅子支撑骨盆，练习者可以在体式中停留更长时间，从容地完成其他动作：伸展上抬腿的内侧，上方臀部内收，下方手臂外旋，胸腔展开。

右腿抬起做体式：

→椅座上铺一条折叠的防滑瑜伽垫。身体左侧朝向椅座，左髋抵靠椅座边缘。

→左手在椅座另一边撑地，右臂向上伸展（图1）。

◎如果左手难以着地，可将其放到瑜伽砖上（图中未示出）。

→现在，屈右腿，右手抓住右脚脚趾。

→右腿向上伸展，垂直于地面（图2）。

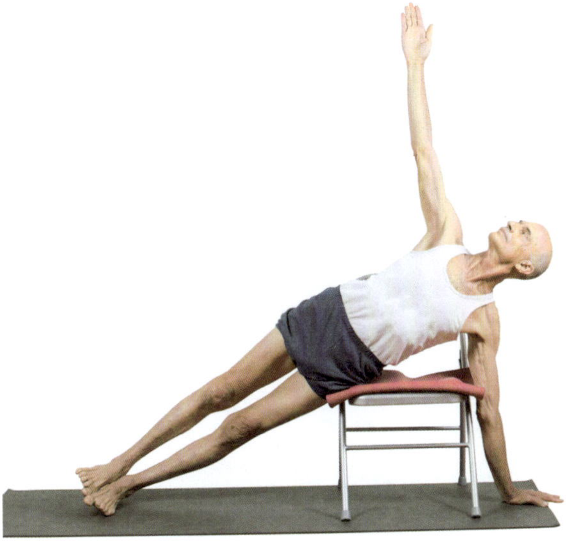

图1　侧板式，中间阶段

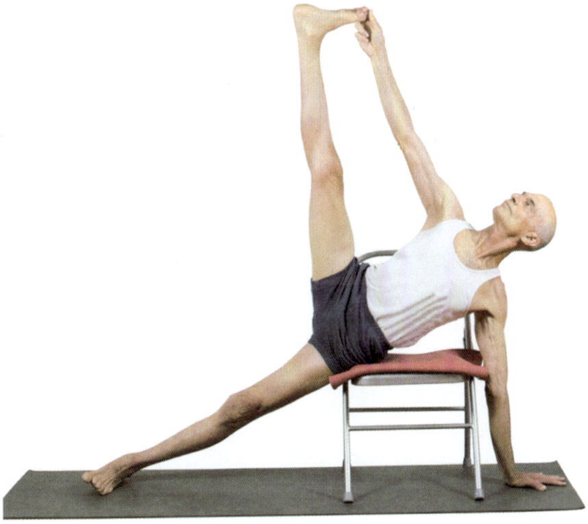

图2　侧板式，椅子支撑

变体2：椅子支撑下方手

难度：中级
可选辅具：墙面

○ 下方手放到椅座上可以降低下方手臂的负荷，减少在体式中停留时的用力，从而可以逐渐培养练习者完成最终体式所需的力量和平衡能力。

右腿抬起做体式：

→双手放到椅座上，进入下犬式（*Adho Mukha Śavāsana*）（图中未示出）。

→身体向右转，用左脚外侧和左手支撑身体，右臂向上伸展（图1）。

◎ 双脚抵靠墙面有助于体式的稳定。进入体式前，首先要确定好椅子的位置（图中未示出）。

→现在，屈右腿，右手抓住右脚大脚趾。吸气，保证核心肌肉稳定，右腿向上伸展（图2）。

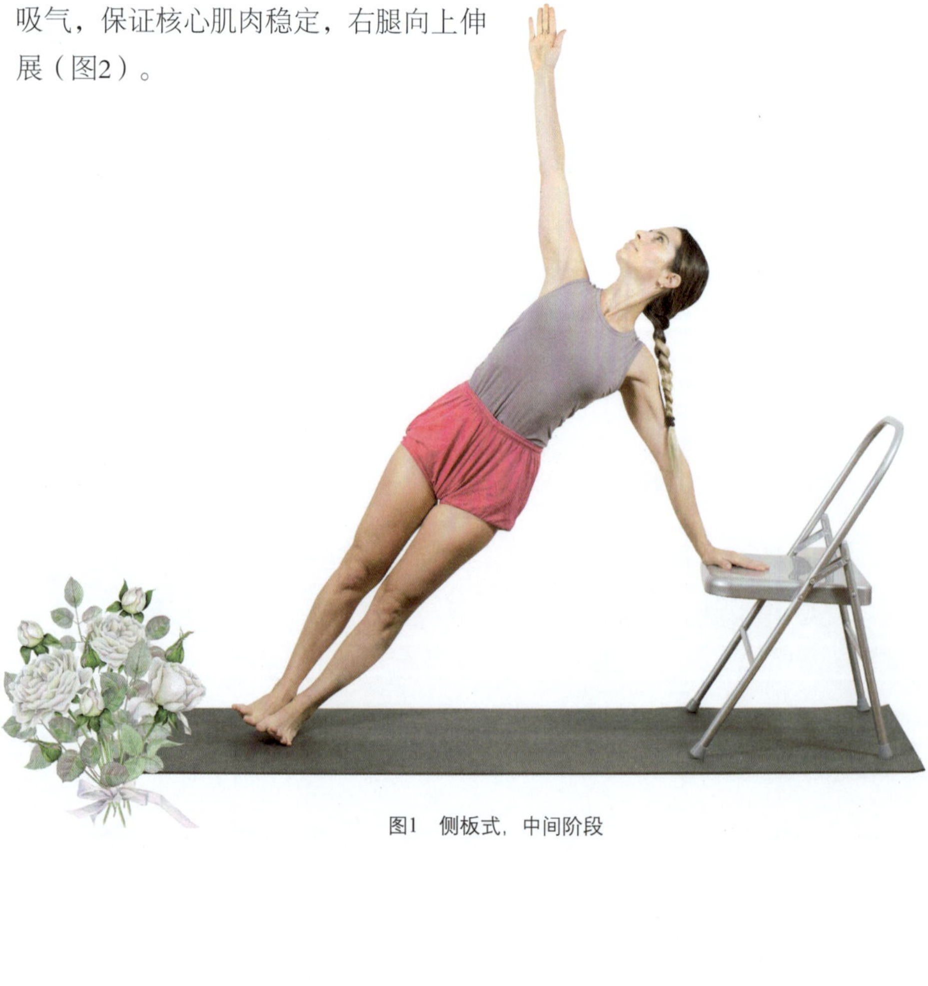

图1　侧板式，中间阶段

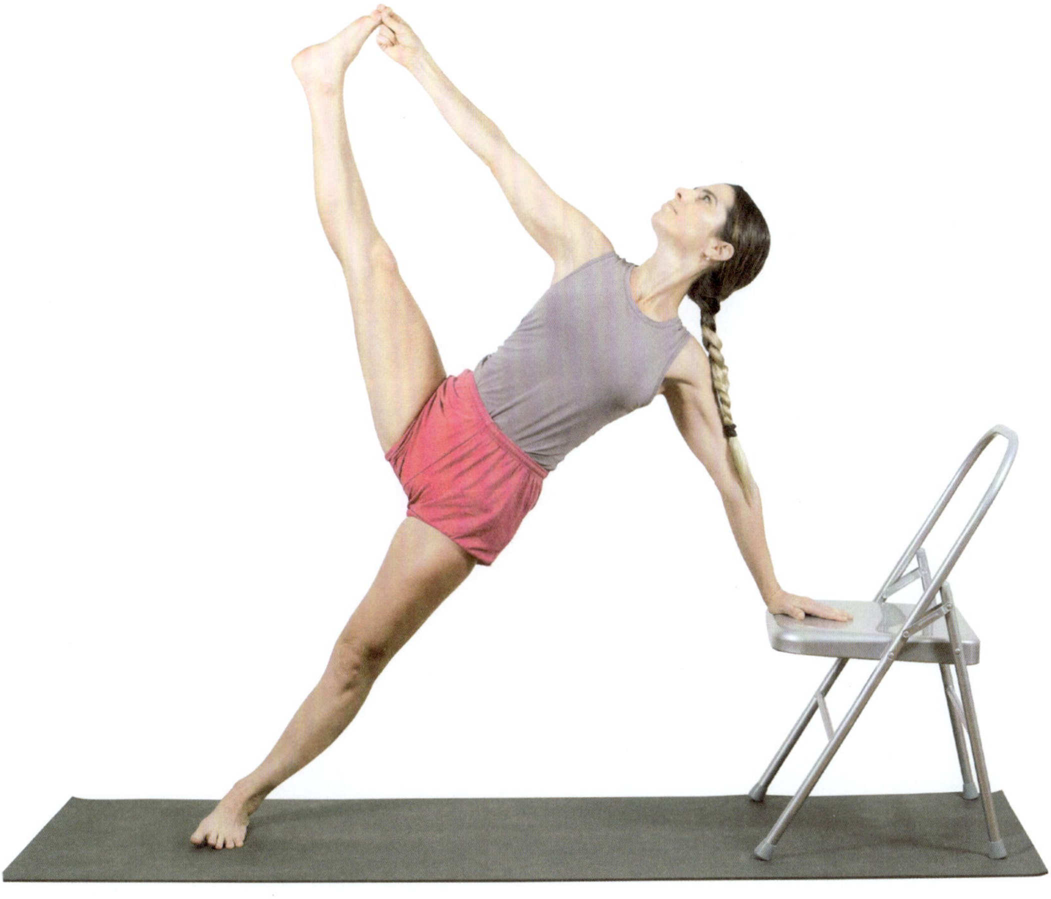

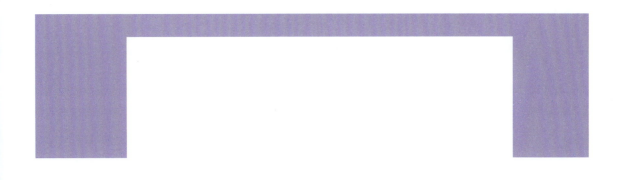

图2 侧板式，右腿向上伸展

毗奢蜜多罗式
(*Viśvāmitrāsana*)

毗奢蜜多罗式（*Viśvāmitrāsana*）（《瑜伽之光》，图 403）是一个有挑战性的体式，需要用一只手、一只脚保持体式的平衡。

变体1：椅子支撑前侧腿的髋部

难度：高级
可选辅具：瑜伽砖

○上抬腿落到椅座上有助于保持就位，伸展。如果没有支撑做到这些并不容易。

右腿上抬做体式：

→右臀放到椅座上，进入战士二式（*Vīrabhadrāsana* Ⅱ）（背对椅背）。

→右臂向下，放到右腿前，掌心撑住地面。如果需要，右手可放在瑜伽砖上。释放右脚的负荷（图1）。

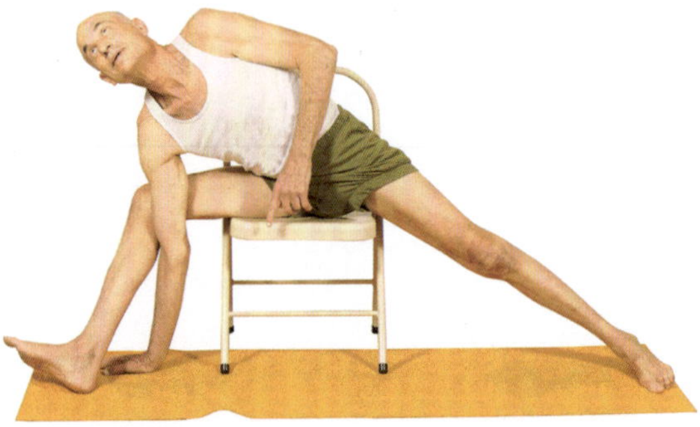

图1　坐在椅子上，准备进入毗奢蜜多罗式

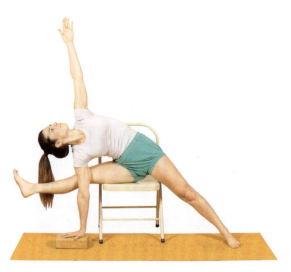

→现在，右腿抬起，向前伸展。

→左臂向上伸展，垂直于地面。转头，眼睛看左手。

→右肩后移，抵靠右腿；胸腔展开。双臂、双腿充分伸展（图2）。

如果难以做到，则可以用另一把椅子支撑右脚后跟，或者小腿。（参见下一变体）

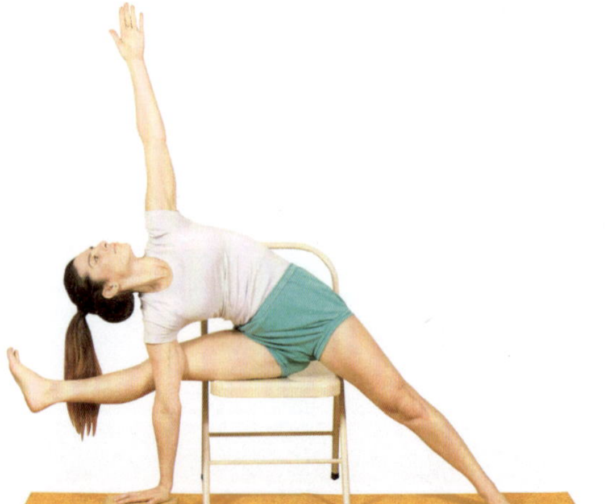

图2　进入毗奢蜜多罗式，上抬腿放在椅座上

变体2：椅子支撑前脚后跟

难度：高级
可选辅具：瑜伽砖

○ 椅子支撑上抬腿，有助于上抬腿的伸展。这是一个相当费力的动作。

右腿抬起做体式：

→跪立在椅子一侧。

→右腿向前抬起，脚后跟或小腿放到椅座上。

→左臂抬起，身体向左转。

→左脚向后滑，伸直左腿。同时伸直右腿，背部右侧尽量降低，越低越好。

→将右大臂插到右膝内侧下方，右手撑地，或者放到瑜伽砖上。

→左臂向上伸展，眼睛看向左臂。头部、肩部后移，与躯干和双腿对齐，处于一个垂直于地面的平面内（图1）。

◎ 为了更好地伸展上抬腿，大腿外侧向后，向骨盆的方向移动；大腿内侧向脚后跟内侧延伸。

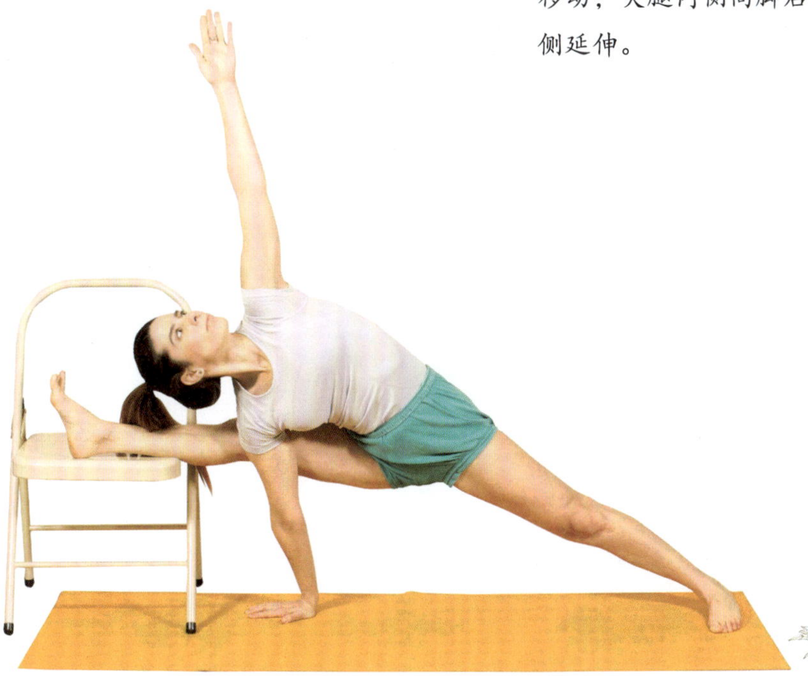

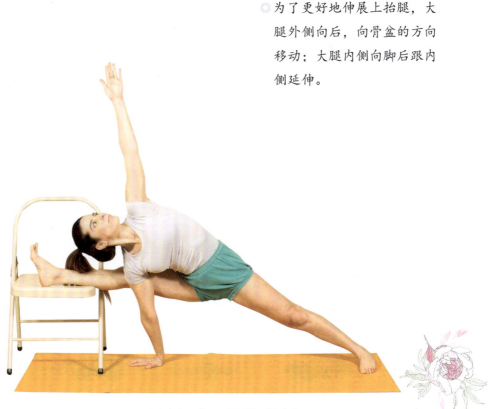

图1 毗奢蜜多罗式，上抬腿放到椅座上

单腿鹤一式
(*Eka Pāda Bakāsana* I)

单腿鹤一式（*Eka Pāda Bakāsana* I）（《瑜伽之光》，图 446、图 447）是一个相当强烈的体式，练习者既需要具有较大的力量，又需要有较好的柔韧性。完成此变体的主要难点是双手保持平衡时还要抬起一条腿。

变体 1：上抬腿放到椅座上

难度：高级

○ 椅子支撑上抬腿有助于培养所需的力量和平衡。

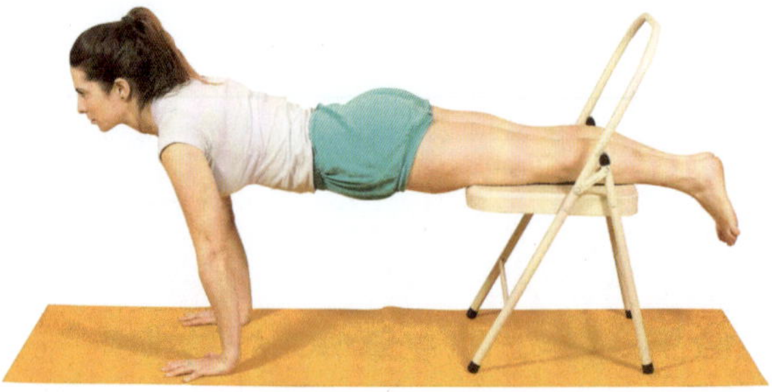

图1　四肢支撑式，准备进入单腿鹤一式

左腿抬起放到左臂上做体式：

→进入四肢支撑式（*Chaturaṅga Daṇḍāsana*），双腿放到椅座上，双手放到地面上。双肩位于双手上方稍微向前的位置，当双臂伸直时会向前倾斜一些（图1）。

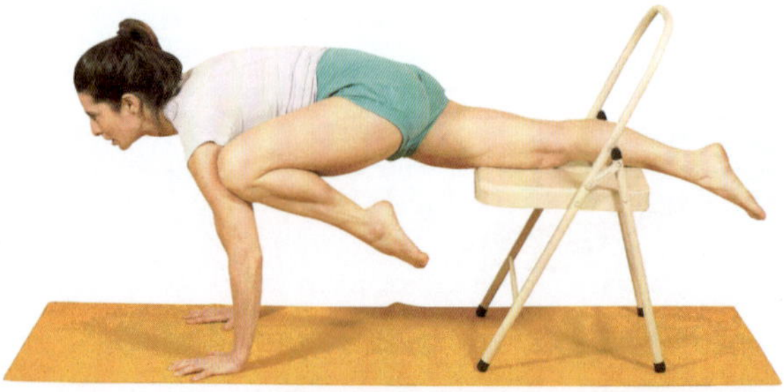

图2　单腿鹤一式

→左腿弯曲，前移，左膝放到左大臂上，尽量接近腋窝处。

→双臂伸直，目视前方（图2）。

第十一章

疗愈体式/调息

Viśrānta Kāraka Sthiti/Prāṇāyāma

我们整日忙于工作，忙于生计，好像忘记了休息，甚至不知道如何休息。懒洋洋地瘫坐在沙发上看电视谈不上是真正的休息。要真正休息，深度疗愈，必须创造内在空间，彻底消除压力。瑜伽中的辅具可以帮助我们在骨盆、腹部、胸部、颈部和头部创造内在空间，柔软内部器官。如同花朵开放，蜜蜂自来，身体展开，心灵才会安住体内。

运用辅具，练习者在体式中保持稳定，进行反思、内省，感受身心的深度放松。

在《艾扬格瑜伽入门教程》中，吉塔写道："这些……是用来让身体休息的。意识和觉知将我们的身体从内部解剖开来，各个器官好像都被拆开了，充分地吸收氧气，获得彻底的休息。不过，必须在体式中停留5到10分钟，身体才能恢复。"

◎本章中，所有变体的难度都是"疗愈"。

下犬式
(*Adho Mukha Śavāsana*)

变体1：倾靠椅背

难度：疗愈
可选辅具：瑜伽毯、瑜伽砖、墙面

○ 椅子的支撑有助于背部的延伸和整个身体的放松。

○ 拓宽腹部，收向下背部。

○ 非常放松。如果没有墙绳，这是一个很好的替代方法。有助于缓解轻微的背部疼痛，在后弯体式后练习尤其有效。

这里介绍两种方式：将椅子折叠和椅子正常放置。

1.将椅子折叠

→站立，体前放置折叠的椅子，椅座正面朝前。这样，进入体式时，身体前侧可以倾靠在椅座上。

→前屈，进入体式。胸部、前额放到椅座上（图1）。

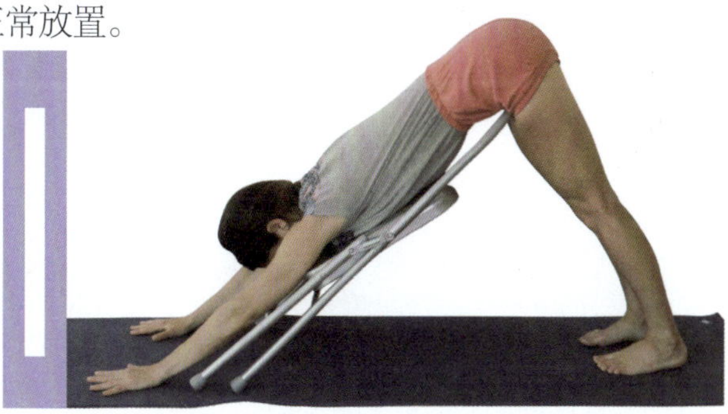

图1　用折叠的椅子延伸背部，放松躯干

2.椅子正常放置

→可以将折叠的瑜伽毯分别放在椅背和椅座上。

→腹股沟前侧抵靠椅背，躯干、双臂向前伸展。

→下巴或者前额放到椅座上（图2）。

→如果需要，双手放到瑜伽砖上，两脚后跟抵靠墙面（图3）。

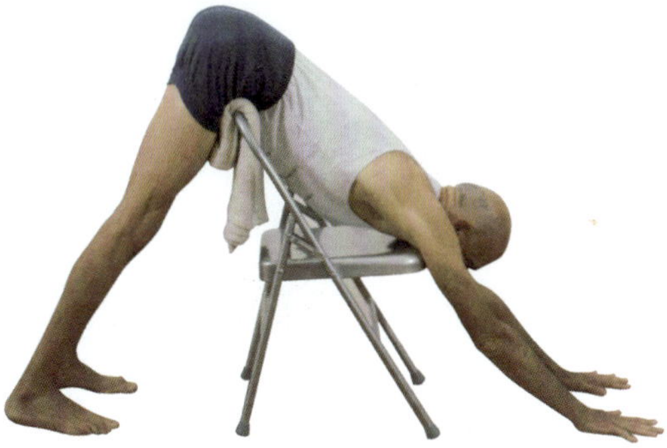

图2　椅子正常放置，腹股沟前侧抵靠椅背，下巴放到椅座上

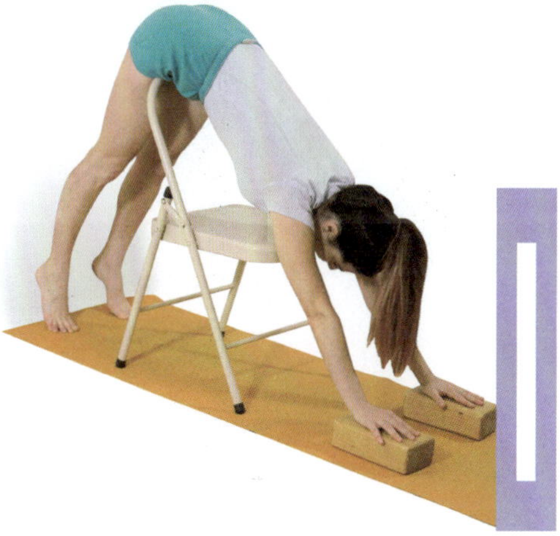

图3　双手放到瑜伽砖上，两脚后跟抵靠墙面

站立前屈式
（*Uttānāsana*）

变体1：腹股沟前侧抵靠椅背

难度：疗愈
可选辅具：瑜伽砖、瑜伽毯

- ○ 这是一个非常放松的疗愈性变体。
- ○ 椅背支撑腹股沟前侧有助于其两侧保持均衡、等高，位于应有高度，创造骨盆区域的空间。
- ○ 还可检查骨盆是否倾斜，两侧是否平衡。

下面介绍两种方式：用常规的椅子和折叠的椅子。

1.用常规的椅子

→面对椅背站立，两腿分开，使腹股沟前侧与椅背等高（如果需要，可将折叠的瑜伽毯搭在椅背上）。

→前屈，利用椅背的支撑向前延伸躯干。

→头部放低，前额放在椅座上。双手可以抓住椅腿，或者垂落到地面上（图1）。

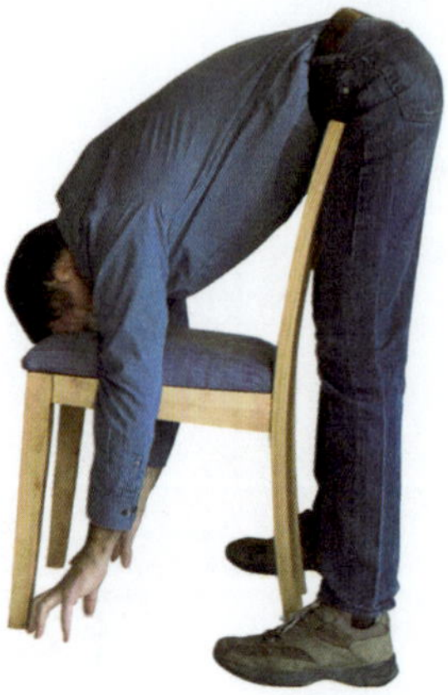

图1　站立前屈式，常规的椅子

2.折叠的椅子

→将椅子折叠，椅背抵靠腹股沟前侧。调整椅子的倾斜度，以获得所需高度（练习者身材越高，椅子放置越陡）。

→前屈，双手抓住椅腿，背部凹陷，目视前方（图中未示出）。

→现在，呼气，躯干向下，落到椅子上。

→双手抓住脚踝，双肘向外打开，进一步拉伸（图2）。

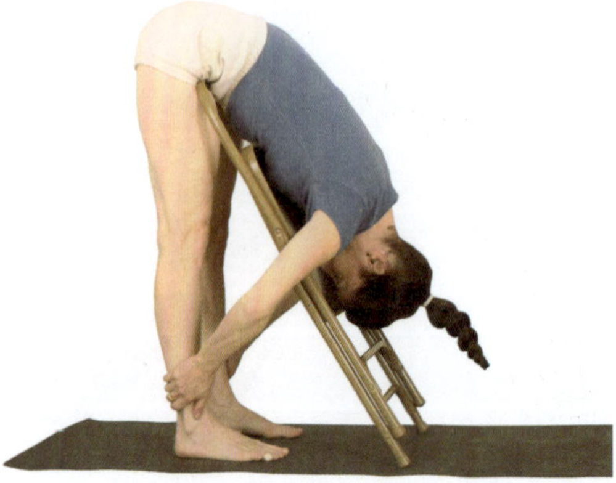

图2　站立前屈式，折叠的椅子

加强侧伸展式
（*Pārśvottānāsana*）

变体1：腹股沟前侧抵靠椅背

难度：疗愈
必备辅具：瑜伽抱枕

右腿在前做体式：

→将折叠的椅子和瑜伽抱枕放到瑜伽垫旁。

→双腿分开，右腿在前。椅背抵靠右腹股沟前侧。

→骨盆从左向右转，直到左腹股沟前侧也接触椅背。

→将瑜伽抱枕纵向放到椅座上，前额落到瑜伽抱枕上（图1）。

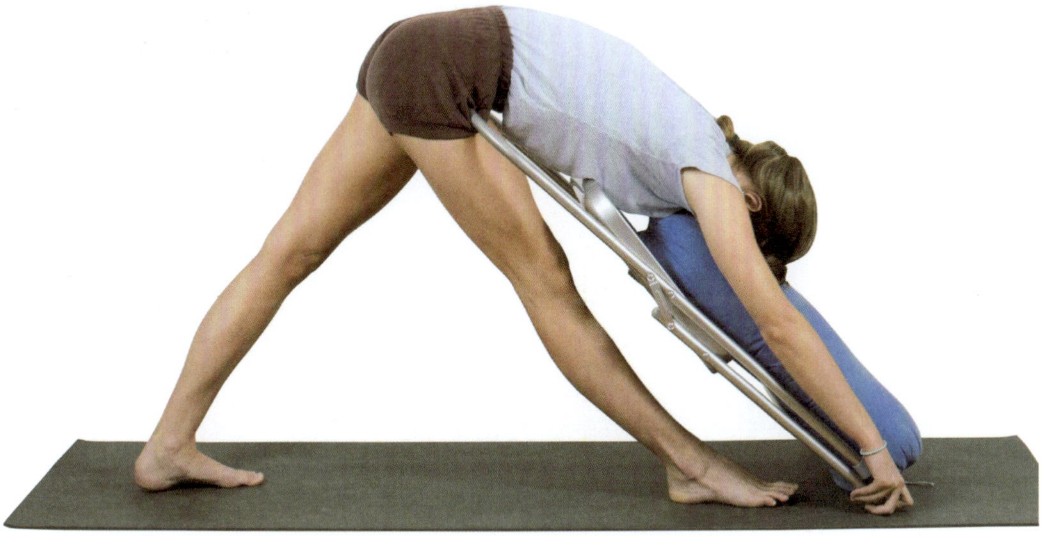

图1　加强侧伸展式，椅子折叠，瑜伽抱枕支撑前额

双角式
（*Prasārita Pādōttānāsana*）

变体1：躯干落到两把椅子上

难度：疗愈
必备辅具：椅子或者瑜伽凳、墙面、瑜伽抱枕、瑜伽毯

○ 对躯干的全面支撑，使得此变体非常放松。
○ 可以缓解女性痛经，释放背部的紧张。

此变体很容易，可以借助两把常规的椅子完成。

→将一把椅子的一侧靠近墙面，另一把椅子放在其前方，相互靠近。

→将两个瑜伽抱枕纵向放到第一把椅子上，另外两个瑜伽抱枕横向放到另一把椅子上。再在横向放置的瑜伽抱枕上铺几条折叠的瑜伽毯。

◎根据你的身材调整辅具的摆放位置，腹部和胸部应得到舒适地支撑。

→背对墙面站立，离墙少许。

→前屈，躯干向前延伸，落到瑜伽抱枕上。双脚向后挪，脚后跟和臀部接触墙面。

→前额落到折叠的瑜伽毯上（图1）。

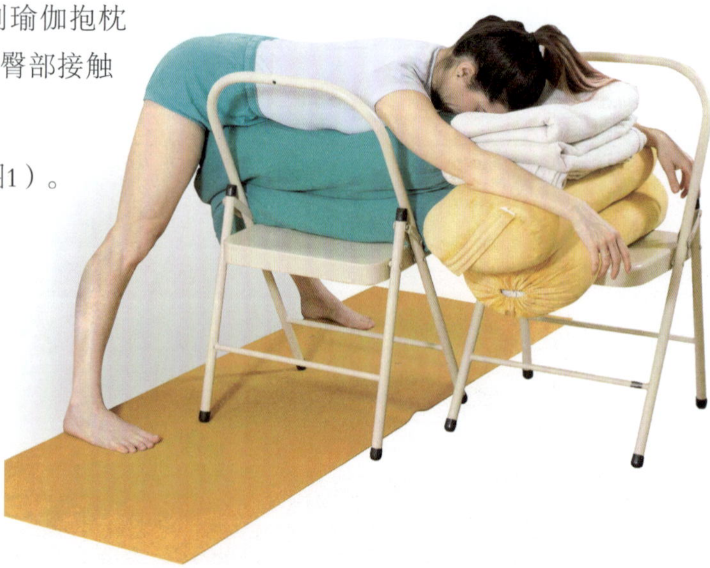

图1　有支撑的、放松的双角式

变体2：双脚落到椅腿上

难度：疗愈
必备辅具：瑜伽毯
可选辅具：瑜伽砖

○ 将双肩放到椅腿上可以释放斜方肌的紧张，柔软颈部。
○ 头部自由垂落，感官内收，大脑变得被动、安静。

斜方肌经常僵硬，紧绷，会导致颈部紧张，疼痛。支撑双肩可以释放这些紧张。在此变体中，将椅子向一侧躺倒放置，用椅腿支撑双肩。

→将椅子向一侧躺倒放置。将两条折叠的瑜伽毯分别搭在两椅腿上。

→在椅腿前站立，双腿分开，前屈。将双肩放到搭有瑜伽毯的椅腿上。

◎ 肩带和颈后尽量靠近椅座，以便使椅腿的支撑处尽量靠近颈部，这常常是斜方肌僵紧的位置。

→头部自由垂落。颈部释放，使其由头部的重量带动被动地向下延伸（图1）。

◎ 如果感觉椅腿太低，可将两腿分开大一些（图2）；如果太高，则可站在瑜伽砖上。

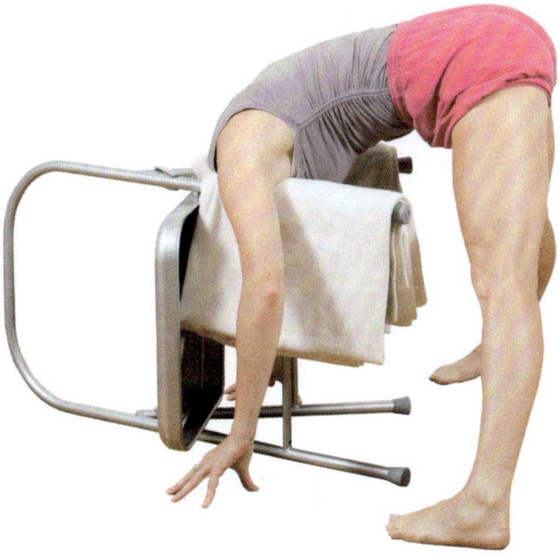

图1　头部自由垂落。颈部释放

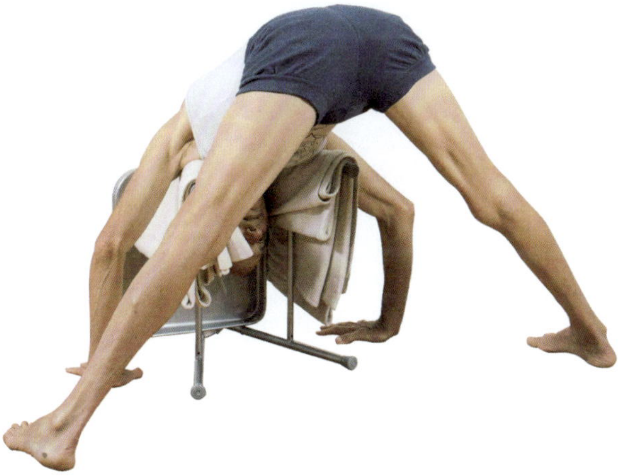

图2　双腿分开大一些

祛风式
(*Pavana Muktāsana*)

祛风式（*Pavana Muktāsana*）是一个非常放松的体式，腹部器官和下背部都可以得到深度放松。

这里介绍三个变体，第一个是基本的，在此基础上可继续进入其他两个变体。

变体1：两把椅子支撑

难度：疗愈
必备辅具：椅子、防滑瑜伽垫、瑜伽抱枕、瑜伽毯
可选辅具：瑜伽带

○ 可以减轻诸如腰痛、头痛和高血压等症状。
○ 向侧伸展的变体可以拉伸身体两侧。

→两把椅子相对放置。将折叠的防滑瑜伽垫铺在一把椅子上，另一把椅子上纵向放置一个瑜伽抱枕。

→坐在折叠的瑜伽垫上，上身向前伸展。调整另一把椅子的位置，将腹部、胸部放到瑜伽抱枕上。

→可以将双臂交叉放在瑜伽抱枕上（图1），或者向前伸展，搭在椅背上。

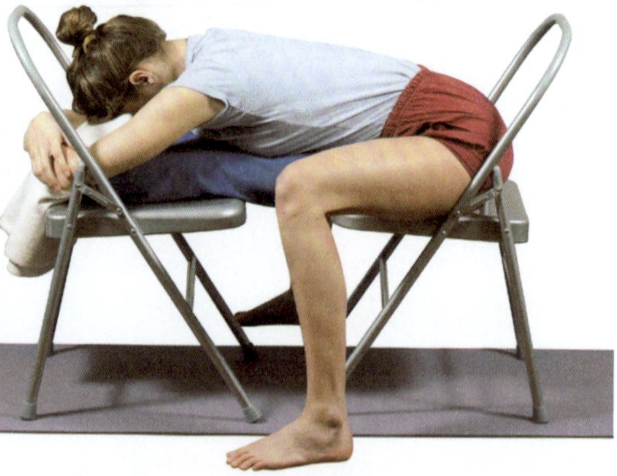

图1　祛风式，两把椅子支撑，双臂交叉放到瑜伽抱枕上

→如果需要，可用另一个瑜伽抱枕和折叠的瑜伽毯抬高对躯干的支撑（图2）。

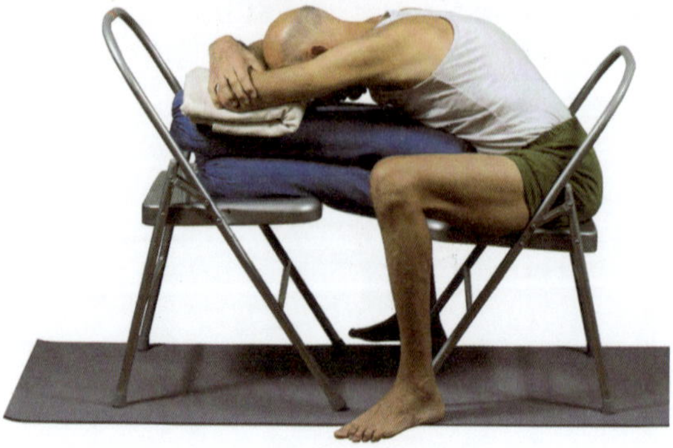

图2　抬高支撑高度

→可以用一根瑜伽带从后背绕过腋窝向后，请辅助者将其绑到身后的椅背上，拉紧，以此将斜方肌向下拉，从而柔软斜方肌和颈部（图3）。

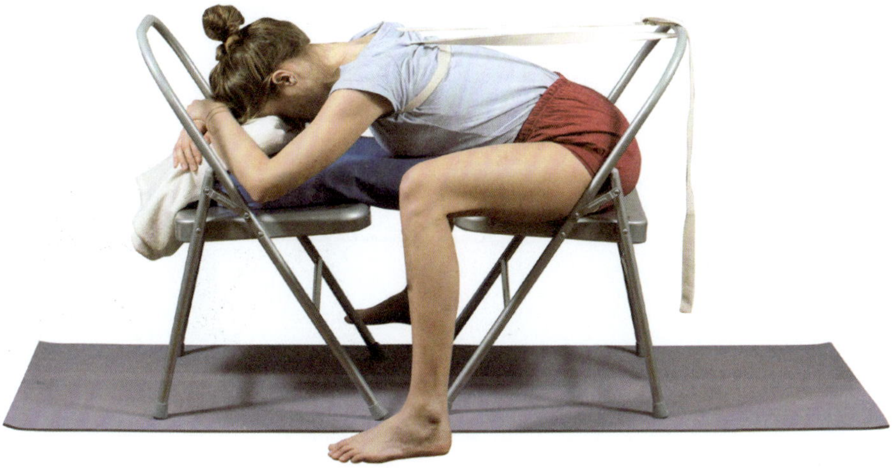

图3　用瑜伽带将斜方肌向下拉

→也可以用另一根瑜伽带将骨盆绑到身后的后横档上，拉紧，从而稳定骨盆（图4）。

→从这里，可以继续做其他两个变体。

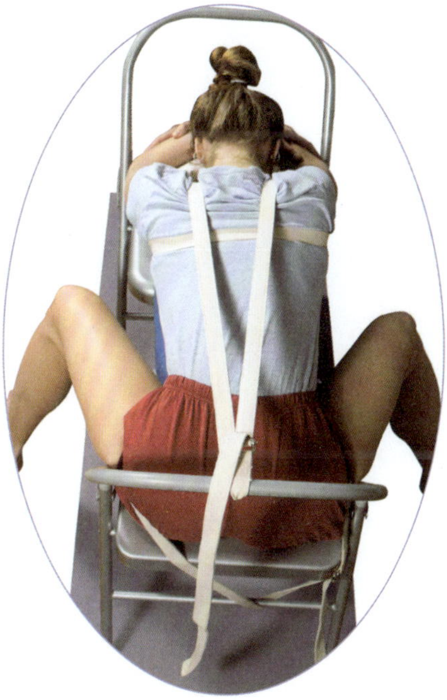

图4　将骨盆绑到身后的后横档上

变体2：侧祛风式

难度：疗愈

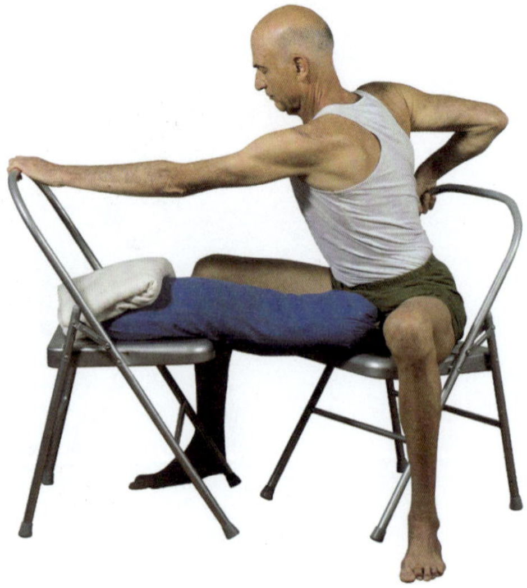

图1　整个躯干从左向右转

右侧做体式：

→从变体1开始，将前方的椅子移向右侧。

→整个躯干从左向右转（图1）。

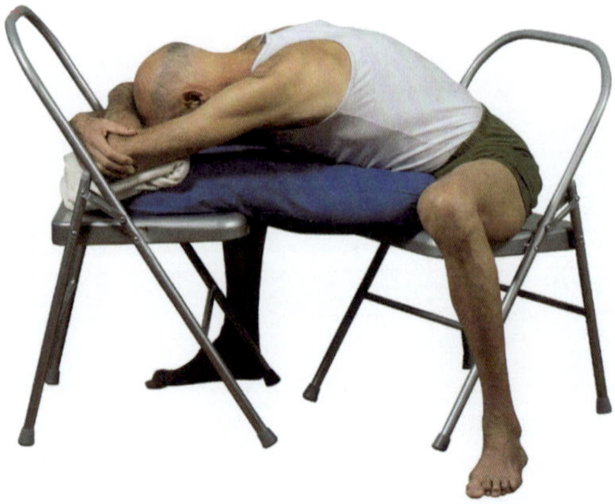

图2　进入侧祛风式（*Pārśva Pavana Muktāsana*）

→躯干向前延伸，同时向下，落到瑜伽抱枕上。

→将前额或者脸颊左侧放到瑜伽抱枕上（图2）。

→如前所述，可以用折叠的瑜伽毯支撑前额。也可用瑜伽带将骨盆绑到后横档上，以稳定骨盆。

变体3：躯干前屈，放低

难度：疗愈

○ 躯干更低，可以很好地拉伸身体的背部（*Paścima*）。

○ 可为更高级的前屈体式做好准备。

→椅子前方纵向叠放两个瑜伽抱枕。如果需要，也可以给出更多支撑。

→坐在椅子上，双腿微微分开，躯干前屈，处于两大腿之间。

→躯干、双臂向前伸展，前额放到瑜伽抱枕上（图1）。

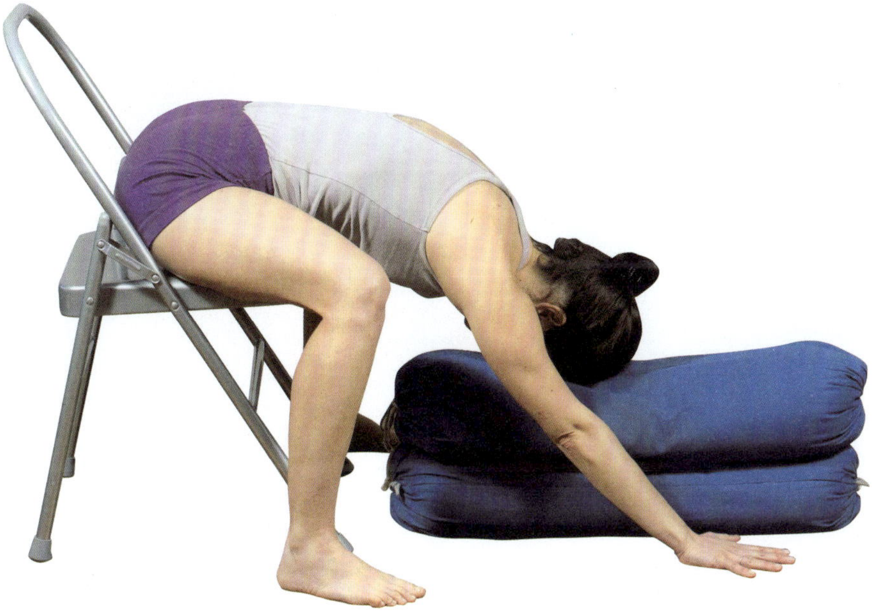

图1　祛风式，前额放到瑜伽抱枕上

卧英雄式
（*Supta Vīrāsana*）

练习卧英雄式（*Supta Vīrāsana*）（《瑜伽之光》，图 96）时可以不用任何支撑。不过，如果利用辅具给以支撑，则可变为一个深度放松、疗愈的体式了。

○ 此变体可以伸展大腿前侧、腹部，按摩腹部器官，改善双膝的灵活性和健康状况。

变体1：倒置的椅子支撑背部

难度：疗愈
必备辅具：瑜伽抱枕、瑜伽毯
可选辅具：瑜伽砖、斜木板

由于身体僵硬，或者双膝问题，有些练习者可能需要稍高的支撑才能在体式中舒适地停留。倒置的椅子对多数练习者来说都足以享受其疗愈功效。

→将椅子倒置，正面朝向地面。椅腿前侧的瑜伽垫上铺一到两条折叠的瑜伽毯。如果需要，可以叠放多条，获得足够的高度，避免双膝承受任何压力。前后横档上斜放一个瑜伽抱枕。最后，在瑜伽抱枕上端再放一条折叠的瑜伽毯（图1）。

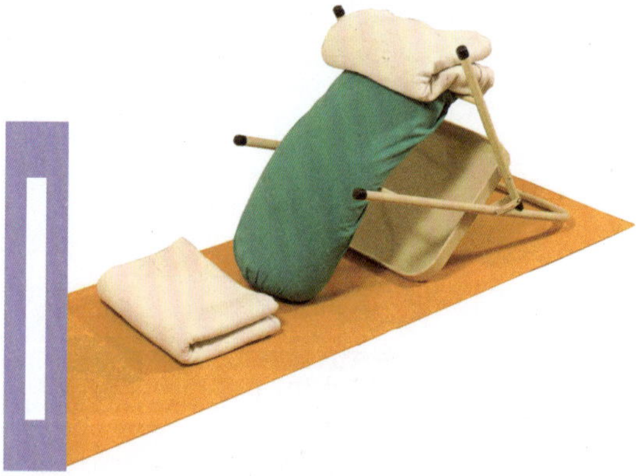

图1　为卧英雄式准备辅具

◎如果瑜伽抱枕太松软，不足以支撑背部，则在其上横放一个斜木板，或者一条折叠的瑜伽垫，支撑肩胛骨，保持胸腔的展开（图中未示出）。

→英雄式（*Vīrāsana*）坐立在瑜伽毯上，向后仰，躺到瑜伽抱枕上。头部、颈部落到上端的瑜伽毯上。

→双手握住上方的椅腿（图2），或者在头顶互抱手肘。在体式中停留一会儿。

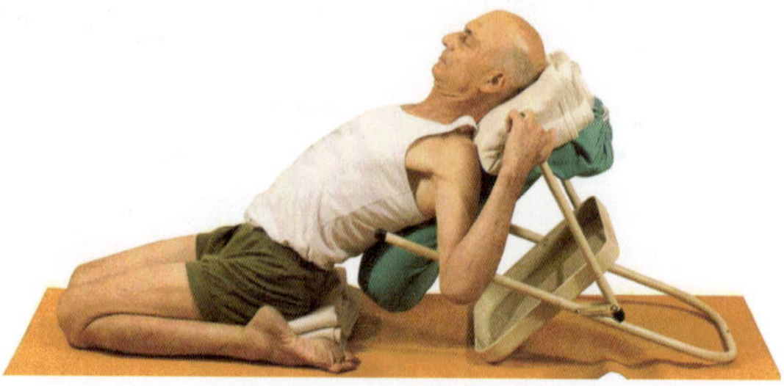

图2　进入卧英雄式

变体2：折叠的椅子支撑背部

难度：疗愈
可选辅具：瑜伽毯、瑜伽抱枕、瑜伽砖

在此变体中，椅子折叠，椅座支撑背部。

○ 椅座为练习者的后背提供了宽阔舒适的支撑。
○ 椅背有助于大腿上端的沉降。
○ 椅座的边缘为骶骨提供了很好的支撑（这可能还要取决于你使用的椅子和你的身材），在下背部比较敏感时尤其有益。

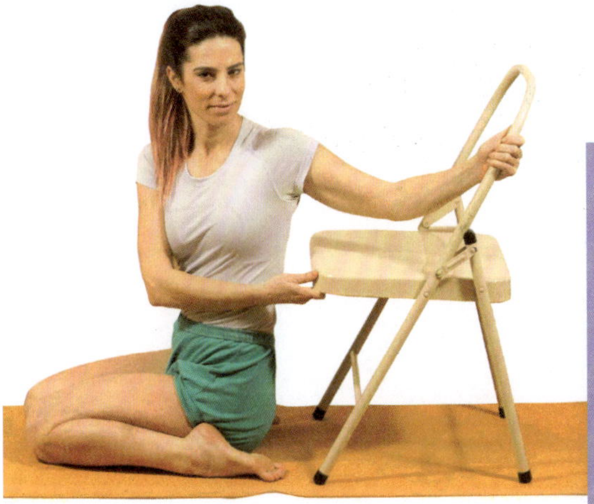

图1　准备进入卧英雄式，椅子放到身后

→英雄式（*Vīrāsana*）坐立，椅子放在身后，转身，双手分别抓住椅座和椅背（图1）。

→将椅子举起，椅背的中空部分位于头顶。将椅子慢慢放低，躯干穿过中空的椅背，椅座朝向背部（图2）

→头部穿过椅背中空部分，椅座贴靠背部下滑。

→椅背放到大腿上端，将椅子折叠起来。

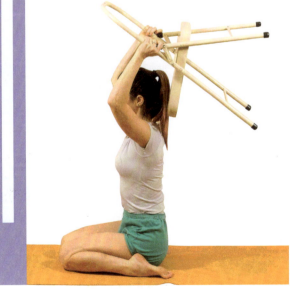

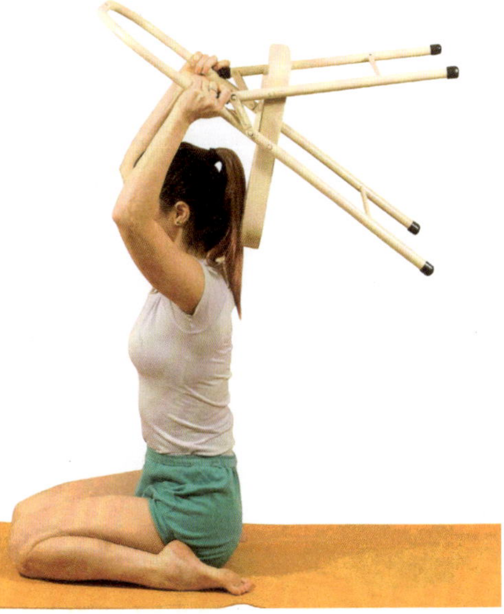

图2　将椅子举过头顶

◎在椅背落于双腿之前不要将椅子折叠，一旦折叠，躯干则难以穿过。

→双脚分开，距离大于椅子的宽度。

→现在，向后躺，背部落到椅座上（图3）。

→如果头后难以落到椅子上，则用一条折叠的瑜伽毯或者瑜伽抱枕支撑头部。

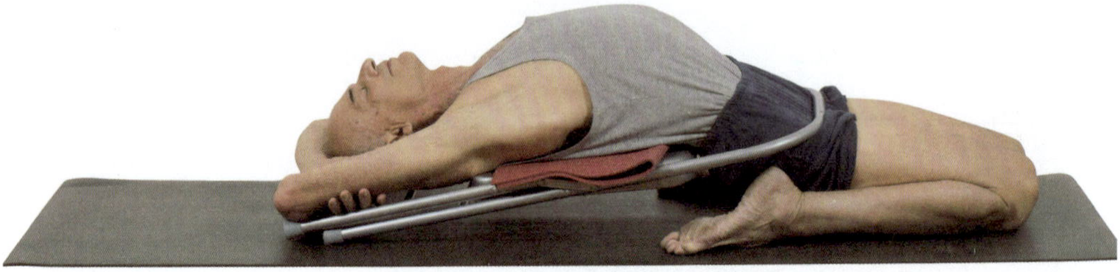

图3 进入卧英雄式

◎如果后仰进入卧英雄式（*Supta Vīrāsana*）有困难，则可将瑜伽抱枕放到椅座上（图中未示出），或者用瑜伽砖抬高椅子（图4）。

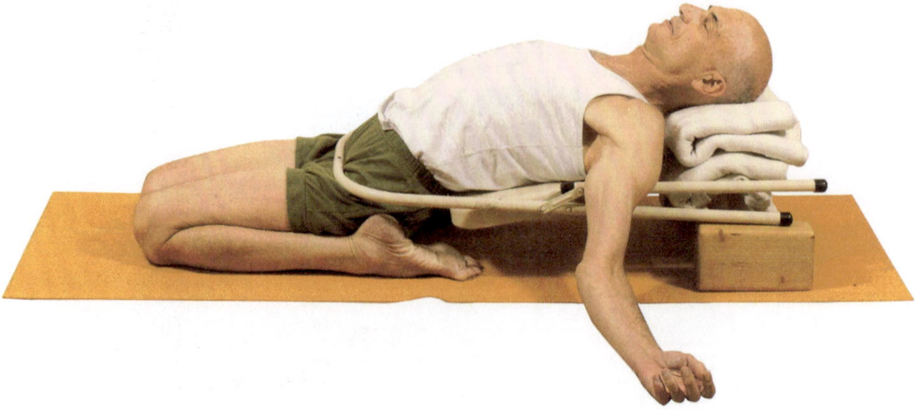

图4 用瑜伽砖抬高椅子

桥式肩倒立式
(*Setu Bandha Sarvāṅgāsana*)

桥式肩倒立式（*Setu Bandha Sarvāṅgāsana*）（《瑜伽之光》，图 259）是一个特殊的体式，将胸部的后弯和颈部、头部的前屈结合起来。收颌收束法（*Jālaṃdhara Bandha*）（低头，下巴紧紧压向胸部）可以带来宁静；后弯动作可以展开胸腔，给身体注入能量。两者平衡，可获得强有力的平静的感觉，安宁、谦逊、回归内心。所有这些，可能不限于此，有支撑的桥式肩倒立式（*Setu Bandha Sarvāṅgāsana*）是一个特别的、非常重要的疗愈体式。

变体1：两把椅子支撑

难度：疗愈
必备辅具：瑜伽抱枕、椅子、瑜伽毯
可选辅具：瑜伽带

○ 支撑整个身体，感到非常放松和清爽。
○ 在体式中较长时间停留，配合轻柔、缓慢的呼吸，会进入深度放松的状态。

→两把椅子相对放置，相距50厘米。

→在一把椅子上铺一条折叠的防滑瑜伽垫，其前地面上纵向叠放两个瑜伽抱枕。再准备一或两条瑜伽毯放在旁边。

→坐在这把瑜伽椅上，可在大腿上捆绑一根瑜伽带（图中未示出）。头部、双臂穿过椅背中空，位于椅背下方。

→躯干向头顶方向滑，直到肩胛骨越过椅座后缘。双肩、颈后、头后落到瑜伽抱枕上。

◎如果双肩没有完全落到瑜伽抱枕上，则可用瑜伽毯垫高，直到双肩得到很好的支撑，可在体式中舒适地停留。

→双腿伸展，放到另一把椅子上（图1）。

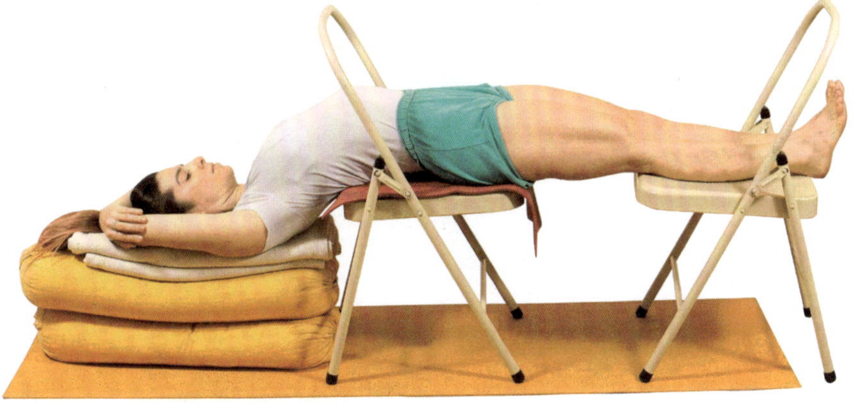

图1　疗愈的桥式肩倒立式，支撑双臂、双脚

后仰支架式
（*Pūrvottānāsana*）

变体1：两把椅子支撑背部

难度：疗愈
必备辅具：椅子、瑜伽抱枕、瑜伽毯、防滑瑜伽垫、墙面（或者狮子箱）
可选辅具：瑜伽砖、瑜伽毯、瑜伽抱枕

○ 此变体给人温和地放松感。胸腔展开，身体完全支撑。

○ 不像其他的疗愈体式，此变体中头部高于身体，高血压患者，耳部、眼睛有问题者，都可以练习，从中得到放松。

这是后仰支架式（*Pūrvottānāsana*）（《瑜伽之光》，图 171）的一个疗愈性变体。后面我们也给出其他变体，练习者可以选择最适合的一个进行练习（如果没有足够的瑜伽椅，可以用长凳替代）。

→将一把椅子离墙约1米放置。

→将另一把椅子与其相对放置，搭建一个平台。将一条防滑瑜伽垫展开，铺在两个椅座上。再在其上纵向叠放两个瑜伽抱枕。上面的瑜伽抱枕向远离墙面的方向滑开一些，形成一个斜的台阶，用于支撑下背部。可在瑜伽抱枕的另一端下方塞入一块瑜伽砖，垫高，用于支撑头部（图中未示出）。

→准备一条折叠的瑜伽毯支撑头部。

→如果需要，可将两块瑜伽砖斜靠在墙面上。

→双腿穿过椅背中空处，面对墙面，坐在下面的瑜伽抱枕上。双腿伸展，双脚抵靠墙面，或者放到瑜伽砖上（图1）。

→调整姿势，坐骨放到下面的瑜伽抱枕上，臀部上端放到上面的瑜伽抱枕的边上。

→仰卧在瑜伽抱枕上。头部、颈部后侧贴靠瑜伽毯。双手在头顶互抱手肘，或者向两侧打开。

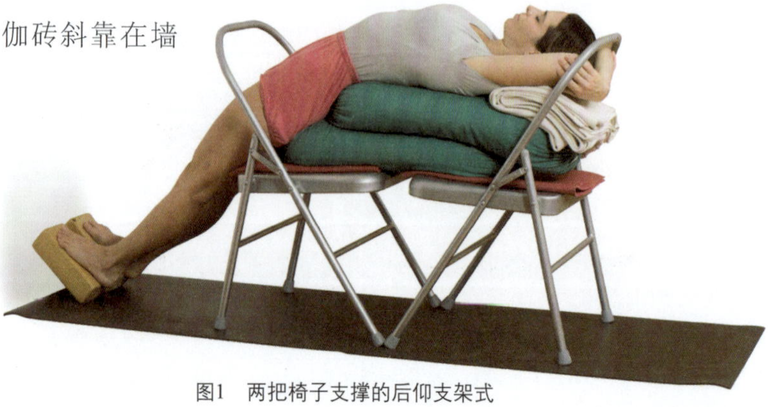

图1　两把椅子支撑的后仰支架式

变体2：四把椅子支撑背部

难度：疗愈

必备辅具：椅子、瑜伽抱枕、瑜伽毯、防滑瑜伽垫、墙面（或者狮子箱）

○ 可在此变体中更长时间地停留，有更好的疗愈作用。

→从变体1继续，在身体两侧各放一把椅子，椅座上各纵向放置一个瑜伽抱枕。双臂向两侧打开，放到椅座上（图1）。（这里，双脚由狮子箱支撑。）

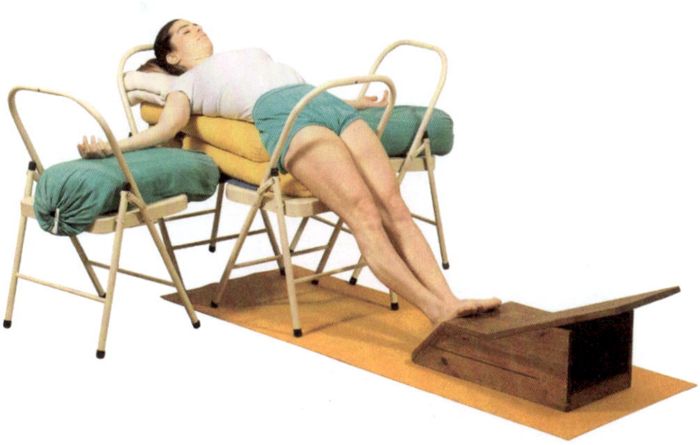

图1　四把椅子支撑的后仰支架式

变体3：三把椅子支撑背部

难度：疗愈

→两把椅子相对放置，第三把椅子靠在这两把椅子一侧。

→将一条折叠的防滑瑜伽垫铺到椅座上。将一个瑜伽抱枕放在瑜伽垫上，瑜伽抱枕支撑头部的一端铺一条折叠的瑜伽毯。

→如前所述，仰卧，进入体式（图1）。

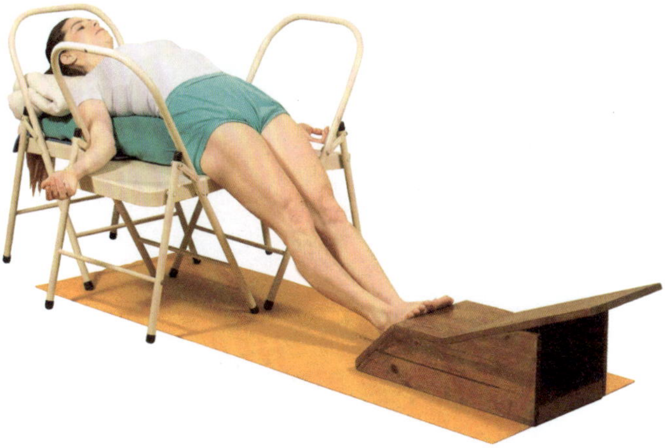

图1　三把椅子支撑的后仰支架式

倒箭式
（*Viparīta Karaṇī*）

倒箭式（*Viparīta Karaṇī*）可能是一个最有效的疗愈体式，让习练者得到深度放松。这里介绍两个变体。

变体1：椅子支撑小腿

难度：疗愈
必备辅具：瑜伽抱枕、泡沫瑜伽砖或其他支撑物
可选辅具：瑜伽毯

○ 支撑小腿可以放松腹部器官。

◎关于此体式，Abhijata Iyengar（艾扬格大师的孙女）有一个美妙的解释：在此体式中好像有两个瀑布、两个湖泊。双腿是一个瀑布，血液由此落入骨盆和腹部。另一个瀑布则是胸腔，血液从那里流入颈部和头部。这样，就会增加在腹股沟和腹部、喉咙和头部的血液循环。这可能就是此体式能改善免疫反应的原因吧。（当然此体式还有很多其他精彩的功效。）

→将两个瑜伽抱枕横向叠放在椅子前。

→如果需要，用泡沫瑜伽砖和瑜伽毯调整椅座的高度。进入体式时，小腿应与地面平行。

→侧坐在瑜伽抱枕上，向椅座方向转身，双腿抬起，上身后仰，就势躺到瑜伽抱枕上，小腿放到椅座上。骨盆顶端和腰部舒适地落到瑜伽抱枕上，坐骨向椅子方向延伸，略微超过抱枕前缘。

→调整你的位置，找到舒适的姿势：大腿应略微向椅子方向倾斜。

→双肩不应承担任何负荷，而且应感到胸腔的展开，且被抬高。

→腹部完全放松，在此停留5~10分钟。想象身体的能量从双腿流向下腹部，从双肩流向头部（图1）。

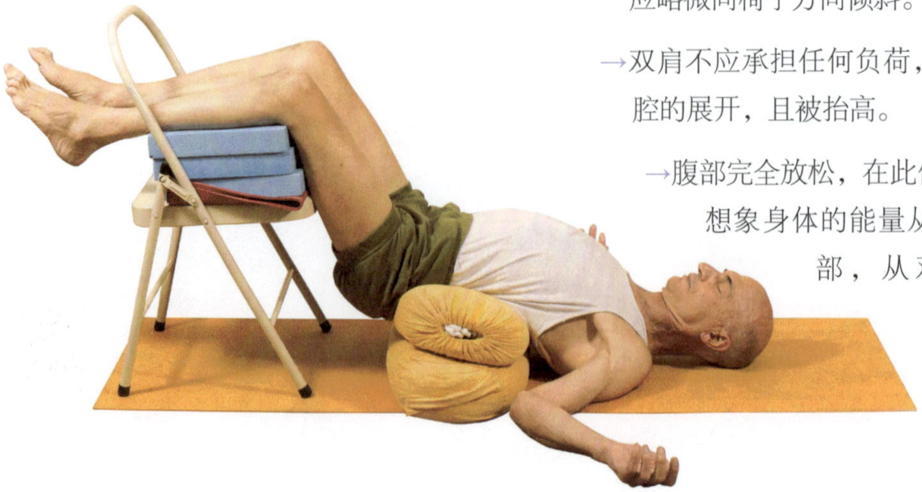

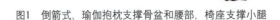

图1 倒箭式，瑜伽抱枕支撑骨盆和腰部，椅座支撑小腿

变体2：椅座支撑骨盆

此变体可用作调息（*Prāṇāyāma*）的准备活动。在基本方法的基础上，我们给出了另外几个选择。

难度：中级/疗愈
必备辅具：瑜伽抱枕、防滑瑜伽垫
可选辅具：瑜伽毯、瑜伽带

○ 椅子提供了较高的支撑，可以展开胸腔，带来深长的呼吸。
○ 双手抓住椅背有助于胸腔的展开、上提。

1.纵向摆放瑜伽抱枕

注意！必须使用稳固的椅子。当从椅子上下滑时，留意不 要使椅子倾斜。如果你没有把握，请不要贸然尝试。

→将椅子放在防滑瑜伽垫上，椅座上铺放一条或一小块防滑瑜伽垫。

→椅背一侧垫面上纵向放置一个瑜伽抱枕，一端贴靠椅子后横档。再在此端铺一条折叠瑜伽毯，用于支撑双肩。

◎根据你的身材调整支撑高度：上身较短者，可在瑜伽抱枕下方垫上折叠的瑜伽毯抬高支撑；上身较长者，则可在椅座上铺上折叠的瑜伽毯，抬高椅座。

→双臂、头部穿过中空的椅背，向头顶方向滑落，直到双肩、颈部后侧落到瑜伽抱枕上。

→背部拱起，骶骨放到椅座上。

→双手抓住椅背，将胸腔上提。

→胸腔保持展开的同时，将双腿垂直向上伸展（图1）。

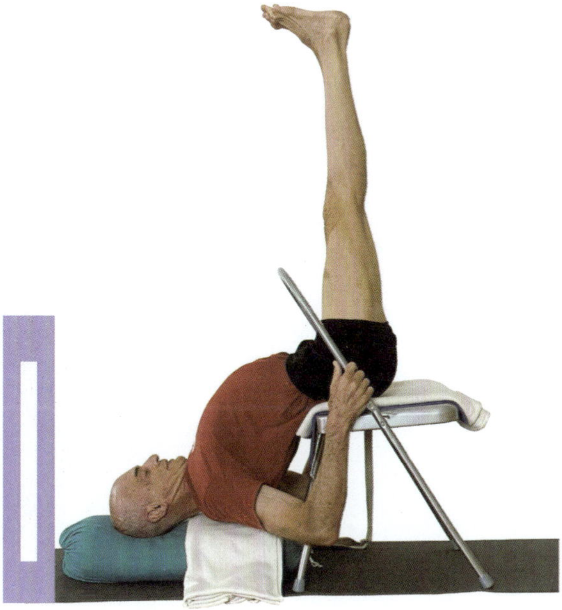

图1　倒箭式，躯干在椅子后侧

2.用瑜伽带套住双脚

→进入体式前，可以在椅背上套一根瑜伽带，用于套住双脚，支撑双腿，以便放松双腿和双臂（图2）。

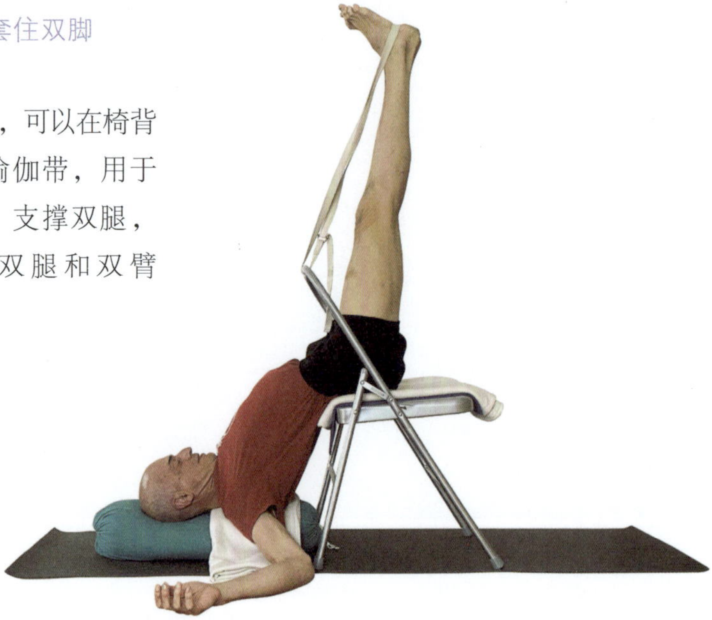

图2　瑜伽带套住双脚

→也可以从这里直接弯曲双腿，进入束角式（*Baddha Koṇāsana*），注意需要将瑜伽带缩短一点（图3）。

图3　椅子上的束角倒箭式，瑜伽带套住双脚

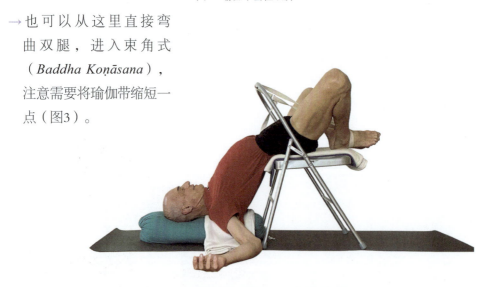

3.横向放置瑜伽抱枕

→还可以将瑜伽抱枕横向放置支撑双肩，让头部落到地面上（图4）。

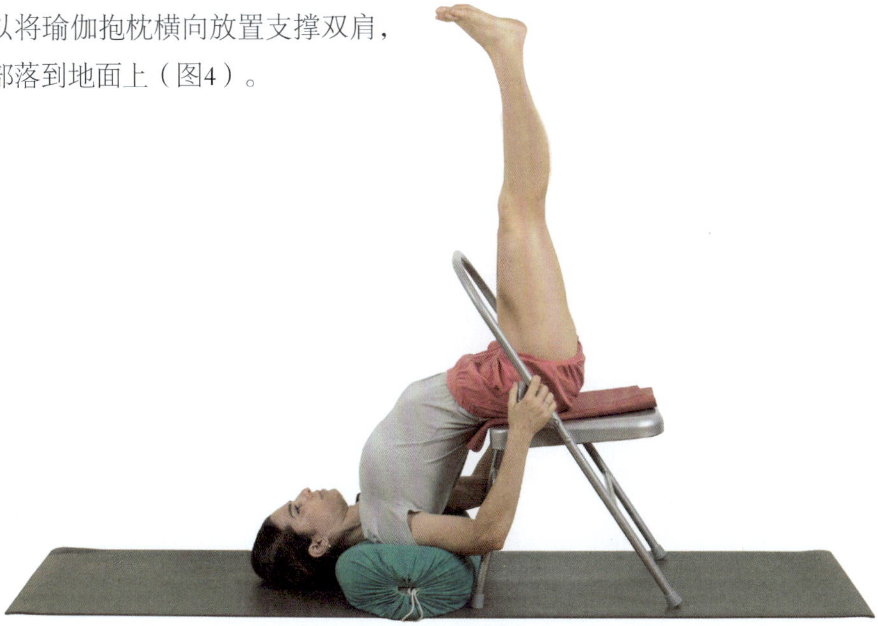

图4 倒箭式，瑜伽抱枕支撑双肩

→在这里，可以不用瑜伽带，直接将双腿弯曲进入束角式（*Baddha Koṇāsana*）（图中未示出），或者双腿交盘进入莲花式（*Padmāsana*）（图5）。

→出体式时，松开双腿，脚后跟踩到椅座上，以免椅子后翻，缓慢地向头顶方向滑动，直到骨盆落到瑜伽抱枕上。

→可以将瑜伽抱枕撤掉，放到腹部，小腿放到椅座上，在挺尸式（*Śavāsana*）中休息。

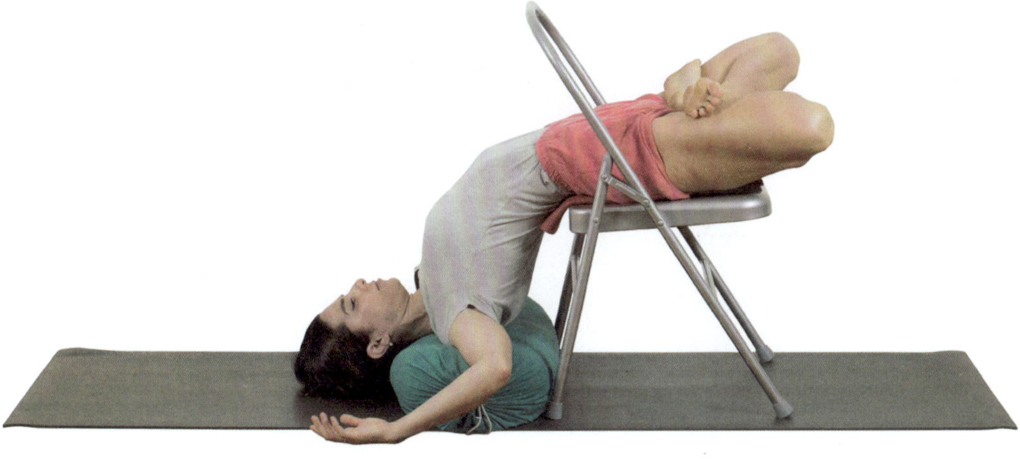

图5 双腿交盘，进入莲花式

倒手杖式
（*Viparīta Daṇḍāsana*）

变体1：两把椅子支撑

难度：疗愈
必备辅具：瑜伽抱枕、椅子、瑜伽带

○ 第一把椅子使得练习者保持胸腔展开，同时，第二把椅子使练习者得以放松。

在第七章中介绍过倒置的椅子支撑的倒手杖式（*Viparīta Daṇḍāsana*），这里介绍如何用另一把椅子支撑双腿，使此体式更放松，具有疗愈效果。

→将椅子倒置，放到防滑瑜伽垫上，将瑜伽抱枕纵向放到前后横档上。

→将第二把椅子的椅座朝向第一把椅子的椅背放置，相距约1米。

→面对第二把椅子，坐在瑜伽抱枕上，大腿上绑一根瑜伽带，拉紧。

→上身后弓，进入体式。背部躺到瑜伽抱枕上，两小腿放到第二把椅子上（图1）。

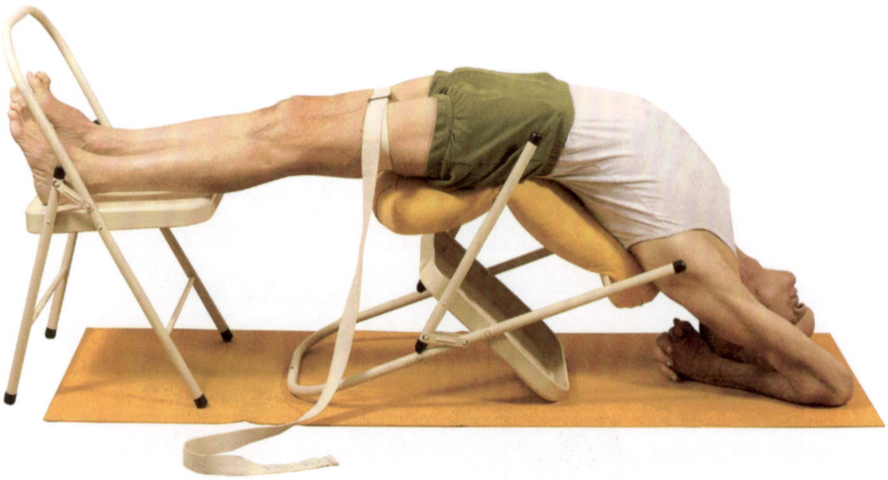

图1　倒手杖式，两小腿放到第二把椅子上

半犁式
（*Ardha Halāsana*）

变体1：椅子支撑大腿

难度：疗愈
必备辅具：瑜伽抱枕、泡沫瑜伽砖（或其他支撑物）、瑜伽毯
可选辅具：木质瑜伽砖、防滑瑜伽垫、墙面

- ○ 椅子承担了双肩的大部分负荷，在此变体中可获得深度放松。
- ○ 两条大腿抬高，放到椅子上，在内部器官区域创造了很大空间。
- ○ 用瑜伽砖抬高椅子的前腿，椅座向后倾斜，双腿随之向双脚方向倾斜。可以放松、延伸下背部，此变体的形态更接近于最终体式。
- ○ 抬高前腿，创造了更大空间，即使椅子的前横档较低，也可以将头部放到椅座下。
- ○ 对于此变体来说，椅座往往太低。抬高前腿，可免得在椅座上放置一大堆支撑物来抬高椅座。

半犁式（*Ardha Halāsana*）（*Ardha*，梵文意思是一半）是一个疗愈体式，可以使身心重获活力。此体式经常安排在后弯体式序列结束时练习，可以放松后背，平静头脑，为挺尸式（*Śavāsana*）做好准备。

当你疲惫、烦躁时练习此体式，只要 5分钟，就可以恢复常态，感到心情平静，能量满满。

好多艾扬格瑜伽中心都提供专为此体式设计的犁式凳。不过，数量往往不多，家中也不具备。这里，给出一个用普通瑜伽椅的替代方案。

◎瑜伽砖垫高椅子的前腿不是必需的，不过这样做可以大大提高体式的舒适度和功效。

放置辅具：

→将椅子的前腿分别置于两块分开放的木质瑜伽砖上。

→将一条折叠的瑜伽毯铺到椅子下方，作为头后的缓冲垫。

→将另一条折叠的瑜伽毯与椅座前缘平行，放到椅子前方瑜伽垫上，再在其上横向放置一个瑜伽抱枕。

◎如果你的躯干较短，可能需要在瑜伽抱枕下再铺一条折叠的瑜伽毯。

→在瑜伽抱枕前放置2~3块泡沫瑜伽砖，摞起来放，用于支撑臀部。也可以用折叠的瑜伽毯，或者瑜伽抱枕代替。有此支撑，身体上翻进入体式、身体回落出体式会更容易、更舒缓。

→在椅座上铺一条折叠的防滑瑜伽垫，再在其上铺一条折叠的瑜伽毯。如果躯干较长，需要再加几条瑜伽毯，或其他支撑物，将椅座垫高（图1）。

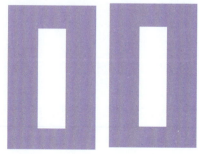

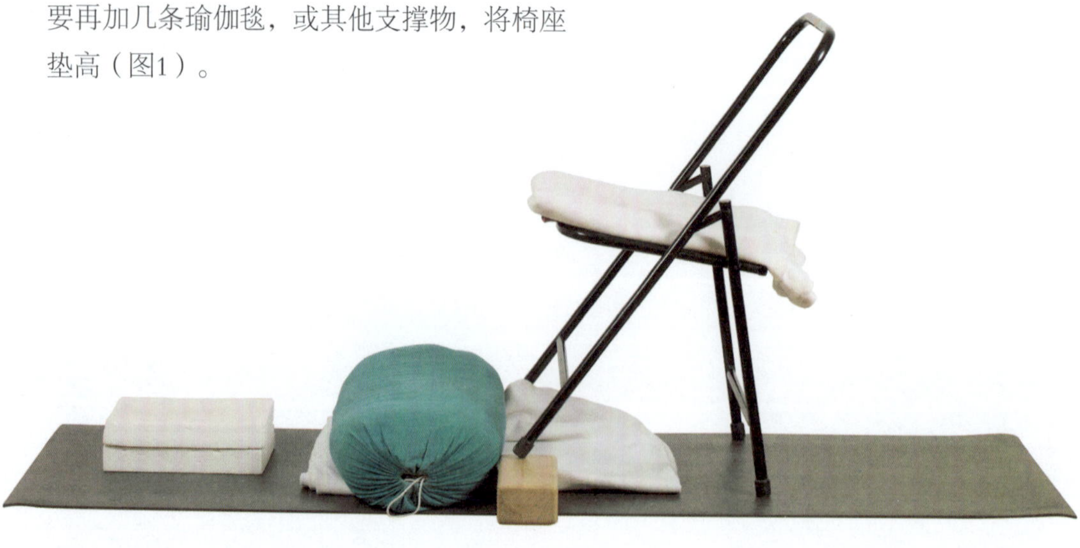

图1　用瑜伽砖垫高椅子的前腿

◎如果椅腿放在瑜伽砖上打滑，可在瑜伽砖上铺一小块防滑瑜伽垫。

进入体式：

→臀部坐在泡沫瑜伽砖或其他支撑物上，后仰，双肩落到瑜伽抱枕的中线上，头部在椅座下。

→双手下压地面，双腿向上，翻过头顶，双膝、大腿落到椅座上。

◎向上翻时不要抓握椅子，以免椅子从瑜伽砖上滑落。

◎确保向上翻时双肩位于瑜伽抱枕的中线上；否则，双肩很容易从瑜伽抱枕上向后滑。

→在体式中稳定后，将大腿内旋，大腿前侧完全正对椅座。

→双臂向后伸展，十指交叉，躯干位于肩带之上。

→确保颈部放松，喉咙处柔软，呼吸顺畅。

◎如果感觉颈部有压力，或者感到喉咙被压住（某些胸部较大的女性可能会出现这种情况），则将躯干后移，椅座支撑双膝，而不是大腿（图中未示出）。

→调整好后，双臂松开，屈肘，放于体侧（图2）。

→在此停留5~10分钟，柔和地呼吸。

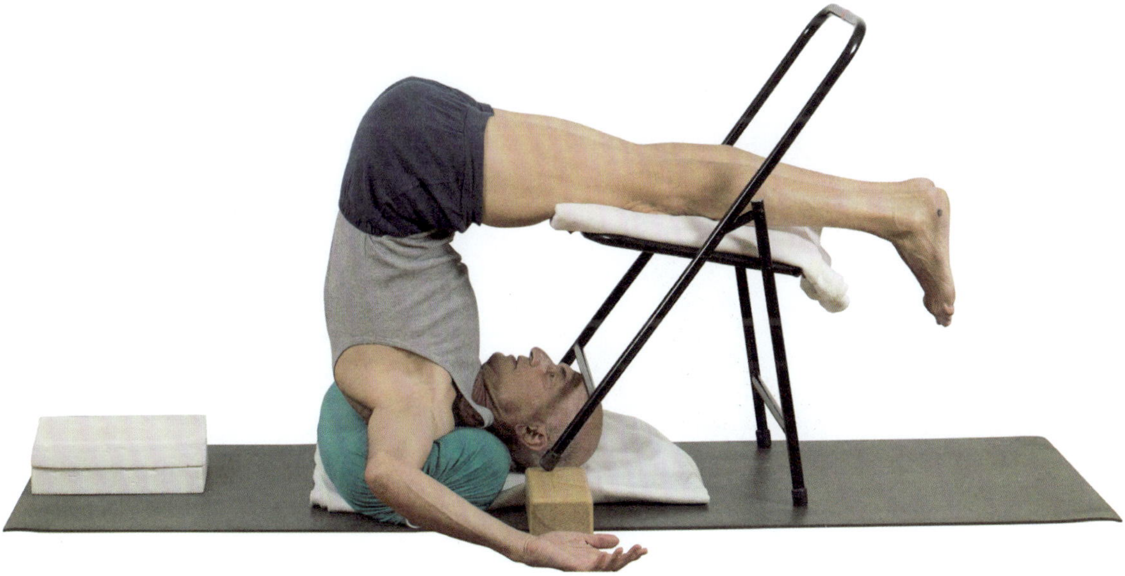

图2　半犁式，瑜伽砖垫高前腿

出体式：

→双腿弯曲，身体卷动，回落到垫面上。

→身体向双腿方向滑动，直到头部落到瑜伽抱枕上（图3）。停留1~2分钟，再做下一个体式。（可以做挺尸式，小腿放在椅座上。）

→如果双腿向上翻到椅子上有困难，可将椅子放到墙面附近，双脚蹬墙，向上挪（图4、图5）。

→如果大腿后侧，或者下背部拉伸感太强烈，则可以将双腿稍微弯曲，将双脚放到椅背上。

→也可以请辅助者帮忙（图6）。

→也可以不用瑜伽砖支撑椅子的前腿。此时，最好选用高椅，或者在椅座上铺几条折叠的瑜伽毯，垫高椅座（图7）。

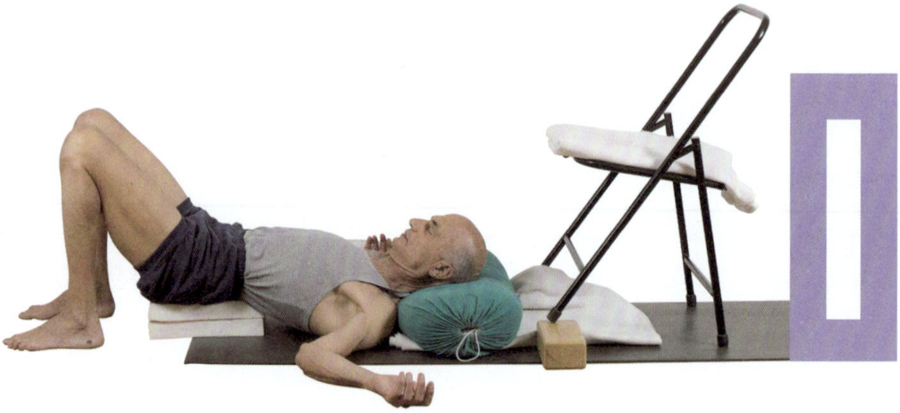

图3 退出半犁式

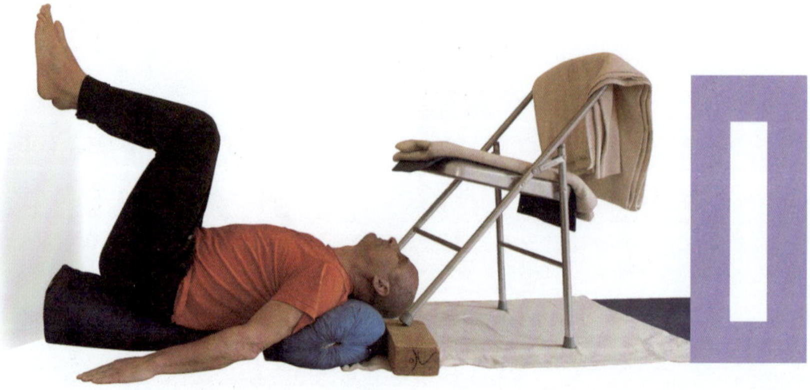

图4 双脚蹬墙，准备进入半犁式

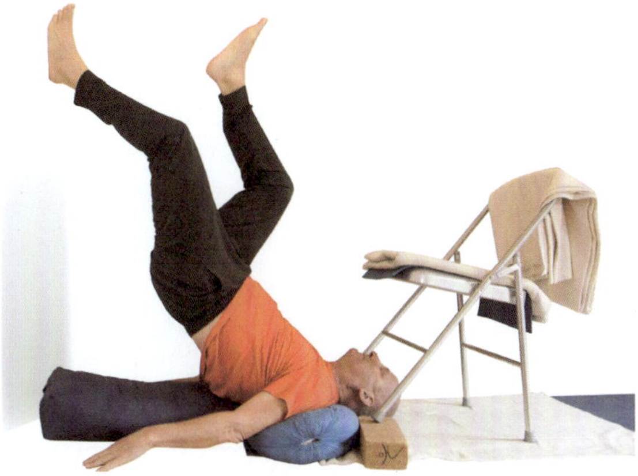

图5　双脚沿墙面向上挪，向后翻

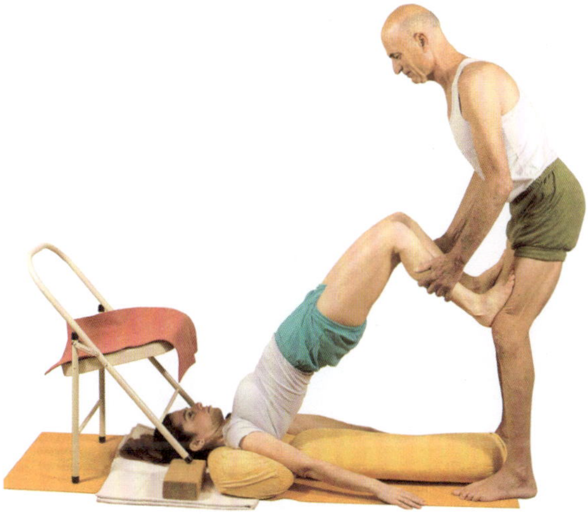

图6　辅助者帮忙

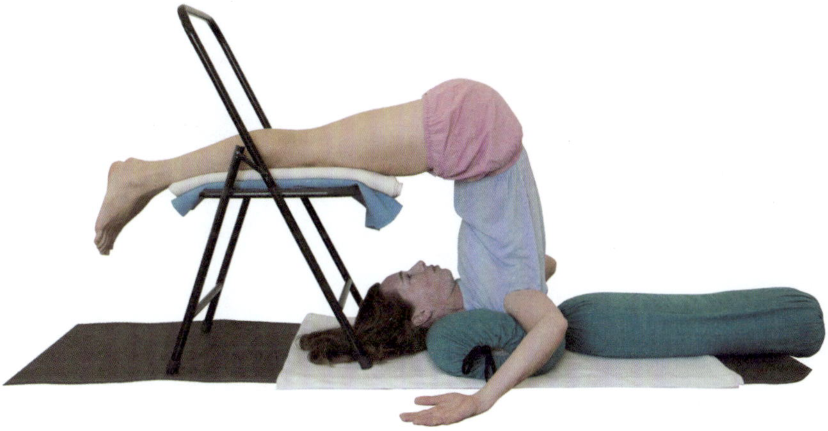

图7　半犁式，椅子的前腿在地面上

坐立调息
（*Prāṇāyāma*）

在 *Light on Prāṇāyāma*（中译本，《艾扬格调息之光》）中，艾扬格大师写道：

“*Prāṇa* 的意思是气息，呼吸，生命，生命力，能量或力量……*āyāma* 的意思是伸展，衍生，扩展，长度，宽度，调节，延长，限制或控制。*Prāṇāyāma* 的意思是调息，就是呼吸的延长和控制。”

“调息（*Prāṇāyāma*）有助于完美地调整人的行为和能量。正确地练习调息会消除疾病，体会到健康、觉悟、宁静的状态。”

椅子可以多种方式稳定坐姿，对调息和冥想（*Dhyāna*）特别有用。

变体1：坐在椅子上

难度：疗愈
可选辅具：防滑瑜伽垫、瑜伽毯、瑜伽带

- ○ 坐在椅子上非常舒适，可以保持背部的直立，胸腔的展开。
- ○ 双手抓住椅背，有助于脊柱保持稳定，肩胛骨内收，从而保持胸腔稳定，展开。
- ○ 难以坐到地面的练习者可以坐在椅子上，享受调息和冥想的功效。

→首先，调整椅座的高度，大腿应与地面平行。

→面对椅背坐在椅子上，双手抓住椅背。

→柔和地将椅背拉向胸前，保持脊柱直立和稳定、胸腔展开。

→低头，进入收颔收束（*Jālamdhara Bandha*），为调息做准备（图1）。

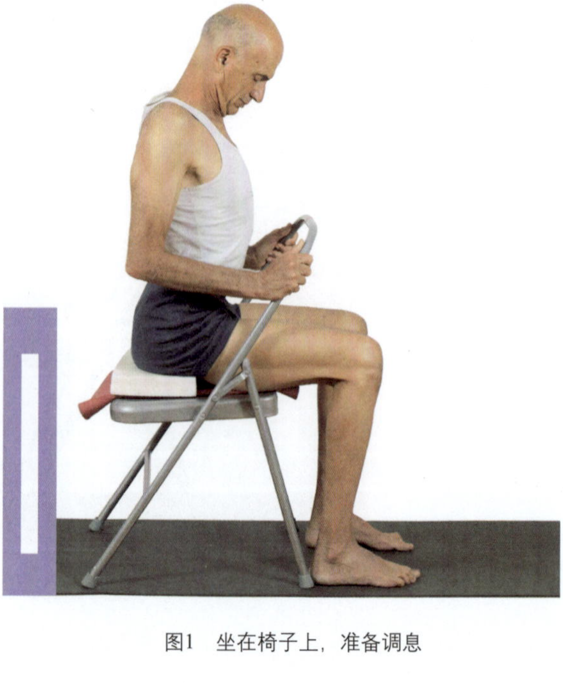

图1 坐在椅子上，准备调息

→可以用瑜伽带将胸部套在椅背上，进一步稳定躯干（图2）。

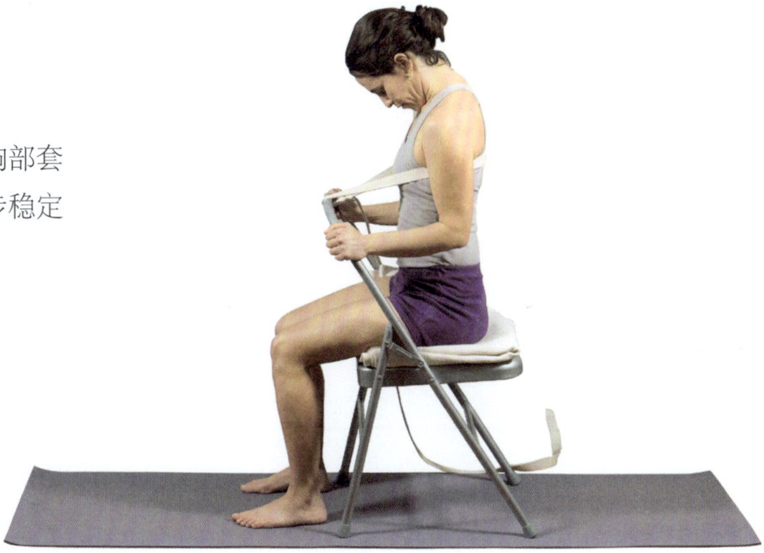

图2　瑜伽带支撑胸部

变体2：椅座支撑背部

难度：疗愈

必备辅具：瑜伽抱枕、瑜伽毯

可选辅具：墙面

○ 椅座的支撑可卸掉背部肌肉的负荷，使习练者较长时间保持坐直，而费力较少。

○ 对背部的支撑还有助于坐姿的稳定。

→用折叠的瑜伽毯或/和瑜伽抱枕垫高臀部。

→双腿交叉，坐在瑜伽毯上。用一条或两条瑜伽毯支撑双膝。

◎如果椅子向后滑，可将其靠墙放置（图中未示出）。

→骨盆后移，伸到椅座下方少许。当坐直时，椅座前缘可以支撑中背部。

→低头，进入收颔收束（*Jālaṃdhara Bandha*），为调息（*Prāṇāyāma*）做准备（图1）。

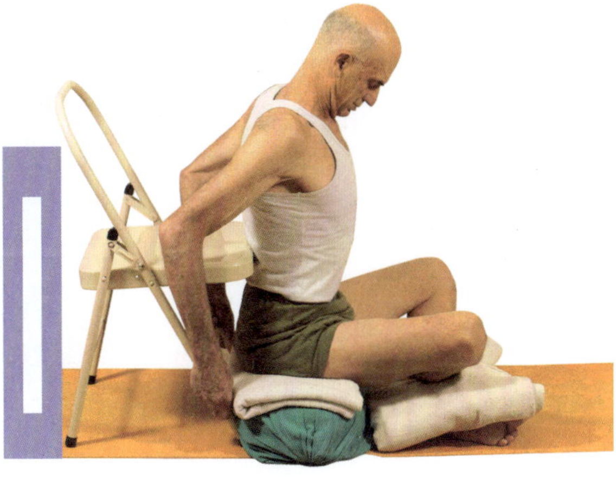

图1　准备调息，椅座支撑中背部

变体3：双手放在前侧椅座上

难度：疗愈
必备辅具：瑜伽抱枕、瑜伽毯
可选辅具：瑜伽带

○ 双手抓住椅子有助于胸腔展开，躯干直立，保持警醒，平衡。
○ 吉祥式（*Svastikāsana*）坐立时，椅腿支撑小腿，可有效防止双膝下坠。

我们用两种坐姿展示这个变体。这个方法也可用于其他坐姿中。

→英雄式（*Vīrāsana*）坐在瑜伽抱枕等支撑物上，椅子放在体前。

→将椅子拉近，两腿位于椅座下方。

→双手抓住椅腿或椅座，温和地向后拉，直到胸部接触椅座。借助此感觉保持脊柱直立，胸腔展开。

→低头，进入收颌收束（*Jālaṃdhara Bandha*），为调息（*Prāṇāyāma*）做准备（图1）。

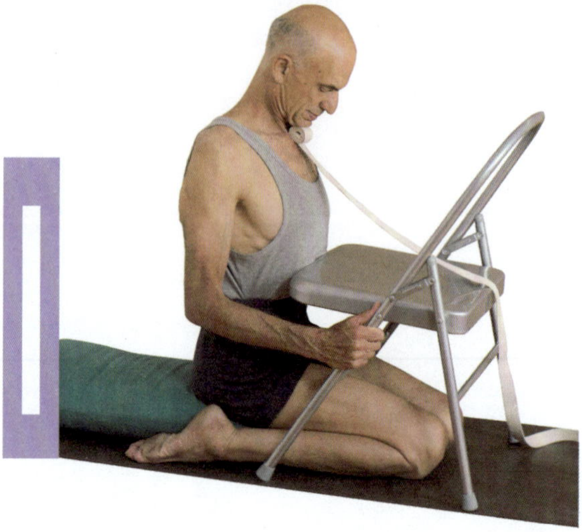

图1　准备调息，英雄式坐立

→也可以吉祥式（*Svastikāsana*）坐立，用椅子的前腿支撑小腿（图2）（小腿和椅腿之间可以垫上瑜伽毯，更舒适一些）。

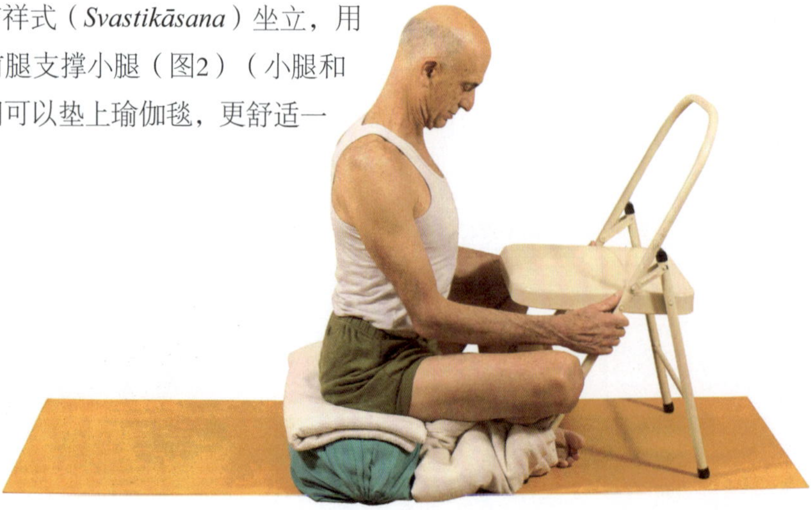

图2　准备调息，吉祥式坐立

挺尸式
(*Śavāsana*)

Light on Prāṇāyāma（中译本，《艾扬格调息之光》）中，艾扬格大师写道："*Śava*，梵文的意思是尸体；*āsana*，梵文的意思是体式。……挺尸式（*Śavāsana*），意味着放松、修复。它不是简单地躺下来，放空大脑，茫然地凝视，更不是打着呼噜睡觉。它是瑜伽体式中最难做到完美的，不过，也是最能使人恢复精力、回报最大的。"

挺尸式（*Śavāsana*）是身心处于当下的艺术，不想，不做。在我们日常忙碌的生活中，学会按下暂停键，进行适度的放松是非常重要。因此，建议你永远不要放弃挺尸式（*Śavāsana*）！即使工作非常忙碌，每天也要至少花上 5分钟练习这个非常重要的体式！ 5分钟虽短，但却非常宝贵：让你暂时完全摆脱了日常的劳顿、烦恼以及责任；你的头脑正在发生变化，正在漫游到一个全新的王国，在地球母亲和大自然的怀抱中，享受着宁静的恩典。如果说你的瑜伽练习是播种，那么此时就是收获的时刻。花点时间去体会丰收的愉悦，感受宁静、崇高、心态稳定，保持清晰的头脑状态，用心呵护吧！

挺尸式（*Śavāsana*）一般练习方法：

→仰卧。开始时双膝弯曲，双脚放在地面上。臀部向脚后跟方向延伸，并将其由内向外展开。

→双肩逐一后旋，向地面沉降，远离颈部。

→双手托起头部，将其后部轻柔地向上延展，远离胸部。如果需要，可用折叠的瑜伽毯支撑头后部和颈部，感觉会更舒适一些。

→双腿后侧延展，放松，分开，自然外旋。

→背部伸长、拓宽。全身肌肉放松。

→观察你的呼吸，用深长的呼气放松全身。

→在此体式中停留，保持大脑与内在身体的连接，进行全身扫描，识别、消除所有的紧张。

变体1：椅腿落到椅座上

难度：疗愈
必备辅具：瑜伽毯
可选辅具：瑜伽抱枕、杠铃片

○ 抬高双腿可以拉长、拓宽下背部，从而使其摊平、放松。可缓解下背部的疼痛。

○ 可以柔软、放松腹部器官。

○ 小腿上放上杠铃片等重物有助于放松双腿和腹股沟。

→将椅子放到防滑瑜伽垫的一端。仰卧，进入挺尸式（*Śavāsana*），小腿放到椅座上，头后铺一条折叠的瑜伽毯。

→小腿上横向放置一个瑜伽抱枕，放松（图1）。

→可请辅助者帮忙将杠铃片等重物放到瑜伽抱枕上，进一步放松双腿。

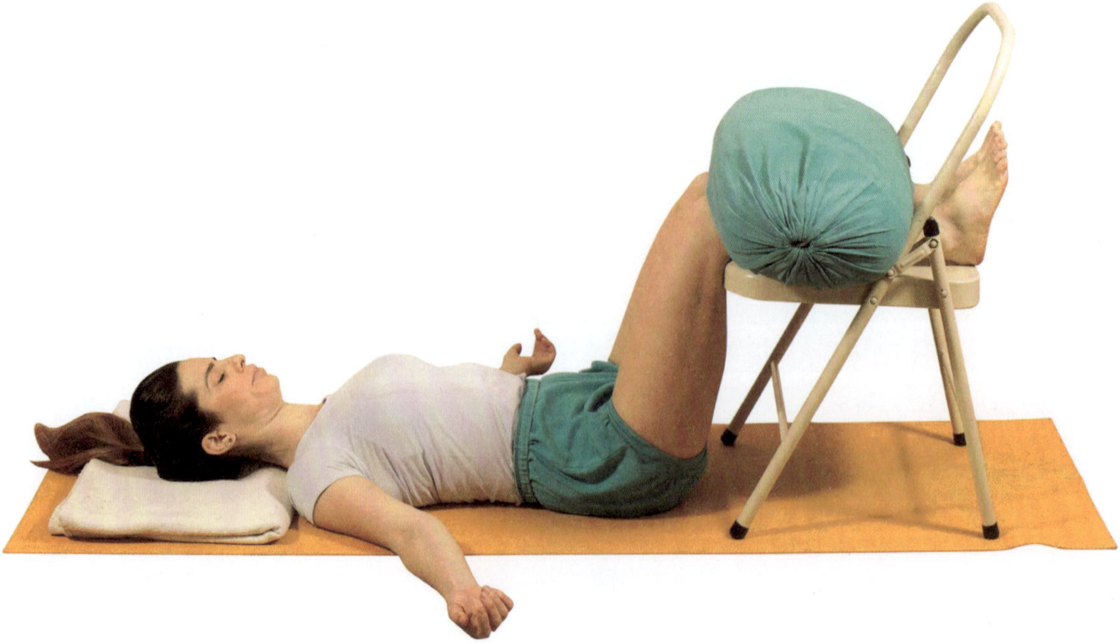

图1　挺尸式，小腿放到椅座上

→出体式时，可将瑜伽抱枕挪开，放到两大腿之间。

→身体转向右侧，右手支撑头部（图2）。

→停留几次呼吸，然后缓慢地睁开眼睛，起身坐立。

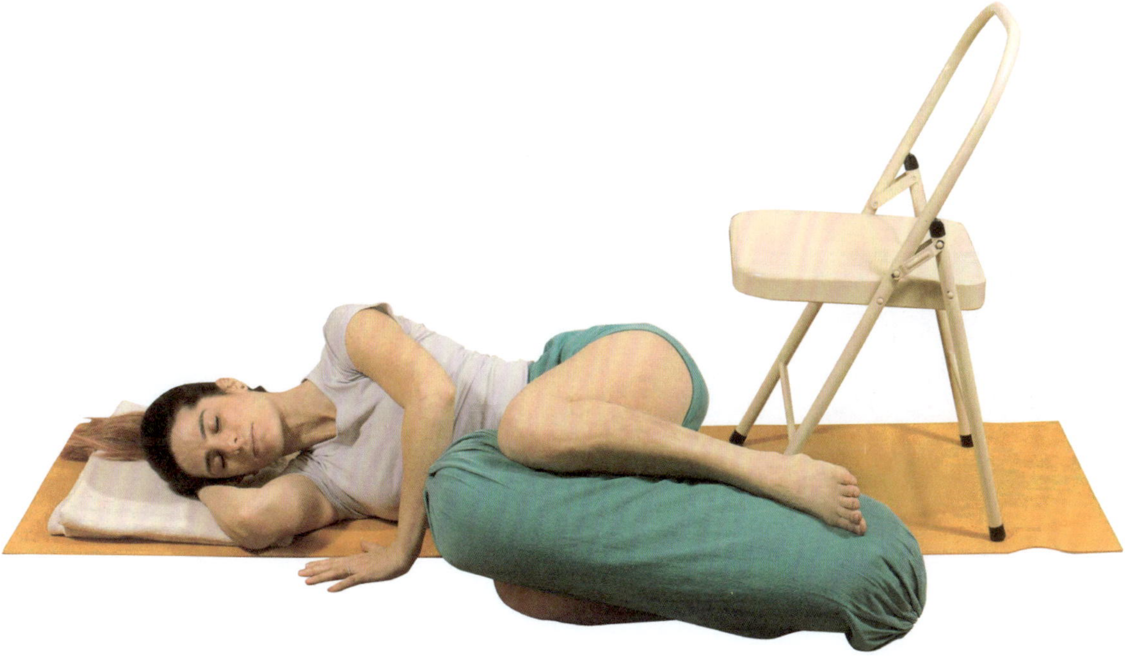

图2　出体式，瑜伽抱枕放到两大腿之间

变体2：头部在椅子下方悬垂

难度：疗愈
必备辅具：瑜伽带

○ 支撑头部带来一种轻松、漂浮的感觉。
○ 颈部后侧拉长，内耳有一种通透的感觉，有助于缓解头晕现象。

→在椅座上套一根瑜伽带，向下垂落，接近地面，环扣在椅座侧面。

→仰卧，头部位于椅座下方。

→头部穿过松弛的瑜伽带，头部后侧放到瑜伽带上。调整瑜伽带的长度，颈部后侧温和地延伸，头部有舒适的感觉（图1、图2）。

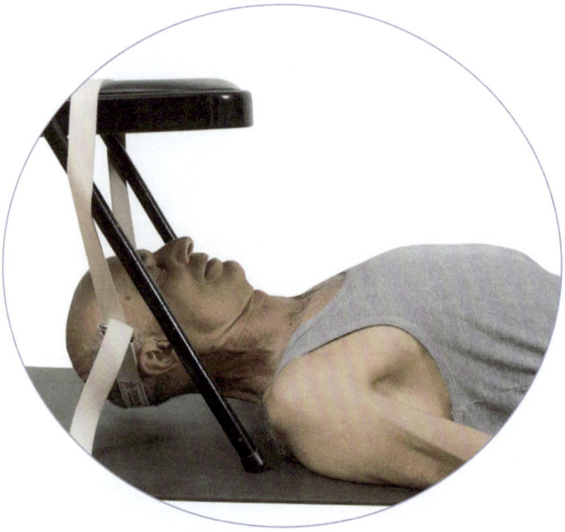

图2　放大图

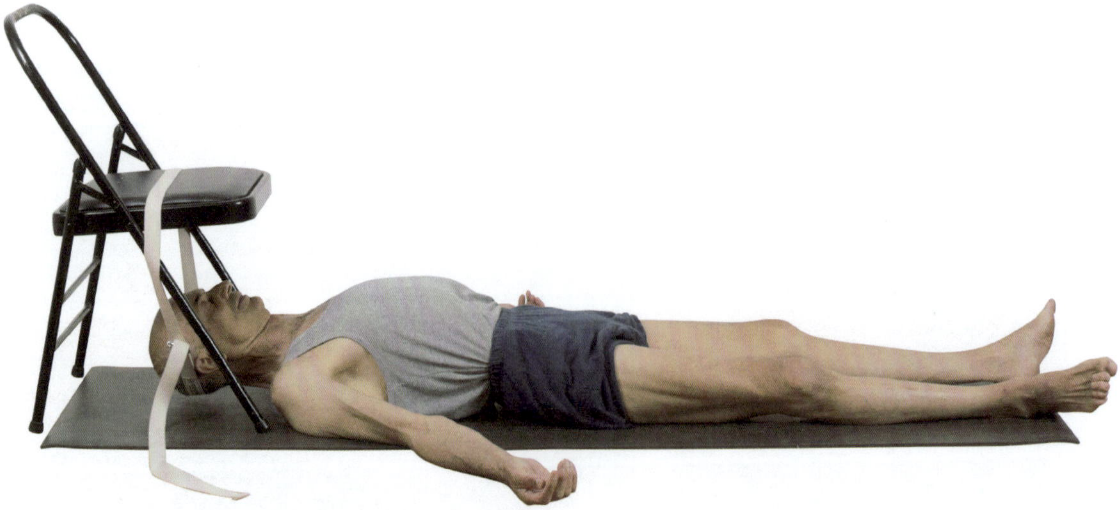

图1　挺尸式，头部悬垂

变体3：躺在折叠的椅子上

难度：疗愈
必备辅具：瑜伽毯
可选辅具：瑜伽抱枕、杠铃片

○ 利用椅座将胸腔轻微地抬高，可保持胸腔展开，有助于深长地呼吸。此变体可用于调息（*Prāṇāyāma*）。

○ 椅背支撑骶骨，并将身体向脚后跟方向延伸。

→将折叠的椅子放到地面，椅座朝上。

→将瑜伽垫铺到椅子上（图中未示出，以便看清楚其他演示）。将折叠的瑜伽毯放到椅座靠近椅腿的一端。如果需要，可准备一个瑜伽抱枕放在旁边。

→坐在椅背前方，仰卧，躺到椅子上。臀部在瑜伽垫上，椅背支撑骶骨。

→双臂向两侧打开，深深地放松（图1）。

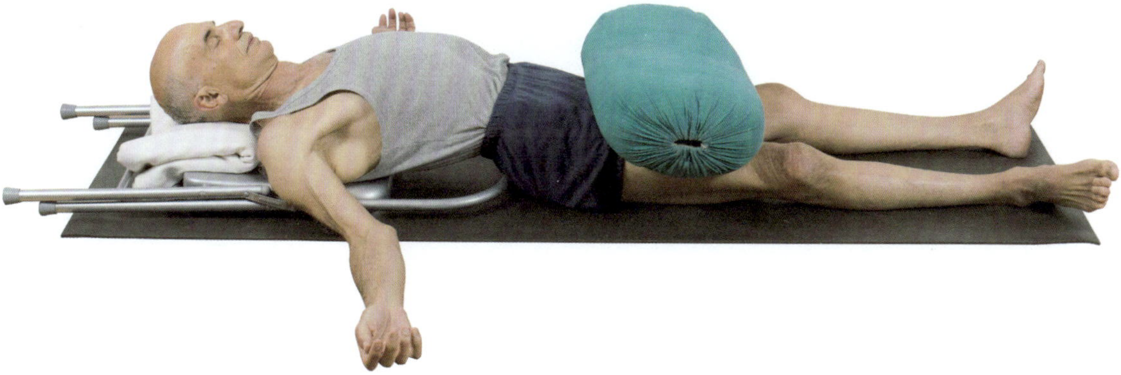

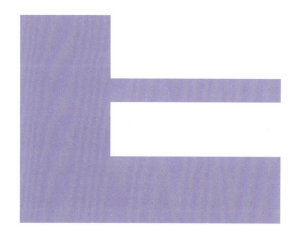

图1　挺尸式，仰卧在折叠的瑜伽椅上（可以将瑜伽垫铺在椅子上）

变体4：折叠的椅子放在身上

难度：疗愈
必备辅具：瑜伽毯、瑜伽抱枕

○ 椅子可分散身上的负重，有助于四肢的释放和肌肉的柔软。
○ 身上的重量可强化挺尸式（*Śavāsana*）的体验。

将重物放到身上可以柔软、展开肌肉组织。在大多瑜伽中心，杠铃片的数量可能都不会有很多，不足以提供给所有学员。一个瑜伽抱枕，再加上一把椅子，则可以作为很好的替代。再者，在许多艾扬格瑜伽的课堂上，都会用到一堆辅具，这些辅具正好可用于挺尸式（*Śavāsana*）。你可在椅子上放上数量不等的瑜伽毯、瑜伽砖等来增加身上的重量（请记得结束后将这些辅具一一归位）。

→准备一把折叠的椅子，一个瑜伽抱枕，以及其他可能的辅具。仰卧，准备进入挺尸式（*Śavāsana*）。

→用一条折叠的瑜伽毯支撑头部和颈部。

→将椅子放到身上，椅座朝下，椅背位于胸部下方肋骨处。

→将瑜伽抱枕和其他辅具放到椅子上（图1）。如果有杠铃片，也可以将其放到椅子上。

→停留5~10分钟。

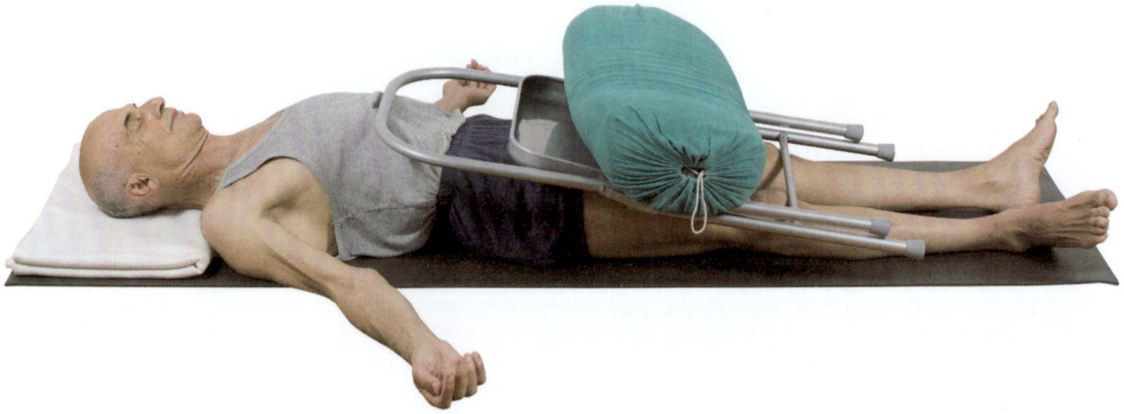

图1　挺尸式，用椅子和瑜伽抱枕代替杠铃片

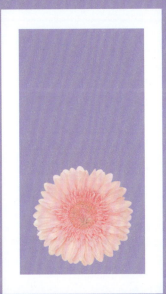

第十二章

练习序列

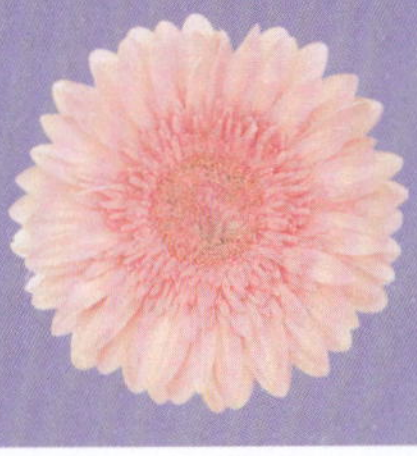

Sequences

瑜伽练习的效果与体式的编排顺序有很大关系。为某一特定目的编排一套体式（*vinyasa*）称为*vinyasakrama*。编排或选择一个练习序列时，必须考虑如下因素：自己的瑜伽练习经验和熟练程度、当前的身体和心理状况、编排或选择此序列的目的以及练习场所的特点。另外，还应该考虑你的年龄、职业、练习的时间段、天气状况等。

事先编排好的练习序列是通用的，练习时需要酌情选用。选择的练习序列必须适应你的体质、瑜伽练习的经验和练习的目的。自我练习或者作为瑜伽教师准备一堂课，都需要做此考虑。如果授课对象是老年人、身体有伤痛者、患有某些疾病或者有抑郁情绪等特殊人员，更应特别慎重。作为瑜伽教师，必须慎之又慎，针对学员的特殊状况对练习序列做出相应调整。例如，可能需要将体式重复多次，开始时动作要温和一些，逐渐增加强度。某些体式对你的学员来说可能太难，可以从序列中去除。

借助椅子，可以将传统的体式进行不同的变化，以适用于不同的练习者和目的。本章给出几个示例。

◎对于所有不对称的体式，只给出右侧做体式的说明，当然，另一侧也必须练习。

1.温和练习序列I，针对老年人

时间：45分钟
必备辅具：瑜伽带、瑜伽毯、防滑瑜伽垫
可选辅具：瑜伽抱枕

这是一个温和的练习序列，适合老年人，或者有平衡、运动障碍者练习。包括一些简单的、用椅子辅助的站立体式。

1 山式
椅子在体后
45秒

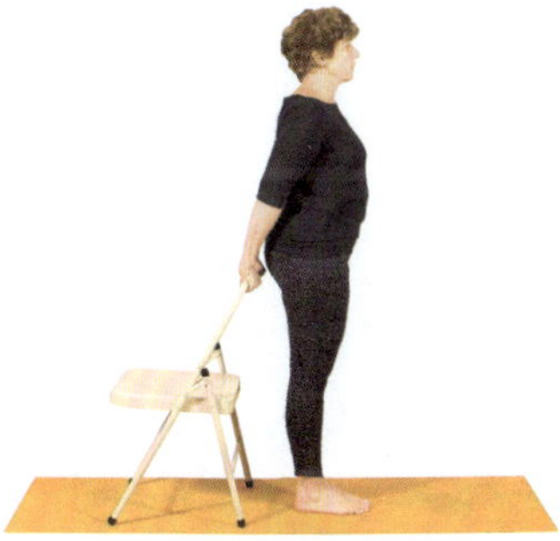

2 山式
椅子在体前
45秒

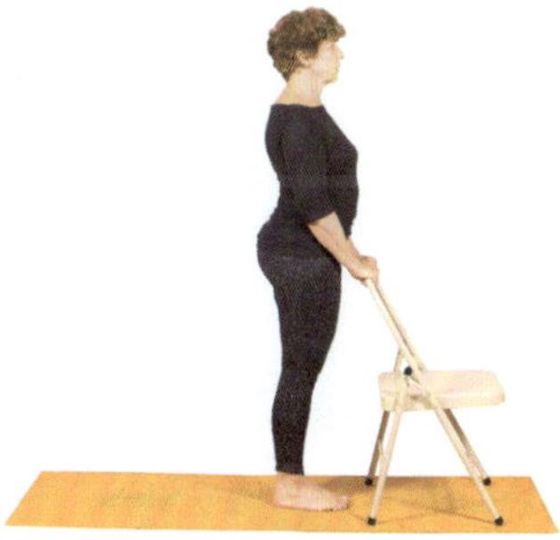

3 山式
椅子在体前，脚跟上提
10秒×5

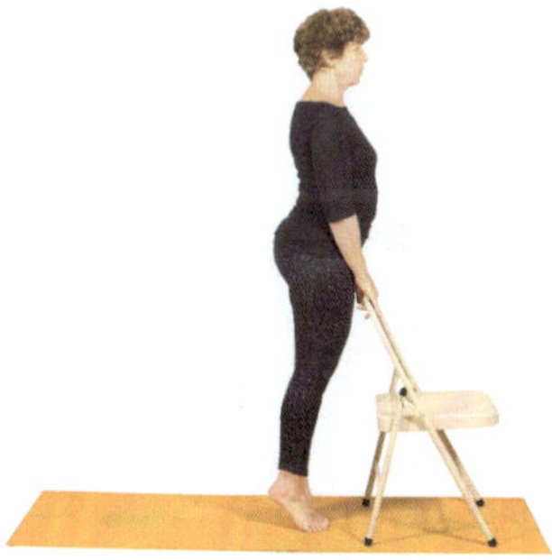

4 树式
手握椅背保持平衡
每侧30秒

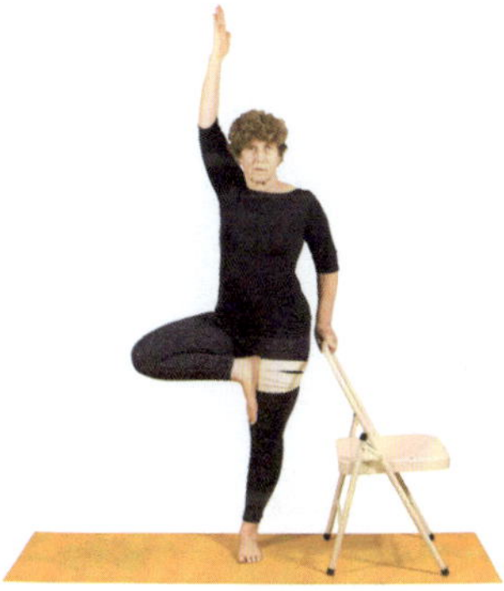

5 单腿站立伸展一式
抬起脚放在椅座上
每侧40秒

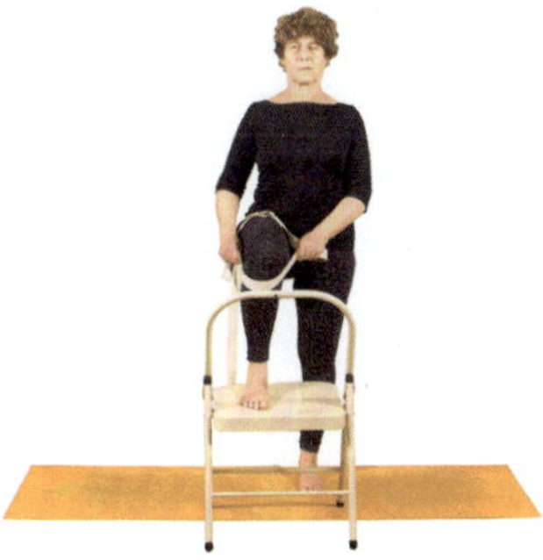

6 单腿站立伸展一式
抬起脚放在椅座上
每侧40秒

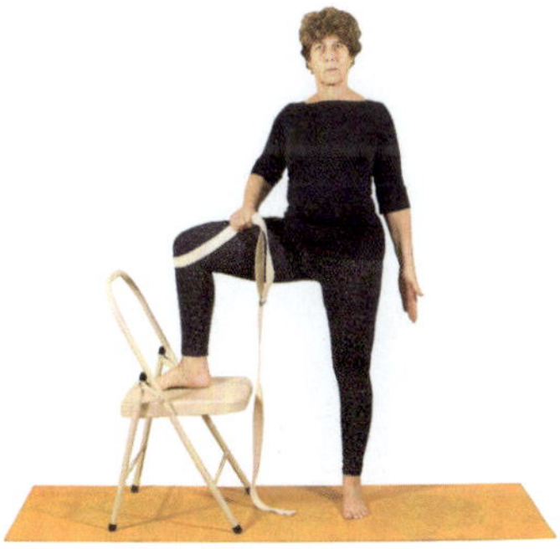

7 加强侧伸展式
双手握住椅座
每侧40秒

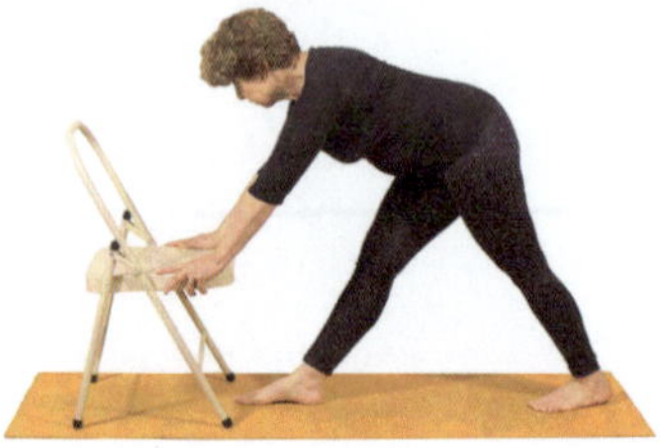

8 战士一式
坐在椅子上，第一阶段
每侧40秒

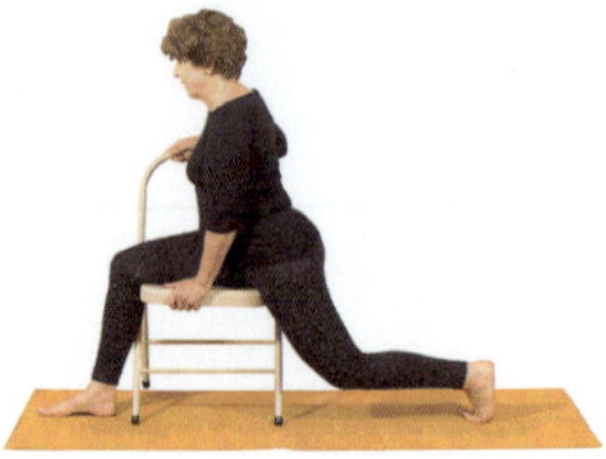

9 战士一式
坐在椅子上，第二阶段
每侧40秒

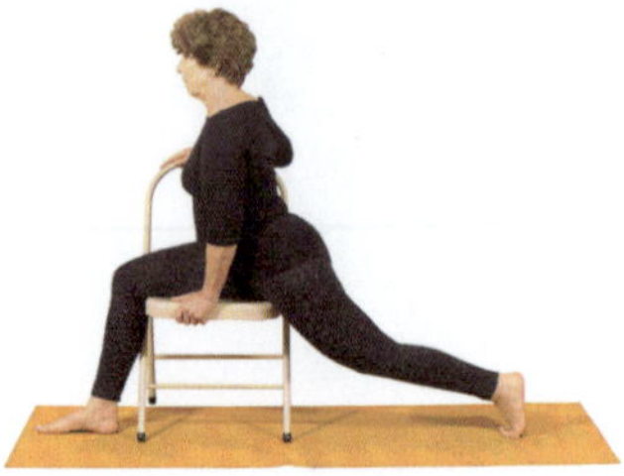

10 侧角伸展式
坐在椅子上
每侧40秒

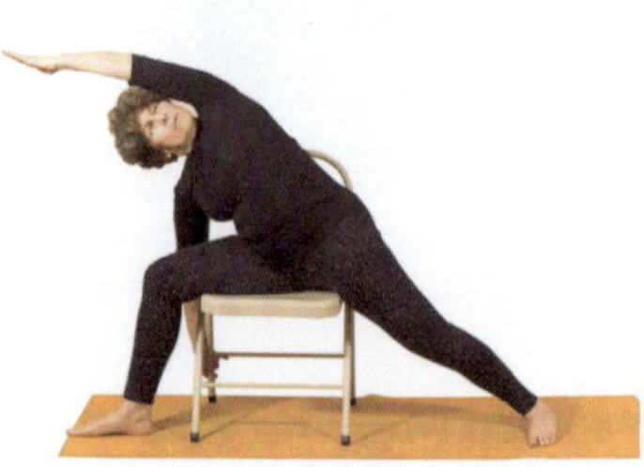

11 开肩
30秒×2

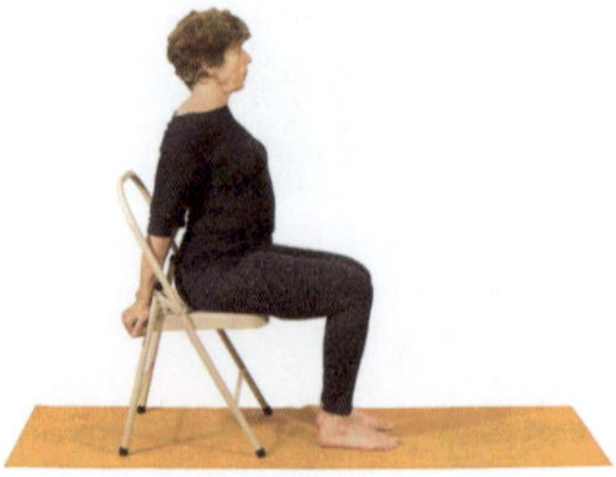

12 背部后弯
30秒×3

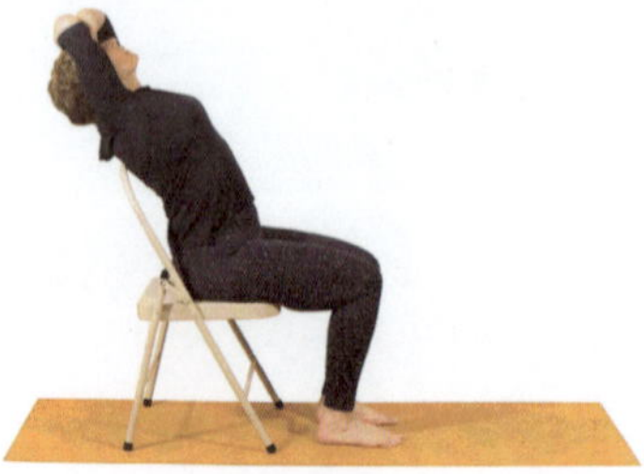

13 坐山式
坐在椅子上

40秒×2

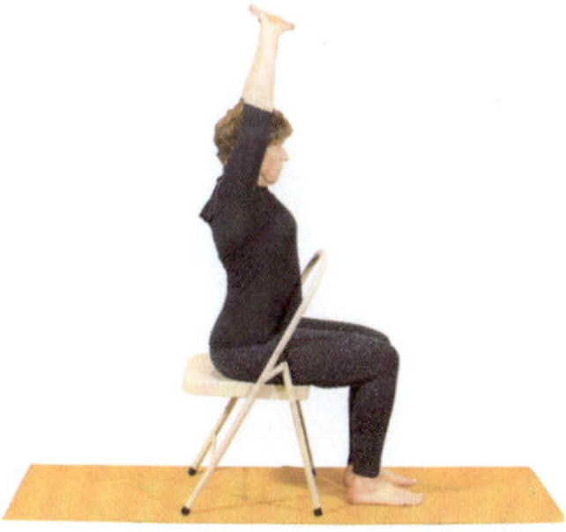

14 手杖式

45秒

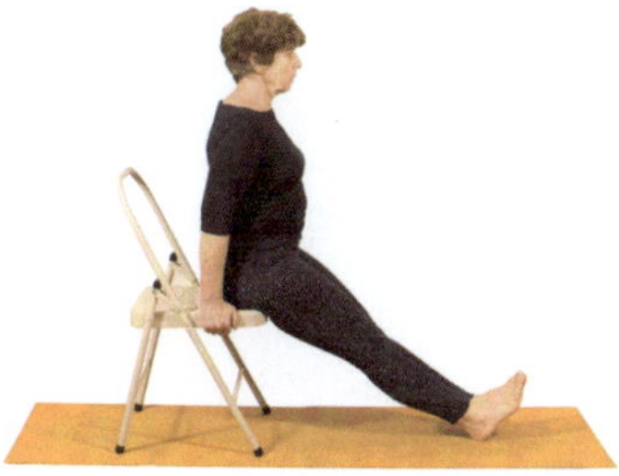

15 加强背部伸展式

40秒×2

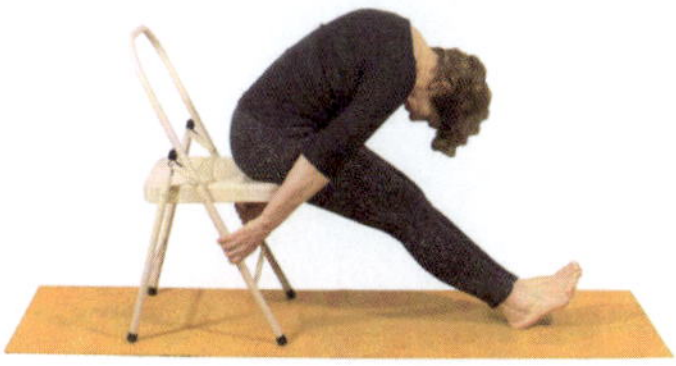

16 巴拉瓦伽式

每侧30秒×2

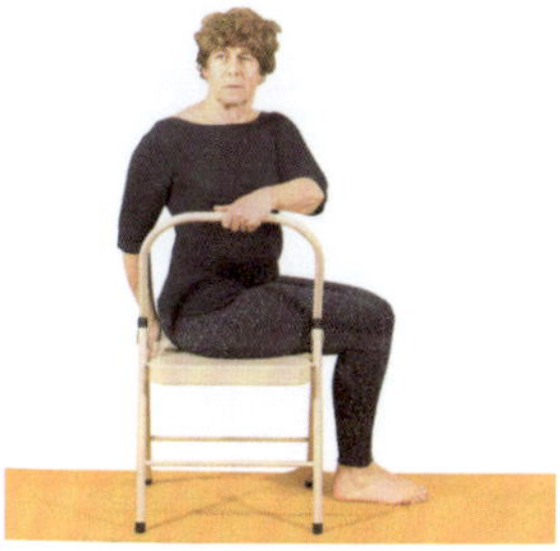

17 挺尸式
小腿放在椅座上

5~8分钟

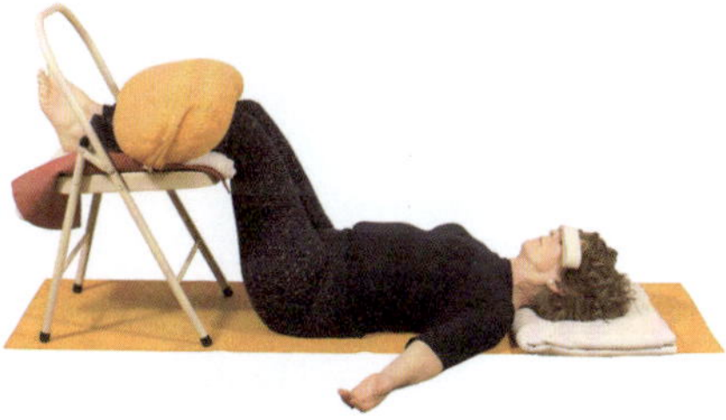

2.温和练习序列Ⅱ，针对老年人和活动受限者

时间：50~60分钟

必备辅具：椅子、瑜伽抱枕、瑜伽带、瑜伽毯、防滑瑜伽垫

此序列只包含坐立和仰卧体式，尤其适合不便站立的练习者。

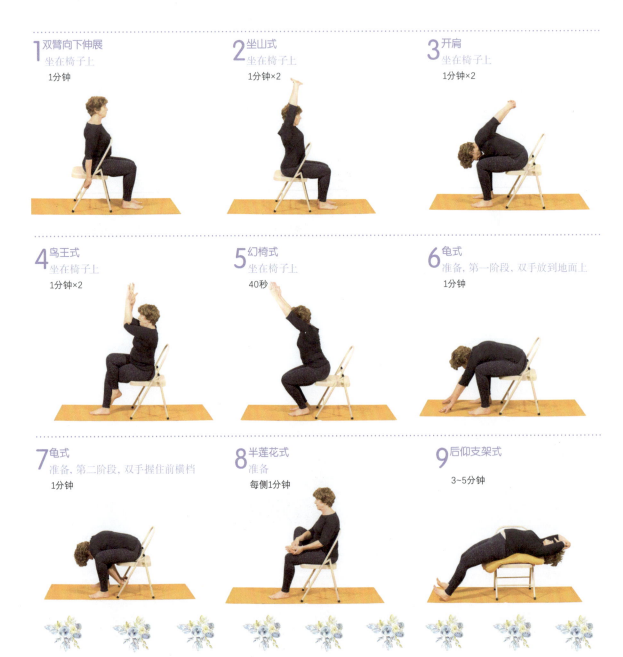

1 双臂向下伸展
坐在椅子上
1分钟

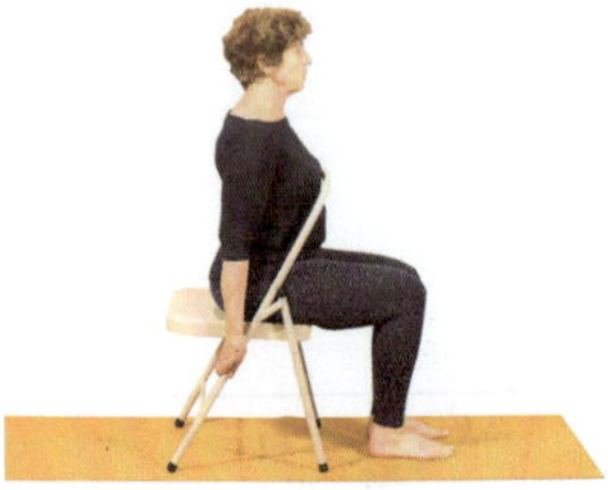

2 坐山式
坐在椅子上
1分钟×2

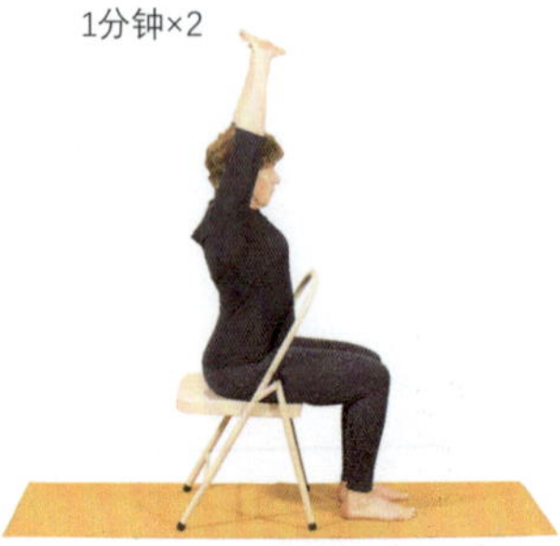

3 开肩
坐在椅子上
1分钟×2

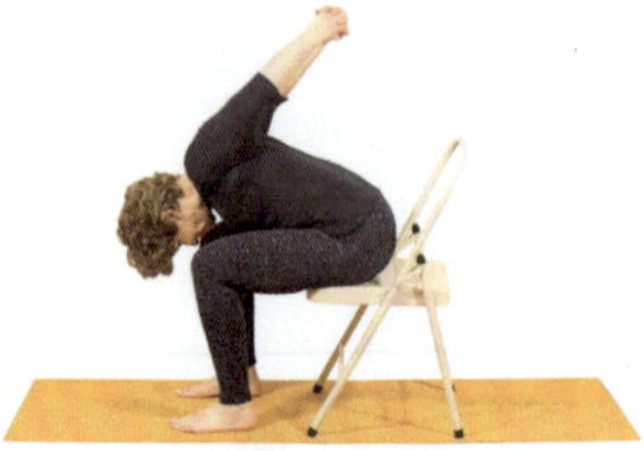

4 鸟王式
坐在椅子上
1分钟×2

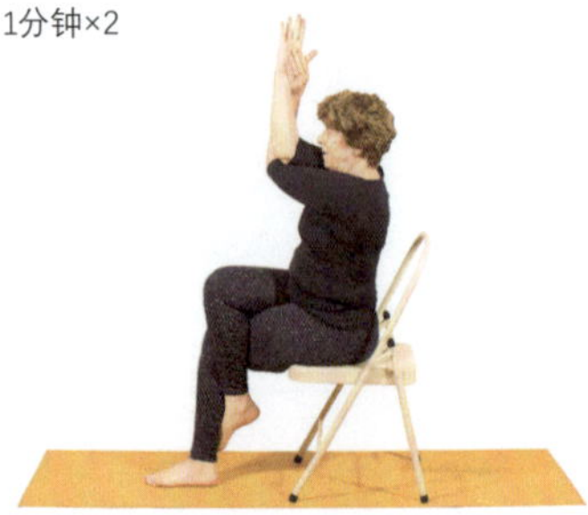

5 幻椅式
坐在椅子上
40秒

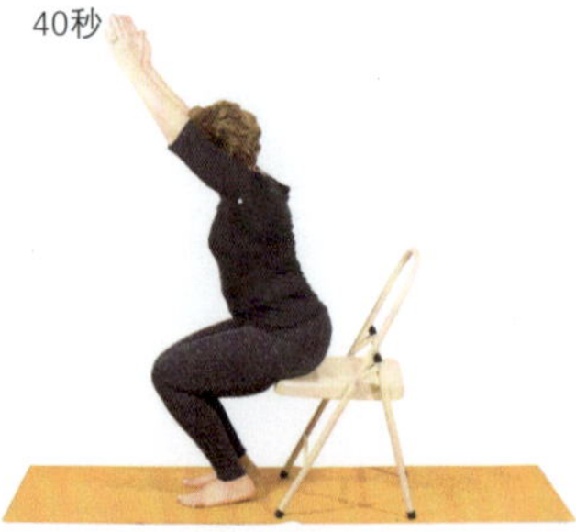

6 龟式
准备，第一阶段，双手放到地面上
1分钟

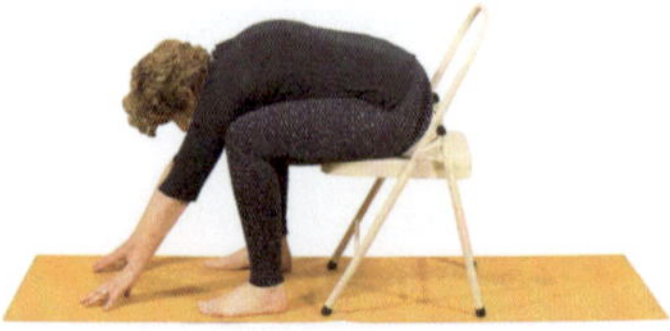

7 龟式
准备，第二阶段，双手握住前横档
1分钟

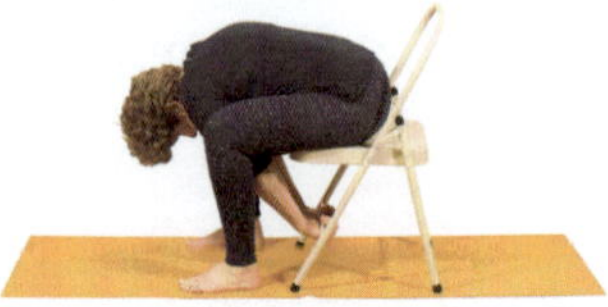

8 半莲花式
准备
每侧1分钟

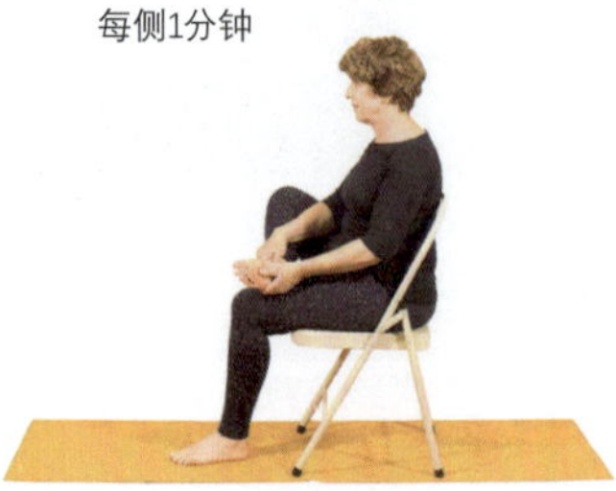

9 后仰支架式

3~5分钟

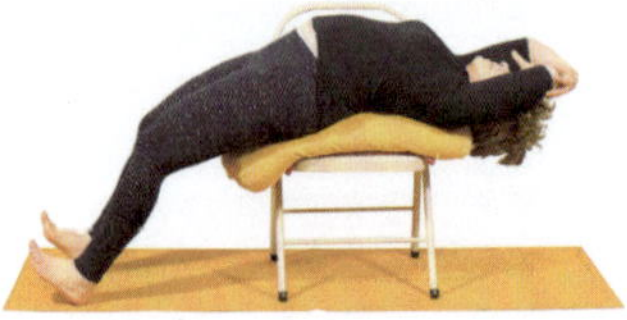

10 倒手杖式

3~5分钟

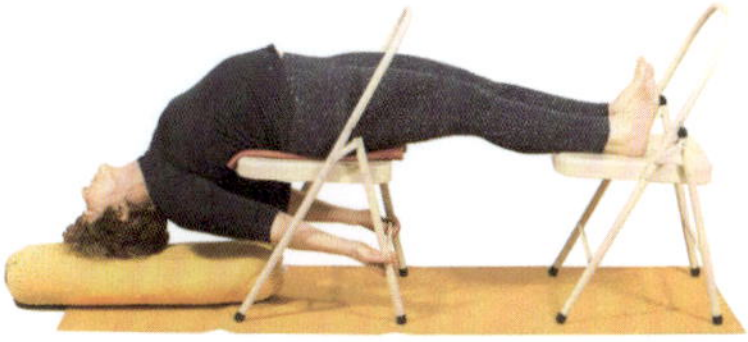

11 祛风式

2分钟

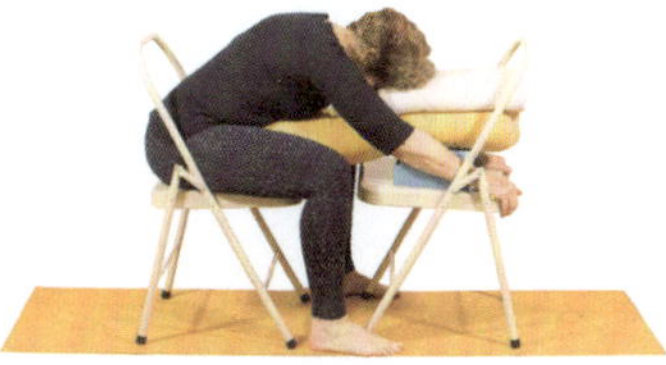

12 套索扭转式

每侧40秒

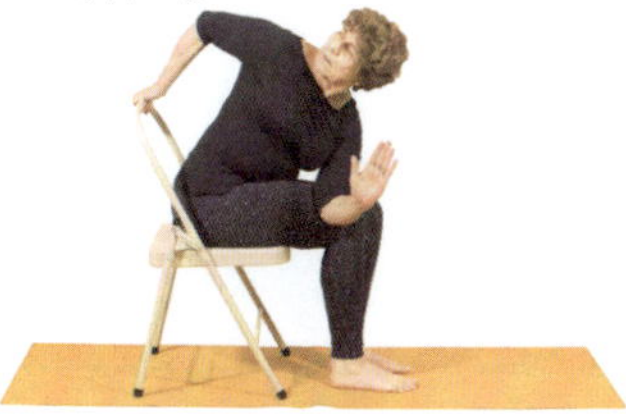

13 圣哲玛里琪三式

每侧40秒

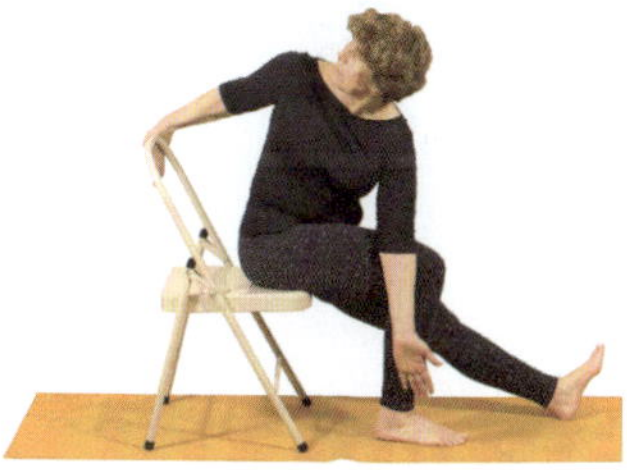

14 侧伸展

每侧40秒

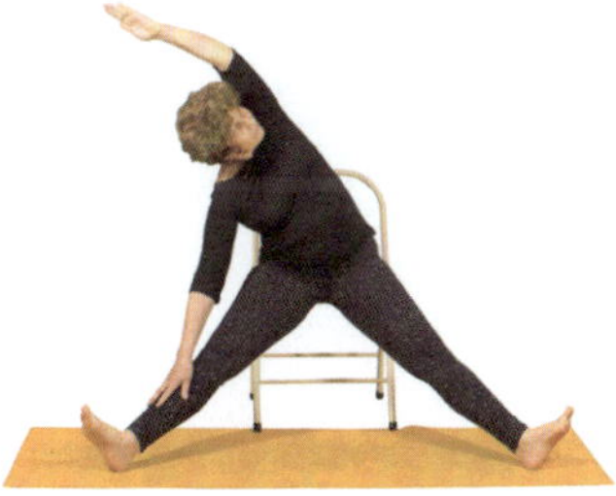

15 侧坐角式

每侧40秒

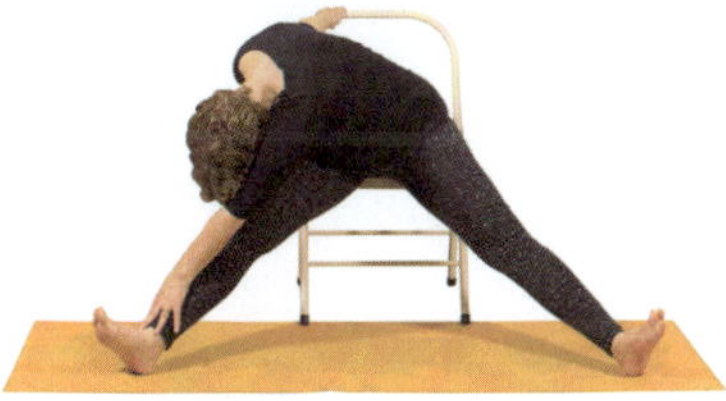

16 巴拉瓦伽式

双腿在椅背下方

每侧40秒

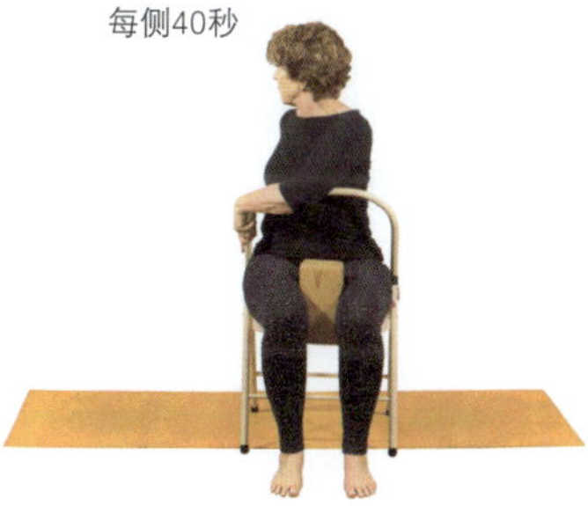

17 巴拉瓦伽式

双腿在椅背下方

每侧40秒

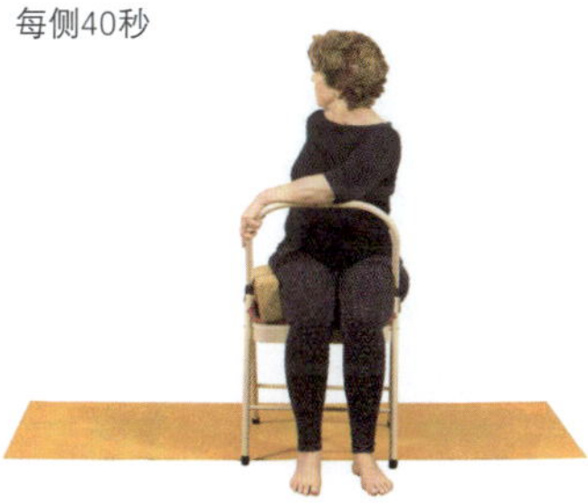

18 肩倒立式

5分钟

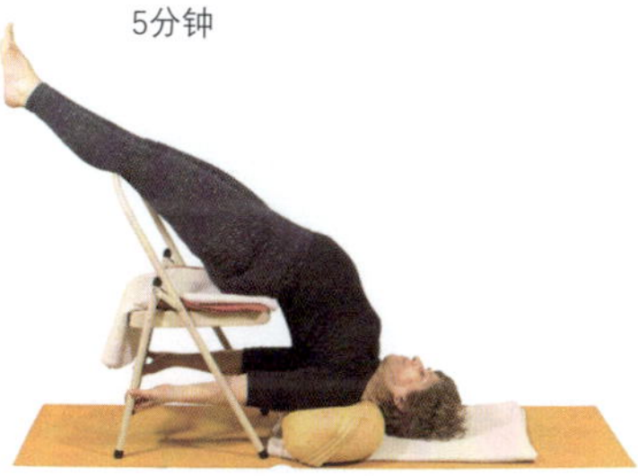

19 束角肩倒立式

2分钟

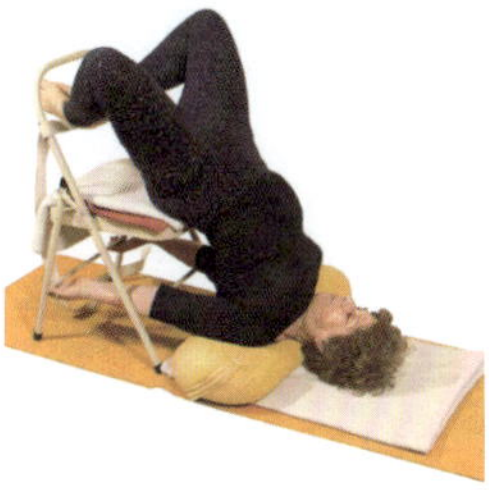

20 桥式肩倒立式

3~5分钟

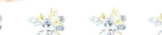

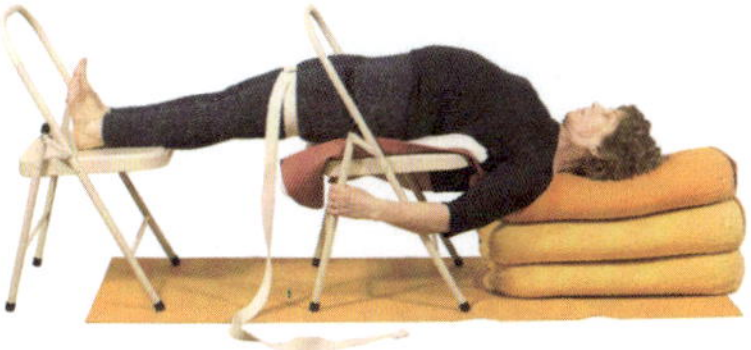

21 挺尸式

5~8分钟

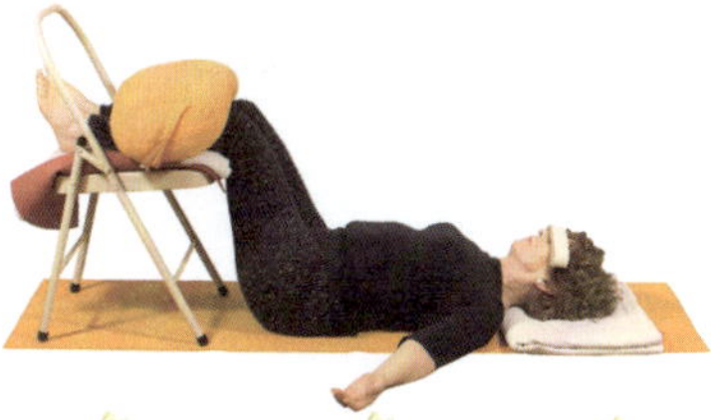

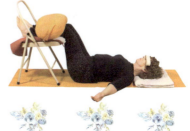

3.在家中或办公场所的练习序列

时间：15分钟

可选辅具：家用枕头

此序列可以在家中或办公场所练习，动作简单，用时较少，不需要特殊的辅具，只需要使用一把普通的椅子。需要放松、提神时可随时练习，练习几次都行。

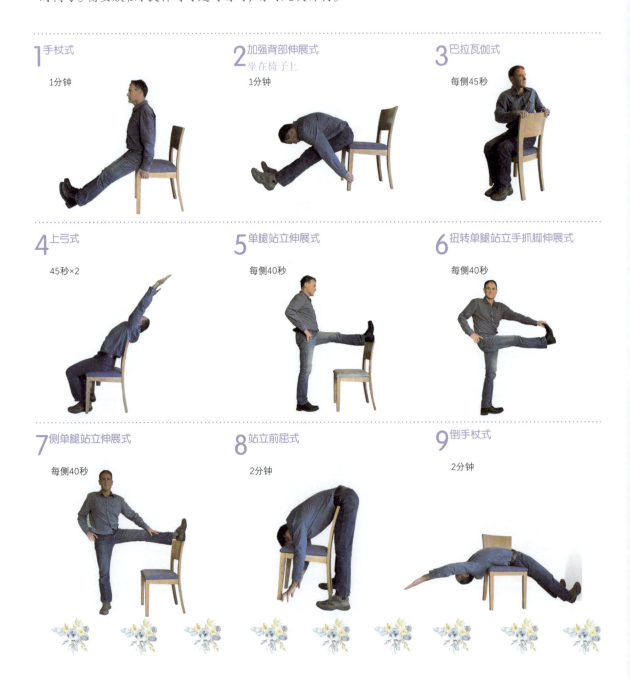

1 手杖式

1分钟

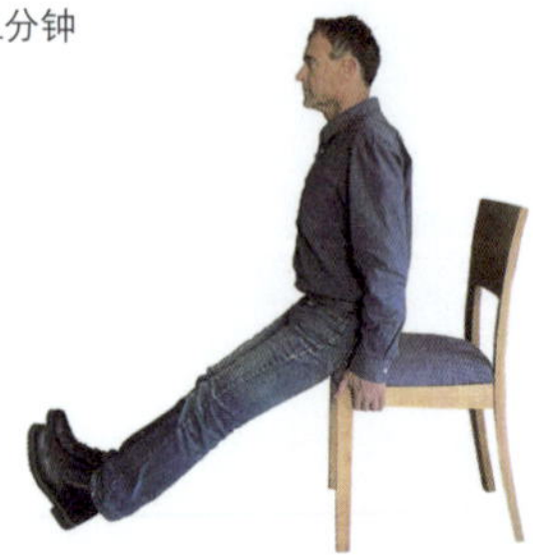

2 加强背部伸展式
坐在椅子上

1分钟

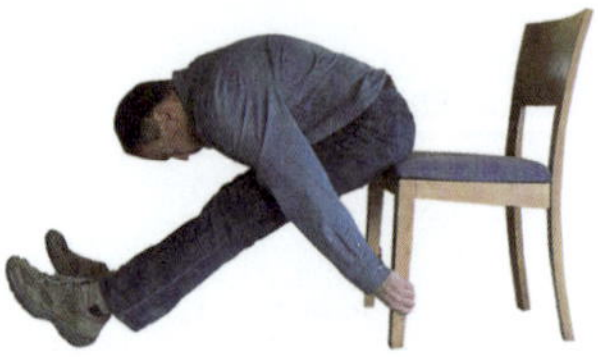

3 巴拉瓦伽式

每侧45秒

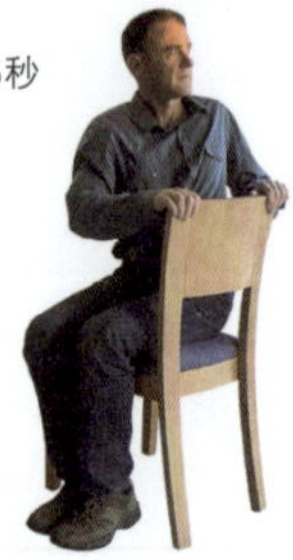

4 上弓式

45秒×2

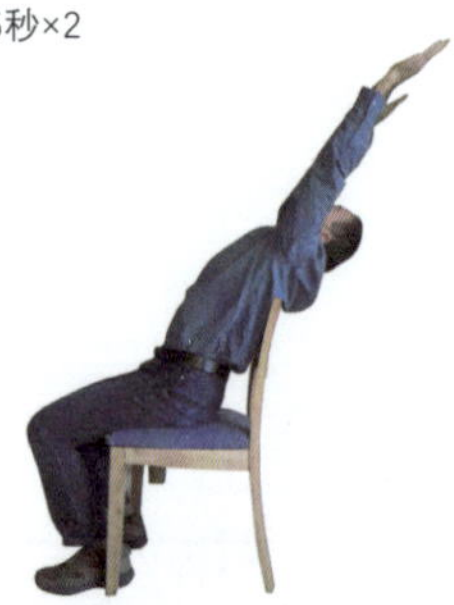

5 单腿站立伸展式

每侧40秒

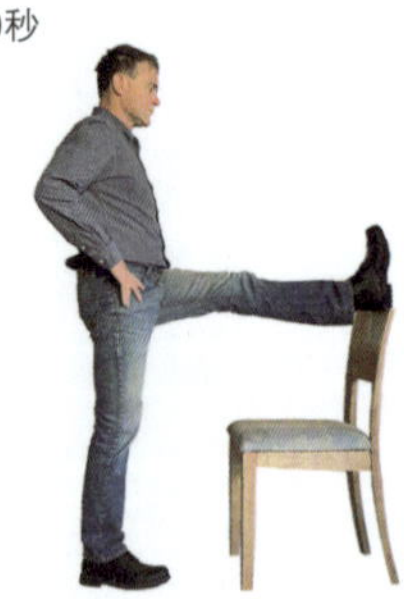

6 扭转单腿站立手抓脚伸展式

每侧40秒

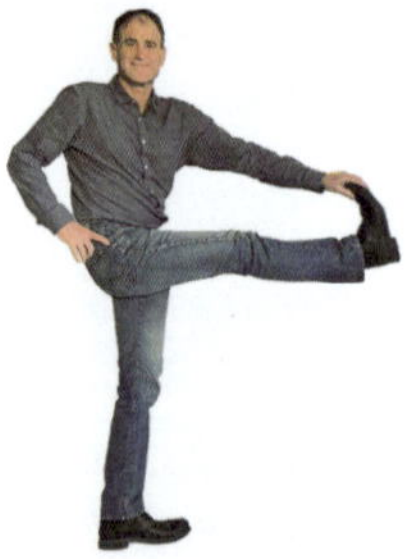

7 侧单腿站立伸展式

每侧40秒

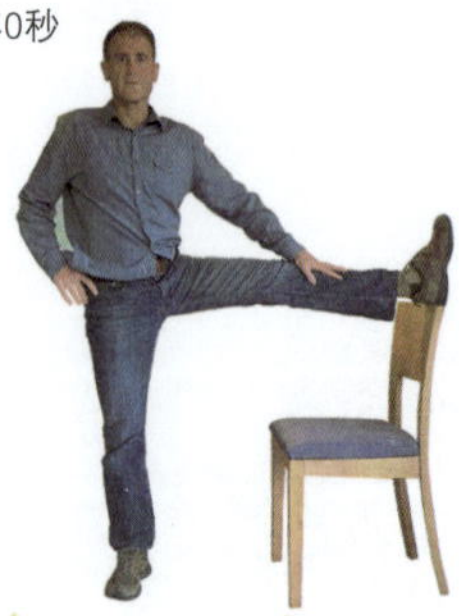

8 站立前屈式

2分钟

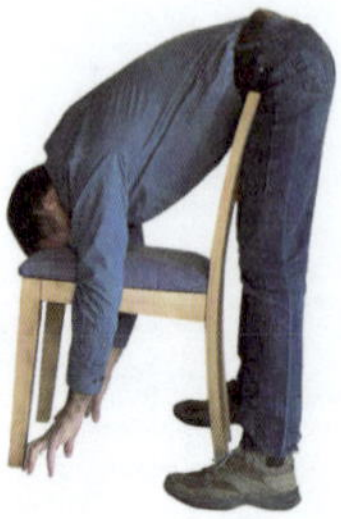

9 倒手杖式

2分钟

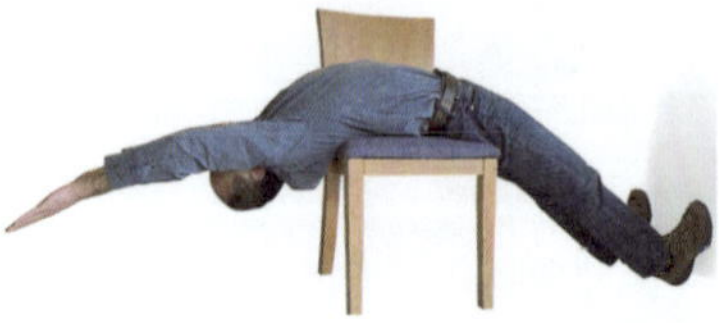

4.疗愈/调息练习序列，针对高级和中级练习者

时间：40~50分钟

必备辅具：防滑瑜伽垫、瑜伽砖、瑜伽垫、瑜伽抱枕

可选辅具：瑜伽带

此序列包括几个有支撑的后弯体式，以展开胸腔，为调息做准备。在早晨的调息练习中，可练习此序列，也选择其中的几个体式练习。

1 卧英雄式
倒置的椅子支撑
5分钟

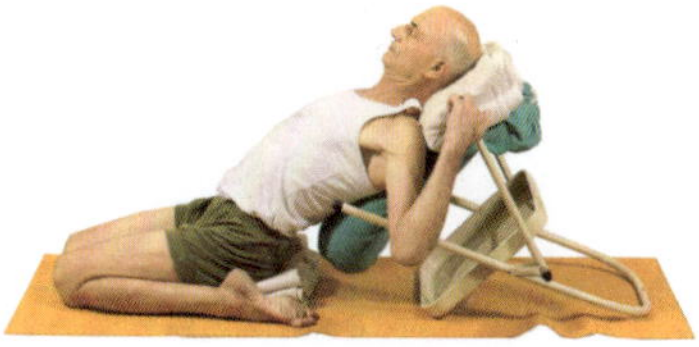

2 倒手杖式
倾斜的椅子支撑
5分钟

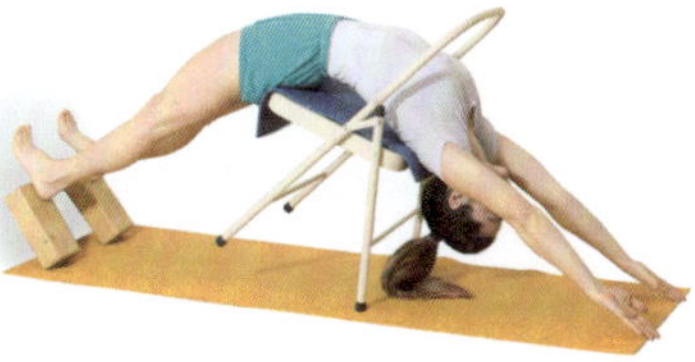

3 桥式肩倒立式
小腿放在椅座上，骶骨处用1块瑜伽砖支撑
5分钟

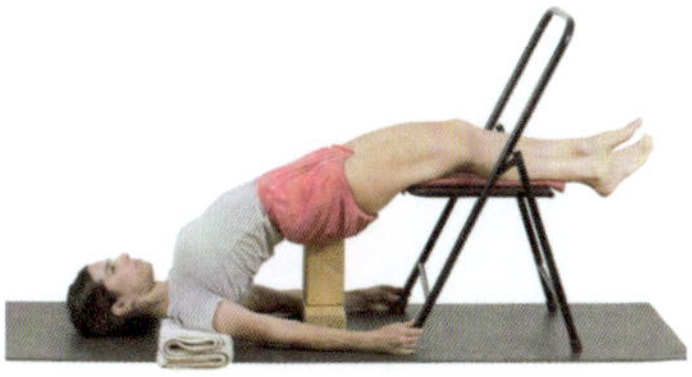

4 椅子上的肩倒立式
5-7分钟

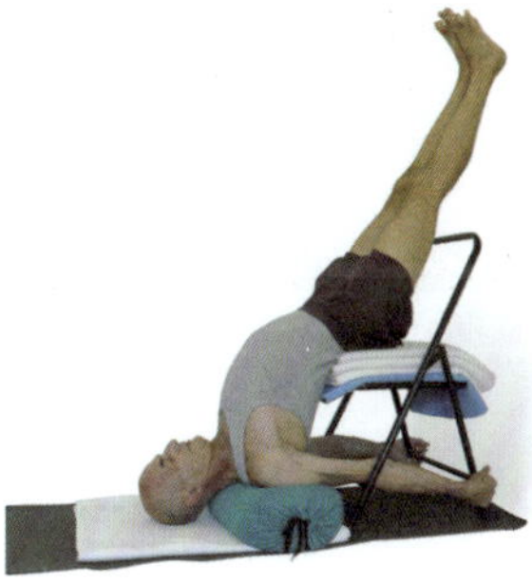

5 挺尸式
小腿放在椅座上
5分钟

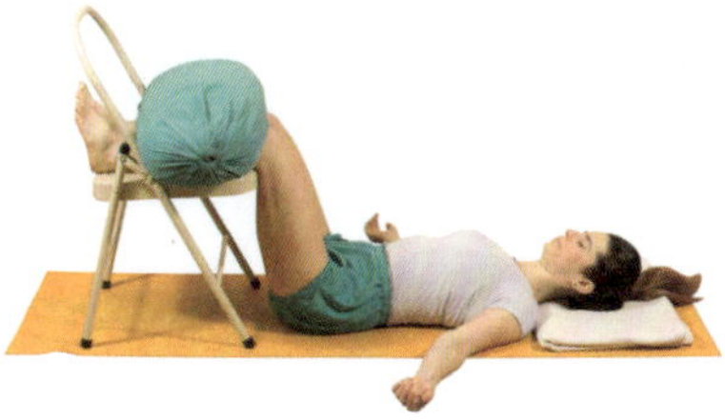

6 调息
坐在椅子上
5-10分钟

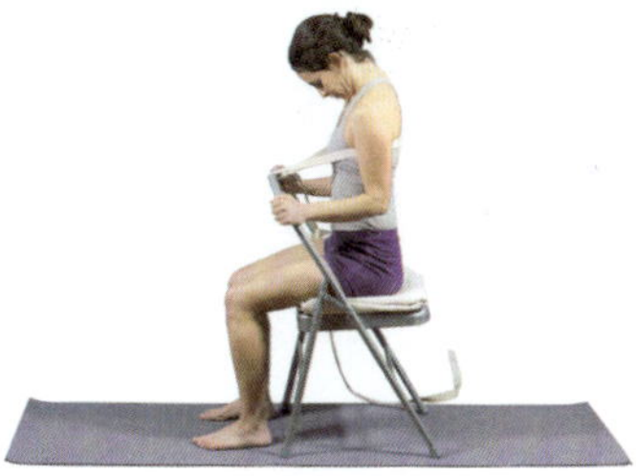

5.站立/肩倒立序列，针对初级练习者

时间：30分钟

必备辅具：瑜伽抱枕、瑜伽毯、防滑瑜伽垫

这是一个短序列，开始练习几个站立体式，然后是椅子上的肩倒立式（*Sarvāṅgāsana*），最后用挺尸式（*Śavāsana*）结束。

1 下犬式
双手放到椅座上
45秒

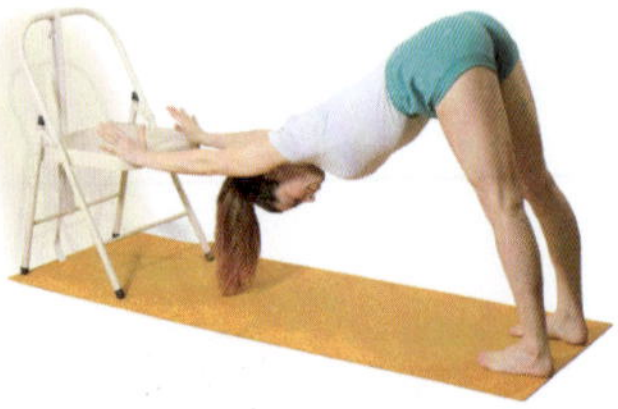

2 三角伸展式
椅子在体后
每侧45秒

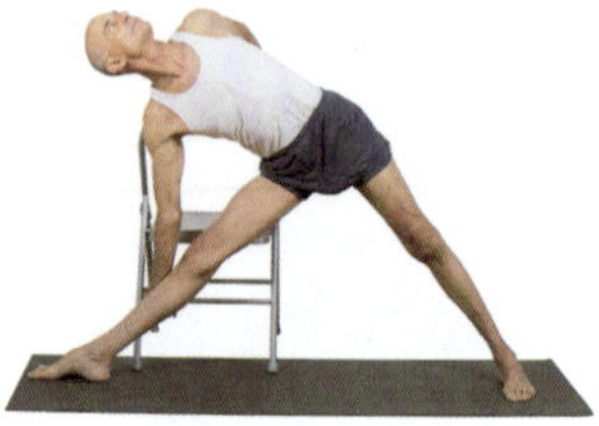

3 侧角伸展式
椅子在体后
每侧45秒

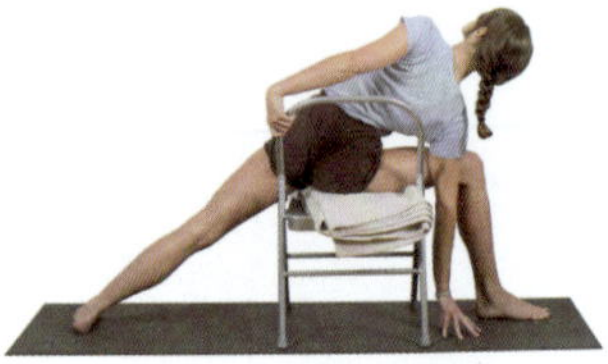

4 战士二式
椅子在体前
每侧45秒

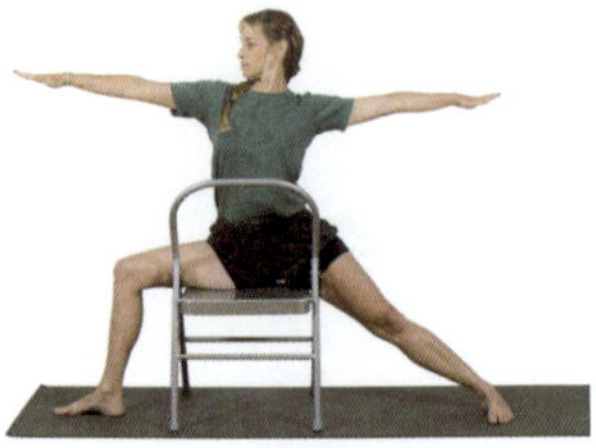

5 战士一式
坐在椅子上
每侧45秒

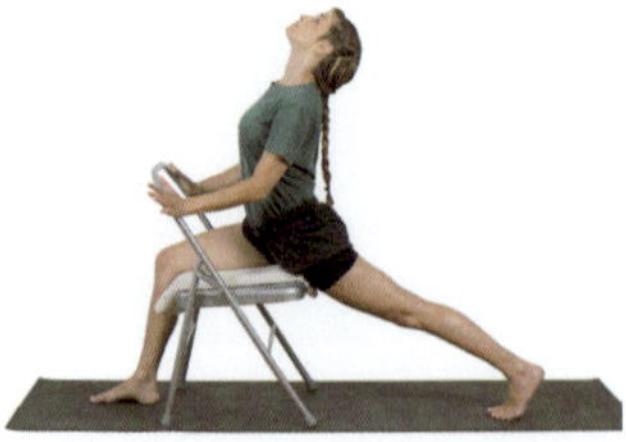

6 半站立前屈式
额头落在椅子上
45秒

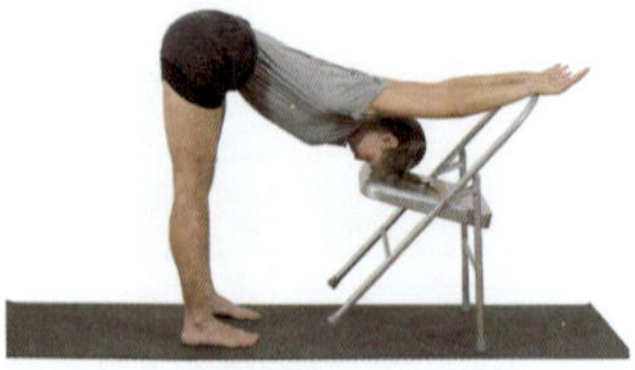

7 加强侧伸展式
身体前侧抵靠倾斜的椅子
每侧45秒

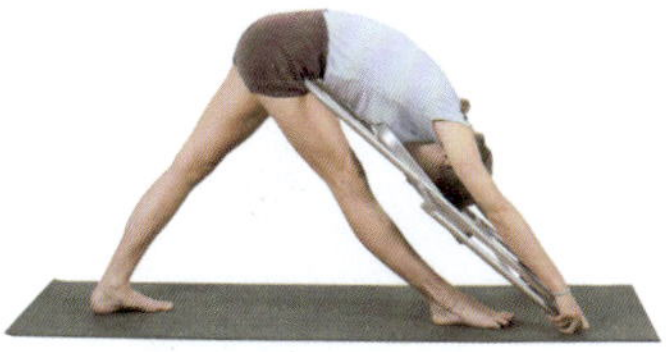

8 站立前屈式
身体前侧抵靠倾斜的椅子
1分钟

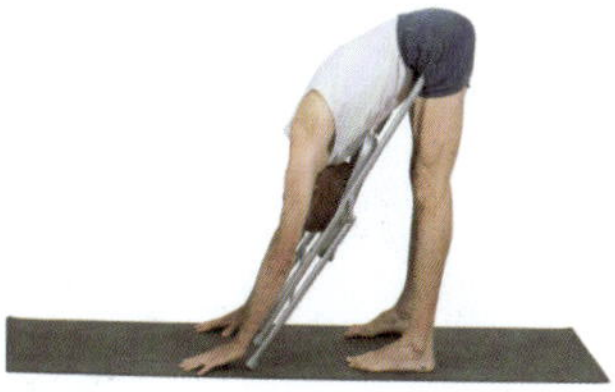

9 肩倒立式
椅子支撑
5分钟

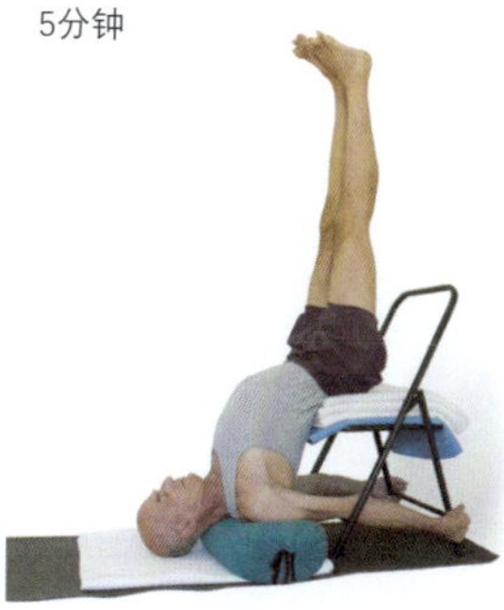

10 挺尸式
小腿放到椅子上
5分钟

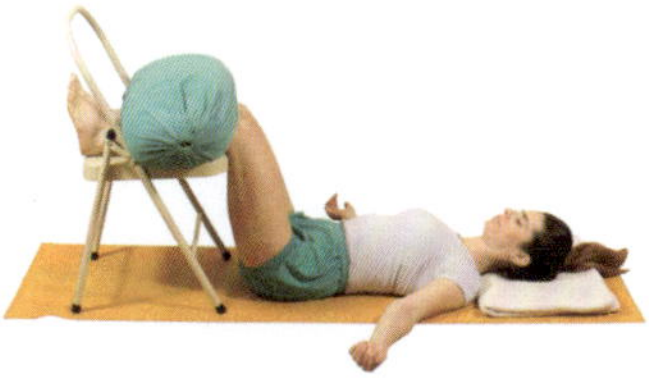

6.倒置的椅子练习序列，针对中级练习者

时间：45~60分钟
必备辅具：瑜伽毯、瑜伽抱枕

此序列包括站立体式、坐立体式、扭转体式和倒立体式的各种变体，其共同点是都用到倒置的椅子。

1 手杖式
前脚放在椅座背面
每侧45秒

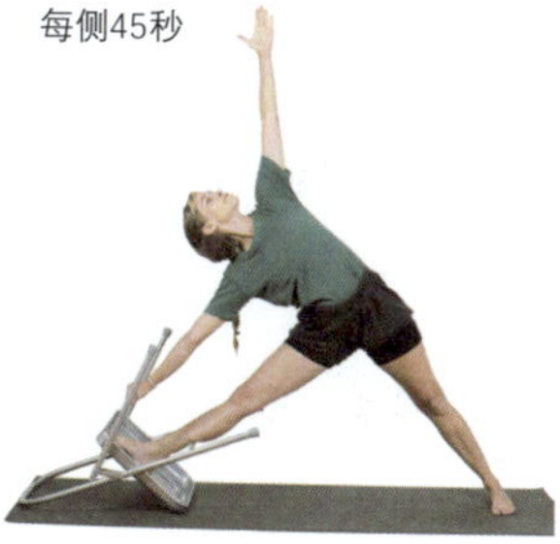

2 战士二式
前脚放在椅座背面
每侧45秒

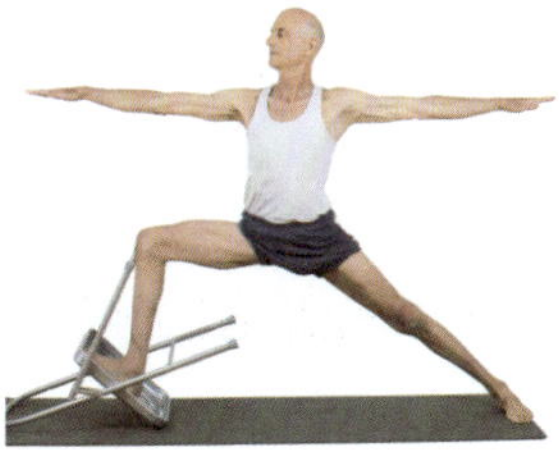

3 加强侧伸展式
前脚放在椅座背面
每侧45秒

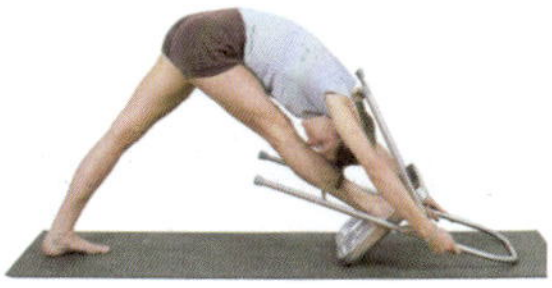

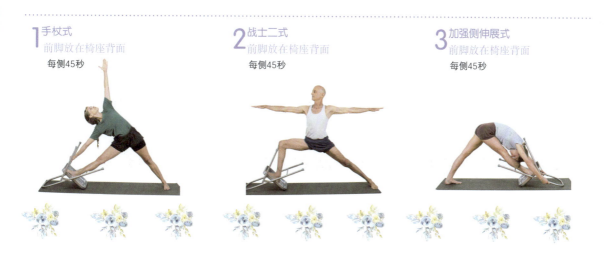

4 三角扭转伸展式
前脚放在椅座背面
每侧45秒

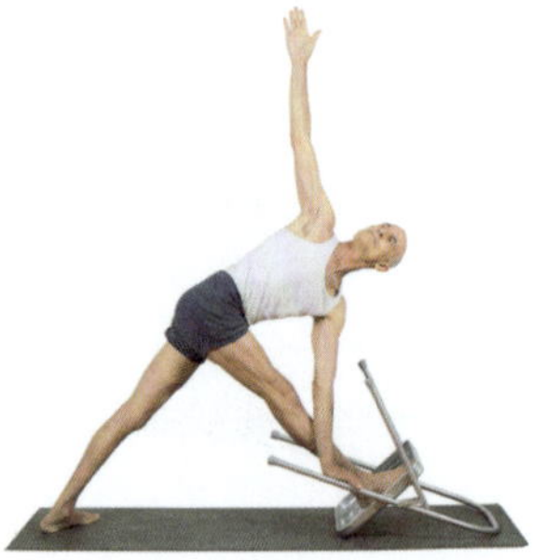

5 下犬式
双手放在椅座背面
1分钟

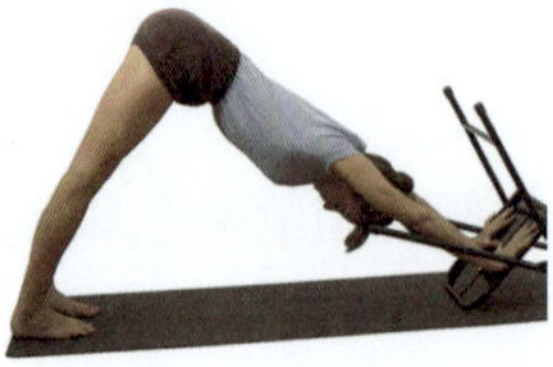

6 头倒立式
椅子支撑
5分钟

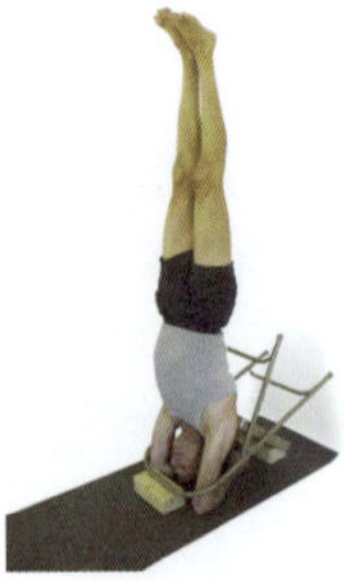

7 吉祥式
双手在体后放在椅座背面
每一交叉顺序40~50秒

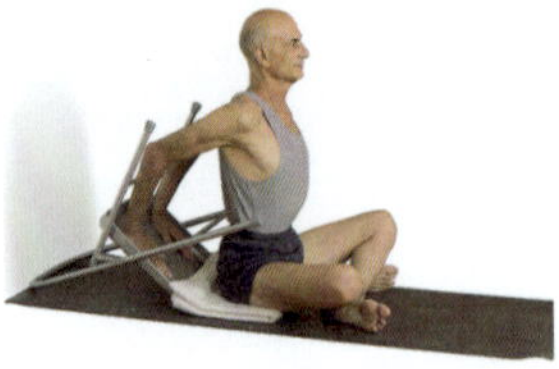

8 坐山式/吉祥式
椅子在体后
每一交叉顺序30~40秒

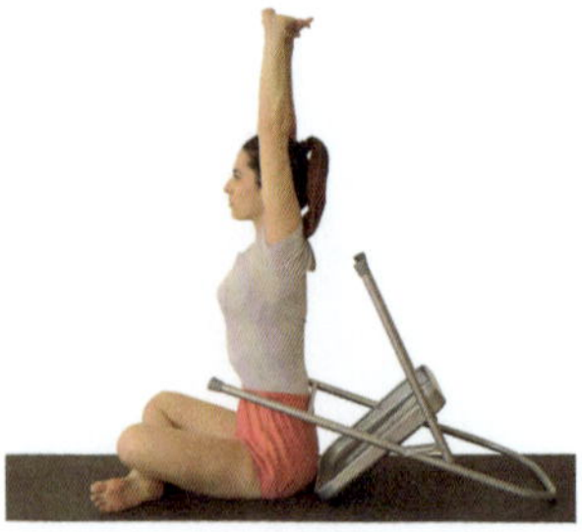

9 侧吉祥式
椅子在体后
每侧30秒，然后变换双腿顺序，重复。

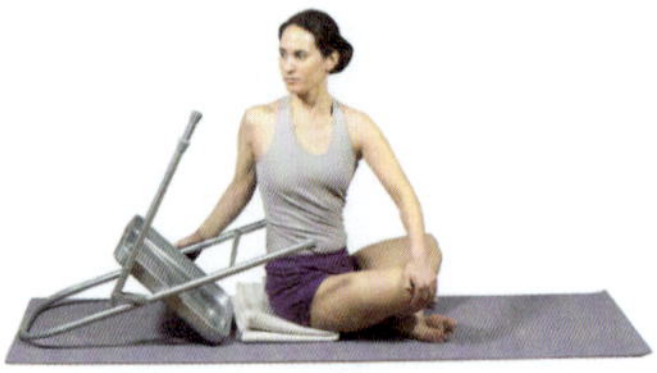

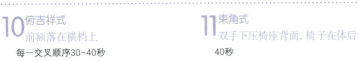

10 俯吉祥式
前额落在横档上
每一交叉顺序30~40秒

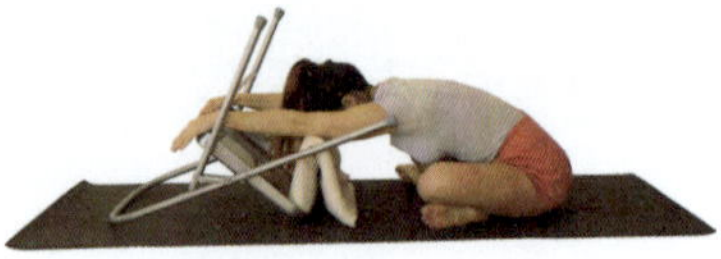

11 束角式
双手下压椅座背面，椅子在体后
40秒

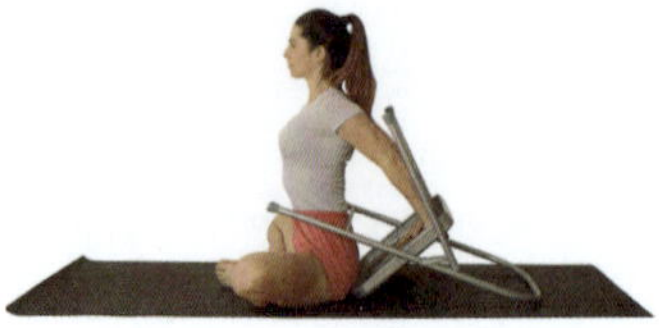

12 侧束角式
双手握住椅腿，椅子在体后
每侧30秒

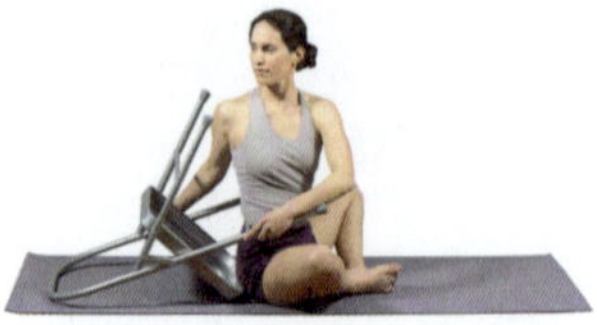

13 俯束角式
前额落在横档上

40秒

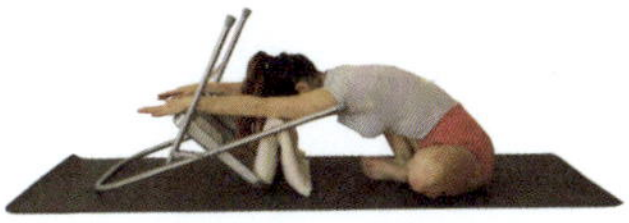

14 手杖式
双手下压椅座背面，椅子在体后

30~40秒

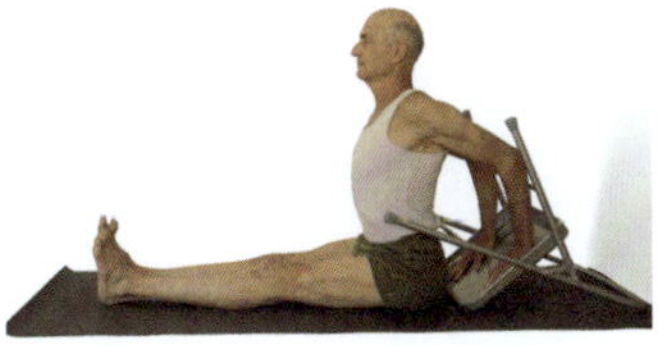

15 侧手杖式
后方手下压椅座背面，椅子在体后

每侧30秒

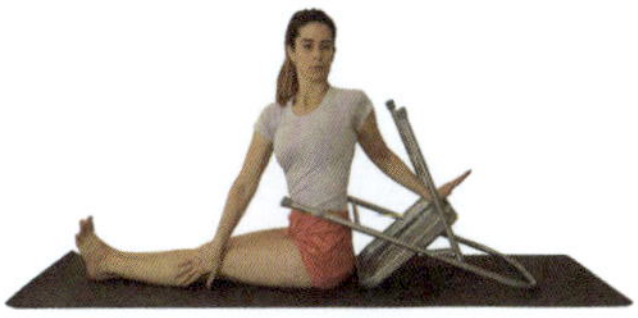

16 后仰支架式
双手下压椅座背面，椅子在体后

30秒×2

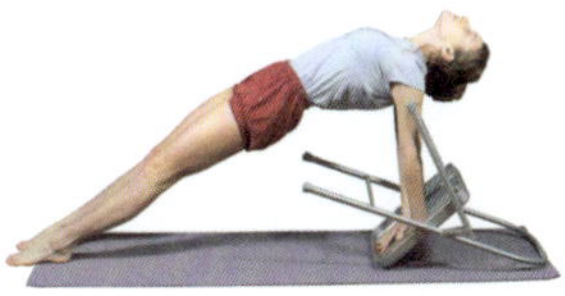

17 巴拉瓦伽一式
后方手下压椅座背面，椅子在体后

每侧40秒×2

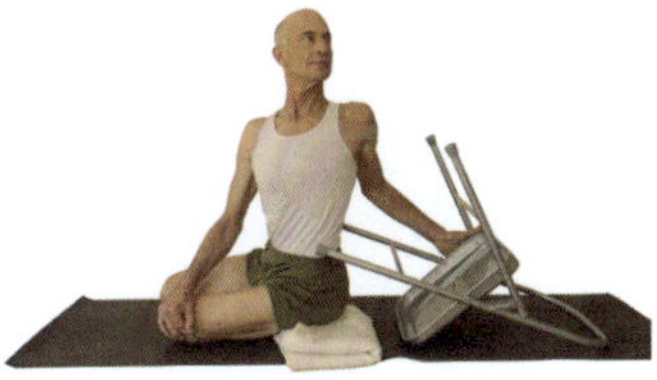

18 圣哲玛里琪三式
后方手握住椅腿，椅子在体后

每侧40秒×2

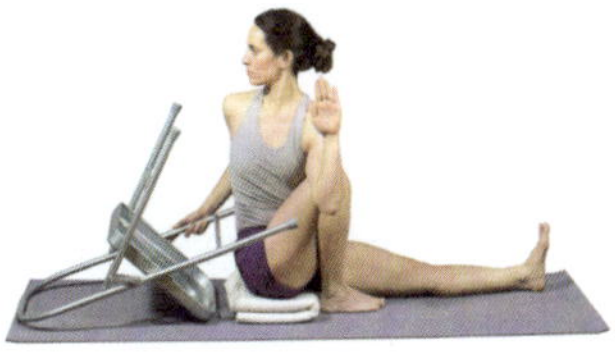

19 肩倒立式
折叠的椅子支撑后背

5分钟

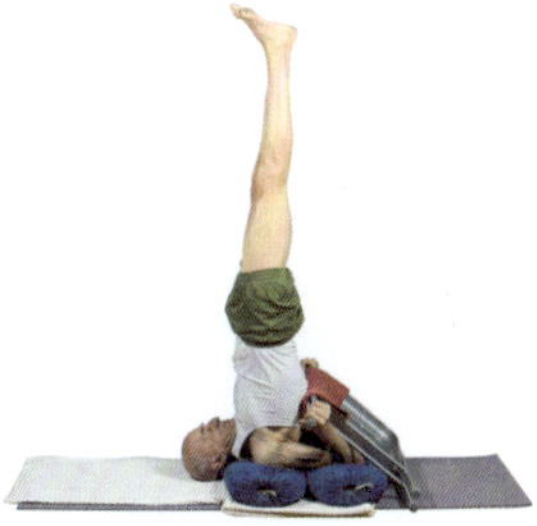

20 犁式
双手握住折叠的椅子

3分钟

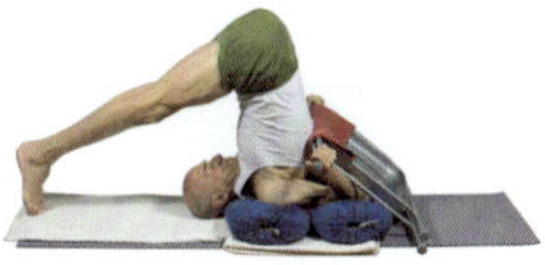

21 侧犁式
双手握住折叠的椅子

每侧1分钟

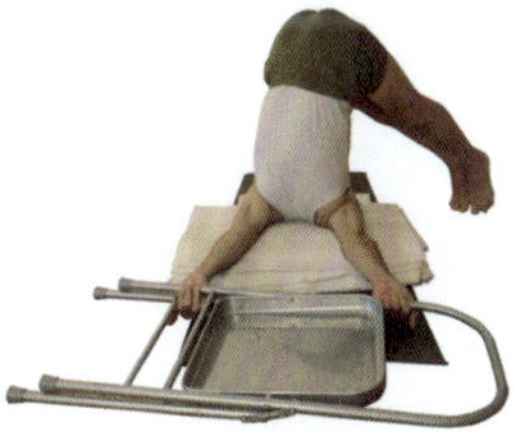

22 挺尸式
躺在折叠的椅子上

5~8分钟

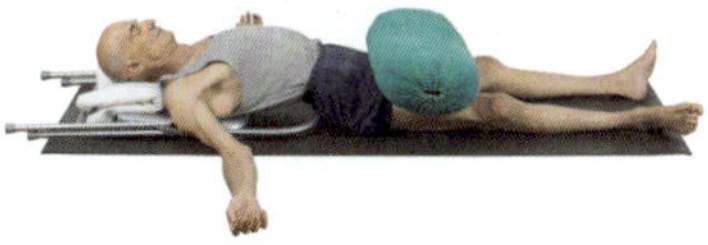

7.开肩/后弯练习序列，针对中级和高级练习者

时间：30~45分钟

必备辅具：瑜伽带

可选辅具：墙面、瑜伽抱枕、瑜伽砖、瑜伽毯、防滑瑜伽垫

此序列从温和的肩部活动开始，逐渐过渡到具有挑战性的肩部动作，最后以三个疗愈体式结束。

1 雷电式
开肩，椅子在体前
45秒

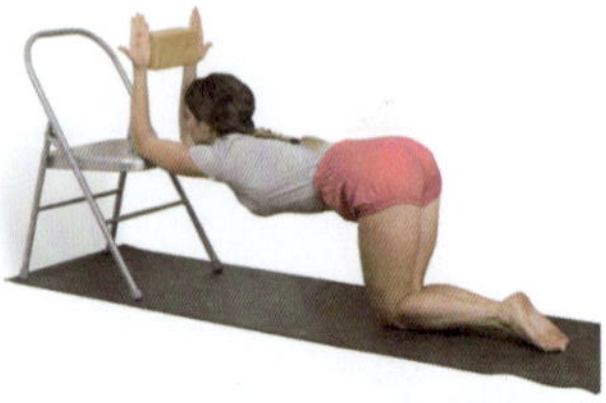

2 雷电式
开肩，椅子在体后
45~60秒

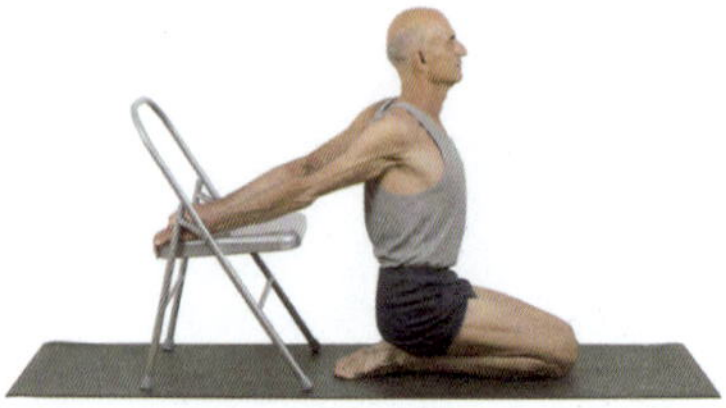

3 倒手杖式
开肩，躺在椅子上
60~90秒

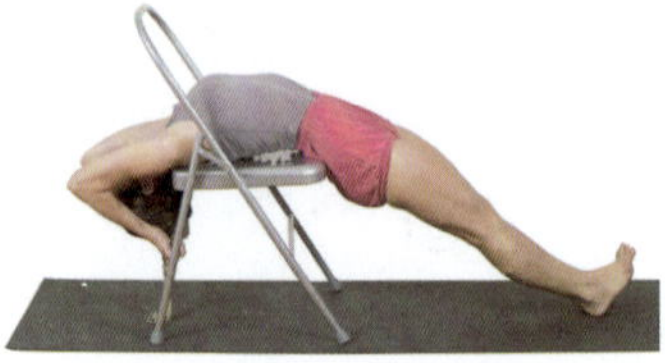

4 双脚内收直棍式
双手握住椅腿
1分钟

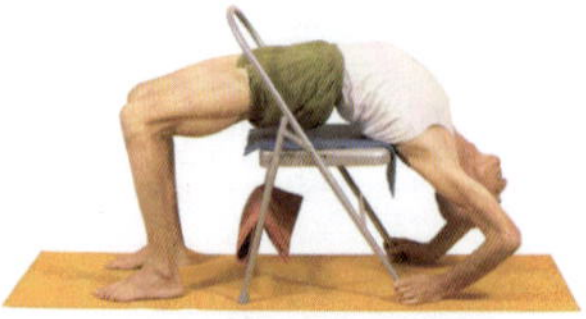

5 双脚内收直棍式（Dvi Pāda Viparīta Daṇḍāsana）
倾斜的椅子支撑
2~3分钟

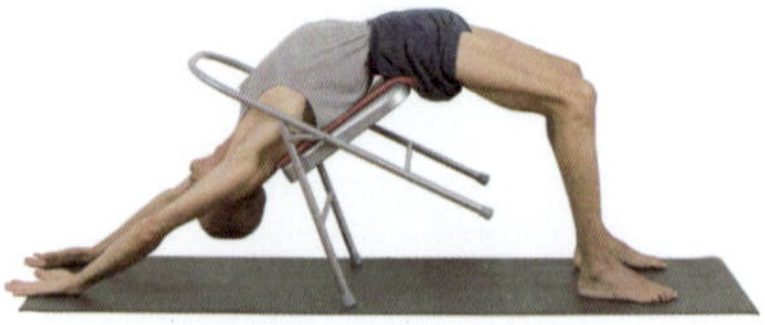

6 单脚内收直棍式（Eka Pāda Viparīta Daṇḍāsana）
用瑜伽带拉腿
每侧1分钟

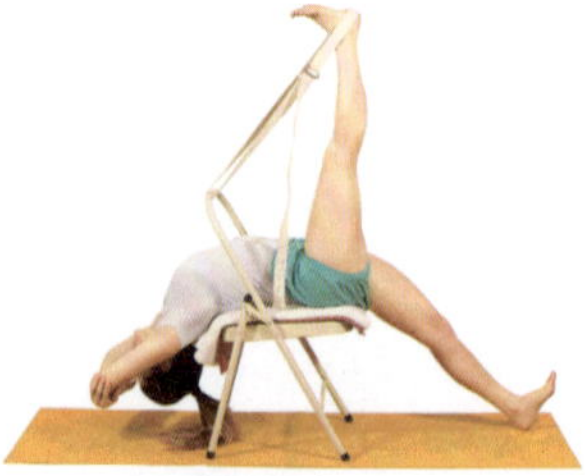

7 倒手杖束角式
瑜伽带套住双脚
1分钟

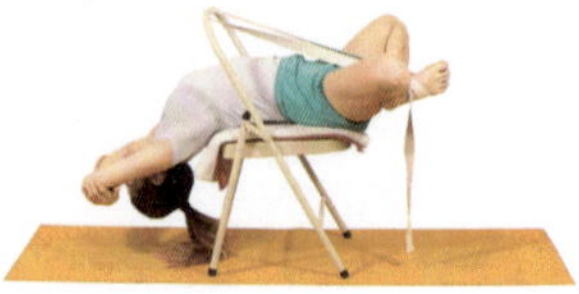

8 倒手杖莲花式
每一交叉顺序45秒

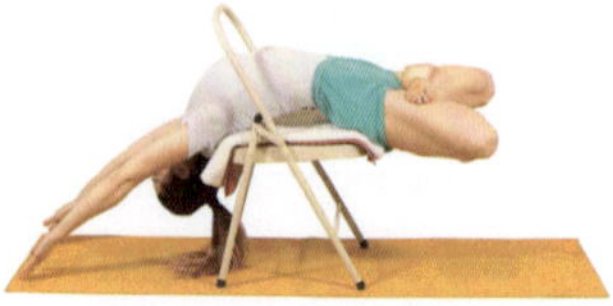

9 有支撑的鸽子式
后背落在椅座上
1分钟

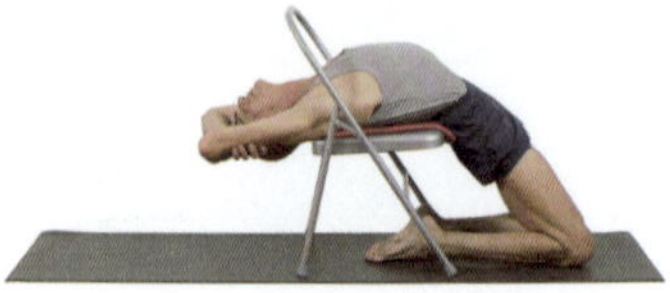

10 身体抬起，滚动椅子
10秒

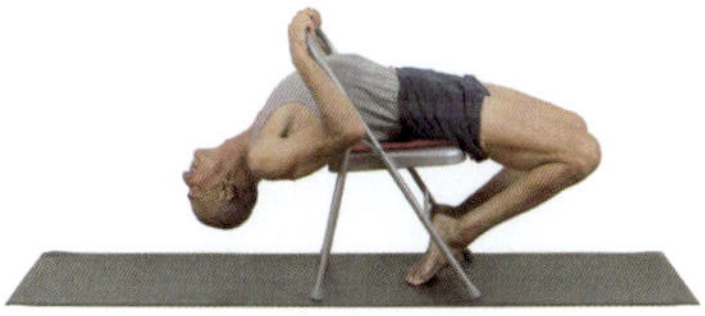

11 将椅子举过头顶
20秒

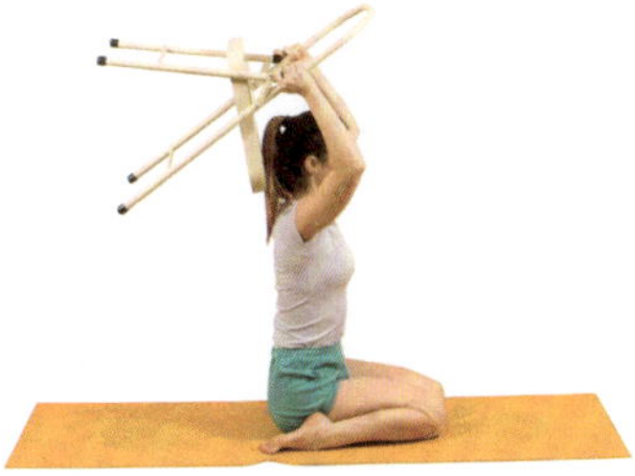

12 英雄式（Vīrāsana）
20秒

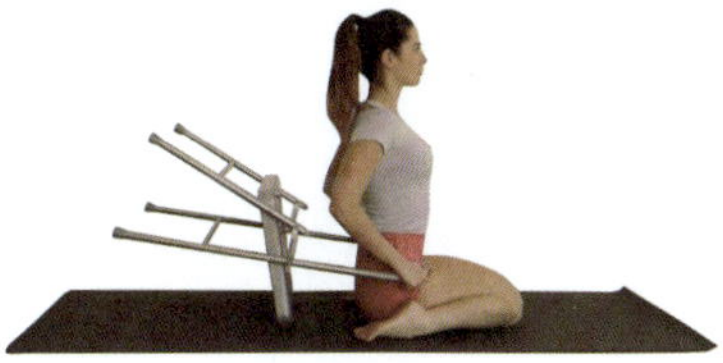

13 卧英雄式
椅子支撑背部
3~5分钟

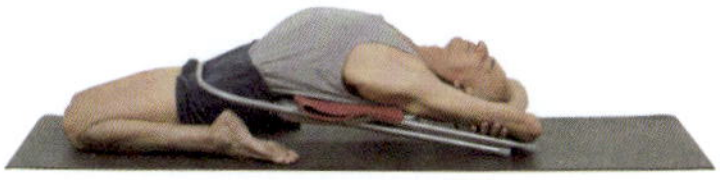

14 俯雷电式
椅子支撑腹股沟
1~2分钟

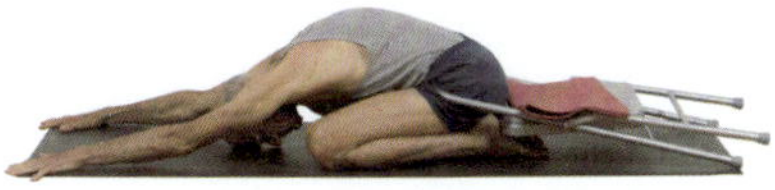

15 侧雷电式
椅子支撑腹股沟
每侧30秒×2

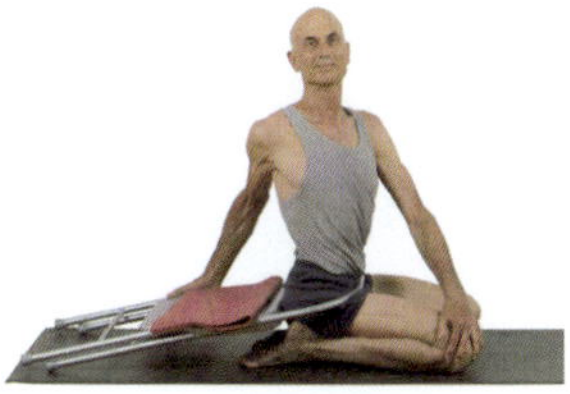

16 挺尸式
躺在折叠的椅子上
5~8分钟

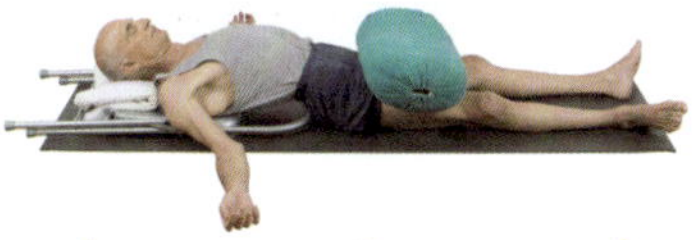

8.折叠的椅子前屈练习序列，针对中级练习者

时间：45~60分钟
必备辅具：椅子、瑜伽抱枕或者瑜伽砖、瑜伽毯

这是一个安抚序列，利用折叠的椅子可增加体式的稳定性，使体式更放松。

1 站立前屈式
身体前侧抵靠倾斜的椅子
2分钟

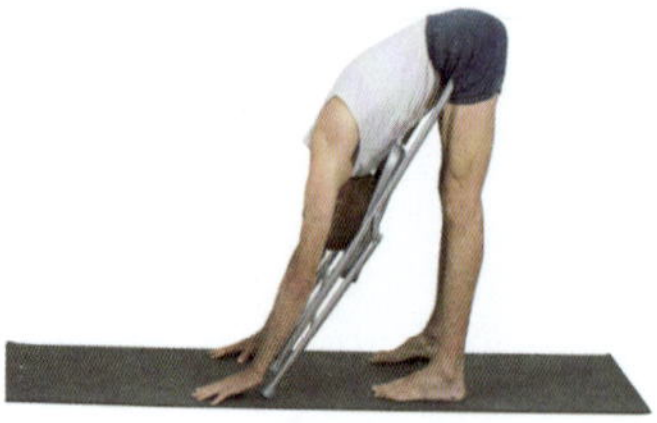

2 加强侧伸展式
身体前侧抵靠倾斜的椅子
每侧1分钟

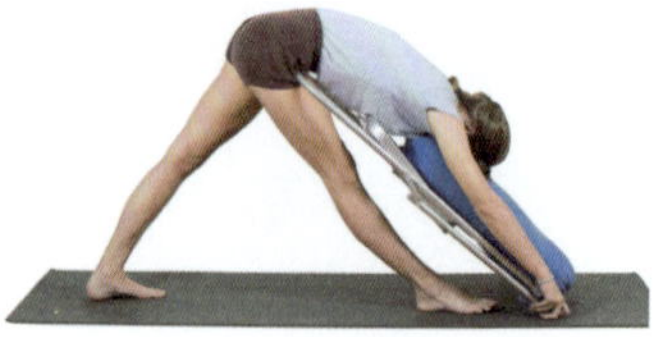

3 双角式
双肩落在侧翻的椅腿上
2分钟

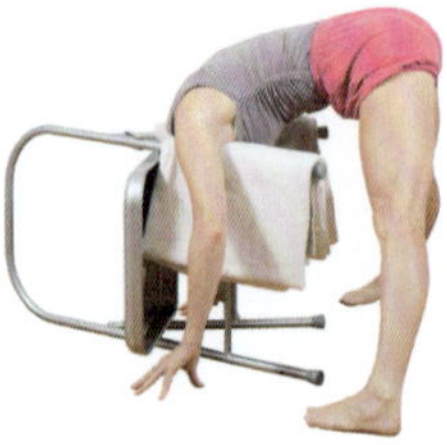

4 卧手抓脚趾伸展一式
上抬腿后侧抵靠折叠的椅子
每侧45秒×2

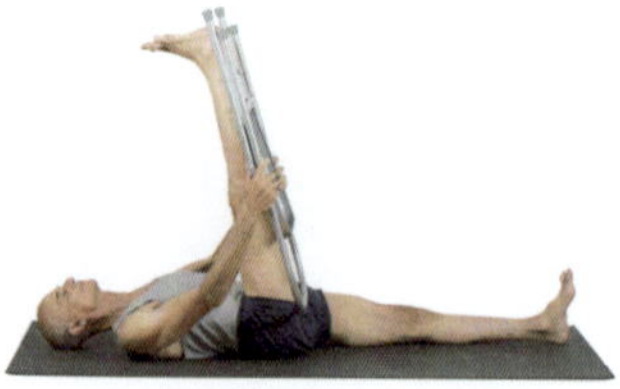

5 卧手抓脚趾伸展二式
上抬腿后侧抵靠折叠的椅子
每侧45秒×2

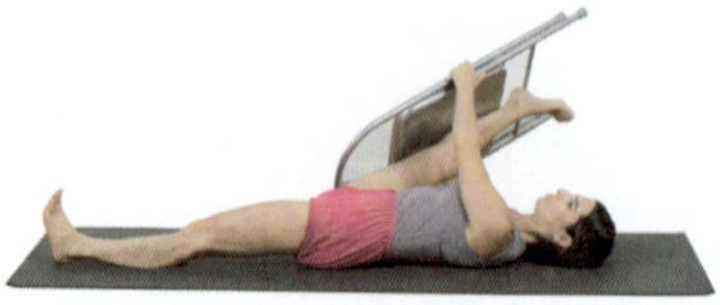

6 手杖式
背部抵靠椅子
1分钟

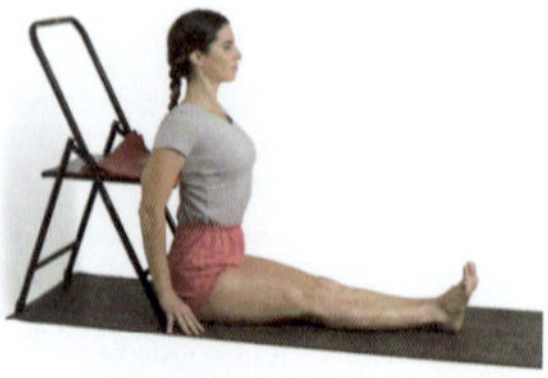

7 加强背部伸展式
前额落在折叠的椅子上
1~3分钟

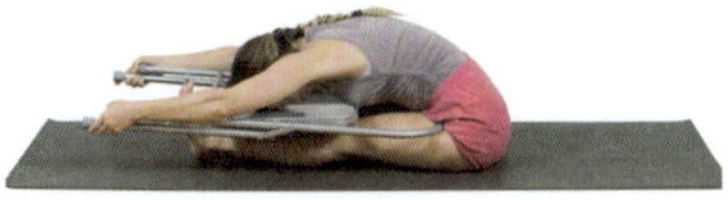

8 头碰膝前屈伸展式
前额落在折叠的椅子上
每侧1分钟

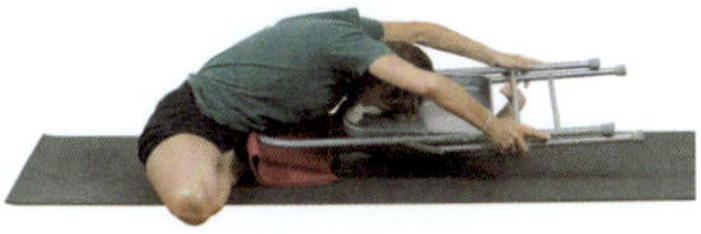

9 半英雄前屈伸展式
前额落在折叠的椅子上
每侧1分钟

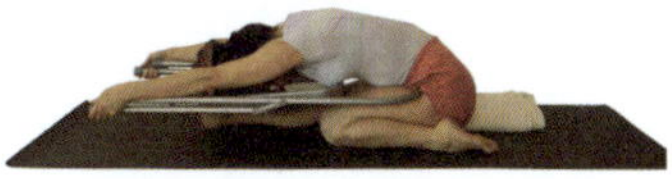

10 坐角式
2分钟

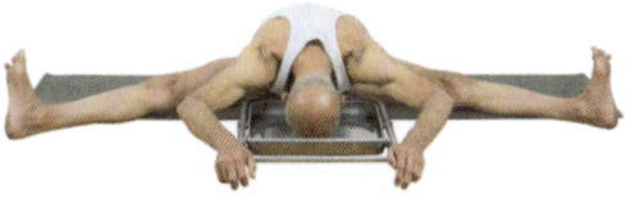

11 头碰膝前屈扭转伸展式
背部抵靠折叠的椅子
每侧1分钟

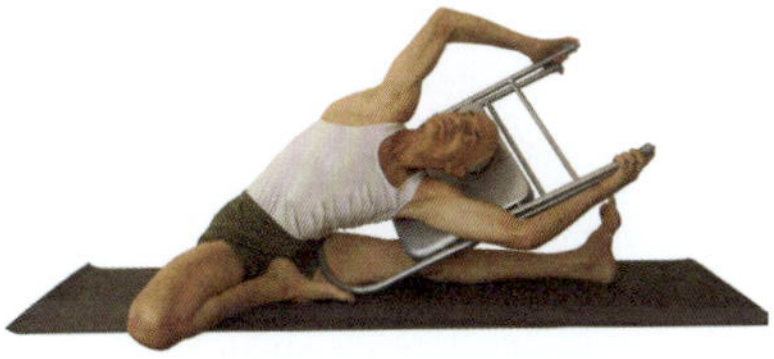

12 扭转坐角式
背部抵靠折叠的椅子
每侧1分钟

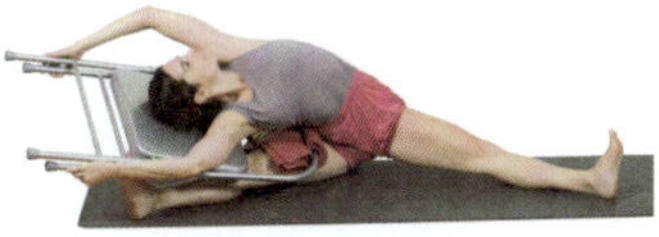

13 桥式肩倒立式
两把椅子支撑
5分钟

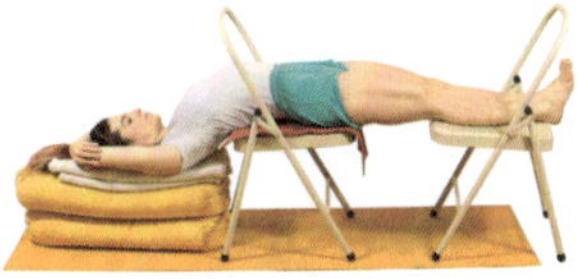

14 挺尸式
折叠的椅子放在身上
5~8分钟

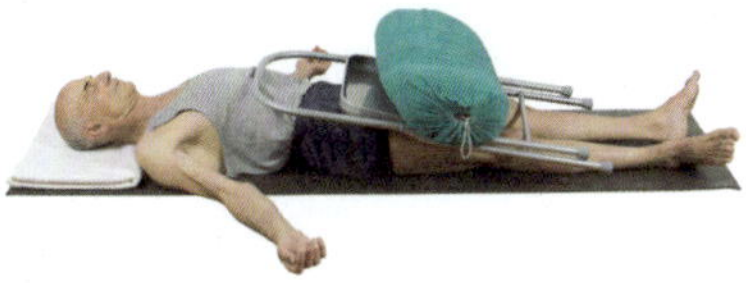

9.后弯练习序列，针对高级练习者

时间：45~60分钟

必备辅具：椅子、墙面、瑜伽毯

这是一个动态序列，以热身体式开始，接着是几个相当高级的后弯体式，还包括几个倒立体式，因此用时较长。

1 下犬式
双手放在倒置椅子的椅座背面
45~60秒

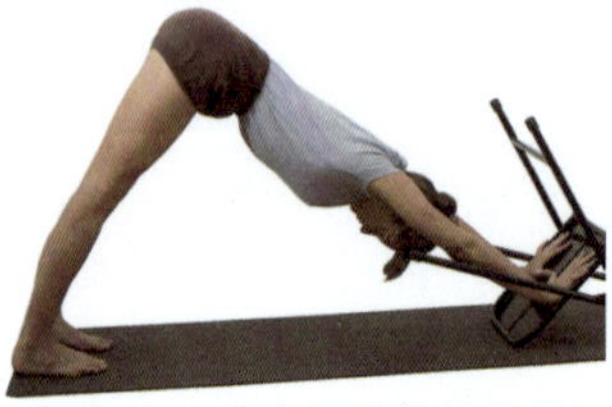

2 手倒立式
大臂由两把椅子支撑
40秒×3

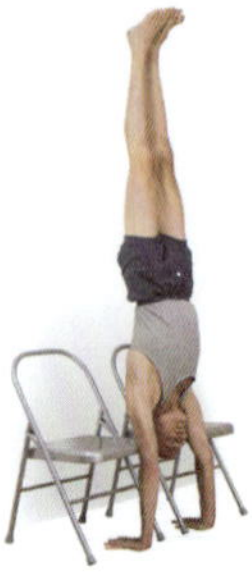

3 上犬式
双手放到倒置的椅子的后腿上
45秒

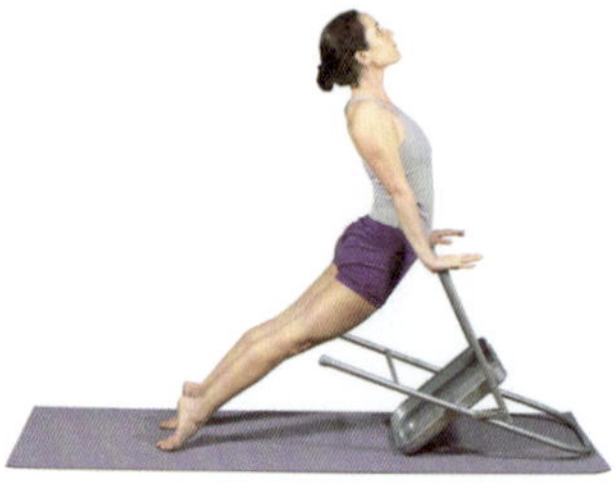

4 上犬式
双手放到倒置的椅子的后横档上
45秒

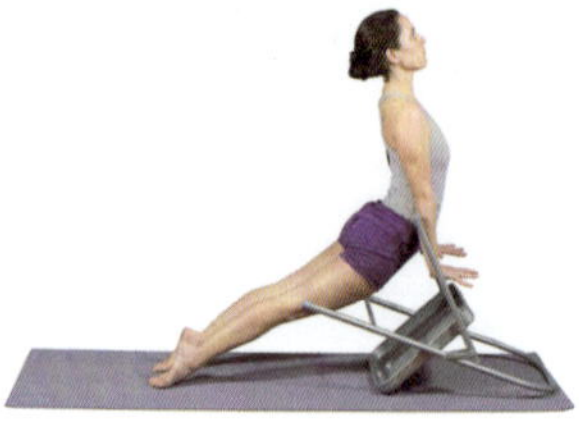

5 上犬式
双手放到倒置的椅子的前腿上
45秒

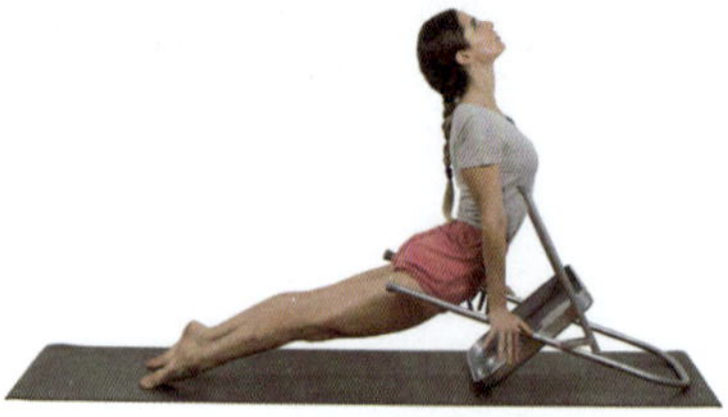

6 战士一式
椅背在体前
每侧45秒

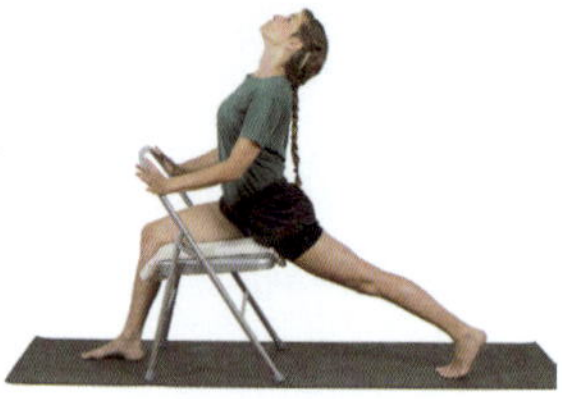

7 战士一式
椅背在体后
每侧45秒

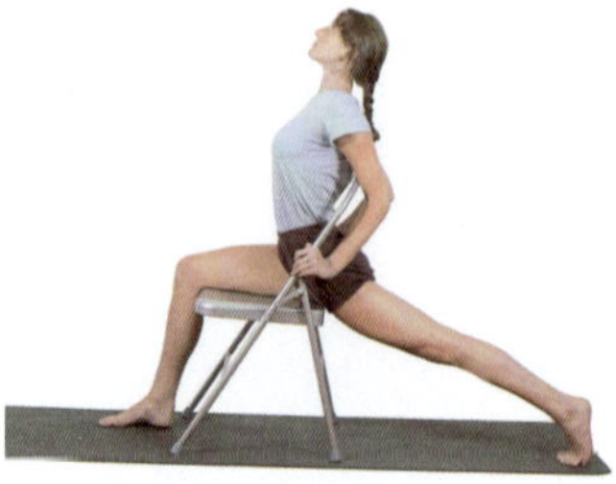

8 下犬式
双手放到倒置的椅子椅座背面
45~60秒

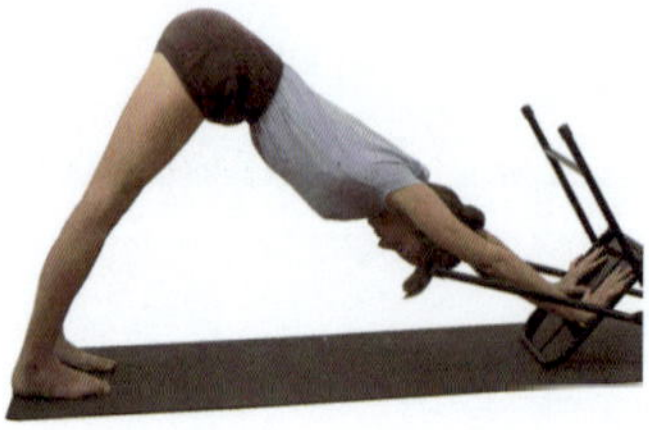

9 孔雀起舞式
肩胛骨抵靠椅座前缘
40秒×2

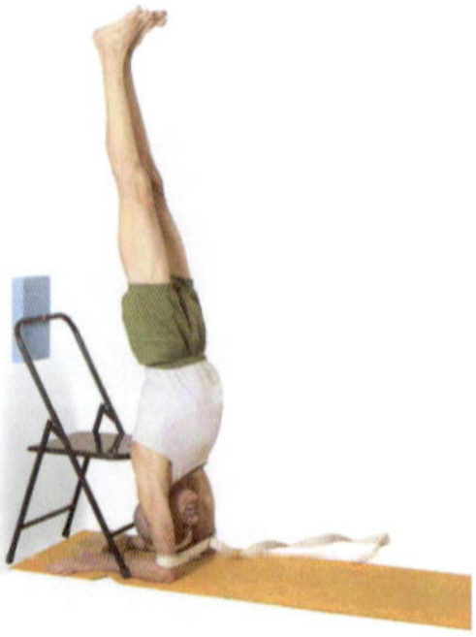

10 头倒立式
倒置的椅子提供支撑
5~8分钟

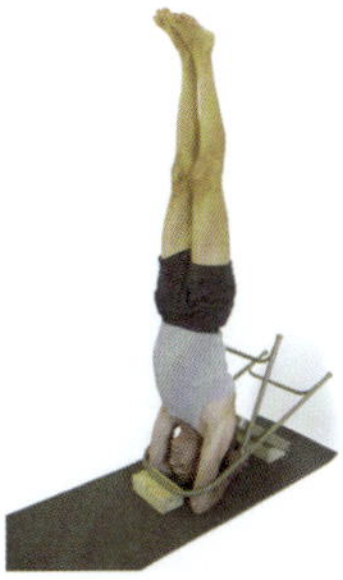

11 骆驼式
双手下压倒置的椅子椅座背面
45秒

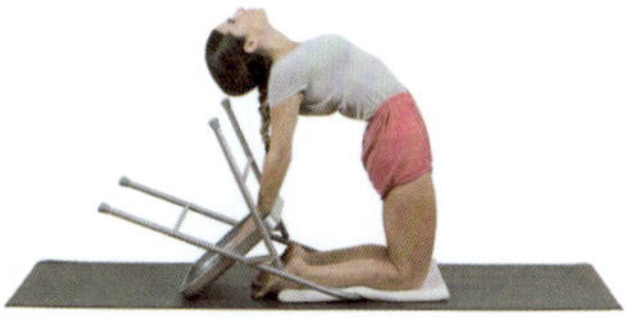

12 骆驼式
折叠的椅子支撑骶骨
45秒

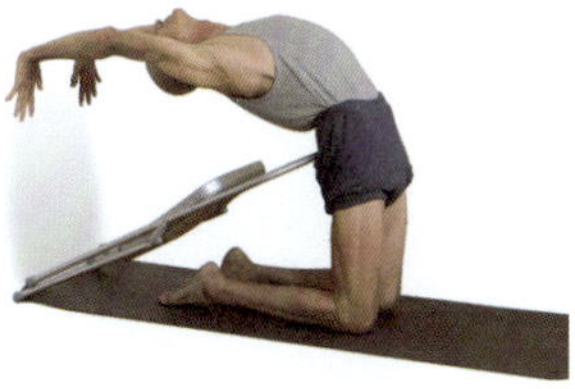

13 骆驼式
骨盆抵靠椅座前缘
45秒

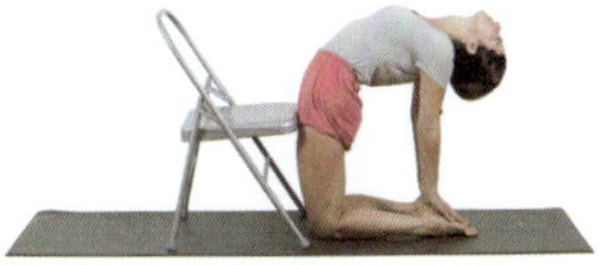

14 上弓式
双手握住折叠的椅子
40秒×3

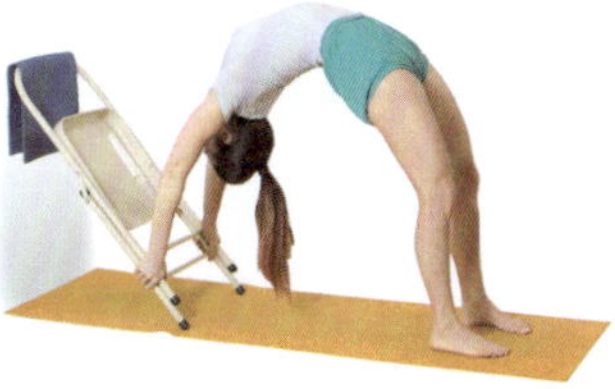

15 倒手杖式
双脚放到倒置的椅子椅座背面
40秒×3

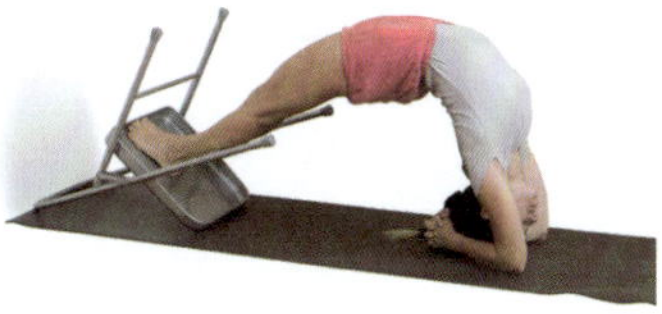

16 下犬式
双脚放到倒置的椅子椅座背面
45~60秒

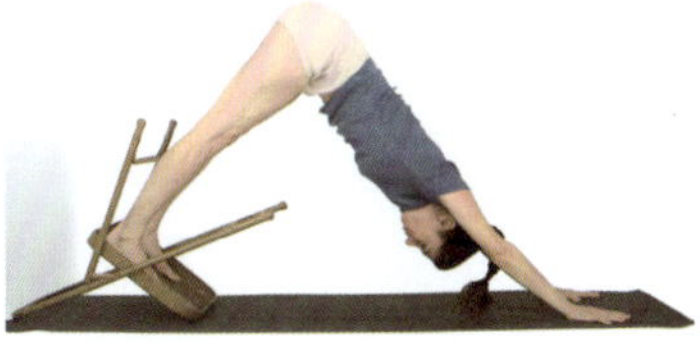

17 双角式
身体前侧抵靠倾斜的椅子
1~2分钟

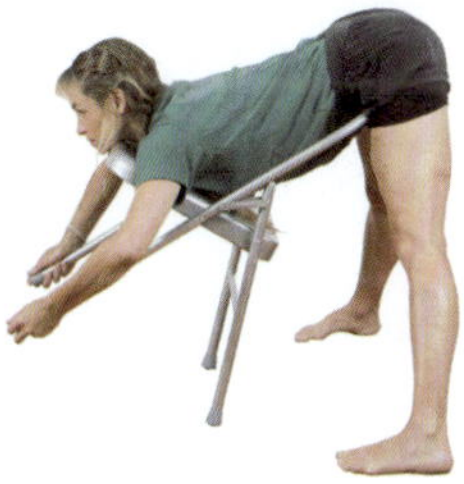

18 半犁式
双腿放到椅座上
5~8分钟

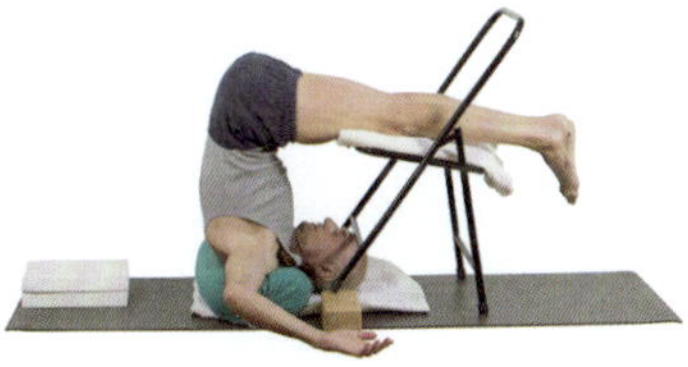

19 挺尸式
小腿放到椅座上
5~8分钟

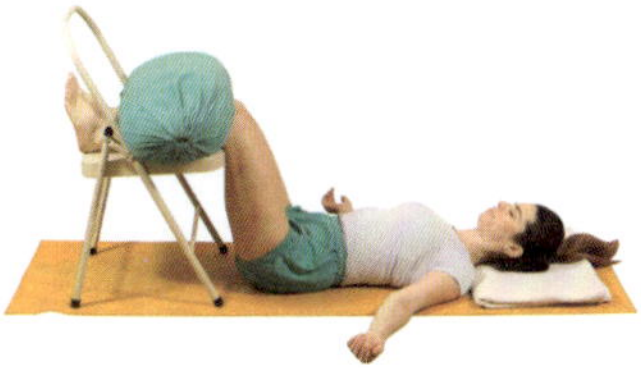

附录

B.K.S.艾扬格为*A Chair for Yoga*出版给本书作者的亲笔签名贺信

Ramāmaṇi Iyengar
Memorial
Yoga Institute

1107-B/1, SHIVAJINAGAR,
PUNE : 411 016, (INDIA)
PHONE : 25656134

22-5- 2013

My Dear Eyal Shifroni,

Thanks a lot for sending me the booklet on “A Chair For Yoga”. Hope this — will be well received by the practitioners of yoga.

With all my best wishes to you as ever.

Yours affectionately,

(B.K.S.IYENGAR)

体式索引